颈部内镜外科学

NECK ENDOSCOPIC SURGERY

主编 黄晓明 王平

SPM 南方出版传媒

广东科技出版社 全国优秀出版社

·广 州·

图书在版编目（CIP）数据

颈部内镜外科学/黄晓明，王平主编. —广州：广东科技出版社，2021.10

ISBN 978-7-5359-7585-0

Ⅰ.①颈… Ⅱ.①黄… ②王… Ⅲ.①内窥镜—应用—颈—疾病—外科手术 Ⅳ.①R653

中国版本图书馆CIP数据核字（2020）第203230号

颈部内镜外科学
Jingbu Neijing Waikexue

出 版 人：	朱文清
责任编辑：	李 旻　李 芹
装帧设计：	友间设计
责任校对：	于强强　廖婷婷
责任印制：	彭海波
出版发行：	广东科技出版社
	（广州市环市东路水荫路11号　邮政编码：510075）
销售热线：	020-37592148 / 37607413
http：	//www.gdstp.com.cn
E-mail：	gdljzbb@gdstp.com.cn
经　　销：	广东新华发行集团股份有限公司
印　　刷：	广州市彩源印刷有限公司
	（广州市黄埔区百合三路8号201栋　邮政编码：510700）
规　　格：	889mm×1 194mm　1/16　印张22.5　字数540千
版　　次：	2021年10月第1版
	2021年10月第1次印刷
定　　价：	280.00元

如发现因印装质量问题影响阅读，请与广东科技出版社印制室联系调换（电话：020-37607272）。

本 书 承

广东省优秀科技专著出版基金会推荐并资助出版

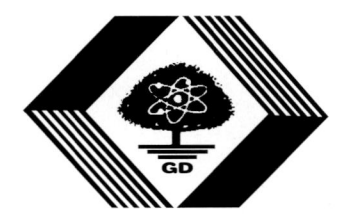

广东省优秀科技专著出版基金会

广东省优秀科技专著出版基金会

顾问：（以姓氏笔画为序）

王　元　卢良恕　伍　杰　刘　杲
许运天　许学强　许溶烈　李　辰
李廷栋　李金培　肖纪美　吴良镛
宋叔和　陈幼春　周　谊　钱迎倩
韩汝琦

评审委员会

主任： 谢先德

委员：（以姓氏笔画为序）

丁春玲　卢永根　朱桂龙　刘颂豪
刘焕彬　李宝健　张展霞　张景中
陈　兵　林浩然　罗绍基　钟世镇
钟南山　徐　勇　徐志伟　黄达全
黄洪章　崔坚志　谢先德

《颈部内镜外科学》编委会

主　编　黄晓明　王平

编　委（按姓氏笔画排序）

　　　　　王　丹　王　平　王存川　朱　见　孙　鹏　李进义

　　　　　余诗桐　陈仁辉　陈伟雄　陈良嗣　林沛亮　罗小宁

　　　　　洪　云　贺青卿　倪高峰　黄晓明　梁发雅　韩　萍

　　　　　曾　亮　蔡　谦

秘　书　梁发雅　韩　萍

主编简介

黄晓明 医学博士，教授/主任医师，博士生导师。中山大学孙逸仙纪念医院耳鼻咽喉科主任、耳鼻咽喉科教研室主任。兼任中国中西医结合耳鼻咽喉科专业委员会甲状腺专家委员会副主任委员、海峡两岸医药卫生交流协会海西甲状腺微创美容外科专家委员会副主任委员、广东省医学会耳鼻咽喉科学会副主任委员、粤港澳大湾区耳鼻咽喉头颈外科联盟副主席等。任《中华耳鼻咽喉头颈外科杂志》、World Journal of Otorhinolaryngology-Head and Neck Surgery编委等。

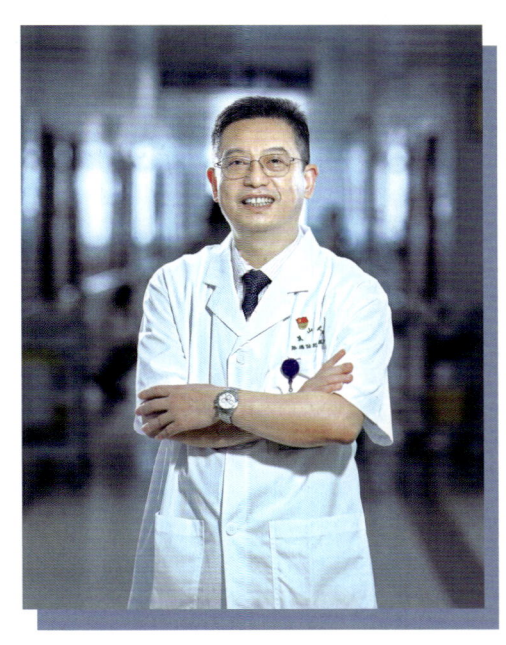

近年来主持国家自然科学基金项目3项、省部级课题3项、中山大学"5010"临床研究项目1项，以第一/通信作者发表SCI收录论著40篇，在中华系列杂志发表论著14篇。参与主译《头颈部恶性肿瘤：多学科协作诊疗模式》，主编《机器人头颈外科手术学》（获国家科学技术学术著作出版基金资助），参与主编卫生部内镜临床诊疗技术规范化培训教材（咽喉科分册）等，参与制定国内多个专家共识与指南。培养博士研究生10人（含在读3人），硕士研究生20人（含在读3人）。

长期从事耳鼻咽喉头颈外科医教研工作，擅长头颈肿瘤功能性手术、联合根治术、鼻咽癌救援性手术、头颈肿瘤术后缺损的肌皮瓣修复重建术；擅长鼻内镜手术、鼻颅底外科手术、经鼻内镜鼻眼相关手术等。

是最早在国内开展免注气甲状腺及颈部肿瘤内镜与机器人微创手术的专家之一，迄今完成各种内镜手术3 000余例。在此领域多有创新，包括：①率先建立了系列个体化颈部无瘢痕甲状腺肿瘤内镜手术体系（胸前、锁骨下、腋下及经口入路）；②提出无注气内镜腮腺及颌下腺肿瘤微创手术（耳后及经口入路）；③首次开展了内镜下经下唇前庭入路的甲状舌骨囊肿摘除术，以及内镜下第二鳃裂囊肿和囊状水瘤颈部无瘢痕微创手术；④发展内镜下颈清扫术；⑤开展机器人辅助下头颈外科手术，主要包括颈部无瘢痕机器人手术（甲状腺、涎腺、先天性囊肿、淋巴结清扫等）及经口机器人手术（口咽癌、喉癌、复发性鼻咽癌等）。多次受邀到省内外三级医院指导开展相关手术及推广新技术，国内学术会议讲课100多次，国际会议应邀发言10余次。获实用专利1项。获中国专家学术影响力排名耳鼻咽喉头颈外科领域全国前50名。

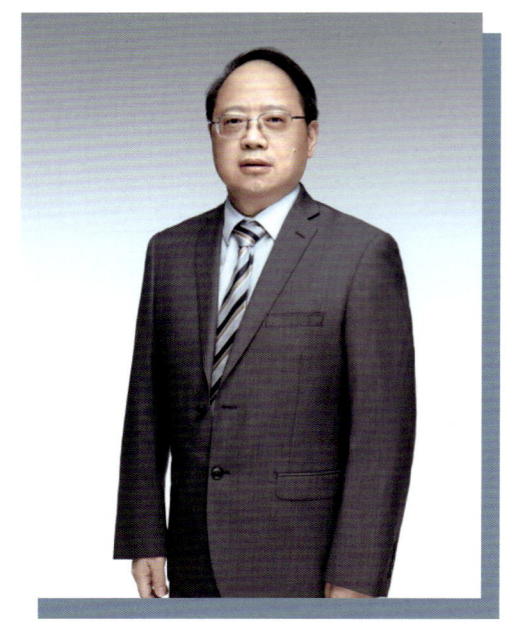

王平 主任医师，浙江大学医学院附属第二医院甲状腺外科主任，中华医学会外科学分会甲状腺及代谢外科学组委员，中国医师协会外科医师分会甲状腺外科学组（CTA）副组长，中国研究型医院学会甲状腺疾病专业委员会副主任委员。海峡两岸医药交流协会甲状腺微创美容委员会（CSOPES）主任委员，中国研究型医院学会甲状腺疾病专业委员会腔镜手术学组（CETSSG）组长，中国研究型医院学会甲状腺疾病专业委员会神经监测学组（CNMSG）副组长。

在浙江大学医学院附属第二医院普外科工作30余年，近10余年工作的重点是甲状腺与甲状旁腺疾病的诊治。2006年在国内率先引入完全腔镜下手术治疗甲状腺疾病（癌）的技术，至今已经完成了超过5 000例的无瘢痕甲状腺手术。被邀请在国内多个省市（含香港）及韩国、新加坡等地做学术报告及手术演示。目前承担国家级的继续教育学习班——完全腔镜手术治疗甲状腺疾病。

2014年以来，作为骨干，组织制定《甲状腺及甲状旁腺手术中神经电生理监测临床指南（中国版）》《甲状腺手术中甲状旁腺保护专家共识》《慢性肾功能衰竭继发甲状旁腺功能亢进外科临床实践专家共识》《机器人手术系统辅助甲状腺和甲状旁腺手术专家共识》《分化型甲状腺癌颈侧区淋巴结清扫专家共识》等6项临床指南和专家共识，执笔并牵头制定《经胸前入路腔镜甲状腺手术专家共识（2017版）》及《经口腔前庭入路腔镜甲状腺手术专家共识（2018版）》。同时联合内分泌、超声医学、核医学等多学科专家不断完善甲状腺学科行业规范，促进甲状腺疾病的综合治疗水平不断提高。

获得实用新型专利1项，浙江省科技进步奖二等奖1项，主持"甲状腺肿瘤美容微创手术体系的创新和改进"项目获浙江省医药卫生科技奖二等奖。发表文章40篇，其中SCI文章10余篇。

前言
Preface

我国的颈部内镜手术始于二十一世纪初。近年来，颈部内镜手术在国内受到重视并逐步得到广泛开展，成为治疗甲状腺、甲状旁腺、涎腺等颈部疾病的手术方法之一。特别是国内外在内镜手术治疗甲状腺、甲状旁腺良性占位性病变的临床应用过程中，积累了大量宝贵、实用的临床经验，充实和完善了与甲状腺、甲状旁腺外科相关的内镜手术解剖学、手术学等系列理论知识。尤其值得一提的是，内镜手术已经突破了甲状腺、甲状旁腺的范围，向腮腺和颌下腺良性占位病变、颈部囊肿、颈淋巴结清扫手术、茎突综合征、面颈整形外科、头颈修复外科学等领域成功延伸并取得了较好的治疗效果，而且在国际上首次报道了一些经内镜手术的创新式手术入路和手术方式。目前我国颈部内镜微创外科学体系已初步形成，在继承、发展、创新的基础上，颈部内镜微创外科相关理论与实践的研究，必将推动我国颈部外科学事业的整体发展。

但是仍应看到，从全国总体状况分析，真正能够准确理解和熟练掌握颈部内镜手术技术的单位还较少。对准确判断适应证、确定手术方式和手术范围、选择最佳手术时机等方面还存在一些问题，此外，手术技术不精或操作不规范，手术设备落后或残缺不全以致发生严重的手术并发症等问题也不少见。同时，由于受到年代、技术进展、个人理解及技术造诣等方面的限制，加之缺乏具有指导性、普及性的参考资料，上述这些问题的存在，在某些程度上也影响我国颈部内镜外科的健康发展。

近十年来，我们完成了1万余例手术和系列的相关解剖学及临床应用研究，积累了一定的实验资料和临床经验。此外，我们还通过出国考察和学习，与国内外同道进行了广泛的学术交流和技术切磋，所获得的知识给了我们许多新的提示，拓宽了我们的视野，开阔了我们的思路，使我们在理论研究和手术方式方面都有了一些创新性突破，技术上基本成熟。为此，撰写《颈部内镜外科学》，推广应用当代颈部内镜微创外科学中成熟的理论和技术，成为我们的一大愿望。本书将明确一系列有关概念，并以临床手术的实际应用为中心内容，重点介绍不同类型手术中的真实体会，是一本直接指导手术技术的具有实用价值的参考书。当然，这并不意味着书中所述内容完全准确。颈部内镜微创手术仍然在发展，迄今还有许多理论问题没有澄清，许多实际的临床问题没有解决，探讨和争论是必然的，永远不会结束。

本书大多数内容是基于中山大学孙逸仙纪念医院黄晓明教授和浙江大学医学院附属第二医院王平教授自身临床研究工作中积累的经验体会，同时也结合了国内外该领域卓有建树的专家的宝贵经验，可以说本书较充分地反映了国内外颈部内镜微创外科学领域里的系列工作成果及进展。本书从实用的角度出发，密切结合临床实践，力求图文并茂地阐述本专业范围内各种常用手术的操作方法及进行手术时必备的相关知识，将有代表性的、成熟的和在临床上行之有效的手术方法收入书内，同时介绍了近年来国内外能代表当前发展趋势的创新手术和改良的经验。在编写过程中参阅、借鉴了相关的手术学、教科书及手术图解等，以求尽量达到科学性强、实用性强的目的。

本书编委有国内著名的具有丰富临床经验的知名教授，如贺青卿教授、李进义教授等，也适当吸收了在相关领域中有成就的中青年专家参与。

全书插图主要由张华宋绘制，绘图精美、规范、层次清楚、立体感强，为提高本书质量作出了很大贡献，谨在此表示衷心感谢！此外，也感谢中山大学孙逸仙纪念医院院长宋尔卫院士在编写过程中给予的大力支持。

由于我们的水平所限，书中不足之处在所难免，敬请前辈及同道批评指正。

中山大学孙逸仙纪念医院
黄晓明
浙江大学医学院附属第二医院
王　平

目 录

第一章　颈部内镜外科发展简史

第二章　手术设备与使用规程
　第一节　内镜系统　/ 010
　　　　一、影像系统　/ 010
　　　　二、手术器械　/ 011
　　　　三、能量设备及空间建立设备　/ 012
　第二节　达芬奇机器人手术系统　/ 016
　　　　一、达芬奇机器人的组成　/ 016
　　　　二、达芬奇机器人的优缺点　/ 017

第三章　内镜下颈部解剖
　第一节　常规开放式甲状腺手术的解剖　/ 022
　　　　一、甲状腺的暴露与解剖　/ 022
　　　　二、甲状腺上极和喉上神经的解离与解剖　/ 024
　　　　三、腺叶侧方解离，喉返神经和甲状旁腺的保护　/ 025
　第二节　内镜下甲状腺手术解剖　/ 027
　　　　一、胸骨切迹小切口入路　/ 027
　　　　二、胸前入路　/ 028
　第三节　内镜下甲状旁腺的解剖　/ 030
　　　　一、甲状旁腺的生理功能　/ 031
　　　　二、甲状旁腺的应用解剖　/ 031
　　　　三、甲状旁腺的损伤原因　/ 033
　　　　四、甲状旁腺的辨认　/ 033
　　　　五、甲状旁腺功能保护　/ 034
　　　　六、内镜下甲状旁腺的辨认和保护　/ 035

第四节　内镜下腮腺的解剖　/036

一、腮腺区的定位及解剖层次（图3-4-1）　/036

二、面神经重要解剖结构的走行、定位和毗邻　/037

第五节　内镜下颌下腺的解剖　/038

一、颌下腺的定位和解剖层次　/038

二、面神经下颌缘支的定位、走行及毗邻　/038

第六节　内镜下颈动脉三角区解剖　/040

一、颈动脉三角区定位及解剖层次　/040

二、颈动脉三角区重要解剖结构的定位、走行及毗邻　/041

第四章　内镜下颈部手术的麻醉

第一节　颈部手术的特点和对麻醉的要求　/046

一、麻醉前访视和评估　/046

二、颈部麻醉的围手术期管理特点　/047

第二节　局部麻醉或区域阻滞麻醉　/047

一、颈部内镜手术局部麻醉和（或）区域阻滞麻醉的适应证、禁忌证　/048

二、颈神经丛阻滞　/048

三、并发症　/050

第三节　全身麻醉　/050

一、静脉全身麻醉　/051

二、吸入全身麻醉　/051

三、内镜下甲状腺手术术中要注意的几个问题　/051

第五章　内镜外科基本手术操作技术

第一节　患者体位　/056

一、气体灌注法内镜下甲状腺手术体位　/056

二、无注气内镜下甲状腺手术体位　/056

第二节　手术空间的建立方法　/058

一、气体灌注建立手术操作空间法　/058

二、无注气建立手术操作空间法　/058

第三节　内镜下甲状腺手术空间的建立步骤　/059

一、注气式内镜下甲状腺手术空间的建立（以胸前乳晕入路手术为例）　/059

二、无注气内镜下甲状腺手术空间的建立（以胸前入路手术为例）　/060

第六章　内镜下甲状腺和涎腺手术术中神经监测技术

第一节　内镜下甲状腺手术术中喉返神经监测技术　/ 064

　　一、适应证　/ 064

　　二、设备　/ 064

　　三、术前嗓音评估　/ 065

　　四、监测步骤　/ 066

　　五、术后嗓音评估　/ 068

　　六、术中神经监测常见故障原因及解决方案　/ 068

　　七、评价　/ 069

第二节　内镜下甲状腺手术术中喉上神经监测技术　/ 072

　　一、适应证　/ 072

　　二、设备　/ 072

　　三、术前嗓音评估　/ 072

　　四、监测步骤　/ 072

　　五、术后嗓音评估　/ 074

　　六、评价　/ 074

第三节　内镜下腮腺手术术中面神经监测技术　/ 075

　　一、设备　/ 075

　　二、麻醉与设备连接　/ 075

　　三、监测步骤　/ 076

　　四、评价　/ 078

第七章　颈前小切口入路的内镜下甲状腺手术

　　一、手术适应证和禁忌证　/ 082

　　二、术前准备　/ 082

　　三、手术步骤　/ 082

　　四、术后处理及注意事项　/ 084

　　五、并发症及防治　/ 085

　　六、术式评价　/ 085

第八章　锁骨下入路的内镜下甲状腺手术

第一节　锁骨下入路的内镜下甲状腺手术（悬吊法）　/ 090

　　一、手术适应证和禁忌证　/ 090

　　二、术前准备　/ 090

三、手术步骤　/ 090

第二节　锁骨下内镜辅助的甲状腺手术　/ 092

　　一、手术适应证和禁忌证　/ 092

　　二、术前准备　/ 093

　　三、手术步骤　/ 093

　　四、术后处理及注意事项　/ 095

　　五、术后并发症及预防　/ 095

　　六、术式评价　/ 096

第九章　腋下入路的内镜下甲状腺手术

第一节　无注气腋下入路的内镜下甲状腺手术　/ 100

　　一、手术适应证和禁忌证　/ 100

　　二、术前准备　/ 100

　　三、手术步骤　/ 100

　　四、术后处理及注意事项　/ 104

　　五、术后并发症　/ 104

　　六、术式评价　/ 104

第二节　注气式腋下入路的内镜下甲状腺手术　/ 106

　　一、手术适应证和禁忌证　/ 106

　　二、术前准备　/ 106

　　三、手术步骤　/ 106

　　四、术后处理　/ 107

　　五、术式评价　/ 107

第十章　胸前入路的内镜下甲状腺手术

　　一、手术适应证和禁忌证　/ 110

　　二、术前准备　/ 110

　　三、手术步骤　/ 110

　　四、超高清内镜下甲状腺手术　/ 113

　　五、3D内镜下甲状腺手术　/ 114

　　六、术后处理　/ 117

　　七、手术并发症　/ 118

　　八、术式评价　/ 118

　　九、小结　/ 120

第十一章　胸前乳晕入路的内镜下甲状腺手术

  一、手术适应证和禁忌证　/ 124

  二、术前准备　/ 125

  三、手术步骤　/ 125

  四、术后处理及注意事项　/ 134

  五、并发症及处理　/ 134

第十二章　经口入路内镜下甲状腺手术

  一、手术适应证和禁忌证　/ 140

  二、术前准备　/ 140

  三、手术步骤　/ 140

  四、术后处理及注意事项　/ 143

  五、并发症及预防　/ 144

  六、术式评价　/ 144

第十三章　胸乳径路（BABA）达芬奇机器人甲状腺手术

  一、手术适应证和禁忌证　/ 148

  二、术前准备　/ 148

  三、手术步骤　/ 148

  四、术后处理及注意事项　/ 154

  五、手术并发症的防治　/ 155

  六、术式评价　/ 156

第十四章　免注气经腋下入路机器人辅助下的甲状腺手术

  一、手术适应证和禁忌证　/ 162

  二、术前准备　/ 163

  三、手术步骤　/ 163

  四、术后处理　/ 166

  五、手术并发症　/ 166

  六、术式评价　/ 166

第十五章　内镜下原发性甲状腺功能亢进症手术

  一、手术适应证和禁忌证　/ 172

  二、术前准备　/ 172

三、麻醉与体位 / 173

四、手术步骤 / 173

五、术后处理 / 175

六、并发症的处理 / 175

七、术式评价 / 176

第十六章　早期分化型甲状腺癌的内镜手术

第一节　颈前小切口入路内镜下甲状腺癌手术 / 182

一、手术适应证和禁忌证 / 182

二、手术步骤 / 182

三、术式评价 / 184

第二节　锁骨下入路内镜下甲状腺癌手术 / 185

一、手术适应证和禁忌证 / 185

二、手术步骤 / 185

三、术式评价 / 187

第三节　胸前入路内镜下甲状腺癌手术 / 188

一、手术适应证和禁忌证 / 188

二、手术步骤 / 188

三、术式评价 / 191

第四节　腋下入路内镜下甲状腺癌手术 / 191

一、手术适应证和禁忌证 / 191

二、手术步骤 / 192

三、术式评价 / 194

第五节　机器人辅助下腋下入路内镜下甲状腺癌手术 / 194

一、手术适应证和禁忌证 / 194

二、手术步骤 / 195

三、术式评价 / 196

第六节　腋胸入路内镜下甲状腺癌手术 / 198

一、手术适应证和禁忌证 / 198

二、手术步骤 / 198

三、术式评价 / 200

第七节　胸乳入路内镜下甲状腺癌手术 / 201

一、手术适应证和禁忌证 / 201

二、手术步骤 / 201

三、术式评价　/ 204

第八节　内镜下PTC颈淋巴结清扫术　/ 205

第九节　总结　/ 205

第十七章　内镜下甲状旁腺手术

第一节　颈部入路内镜下甲状旁腺手术　/ 210

　　　一、手术适应证和禁忌证　/ 210

　　　二、术前准备　/ 211

　　　三、手术步骤　/ 211

　　　四、术后处理　/ 213

　　　五、并发症的防治　/ 214

　　　六、术式评价　/ 214

第二节　无注气胸前和腋下入路内镜下甲状旁腺手术　/ 215

　　　一、手术适应证和禁忌证　/ 215

　　　二、术前准备　/ 216

　　　三、手术步骤　/ 216

　　　四、并发症的防治　/ 218

　　　五、术式评价　/ 218

第三节　胸前乳晕入路内镜下甲状旁腺手术　/ 219

　　　一、手术适应证和禁忌证　/ 219

　　　二、术前准备　/ 220

　　　三、手术步骤　/ 220

　　　四、术后处理　/ 221

　　　五、并发症的防治　/ 221

　　　六、术式评价　/ 222

第十八章　内镜下腮腺浅叶部分切除手术

第一节　面神经总干解剖法：耳后小切口的内镜下腮腺浅叶部分切除术　/ 228

　　　一、手术适应证和禁忌证　/ 228

　　　二、术前准备　/ 228

　　　三、手术步骤　/ 229

　　　四、术后处理　/ 230

　　　五、并发症的防治　/ 231

第二节　面神经下颌缘支逆行解剖法：双切口内镜下腮腺浅叶部分切除术　/ 231
　　一、手术适应证和禁忌证　/ 231
　　二、术前准备　/ 232
　　三、手术步骤　/ 232
　　四、术后处理　/ 233
　　五、并发症的防治　/ 233

第三节　面神经下颌缘支逆行解剖法：耳后入路内镜下腮腺浅叶部分切除术　/ 234
　　一、手术适应证和禁忌证　/ 234
　　二、术前准备　/ 234
　　三、手术步骤　/ 234
　　四、术后处理　/ 236
　　五、并发症的防治　/ 236
　　六、术式评价　/ 236

第十九章　内镜下颌下腺手术

第一节　小切口内镜下颌下腺手术　/ 240
　　一、手术适应证和禁忌证　/ 240
　　二、术前准备　/ 240
　　三、手术步骤　/ 240
　　四、术后处理　/ 242
　　五、并发症的防治　/ 242
　　六、术式评价　/ 242

第二节　经口底内镜下颌下腺手术　/ 243
　　一、手术适应证和禁忌证　/ 243
　　二、术前准备　/ 243
　　三、手术步骤　/ 243
　　四、术后处理　/ 245
　　五、并发症的防治　/ 245
　　六、术式评价　/ 245

第三节　耳后入路的内镜下颌下腺手术　/ 247
　　一、手术适应证和禁忌证　/ 247
　　二、术前准备　/ 247
　　三、手术步骤　/ 248
　　四、术后处理　/ 249

五、并发症的防治 / 249

六、术式评价 / 250

第四节 锁骨下入路的内镜下颌下腺手术 / 252

一、手术适应证和禁忌证 / 252

二、术前准备 / 252

三、手术步骤 / 252

四、术后处理 / 254

五、并发症的防治 / 254

六、术式评价 / 254

第五节 经胸前入路内镜下颌下腺切除术 / 254

一、手术适应证和禁忌证 / 254

二、术前准备 / 255

三、手术步骤 / 255

四、术后处理 / 257

五、并发症的防治 / 257

六、术式评价 / 257

第六节 经胸前入路机器人辅助颌下腺切除术 / 258

一、手术适应证和禁忌证 / 258

二、术前准备 / 258

三、手术步骤 / 258

四、术后处理 / 259

五、并发症的防治 / 259

六、术式评价 / 259

第二十章 内镜下颈部囊肿手术

第一节 内镜辅助下甲状舌管囊肿摘除术 / 264

一、手术适应证和禁忌证 / 264

二、经颏下小切口入路 / 264

三、经唇下前庭入路 / 267

第二节 内镜下第二鳃裂囊肿切除术 / 269

一、手术适应证和禁忌证 / 270

二、经上颈部小切口入路 / 270

三、经耳后入路 / 272

四、经枕后发际入路 / 274

第三节　经胸前内镜辅助下第二鳃裂瘘管切除　/276
　　一、手术适应证和禁忌证　/277
　　二、术前准备　/277
　　三、手术步骤　/277
　　四、术后处理　/279
　　五、并发症的防治　/279
　　六、术式评价　/279

第四节　内镜下囊状水瘤切除术　/279
　　一、手术适应证和禁忌证　/280
　　二、术前准备　/280
　　三、手术步骤　/281
　　四、术后处理　/283
　　五、并发症的防治　/283
　　六、术式评价　/283

第二十一章　无注气内镜下颈淋巴结清扫术

第一节　颈前小切口颈淋巴结清扫术　/288
　　一、中央区清扫术　/288
　　二、择区性清扫术　/290

第二节　锁骨下/胸前入路颈淋巴结清扫术　/290
　　一、中央区清扫术　/290
　　二、择区性清扫术　/291
　　三、内镜辅助下改良性颈淋巴结清扫术　/293

第三节　腋下入路颈淋巴结清扫术　/295
　　一、中央区清扫术　/295
　　二、择区性清扫术　/297

第四节　上颈侧小切口择区性颈清扫术　/299

第五节　颈淋巴结清扫术后处理及并发症的防治　/301
　　一、中央区颈淋巴结清扫术后处理　/301
　　二、中央区颈淋巴结清扫并发症的防治　/301
　　三、择区性颈淋巴结清扫并发症的防治　/301

第六节　术式评价　/302
　　一、中央区清扫术式评价　/302

二、择区性颈淋巴结清扫术式评价 /302

三、内镜辅助功能性颈淋巴结清扫术式评价 /304

第二十二章　注气式内镜下颈淋巴结清扫术

第一节　中央区清扫术 /310

　　一、手术适应证和禁忌证 /310

　　二、术前准备 /310

　　三、手术步骤 /310

第二节　择区性颈淋巴结清扫 /314

　　一、手术适应证和禁忌证 /314

　　二、术前准备 /314

　　三、手术步骤 /314

　　四、术后处理 /316

　　五、并发症的防治 /316

第三节　术式评价 /316

第二十三章　内镜下茎突过长截短术

第一节　内镜辅助下颈侧小切口茎突过长截短术 /322

　　一、手术适应证和禁忌证 /322

　　二、术前准备 /323

　　三、手术步骤 /323

　　四、术中注意事项 /324

　　五、术后处理 /324

第二节　经耳后内镜下茎突过长截短术 /325

　　一、手术适应证和禁忌证 /325

　　二、术前准备 /325

　　三、手术步骤 /325

　　四、术中注意事项 /326

　　五、术后处理 /327

第三节　茎突截短手术并发症的防治与术式评价 /327

　　一、茎突截短手术并发症的防治 /327

　　二、术式评价 /328

第二十四章　内镜下颈部其他手术

第一节　内镜下先天性肌性斜颈手术　/ 332

一、手术适应证和禁忌证　/ 332

二、术前准备　/ 332

三、手术步骤　/ 332

四、术后处理　/ 335

五、并发症的防治　/ 335

六、术式评价　/ 335

第二节　内镜下肩胛舌骨肌综合征手术　/ 336

一、手术适应证和禁忌证　/ 336

二、术前准备　/ 336

三、手术步骤　/ 336

四、术中注意事项　/ 337

五、术后处理　/ 337

六、并发症的防治　/ 338

七、术式评价　/ 338

第一章

颈部内镜外科发展简史

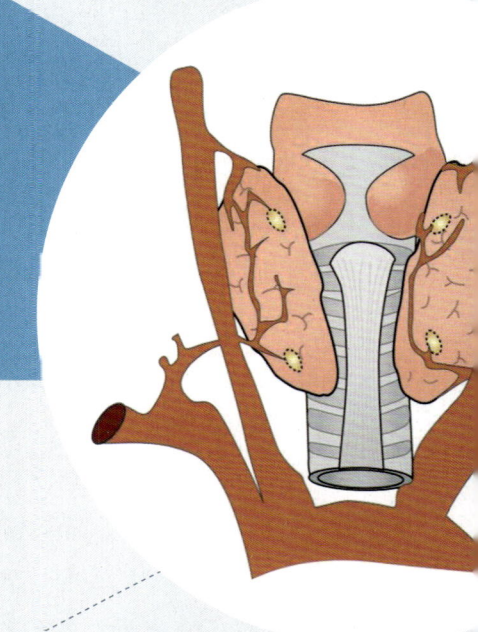

微创外科（minimally invasive surgery，MIS）是随当今高新技术的发展而逐步形成的一门新兴学科，通常指腔镜外科及内镜外科（endoscopic surgery）。微创外科的概念由英国泌尿外科医师Wickham于1983年首次提出；自1987年腹腔镜胆囊切除术成功开展以后，微创外科的概念才开始被广泛接受。微创外科以患者治疗后生理和心理上最大限度的康复为外科治疗的终极目标，以尽可能地减少近远期因手术带来的肉体和精神上的痛苦。内镜技术（endoscopic technique）作为微创外科的一个重要构成部分，在医疗工作中已经获得越来越广泛的应用。20世纪90年代初以来，国内外内镜技术已广泛地应用于普外科、胸外科、妇产科、泌尿外科、小儿外科、耳鼻咽喉头颈外科等各个领域，成为临床外科治疗学的主要内容，已有超过1/3的传统外科手术被微创外科所取代。微创外科是20世纪外科手术发展史上的一个里程碑，将成为21世纪外科发展的主要方向之一。

目前，外科手术治疗甲状腺、甲状旁腺、涎腺疾病及颈部其他疾病已十分安全有效。然而，由于常规甲状腺、甲状旁腺和涎腺等手术术后颈部或面部遗留瘢痕，一定程度上影响了美观。如果将手术切口位置移至颈部以外或隐蔽的位置便可避免或减少手术瘢痕对美观的影响，应用内镜技术可以较好地解决这一问题。内镜下手术通常是在人体的自然腔隙中进行。由于颈部解剖具有明确的筋膜层，同时，颈部器官之间有疏松组织间隙分隔，这就为内镜下手术在颈部的应用提供了必要的解剖基础。

1996年，Gagner首先成功地进行了内镜下甲状旁腺切除术，开辟了内镜下手术在颈部应用的新领域。之后，Hüscher和Yeung分别报道了成功地利用此技术进行更为复杂的单侧甲状腺叶切除术。此后，Shimizu、Ikeda、Bellantone、Miccoli等几位专家也为内镜下甲状腺手术的发展和推广做出了较大的贡献，陆续出现有关临床和基础的研究报道。随着临床上的不断探索，手术方式日益多样化，手术入路也从早期的颈部微小切口入路，即颈部三孔入路和下颈前小切口入路，发展到颈部无瘢痕入路，包括胸前乳晕入路、锁骨下入路和腋下入路，以及之后报道的胸前、腋胸、锁骨下内镜辅助、经口等入路。临床实践证明，这一内镜下甲状腺手术与传统手术相比，患者术后颈部没有手术瘢痕或仅遗留细小瘢痕，因而具有传统手术无法比拟的美观效果，且安全可行，得到了国内外同行的重视和关注。

颈部内镜下手术并不存在同腹腔、胸腔自然的操作空间，微创外科医生必须在建立有限的手术腔隙后进行手术。医生采用多种不同的方法建立手术腔隙，以获得满意的手术暴露，并尽量减少对患者生理的影响。内镜下甲状腺手术操作空间的建立方法包括气体灌注法和免注气的颈阔肌下悬吊法或颈部皮瓣提起的方法。

（1）CO_2灌注建立手术操作空间法　腹腔镜手术中采用腹腔注入CO_2形成气腹，从而维持手术空间。借鉴这种方法，很多颈部内镜下手术也采用向颈阔肌下间隙注入CO_2来维持手术视野。但由于颈部解剖结构的特殊性，这种方法早期引起的手术并发症较多。Gagner和Gottlieb等报道，不适当的CO_2压力可能引起大范围的皮下气肿、呼吸性酸中毒、高碳酸血症、心律失常、纵隔气肿及伴有血管损伤时发生气体栓塞。对此，多数研究结果认为，手术开始时注入CO_2的压力可达10~15mmHg，手术中以5~8mmHg的压力维持，可以减少上述并发症的发生。

文献报道应用CO_2灌注方法建立手术操作空间的手术入路有：下颈三孔入路（最早采用）、胸前乳晕入路、腋下入路、腋胸入路、经口入路等。

（2）无注气建立手术操作空间法　为避免灌注CO_2引起的并发症，1999年由Shimizu等采用经锁骨下分离颈阔肌皮瓣后用悬吊方法形成帐篷状的操作空间进行手术，称为锁骨下入路；Bellantone介绍无注气内镜辅助下小切口甲状腺切除术，用2~3个常规手术用小拉钩牵引开病灶侧的带状肌以暴露甲状腺。在前述的基础上，经腋下入路从腋窝至手术侧胸锁乳突肌前缘或颈前带状肌区域，于颈阔肌和胸大肌间分离皮瓣形成手术空间，并用悬吊拉钩维持手术空间，笔者发展了无注气的胸前入路和锁骨下单一切口的内镜甲状腺手术，也用悬吊拉钩维持手术空间，这三种入路避免了Shimizu颈前穿钢丝悬吊引起的创伤和颈前小切口入路遗留的颈部手术瘢痕。

此外，Yamashita等提出颌下入路和下颈侧小切口，这类手术采用常规手术器械不仅节省费用，同时也避免了灌注CO_2引起的并发症，但是仅能处理一侧病变。

建立手术空间技术的使用，有力地推动了颈部微创外科的发展。内镜技术解决了手术入路的问题，与开放手术比较，它是小入路，有限制的充分暴露。但2D的内镜技术，也存在一定局限性。随着科技进步，近年来超高清内镜和3D内镜技术也开始应用于临床，尤其是达芬奇机器人（da Vinci System, Intuitive Surgical）在颈部微创外科的应用，标志着内镜头颈外科从2D迈入3D时代。3D内镜技术不仅提高了内镜手术视频的清晰度，还将传统外科手术的双手操作过渡到计算机辅助操作，利用微创的、准确的器械（机械臂）替代传统外科医生的双手，克服了传统手术操作时手的疲劳与颤抖，使外科手术更为精确和更加微创化。2007年经腋下免注气内镜辅助下甲状腺肿瘤的手术被首次报道，随后注气腋胸入路也被引入。国内贺青卿等最早报道了腋胸入路机器人辅助下甲状腺手术。

此外，随着内镜技术应用的延伸与拓展，近年已有内镜下颈淋巴结清扫术和涎腺（颌下腺和腮腺）、颈部囊肿等颈部其他内镜手术的报道。

（1）内镜颈淋巴结清扫术　内镜技术应用于甲状腺和旁腺良性疾病的手术治疗已无异议，对于早期甲状腺乳头状癌手术的各种入路被报道，取得了一定的经验。随之，同期处理中央区淋巴结或择区性颈淋巴结清扫术也得到发展和应用。此外，早期头颈鳞癌cN0内镜手术也有介绍。

（2）内镜颌下腺手术　传统颌下腺手术于下颌骨下缘遗留手术瘢痕，为此，Downton等学者提出了口内入路颌下腺切除术。内镜辅助下小切口颌下腺切除术也有报道，仍遗留小瘢痕。2002年Monfared等报道了内镜下经锁骨下注入CO_2建立手术空间的颌下腺切除术，之后耳后入路和经口内镜下颌下腺手术也陆续被报道。

（3）免注气内镜下腮腺手术　为了改善传统腮腺手术采用"S"或"Y"形切口的术后美观，2000年Lim S D和2004年高力等分别报道内镜辅助耳前小切口腮腺手术。2004年笔者提出了无注气内镜寻找下颌缘支逆行解剖面神经的方法（内镜下下颌角后下小切口法）和寻找面神经总干的方法（耳垂后小切口法）。Chen M K等2007年报道的内镜腮腺手术，仅适用于腮腺尾叶肿物。内镜技术将丰富涎腺外科的新领域，为临床提供一种新术式。

（4）内镜颈部囊肿手术　适用于内镜手术治疗的颈部囊肿，如甲状舌骨囊肿、第二鳃裂囊肿、淋巴管瘤等，已有各种入路的报道。

（5）内镜辅助下耳后小切口茎突手术　可于内镜直视下首先找到茎突根部，剥离表面附着的肌肉及韧带，使茎突根体部骨骼化，再于根部截断茎突，然后由根部向尾端解离。该手术具有安全、有效、微创、美观的优点。

总之，内镜下甲状腺、甲状旁腺、涎腺、囊肿等颈部手术是一项新技术，它的美观效果较为肯定。尽管目前一些术式尚未达到真正的微创标准，临床应用也受到一定限制，但是随着基础和临床研究的深入，手术技术的不断提高，以及新设备与器械的应用，将会进一步推动内镜技术微创化和更广泛的临床应用。在发展这一技术过程中，手术医生应将手术微创化作为追求的目标，要求手术医生不仅要有丰富的传统手术经验，更要有精通的内镜下手术技能。更重要的是，颈部内镜手术的发展与推广还需要外科医生在观念上的转变，即接受微创外科这一外科学的未来发展方向。

（黄晓明）

■ 参考文献

[1] 黄晓明，郑亿庆，许庚，等. 无注气甲状腺内镜外科手术［J］. 中华耳鼻咽喉头颈外科杂志，2004，39（8）：456-459.

[2] 黄晓明，许庚，郑亿庆，等. 内镜下小切口甲状腺手术和传统手术的对照研究［J］. 中国内镜杂志，2007，13（10）：1012-1015.

[3] 黄晓明，许庚，郑亿庆，等. 无注气内镜下甲状腺手术和传统手术的比较研究［J］. 中华耳鼻咽喉头颈外科杂志，2007，42（8）：599-602.

[4] 黄晓明，许庚，郑亿庆，等. 经胸前径路无注气内镜下甲状腺手术［J］. 中国内镜杂志，2007，13（9）：906-908.

[5] 高力，邵雁，谢磊，等. 隐蔽小切口内镜辅助下腮腺良性肿瘤切除术［J］. 中华整形外科杂志，2004，20（4）：290-293.

[6] GAGNER M. Endoscopic subtotal parathyroidectomy in patients with primary hyperparathyroidism［J］. Br J Surg，1996，83（6）：875.

[7] YEUNG G H. Endoscopic surgery of the neck: a new frontier［J］. Surg Laparosc Endosc，1998，8（3）：227-232.

[8] HUSCHER C S, CHIODINI S, NAPOLITANO C, et al. Endoscopic right thyroid lobectomy［J］. Surg Endosc，1997，11（8）：877.

[9] SHIMIZU K, AKIRA S, JASMI A Y, et al. Video-assisted neck surgery: endoscopic resection of thyroid tumors with a very minimal neck wound［J］. J Am Coll Surg，1999，188（6）：697-703.

[10] SHIMIZU K, KITAGAWA W, AKASU H, et al. Video-assisted endoscopic thyroid and parathyroid surgery

using a gasless method of anterior neck skin lifting: a review of 130 cases [J]. Surg Today, 2002, 32 (10): 862-868.

[11] IKEDA Y, TAKAMI H, SASAKI Y, et al. Endoscopic neck surgery by the axillary approach [J]. J Am Coll Surg, 2000, 191 (3): 336-340.

[12] IKEDA Y, TAKAMI H, SASAKI Y, et al. Clinical benefits in endoscopic thyroidectomy by the axillary approach [J]. J Am Coll Surg, 2003, 196 (2): 189-195.

[13] BELLANTONE R, LOMBARDI C P, RAFFAELLI M, et al. Minimally invasive, totally gasless video-assisted thyroid lobectomy [J]. Am J Surg, 1999, 177 (4): 342-343.

[14] BELLANTONE R, LOMBARDI C P, RAFFAELLI M, et al. Video-assisted thyroidectomy [J]. J Am Coll Surg, 2002, 194 (5): 610-614.

[15] MICCOLI P, BERTI P, RAFFAELLI M, et al. Comparison between minimally invasive video-assisted thyroidectomy and conventional thyroidectomy: a prospective randomized study [J]. Surgery, 2001, 130 (6): 1039-1043.

[16] MICCOLI P, BELLANTONE R, MOURAD M, et al. Minimally invasive video-assisted thyroidectomy: multiinstitutional experience [J]. World Journal of Surgery, 2002, 26 (8): 972.

[17] OHGAMI M, ISHII S, ARISAWA Y, et al. Scarless endoscopic thyroidectomy: breast approach for better cosmesis [J]. Surg Laparosc Endosc Percutan Tech, 2000, 10 (1): 1-4.

[18] YEH T S, JAN Y Y, HSU B R, et al. Video-assisted endoscopic thyroidectomy [J]. Am J Surg, 2000, 180 (2): 82-85.

[19] SHIMIZU K, KITAGAWA W, AKASU H, et al. Indications and limitations of endoscopic thyroid surgery [J]. Nihon Geka Gakkai Zasshi, 2002, 103 (10): 708-712.

[20] BELLANTONE R, LOMBARDI C P, RUBINO F, et al. Arterial PCO_2 and cardiovascular function during endoscopic neck surgery with carbon dioxide insufflation [J]. Arch Surg, 2001, 136 (7): 822-827.

[21] MICCOLI P, BENDINELLI C, VIGNALI E, et al. Endoscopic parathyroidectomy: report of an initial experience [J]. Surgery, 1998, 124 (6): 1077-1080.

[22] BRUNT L M, JONES D B, WU J S, et al. Experimental development of an endoscopic approach to neck exploration and parathyroidectomy [J]. Surgery, 1997, 122 (5): 893-901.

[23] RUBINO F, PAMOUKIAN V N, ZHU J F, et al. Endoscopic endocrine neck surgery with carbon dioxide insufflation: the effect on intracranial pressure in a large animal model [J]. Surgery, 2000, 128 (6): 1035-1042.

[24] JONES D B, QUASEBARTH M A, BRUNT L M. Videoendoscopic thyroidectomy: experimental development of a new technique [J]. Surg Laparosc Endosc Percutan Tech, 1999, 9 (3): 167-170.

[25] GOTTLIEB A, SPRUNG J, ZHENG X M, et al. Massive subcutaneous emphysema and severe hypercarbia in a patient during endoscopic transcervical parathyroidectomy using carbon dioxide insufflation [J]. Anesth

Analg, 1997, 84(5): 1154-1156.

[26] GAUGER P G, REEVE T S, DELBRIDGE L W. Endoscopically assisted, minimally invasive parathyroidectomy [J]. Br J Surg, 1999, 86(12): 1563-1566.

[27] YAMASHITA H, WATANABE S, KOIKE E, et al. Video-assisted thyroid lobectomy through a small wound in the submandibular area [J]. Am J Surg, 2002, 183(3): 286-289.

[28] LO G P. Local/regional anesthesia for thyroidectomy: evaluation as an outpatient procedure [J]. Surgery, 1998, 124(6): 975-979.

[29] SHIMIZU K, TANAKA S. Asian perspective on endoscopic thyroidectomy — a review of 193 cases [J]. Asian J Surg, 2003, 26(2): 92-100.

[30] IKEDA Y, TAKAMI H, SASAKI Y, et al. Comparative study of thyroidectomies. Endoscopic surgery versus conventional open surgery [J]. Surg Endosc, 2002, 16(12): 1741-1745.

[31] MICCOLI P, MINUTO M N, BARELLINI L, et al. Minimally invasive video-assisted thyroidectomy — techniques and results over 4 years of experience (1999—2002) [J]. Ann Ital Chir, 2004, 75(1): 47-51.

[32] LOMBARDI C P, RAFFAELLI M, PRINCI P, et al. Video-assisted thyroidectomy: report on the experience of a single center in more than four hundred cases [J]. World J Surg, 2006, 30(5): 794-801.

[33] INUKAI M, USUI Y. Clinical evaluation of gasless endoscopic thyroid surgery [J]. Surg Today, 2005, 35(3): 199-204.

[34] BELLANTONE R, LOMBARDI C P, RAFFAELLI M, et al. Central neck lymph node removal during minimally invasive video-assisted thyroidectomy for thyroid carcinoma: a feasible and safe procedure [J]. J Laparoendosc Adv Surg Tech A, 2002, 12(3): 181-185.

[35] SHAHA A R. Management of the neck in thyroid cancer [J]. Otolaryngol Clin North Am, 1998, 31(5): 823-831.

[36] MICCOLI P, ELISEI R, MATERAZZI G, et al. Minimally invasive video-assisted thyroidectomy for papillary carcinoma: a prospective study of its completeness [J]. Surgery, 2002, 132(6): 1070-1074.

[37] DOWNTON D, QVIST G. Intra-oral excision of the submandibular gland [J]. Proc R Soc Med, 1960, 53: 543-544.

[38] SMITH A D, ELAHI M M, KAWAMOTO H J, et al. Excision of the submandibular gland by an intraoral approach [J]. Plast Reconstr Surg, 2000, 105(6): 2092-2095.

[39] GUERRISSI J O, TABORDA G. Endoscopic excision of the submandibular gland by an intraoral approach [J]. J Craniofac Surg, 2001, 12(3): 299-303.

[40] KOMATSUZAKI Y, OCHI K, SUGIURA N, et al. Video-assisted submandibular sialadenectomy using an ultrasonic scalpel [J]. Auris Nasus Larynx, 2003, 30 Suppl: S75-S78.

[41] MONFARED A, SAENZ Y, TERRIS D J. Endoscopic resection of the submandibular gland in a porcine model [J]. Laryngoscope, 2002, 112 (6): 1089-1093.

[42] GUYOT L, DUROURE F, RICHARD O, et al. Submandibular gland endoscopic resection: a cadaveric study [J]. Int J Oral Maxillofac Surg, 2005, 34 (4): 407-410.

[43] CHEN M K, SU C C, TSAI Y L, et al. Minimally invasive endoscopic resection of the submandibular gland: a new approach [J]. Head Neck, 2006, 28 (11): 1014-1017.

[44] LIN S D, TSAI C C, LAI C S, et al. Endoscope-assisted parotidectomy for benign parotid tumors [J]. Ann Plast Surg, 2000, 45 (3): 269-273.

[45] HUANG X M, SUN W A, ZHENG Y Q, et al. Endoscopic-assisted partial parotidectomy [J]. Otolaryngology - Head and Neck Surgery, 2007, 137 (2): 72-73.

[46] HAN P, LIANG F, CAI Q, et al. Endoscope-assisted resection of thyroglossal duct cysts via a submaxillary vestibular approach [J]. Head Neck, 2018, 40 (2): 377-383.

[47] YU S T, HAN P, LIANG F, et al. Three-dimensional versus two-dimensional endoscopic-assisted thyroidectomy via the anterior chest approach: a preliminary report [J]. Surg Endosc, 2017, 31 (10): 4194-4200.

[48] CHEN R, LIANG F, HAN P, et al. Endoscope-assisted resection of elongated styloid process through a retroauricular incision: a novel surgical approach to eagle syndrome [J]. J Oral Maxillofac Surg, 2017, 75 (7): 1442-1448.

[49] LIANG F, FAN S, HAN P, et al. Endoscopic-assisted selective neck dissection via small lateral neck incision for early-stage (T1-2N0M0) head and neck squamous cell carcinoma 3-year follow-up results [J]. Surg Endosc, 2017, 31 (2): 894-900.

[50] HONG Y, YU S T, CAI Q, et al. The experience of gasless endoscopic-assisted thyroidectomy via the anterior chest approach for Graves' disease [J]. Eur Arch Otorhinolaryngol, 2016, 273 (10): 3401-3406.

第二章

手术设备与使用规程

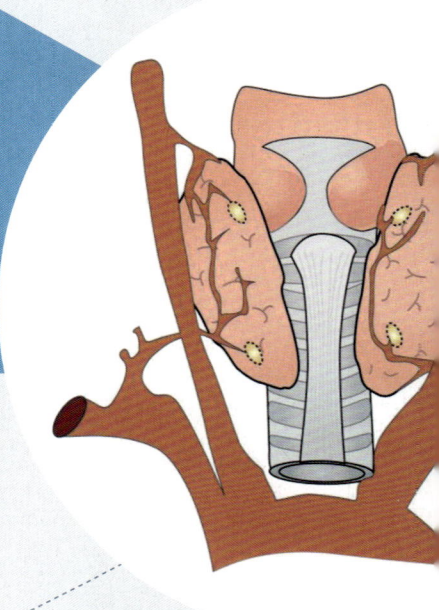

电视内镜手术涵盖了外科范畴中的许多学科，如耳鼻咽喉—头颈外科的鼻内镜系统、普外科的腹腔镜系统等，各种光学、物理技术的进步对内镜技术的发展起到了推动和促进作用。

甲状腺等颈部内镜手术器械一般分为：影像系统、空间建立设备（或器械）、物理能量止血设备和手术操作器械等。本章除介绍颈部一般内镜手术器械外，也将对达芬奇机器人手术系统做介绍。

由于设备种类较多，而且各项设备的工作状况会影响到手术效果，因此，进行甲状腺及颈部内镜手术操作的医生和护士必须熟悉各种设备与器械的性能及基本原理。

第一节 内镜系统

一、影像系统

1. 内镜　内镜是最重要的器械，是医生进行内镜手术的眼睛。其质量好坏关系到监视器荧屏的图像质量，直接影响到医生对手术的操作。

内镜视角有0°、30°、70°等（图2-1-1），其中0°或30°内镜为甲状腺内镜外科手术较为常用的，是大多数人的习惯视角，有利于医生形成立体印象，方便操作，还可以减少内镜与操作器械之间的相互干扰。不同直径的内镜和监视器可产生不同的放大效果。内镜放大的倍数与镜头和被观察组织器官间的距离成反比。一般内镜视野最佳深度为10~50mm。

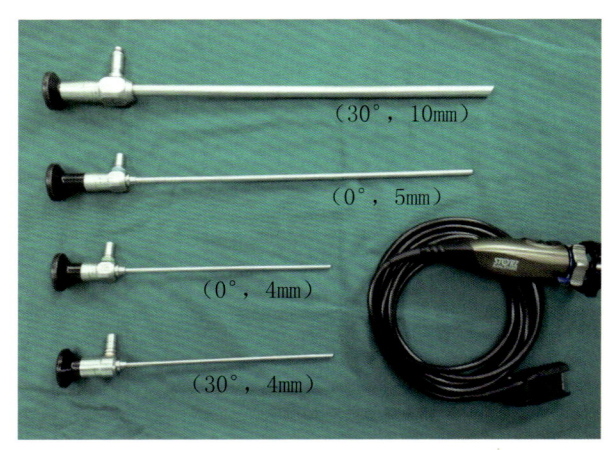

图2-1-1　不同角度、长度、直径大小的内镜

2. 光源　内镜外科手术的先决条件是清晰明亮的腔内照明。

现有的照明系统均采用冷光源，其亮度高而且不发热。常用的是150~300W的全自动氙光源。

3. 摄像装置　内镜摄像装置由摄像镜头、摄像数字转换器和数字显示器组成（图2-1-2），可将内镜图像转变为电视信号通过显示器同步播出。目前出现了高清三维成像系统，其分辨率可达1920×1080像素，超200万像素，是普通三晶片摄像系统的6倍，图像的清晰度达到10比特（bit），并且采用逐行扫描技术，产生更高的清晰度，更真实的色彩还原和更稳定的动态图像，图像视觉更舒适，方便术中对组织的辨识和操作距离的掌握，有利于操作。这些高清的设备不仅提供清晰的图像，还可进行实时数据输出，将术中数据记录到移动设备中。

内镜超高清设备还增加了影像增强功能，它通过将组织结构区分得更加精细，使术者在手术中得到更好的支持。易于区分组织，从根本上提高了手术效率，并且更加安全。例如KARL STORZ 推出新的超高清影像工作平台IMAGE 1 SPIES™，它包括SPIES CLARA™、SPIES CHROMA™ 和SPIES SPECTRA™ 3个摄像模式。

SPIES CLARA™宽动照明技术可以根据术野情况自动补充光亮度，有效改善术野画面亮度不均匀的现象，使内镜下图像亮度均匀。SPIES CHROMA™图像优化解析技术可以增强组织表面、边缘及血管的色彩表现，实现色彩完美还原的同时展现精致细节及锐利质感。SPIES SPECTRA™功能通过光谱染色技术，可以识别不同的组织层次，术者可以灵活选择色彩识别重点［SPECTRA-A模式（图2-1-3）或SPECTRA-B模式（图2-1-4）］，使手术操作更为精准，这些摄像技术的出现可以在术中更好地识别和保护喉返神经和甲状旁腺，降低其损伤的概率。

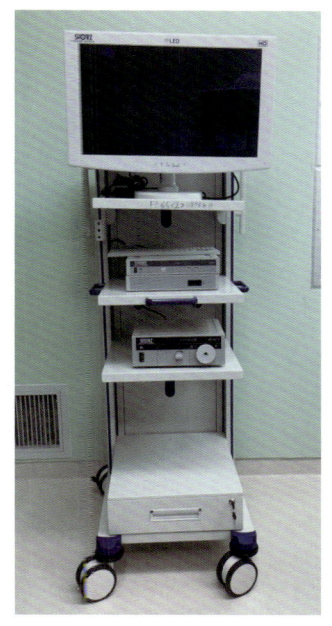

图2-1-2　内镜电视监视系统

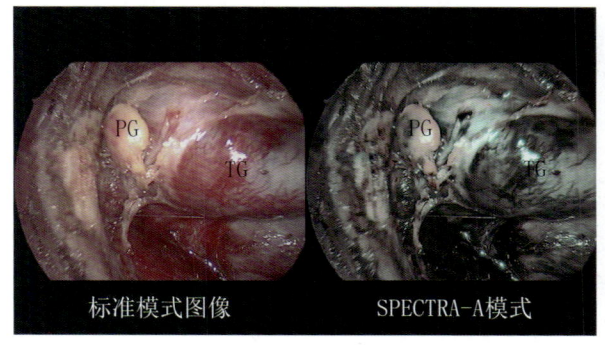

图2-1-3　SPECTRA-A模式
SPECTRA-A模式通过深度变色识别功能，可针对性地增加血管网的辨识度，有助识别旁腺。（PG：甲状旁腺；TG：甲状腺）

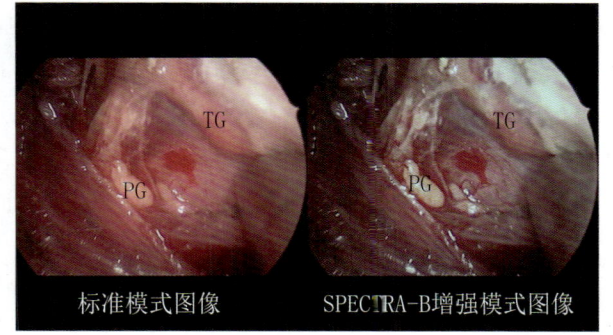

图2-1-4　SPECTRA-B模式
SPECTRA-B模式利用浅度变色功能，可在显示血管网的同时，视野颜色相对SPECTRA-A模式更接近自然真实图像，有助于识别旁腺和神经后的镜下手术操作。（PG：甲状旁腺；TG：甲状腺）

二、手术器械

内镜下甲状腺手术的器械包括常用的基本器械和不同文献报道中作者根据手术需要所选用或自行设计的器械。

为了解决手术空间的维持问题，依不同的方法，临床也采用了不同的器械，包括用于各种无注气手术中所采用的悬吊装置。各种悬吊装置多为文献作者根据手术需要自行设计而成，因此目前尚无通用的设计结构和尺寸。内镜专用的组织钳、带电凝功能的组织剪、吸头等，这些器械的结构类似于相应的腹腔镜器械，但为了方便在颈部应用，专门设计了较腹腔镜器械更短的颈部手术器械（图2-1-5至图2-1-9）。

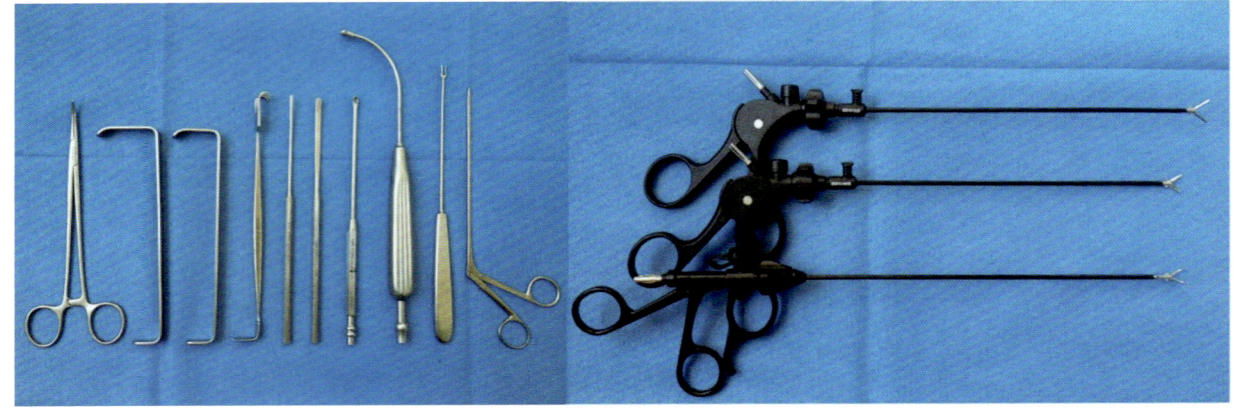

图2-1-5　颈前小切口内镜甲状腺器械

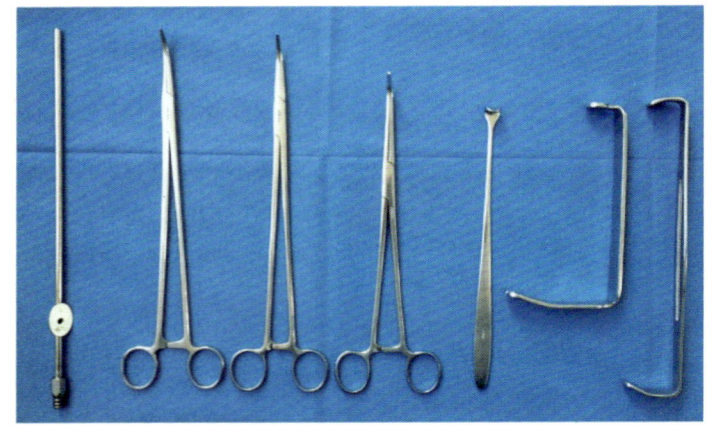

图2-1-6　胸前/锁骨下入路内镜甲状腺器械

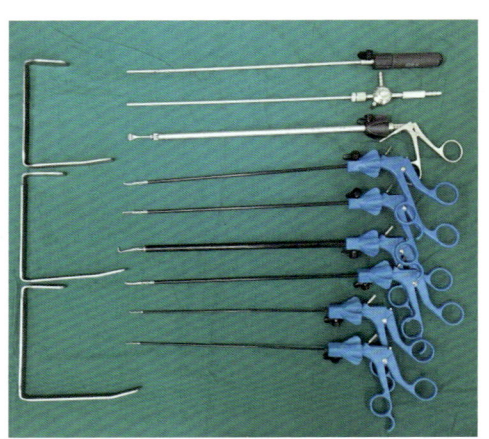

图2-1-7　腋下入路内镜甲状腺器械

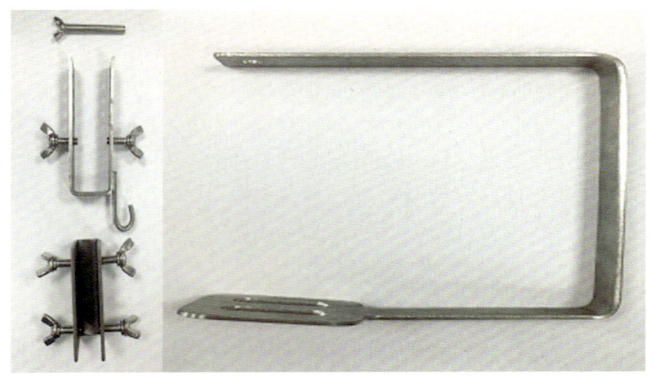

图2-1-8　腋下入路悬吊系统

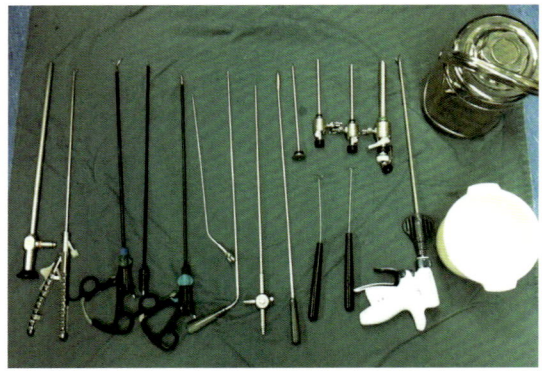

图2-1-9　胸前乳晕、腋胸入路甲状腺手术器械

三、能量设备及空间建立设备

手术创面止血是内镜手术中最为重要的操作,直接关系到手术的成败及患者的安全。为了提高手术效率,除了利用钛夹及结扎的方法止血外,一般需使用电能、超声、激光等物理能量进行止血。笔者在临床中常用的能量设备为高频电刀(图2-1-10)、电凝钩(图2-1-11)及超声刀(图2-1-12)。

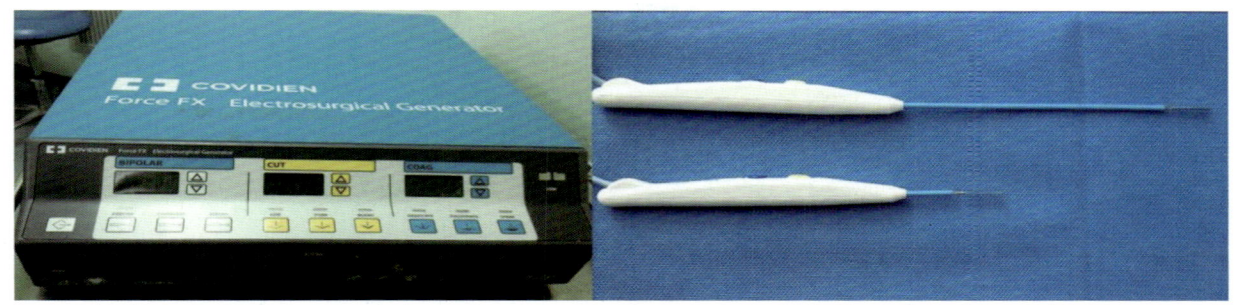

图2-1-10　可伸缩高频电刀

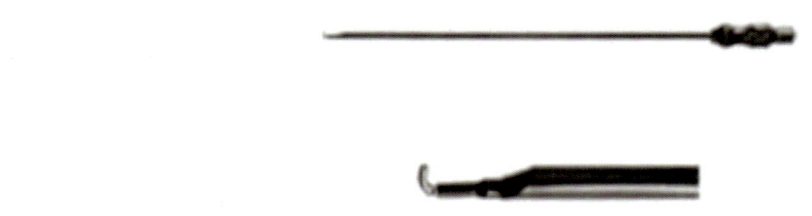

图2-1-11　电凝钩

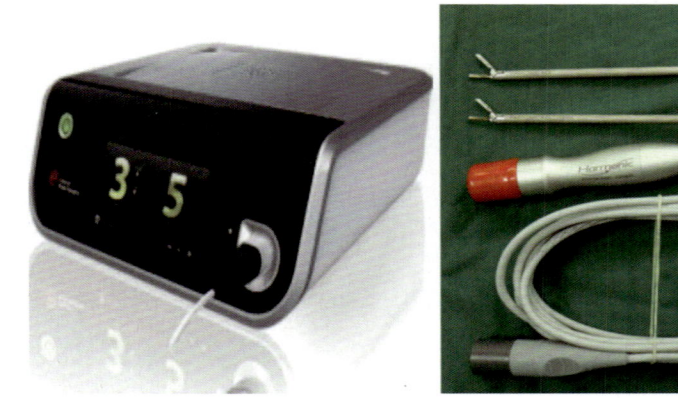
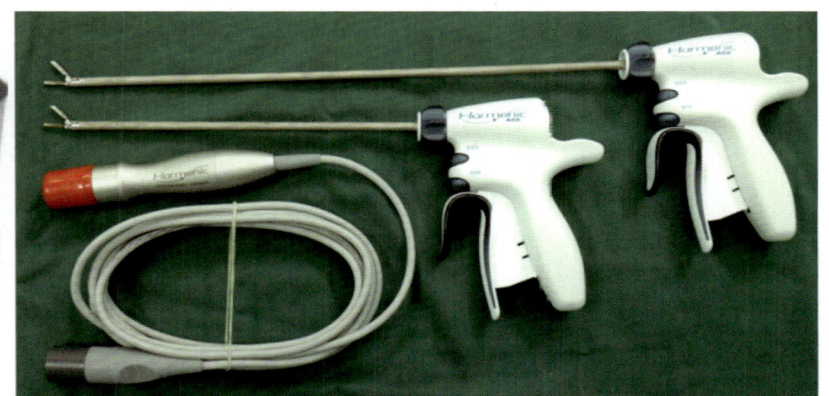

图2-1-12　超声刀

超声刀的出现使内镜技术得以更顺利的开展，目前使用较广泛的超声刀产品中有Harmonic刀头，无注气胸前、锁骨下或腋下入路可采用23P刀头（图2-1-13），注气式腋胸或胸前乳晕可采用36P刀头（图2-1-14）。

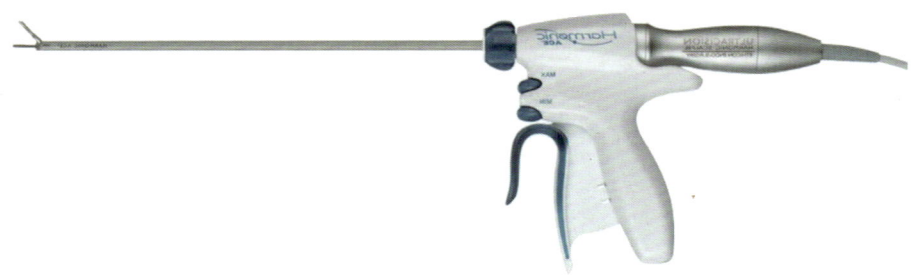

图2-1-13　ACE 23P超声刀头

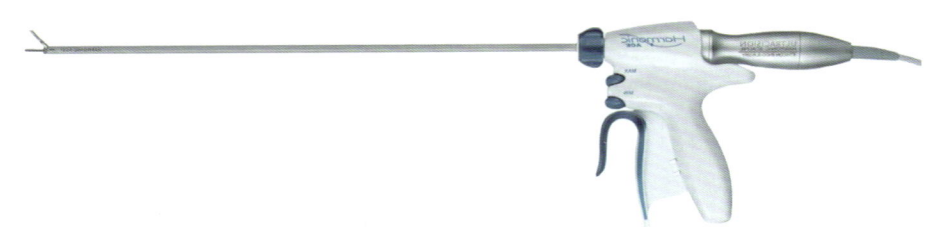

图2-1-14　ACE 36P超声刀头

（一）超声刀

1. 超声刀工作原理　超声刀主机中的电能通过手柄中压电陶瓷转变成机械能，在刀头产生55 500Hz高频振动，振幅为50～100μm。振动的刀头与组织接触，蛋白氢键被打断，组织蛋白变性，形成黏滞凝固物，闭合小脉管，蛋白振动产生二次热量，深度凝固闭合较大的脉管，蛋白变性，形成凝固块，从而起到离断组织和关闭血管的功能。

2. 超声刀凝闭与切割4要素

（1）档位　高档位切割效果优于止血效果，低档位止血效果优于切割效果。

（2）握持力　握力大切割效果优于止血效果，握力小止血效果优于切割效果。

（3）组织张力　张力大切割效果优于止血效果，张力小止血效果优于切割效果。

（4）切割面的锐度　锐面切割效果优于止血效果，钝面止血效果优于切割效果。

如果手术中想提高工作效率可以采用高档位，较大的握力，使组织处于较大的张力。如遇到较粗的血管则采用低档位，较小的握力，减小组织的张力，钝面切割。

3. 超声刀的特点　超声刀侧面热损伤小，可安全操作于重要组织，对周围组织损伤控制范围在1.7～2.2mm，在重要脏器和大血管附近操作较安全。超声刀技术没有电流通过人体，避免对神经肌肉刺激，装有心脏起搏器等植入性器械的患者也可放心使用。一把超声刀可以完成抓持、凝闭和离断的多种功能，能够安全凝闭5mm大小的血管和淋巴管，可减少术中结扎、缝扎操作，缩短手术时间。

尽管超声刀的侧面热损伤小，并且有保护面，但术中还是应尽量避免贴紧神经操作，避免神经热损伤出现。对于甲状腺的上、下极血管，超声刀可以进行稳妥的断离，不需要结扎。Harmonic刀头可以旋转，能够对不同方位的组织进行切割，方便术中的操作。

4. 超声刀使用注意事项

（1）刀头持续击发时间最好不超过10s，需要切割大块组织时可间断进行击发，以获得良好的手术视野并防止刀头温度过高。

（2）使用时最好把组织夹在刀头前2/3的部位，切割较厚组织时，可分层进行切割，以达到更好的效果，并减少出血。

（3）刀头工作时避免钳口与金属器械或硬组织接触，否则有可能造成刀刃永久性损伤。

（4）每使用10～15min，用湿纱布清洗刀头（注意刀头温度），或者把刀头泡在水中击发并轻

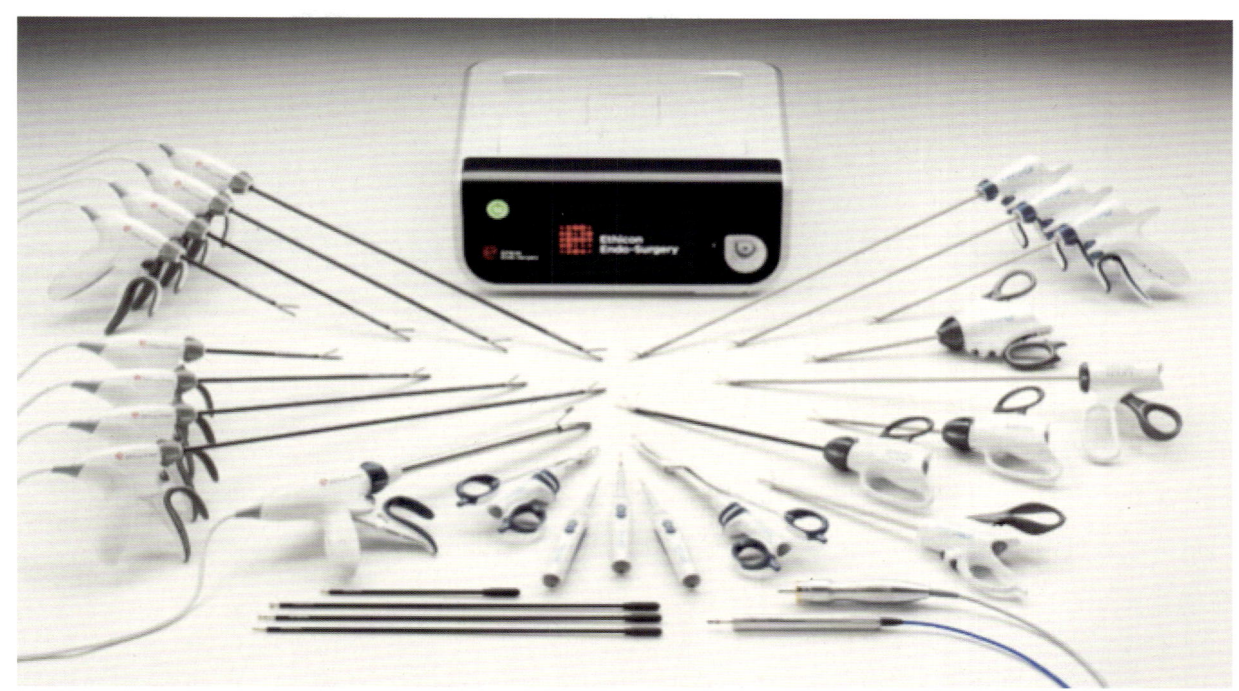

图2-1-15 超声刀主机GEN11和各式超声刀头

轻抖动,把刀头里的组织和血块冲出,以免堵塞,刀头避免在血液中使用。

(5)在空气中测试时要将刀口张开。

强生公司最近研究出的超声刀主机GEN11(图2-1-15),又称智能能量系统,它集成了超声刀和智能双极技术,可以连接超声刀刀头ACE+,还可以连接智能双极刀头G2。

(二)气腹机

经胸乳、腋胸入路手术方式是采用注气的方法建立手术空间。和腹腔镜手术一样,需要气腹机进行术腔注气操作。一般气腹机系统包括气腹机主机、电源线、气腹管、无菌过滤器、无菌排烟套管、单踏板脚踏开关等(图2-1-16)。

气腹机一般具有如下功能:

(1)足够的流量、精确控制 可以提供足够的气体流量以适应临床各种情况,根据需要精确控制气体流量的输出。

(2)气体加热功能 CO_2可以被加热至体温防止术中体温过低,同时加热的CO_2可以防止内镜物镜表面结雾,保持术中视野清晰。

(3)排烟功能 高频电刀工作时产生的有害烟雾被自动吸收并过滤,这一功能显著提高了术中图像质量,并减少医生和患者在术中吸

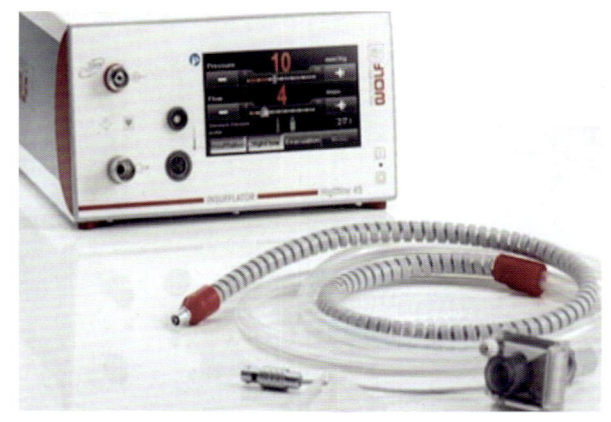

图2-1-16 气腹机

入有害颗粒。

第二节 达芬奇机器人手术系统

达芬奇机器人手术系统是高级的内镜系统，其设计的理念是通过使用微创的方法实施复杂的外科手术。美国食品药品监督管理局（Food and Drug Administration, FDA）已经批准将达芬奇机器人手术系统用于成人和儿童的普通外科、胸外科、泌尿外科、妇产科、头颈外科以及心脏手术。

一、达芬奇机器人的组成

1. 外科医生控制台　主刀医生坐在控制台中，位于手术室无菌区之外，使用双手（通过操作2个主控制器）及脚（通过脚踏板）来控制器械和一个三维高清内镜。手术器械与外科医生的双手同步运动（图2-2-1）。

2. 床旁机械臂系统　该系统是外科手术机器人的操作部件，其主要功能是为器械臂和摄像臂提供支撑。助手医生在无菌区内的床旁机械臂系统边工作，负责更换器械和内镜，协助主刀医生完成手术。为了确保患者安全，助手医生比主刀医生对于床旁机械臂系统的运动具有更高控制权（图2-2-2）。

3. 成像系统　该系统内装有外科手术机器人的核心处理器及图像处理设备，在手术过程中位于无菌区外，可由巡回护士操作，并可放置各类辅助手术设备。外科手术机器人的内镜为高分辨率三维（3D）镜头，对手术视野具有10倍以上的放大倍数，能为主刀医生呈现患者体腔内三维立体高清影像，使主刀医生较普通腹腔镜手术更能把握操作距离，更能辨认解剖结构，提升了手术

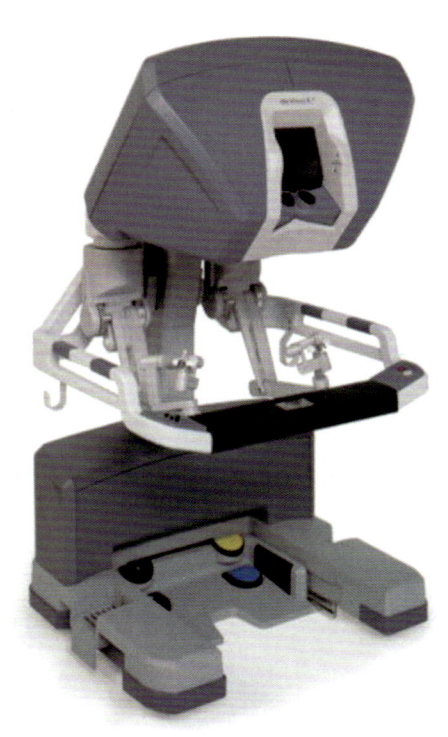

图2-2-1　外科医生控制台

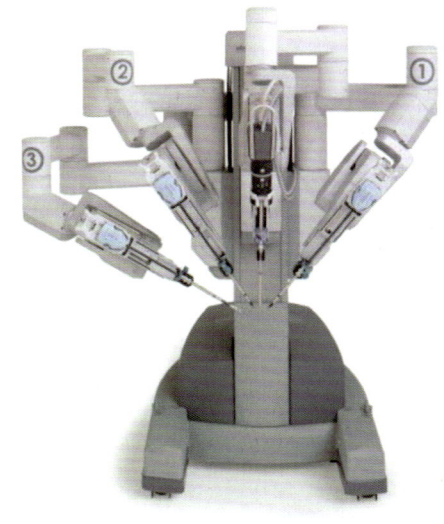

图2-2-2　床旁机械臂系统

精确度（图2-2-3）。

二、达芬奇机器人的优缺点

机器人甲状腺手术的出现为甲状腺手术带来了新思路和新方法。2008年韩国学者Kang将机器人系统应用于甲状腺手术中，取得了很好的手术效果。机器人甲状腺手术如经腋下径路完成操作，无需采用气体灌注法或悬吊法建立操作空间，而是采用一种特制的拉钩由腋下切口伸入，将皮肤及肌肉组织向上提升而建立操作空间，笔者自2016年起亦开展这一术式（图2-2-4）。

达芬奇机器人可增加视野角度，手术操作更精确，与腹腔镜（2D视觉）相比，因3D视觉可将手术视野放大10～15倍，使手术精确度大大增加。机器人的使用可减少手部颤动，机器人"内腕"较腹腔镜更为灵活，能以不同角度在靶器官周围操作，较人手小，能够在有限、狭窄的空间工作，使术者在轻松的工作环境中工作，减少疲劳，同时也减少了参加手术的人员。利用机器人操作的手术切口小，具有美容效果。但不足之处在于达芬奇Xi和Si手术机器人的机械臂缺

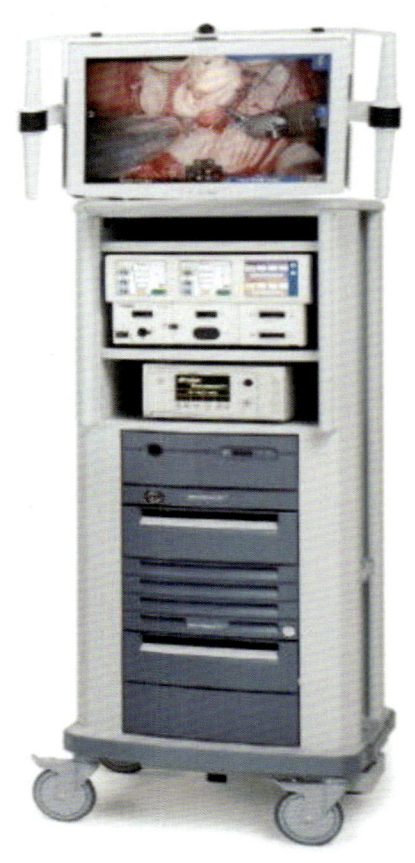

图2-2-3　成像系统

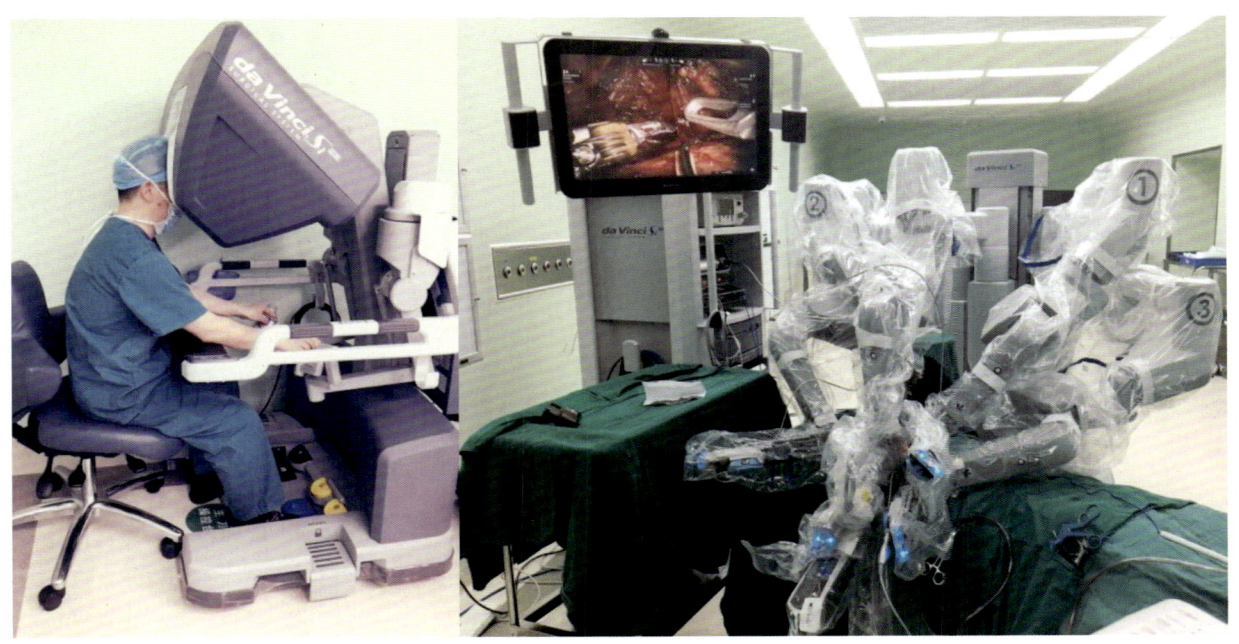

图2-2-4　腋下入路机器人甲状腺手术布置

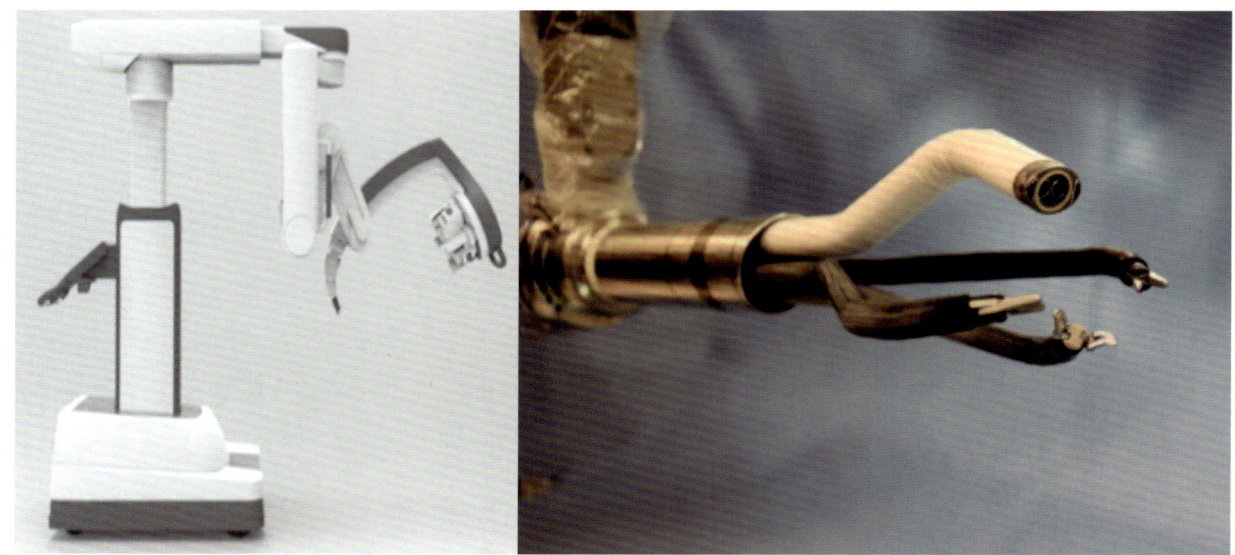

图2-2-5　新一代单孔机器人

乏力反馈,医生需根据经验确定自己撕扯组织的形变估计操作力,也就是通过图像观看组织形变,该技术需一定的学习曲线方能掌握。另外,手术所需的器械为高值耗材。

医疗机器人领域下一代手术机器人平台的发展方向是单孔手术机器人(图2-2-5)。新一代的单孔机器人只需要一个孔,即可实现手术过程中全部器械的介入,因此可以将手术过程中对手术空间的要求降低,具备创伤小、术后恢复快的优点。

（蔡　谦）

■ 参考文献

[1] 黄晓明,许庚,郑亿庆,等. 经胸前径路无注气内镜下甲状腺手术[J]. 中国内镜杂志,2007,13(9):906-908.

[2] 王平,李志宇. 经胸乳入路内镜下甲状腺手术127例体会[J]. 浙江医学,2007,29(10):1069-1071.

[3] 黄晓明,许庚,郑亿庆,等. 内镜下小切口甲状腺手术和传统手术的对照研究[J]. 中国内镜杂志,2007,13(10):1012-1015.

[4] 黄晓明,孙伟,洪云,等. 胸前入路无注气内镜手术治疗早期甲状腺乳头状癌的初步研究[J]. 中华耳鼻咽喉头颈外科杂志,2012,47(7):571-574.

[5] 高力,胡莹,邵雁,等. 改进的Miccoli术式治疗甲状腺良性疾病(附530例报告)[J]. 外科理论与实践,2004,(06):470-472.

[6] 章德广,高力,谢磊,等. 改良Miccoli手术颈侧区淋巴结清扫术治疗甲状腺乳头状癌130例临床分析

［J］. 中华外科杂志，2016，54（11）：864-869.

[7] 王平. 胸前入路完全腔镜甲状腺癌手术经验与技巧［J］. 腹腔镜外科杂志，2013，18（4）：246-248.

[8] 梁发雅，洪云，黄晓明，等. 颈前小切口内镜下甲状腺手术292例临床分析［J］. 中华耳鼻咽喉头颈外科杂志，2010，45（10）：861-863.

[9] 梁发雅，韩萍，蔡谦，等. 经腋下入路机器人辅助甲状腺手术的初步经验［J］. 临床耳鼻咽喉头颈外科杂志，2018，32（14）：1051-1055.

[10] 黄晓明，蔡谦，郑亿庆，等. 内镜辅助下锁骨下入路手术治疗较大甲状腺良性肿瘤［J］. 中华医学杂志，2011，91（14）：993-995.

[11] MICCOLI P. Minimally invasive surgery for thyroid and parathyroid diseases［J］. Surgical Endoscopy and Other Interventional Techniques，2002，16（1）：3-6.

[12] MICCOLI P，MATERAZZI G，BAGGIANI A，et al. Mini-invasive video-assisted surgery of the thyroid and parathyroid glands：a 2011 update［J］. Journal of Endocrinological Investigation，2011，34（6）：473-480.

[13] LI Z，WANG P，WANG Y，et al. Endoscopic lateral neck dissection via breast approach for papillary thyroid carcinoma：a preliminary report［J］. Surgical Endoscopy and Other Interventional Techniques，2011，25（3）：890-896.

[14] CHAN J，TSANG R K，HOLSINGER F C，et al. Prospective clinical trial to evaluate safety and feasibility of using a single port flexible robotic system for transoral head and neck surgery［J］. Oral Oncology，2019，94：101-105.

[15] CHAN J，KOH Y W，RICHMON J，et al. Transoral thyroidectomy with a next generation flexible robotic system：a feasibility study in a cadaveric model［J］. Gland Surg，2019，8（6）：644-647.

第三章

内镜下颈部解剖

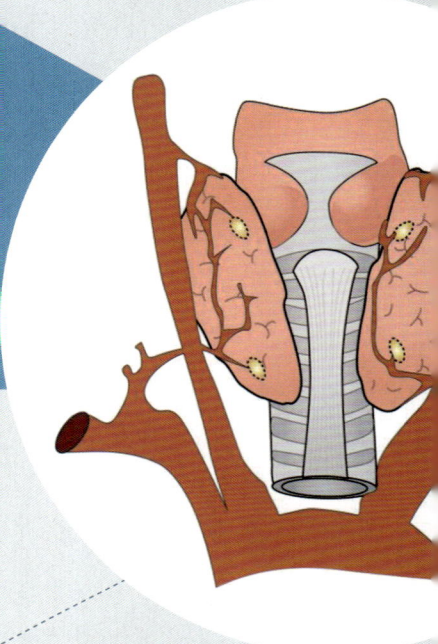

长期以来，外科手术是治疗甲状腺肿物的重要方法之一。甲状腺切除手术最早可追溯到100多年前。在19世纪60年代，Billroth成功地进行了首例甲状腺切除术，在此之后的30年里，瑞士伯尔尼大学外科教授Kocher（1841—1917）进行了5 000多例甲状腺切除术，将手术死亡率降至0.18%，于1909年获得诺贝尔生理学或医学奖，成为开展甲状腺外科的先驱，并奠定了甲状腺外科治疗的基础。

随着甲状腺外科技术成熟，目前临床上已采用囊内切除等外科技术来防止和降低并发症。甲状腺囊内切除术首先由Halsted提出，通过靠近被膜结扎甲状腺动脉的分支，既避免损伤喉返神经和甲状旁腺，又保存了甲状旁腺的血液供应，从而降低手术并发症。还有一些外科医生采用术中暴露神经的方法来避免损伤喉返神经。1937年Coller等对甲状腺上极的处理进行改良，在甲状腺上极和环甲肌之间结扎甲状腺上动脉的各分支，以防止损伤喉上神经外支。

Kebebew等对甲状腺手术进行分类，认为甲状腺腺叶切除术与腺叶部分切除术的区别是前者完全囊外切除一侧腺叶和峡部，保留甲状旁腺和喉返神经、喉上神经。全甲状腺切除术与近全或次全甲状腺切除术的区别是前者同时进行两侧甲状腺叶切除术。手术中每一个程序均要求外科医生具有严格的逻辑性、条理性、解剖层次性，而每一个步骤都离不开相关的解剖学知识，且掌握好甲状腺及邻近结构的解剖是手术成功的关键。

经过近100年的发展，甲状腺外科手术相当成熟，临床上甲状腺囊内切除术已被广泛应用。20世纪末甲状腺外科进入一个新的里程碑，先进的外科设备也开始应用于甲状腺手术，尤其是内镜下甲状腺手术技术的开展应用，其发展前景已引起国内外学者的关注。内镜下甲状腺手术是在不具备充分显露，不是直接观察的条件下进行，属于软组织间隙的内镜手术，仅能创建一个有限的手术空间。除了精巧的外科技能外，还有两项特别重要的因素影响微创甲状腺手术成功：一是特别精巧的内镜专科器械；二是特别熟悉甲状腺及颈部的应用解剖。对甲状腺外科解剖及内镜下解剖的熟悉是发展内镜下甲状腺手术技术的根本基础。内镜具有出色的照明和放大作用，更容易鉴别和保护喉返神经和血管，使内镜下处理甲状腺下动脉各分支变得安全有效。

第一节 常规开放式甲状腺手术的解剖

一、甲状腺的暴露与解剖

（一）甲状腺的形态、位置和解剖结构（图3-1-1至图3-1-3）

甲状腺位于颈前下方软组织内，紧贴在喉与气管的前面和两侧。成人甲状腺重量为25~30g，呈"H"形，由较狭窄的峡部连接左右两侧腺叶。甲状腺左右两叶呈锥形，每叶分为上下两极、内外两侧面和前后两缘。甲状腺腺叶的上极较尖，伸向外上方，达甲状软骨斜线高度。甲状腺腺叶的下极较圆钝，通常达第4或第5气管环。成人甲状腺长约5cm，宽2~3cm。腺叶的内侧面与气管、喉返神经和食管毗邻，后外侧面与颈动脉鞘借疏松结缔组织毗邻，前侧面与胸锁乳突肌和带状肌毗邻。环甲肌介于甲状腺腺叶与甲状软骨板后面和环状软骨侧面之间。喉上神经外支由甲状腺上部经腺叶深面至环甲肌。腺叶的后缘钝圆，甲状旁腺常位于此缘附近。甲状腺峡部大小约1.25cm，一般位于第2~3气管环的前面，借甲状腺前筋膜和胸骨甲状肌相隔。甲状腺也可以出现锥体叶，它由甲状舌管下部发育而成，为甲状腺常见的变异。

甲状腺有两层组织被膜。内层为内被膜，又称真被膜，紧贴于甲状腺实质表面，并深入甲状腺组织中，将甲状腺分隔成大小不等的小叶，其中有丰富的血管、淋巴管。外层为甲状腺鞘，又称外被膜或假被膜，其在峡部和侧叶上方增厚成甲状腺悬韧带或Berry's韧带。两层被膜间为疏松的结缔组织，血管少，是游离甲状腺的有效途径，且不易损伤周围的重要结构。

甲状腺共有3对静脉，是由甲状腺的静脉在腺外汇集而成。甲状腺上静脉自甲状腺上极走出，与甲状腺上动脉并行，注入颈内静脉或面总静脉。甲状腺下静脉自甲状腺下极走出，分别注入左、右无名静脉。甲状腺中静脉常起自甲状腺侧叶的中、下1/3交界处，直接注入颈内静脉。中静脉有的缺如，或出现几支。

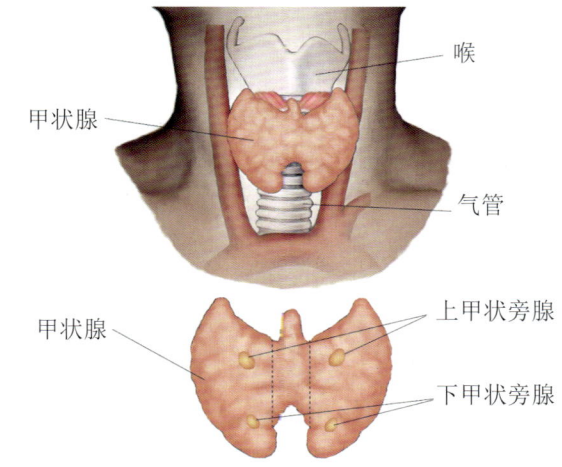

图3-1-1　甲状腺正面观与背面观

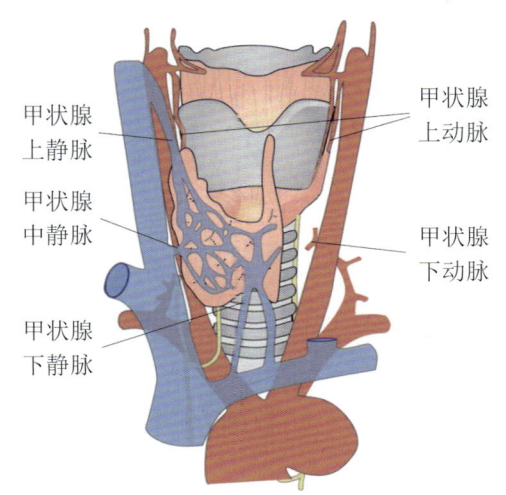

图3-1-2　甲状腺血管

（二）甲状腺的暴露与解离

在颈中线纵行切开筋膜，将颈前带状肌分离，上至甲状软骨切迹，深及甲状腺真被膜。带状肌的分离有利于环甲空间的暴露，分离时注意保存胸骨甲状肌侧面的颈袢，它支配颈前带状肌。避免结扎切断颈前浅静脉，有利于静脉回流和减轻术后水肿。在分离真被膜时，应仔细解离，以免造成表面

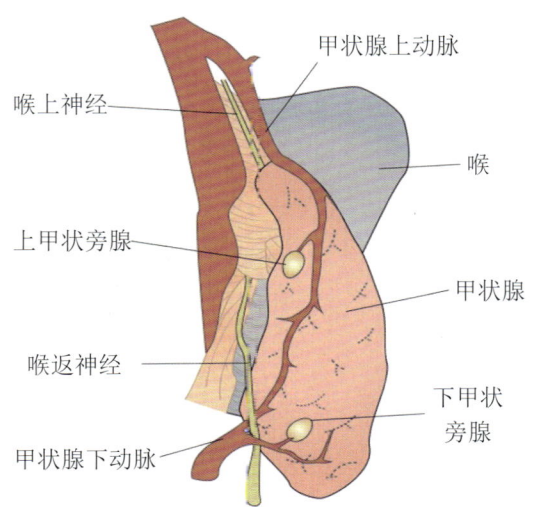

图3-1-3　甲状腺侧面观

血管的出血影响手术操作。

甲状腺手术一般先从解剖甲状腺外缘开始，这样会使上极的处理变得比较容易和安全。用血管钳夹住甲状腺轻轻往内侧提起，使甲状腺中静脉处于紧张状态，便于结扎和切断，这样整个甲状腺腺叶除内侧部分外，已能从甲状腺床中提出，便于辨认甲状腺的上下极血管、喉返神经和甲状旁腺。甲状腺的解剖变异较多，但通常上极有1支小静脉，甲状腺中部有1~2支或3~4支静脉，而下极也常有1支静脉，均汇入颈内静脉。解离峡部上下端的筋膜，于峡部深面与气管之间分离，妥善处理止血，该部位除了有锥体叶的变异外，还有大约3%的患者会出现最下动脉的变异，手术中应加以注意。此时，甲状腺能获得满意的暴露。

二、甲状腺上极和喉上神经的解离与解剖

（一）喉上神经和甲状腺上动脉的解剖

喉上神经在咽中缩肌外面分为2支，外支属运动神经，伴随甲状腺上动脉后内方下行，在距侧叶上极1cm处从外弯向内侧发出支配环甲肌，环甲肌主要司声带紧张。内支属感觉神经，与喉上动脉伴行，穿甲状舌骨膜入喉，司声门以上喉黏膜的感觉。一些学者提出了喉上神经分支的类型，尤其是喉上神经外支与上极血管蒂的关系（图3-1-4）。Cernea等提出的喉上神经分布的分类有37%的神经在离上极1cm内越过血管蒂。在大的甲状腺结节患者中高达56%的喉上神经外支与上动脉和上极的关系为这一类型，推测是甲状腺组织往头侧生长所致。Friedman等在甲状腺切除术中暴露和分析了1 057侧喉上神经的情况，提出了3种变化的分类：Ⅰ型为喉上神经走向下咽缩肌的表面；Ⅱa型为喉上神经穿过下咽缩肌的下部分；Ⅱb型为喉上神经穿过下咽缩肌的上部分。Friedman分类仅关注喉上神经远侧方面，而未涉及喉上神经外支与甲状腺上动脉的关系。

甲状腺上动脉是颈外动脉第一级分支，向前下方在颈总动脉和喉间下行，近甲状腺上极时分前、后、内3支，分别走行于甲状腺体的前、后和峡部。其中，后支与喉上神经外支相接近，因此

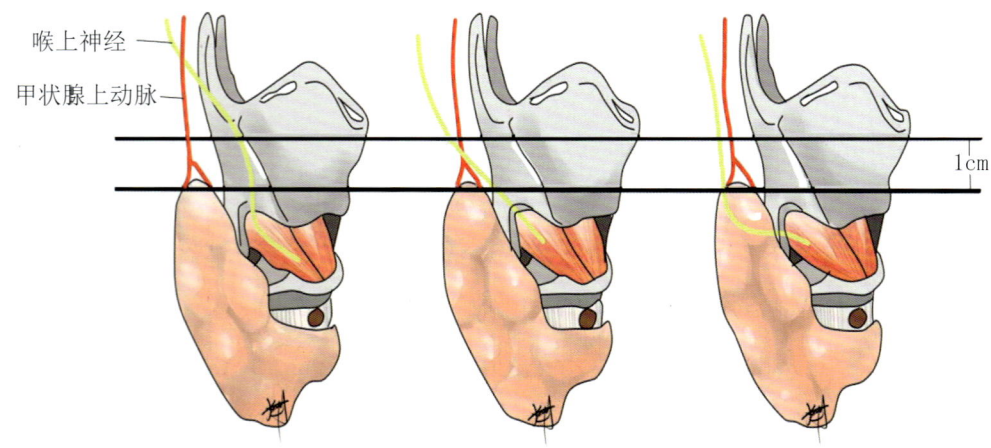

图3-1-4　喉上神经与甲状腺上极血管蒂关系

在远离甲状腺成束结扎甲状腺上动脉时易损伤喉上神经外支。

（二）甲状腺上极的解离

甲状腺上极解离时将上极向下牵引利于解剖分离。在分离甲状腺被膜与喉头之间的疏松组织和悬韧带时，尽量贴近甲状腺解剖，以免损伤喉上神经。分离时应贴近上极处理甲状腺上动脉和静脉，结扎前将血管分离清楚。当上极位置较高，显露上动脉主干有困难时，应紧贴真被膜逐一离断各分支。当处理完毕甲状腺上动脉后，腺体上中部组织变为暗紫色。Cernea等分析了100例患者喉上神经外支与甲状腺上动脉的关系，除了2例淋巴细胞性甲状腺炎外，98例中46%的患者可以清晰地辨认神经外支，41%的患者神经外支与甲状腺上动脉关系密切。故处理甲状腺上动脉时应尽量靠近腺体组织分离结扎，以免低位的喉上神经分离不清而被误扎致伤，并能较好保留上甲状旁腺的血供。

三、腺叶侧方解离，喉返神经和甲状旁腺的保护

（一）喉返神经的解剖

喉返神经支配喉内诸肌和管理声门区的感觉。左侧喉返神经勾绕主动脉弓，经气管、食管旁沟垂直上升，行程较长，位置较深，故喉返神经多在甲状腺下动脉的后方与其分支交叉。右侧喉返神经勾绕右锁骨下动脉，经气管、食管旁沟的前方向上、向内斜行，位置表浅，在甲状腺下动脉与其分支交叉。喉返神经在气管、食管旁沟发出气管支和食管支，其上行与气管、食管旁沟密切相关，并不一定在气管、食管旁沟内。

国内外学者多认为喉返神经的变异较大，首先从迷走神经干分出的部位就有不少变异，有的喉返神经分出部位很高且不绕动脉弓上行，而由颈段迷走神经分出直接进喉，称之为喉不返神经（图3-1-5）。这种变异多发生在右侧，如认识不足，很容易造成损伤。喉返神经与甲状腺下动脉的关系也复杂多变，可归纳为以下几种类型：①喉返神经位于甲状腺下动脉前面（图3-1-6）；②喉返神经位于甲状腺下动脉后面（图3-1-7）；③喉返神经位于甲状腺下动脉分叉之间（图3-1-8）；④喉返神经与甲状腺下动脉不交叉而平行走行（图3-1-9）。手术时最易损伤喉返神经的部位是甲状腺下动脉区域、近Berry's韧带处和甲状腺下极。甲状腺背面，自喉返神经邻近甲状腺下动脉或与其分支交叉处到环状软骨下缘即喉返神经进入喉内的一侧，此所谓危险地区。操作尤其要小心，解剖分离要特别清晰。喉返神经分支处位置不一。分支处离入喉点较近，易损伤全支，声带处于中间位；分支处离入喉点较远，易损伤其前支或后支，引起声带处于外展位或内收位。为了防止该区域喉返神经的损伤，结扎甲状腺下动脉的主干要靠近颈总动脉侧，并远离甲状腺的背面，或采用囊内技术。

祖克坎德尔结节（The tubercle of Zuckerkandl）存在于所有甲状腺腺体（图3-1-10），当其增大时形成结节状的突起，喉返神经通过其裂隙，这种稳定的解剖关系受到重视，强调在术中利用它来定位喉返神经。在100例手术患者中，161侧甲状腺腺叶有41侧发现有此结节，该41侧甲状腺腺叶中有37侧能看到喉返神经位于其与甲状软骨或气管间的裂隙内。

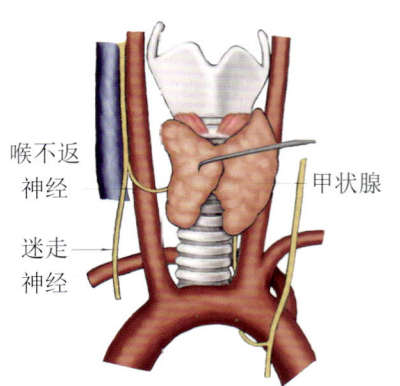
图3-1-5 喉不返神经

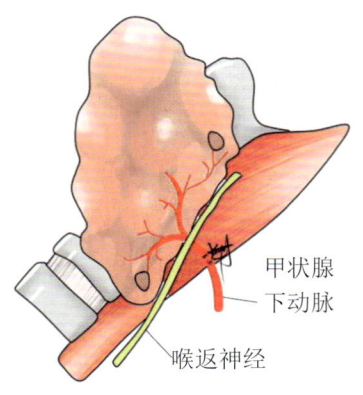
图3-1-6 喉返神经位于甲状腺下动脉前

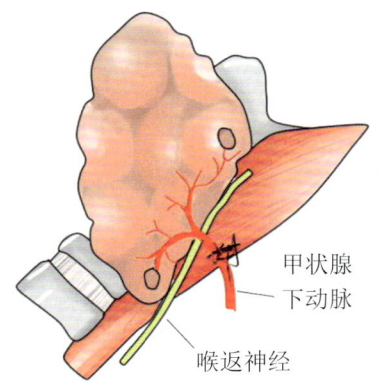
图3-1-7 喉返神经位于甲状腺下动脉后

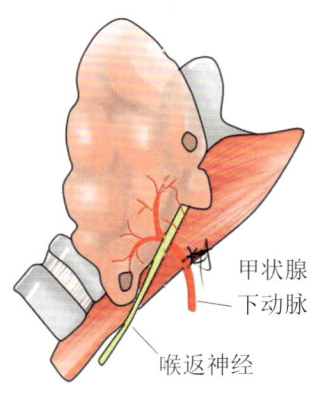
图3-1-8 喉返神经位于甲状腺下动脉分叉之间

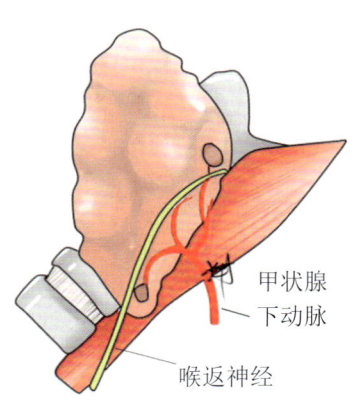
图3-1-9 喉返神经与甲状腺下动脉不交叉

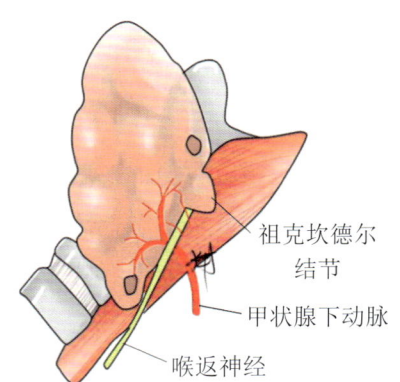
图3-1-10 祖克坎德尔结节

(二)解离腺叶侧缘,保护喉返神经和甲状旁腺

将腺叶拉向内上方,分离囊壁上血管各分支并结扎。甲状腺下动脉一般位于甲状腺中部偏下后方与喉返神经交叉上行。在解离上、下甲状旁腺时注意保留背侧的血管蒂,以防局部性缺血。在喉返神经入喉平面,其经常有Berry's韧带固定于气管和环状软骨的侧方,位置恒定。在此区域有网状血管分支,一般很细,若发现有较粗的条索状组织,很可能是喉返神经,须小心辨认和分离,切不可错误地视为结缔组织粘连带或血管而随意加以离断。通常从气管表面容易将Berry's韧带和下动脉的分支解离。但在腺体周围有炎症性粘连时,如慢性淋巴细胞性甲状腺炎,解离较困难,不易分辨结构。

术中也许不能保留一个或多个甲状旁腺(图3-1-11),或者因解离时未保留血管蒂致剩下一个甲状旁腺发生缺血性坏死。解决这一问题,有人主张对于甲状腺全切的患者,常规自体移植一个旁腺到同侧胸锁乳突肌内,这样可将甲状旁腺功能低下的并发症降为零。也有术中切开包膜观察动脉的血流,或应用多普勒检测。

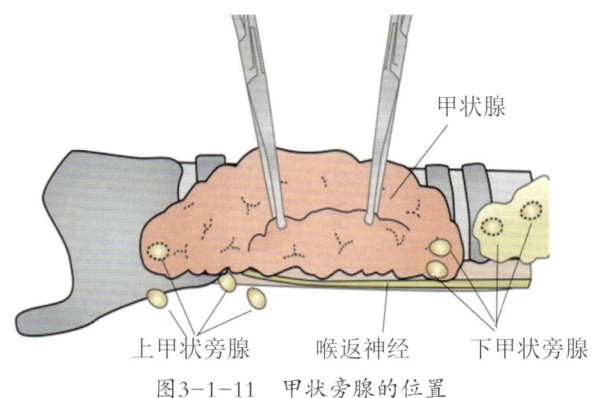

图3-1-11 甲状旁腺的位置

（罗小宁 曾 亮）

第二节 内镜下甲状腺手术解剖

一、胸骨切迹小切口入路

1. 建立手术空间后的解剖毗邻结构　侧面：胸锁乳突肌内侧缘；后面：带状肌及中筋膜；前面：颈阔肌；0°镜下观（图3-2-1）。

2. 暴露甲状腺表面后的解剖毗邻结构　侧面：胸骨甲状肌；后面：甲状腺叶及峡部前面、环状软骨、甲状软骨和气管；前面：颈阔肌；0°镜下观（图3-2-2）。

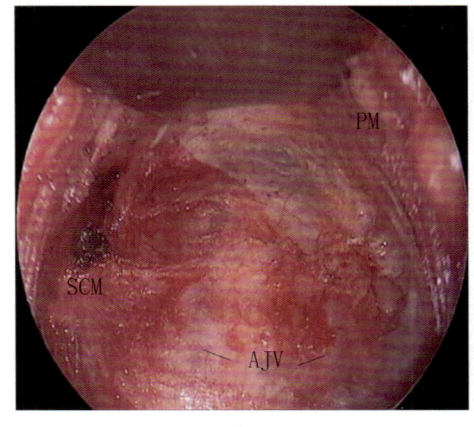

图3-2-1 建立手术空间
（PM：颈阔肌；SCM：胸锁乳突肌；AJV：颈前静脉）

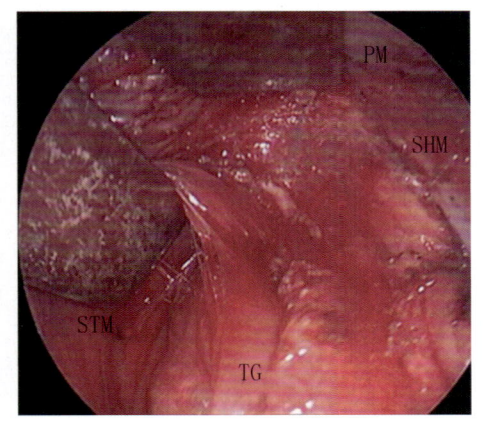

图3-2-2 暴露腺体
（PM：颈阔肌；SHM：胸骨舌骨肌；TG：甲状腺；STM：胸骨甲状肌）

3. 显露腺叶侧缘的解剖毗邻结构　前侧面：带状肌；内侧：腺叶；后面：颈动脉鞘；30°镜下观（图3-2-3）。

4. 甲状腺下极的处理　解离腺叶的下极后将其往上提起，暴露侧后面，此时解剖毗邻结构。

内侧：气管；外侧：胸锁乳突肌；后面：颈动脉鞘；30°或0°镜下观（图3-2-4）。

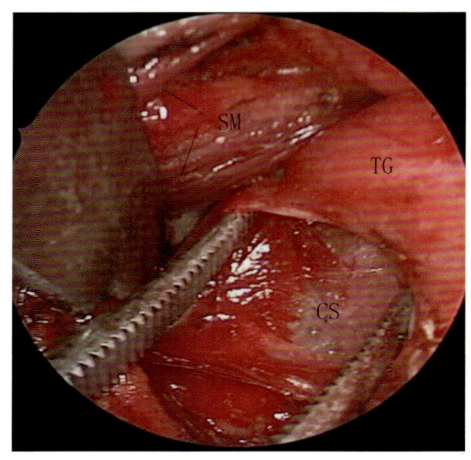

图3-2-3 显露腺叶侧缘
（SM：带状肌；TG：甲状腺；CS：颈动脉鞘）

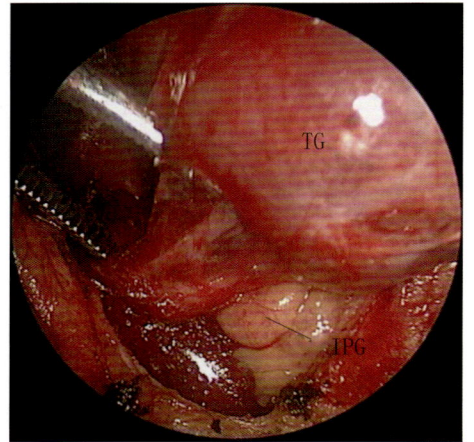

图3-2-4 甲状腺下极处理
（TG：甲状腺；IPG：下甲状旁腺）

5. 暴露甲状腺上极　解离气管的前面和侧面，在中线离断甲状腺峡部，暴露上极，见Berry's韧带；30°镜下观（图3-2-5）。

6. 解剖喉返神经　在甲状腺背侧气管食管沟处解离喉返神经，并注意喉返神经与甲状腺下动脉的关系（图3-2-6）。

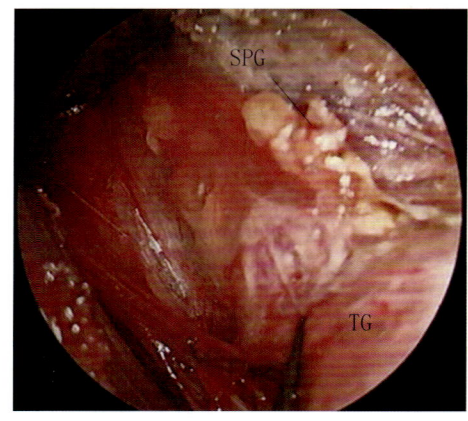

图3-2-5 暴露甲状腺上极
（SPG：上甲状旁腺；TG：甲状腺）

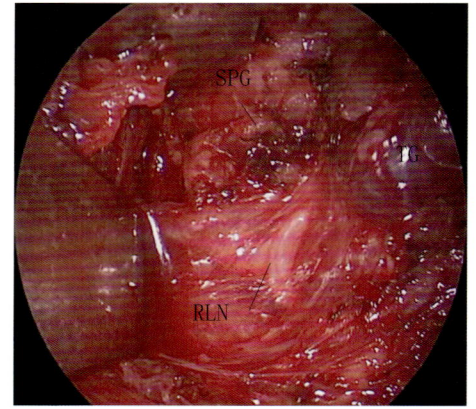

图3-2-6 解剖喉返神经
（SPG：上甲状旁腺；TG：甲状腺；RLN：喉返神经）

二、胸前入路

1. 暴露甲状腺表面的解剖毗邻结构　前面：颈前带状肌；内侧：气管；后外上：肩胛舌骨肌上腹；外侧：胸锁乳突肌；后面：颈动脉鞘。图3-2-7所示为暴露甲状腺的0°镜下观。

2. 显露腺叶下极的解剖毗邻结构　前面：颈前带状肌；内侧：气管；外侧：胸锁乳突肌；后面：颈动脉鞘。0°镜下观（图3-2-8）。

3. 显露腺叶侧后面的解剖毗邻结构　前面：颈前带状肌；内侧：气管；后外上：肩胛舌骨肌上腹；外侧：胸锁乳突肌；后面：颈动脉鞘。30°镜下观（图3-2-9）。30°镜下观也可清楚显示喉返神经与甲状腺下动脉的关系（图3-2-10）。

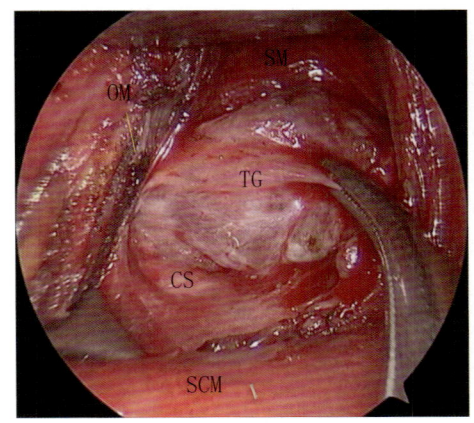

图3-2-7　暴露甲状腺
（SM：带状肌；OM：肩胛舌骨肌；TG：甲状腺；CS：颈动脉鞘；SCM：胸锁乳突肌）

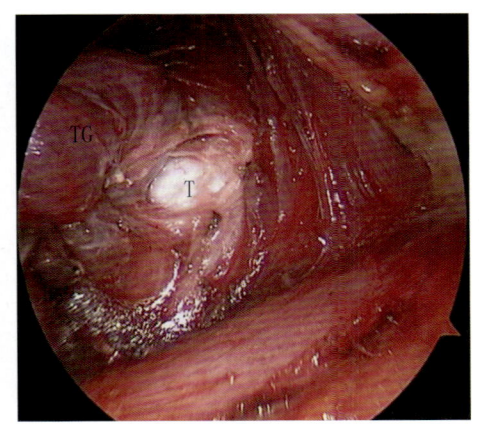

图3-2-8　甲状腺下极毗邻结构的0°镜下观
（TG：甲状腺；T：气管）

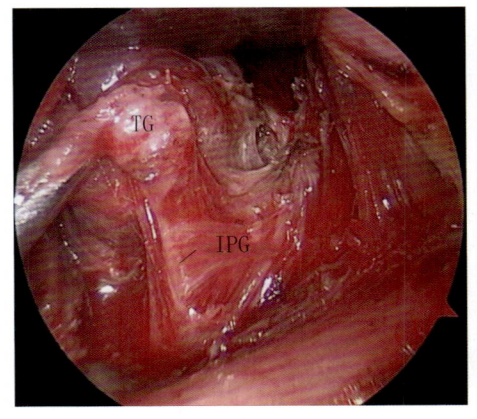

图3-2-9　甲状腺侧叶后面的毗邻
（TG：甲状腺；IPG：下甲状旁腺）

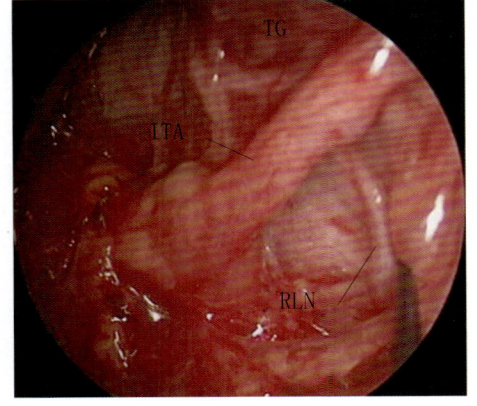

图3-2-10　喉返神经与甲状腺下动脉关系
（TG：甲状腺；ITA：甲状腺下动脉；RLN：喉返神经）

4. 显露上极的解剖毗邻结构　上侧：肩胛舌骨肌上腹，为手术标志；前面：颈前带状肌；外侧：胸锁乳突肌；后面：颈动脉鞘。30°或70°镜下观（图3-2-11）。

内镜下甲状腺手术有多种不同的手术入路，应依据不同的内镜下甲状腺手术入路，观察喉返神经与甲状腺、食管、气管、颈部血管的毗邻关系，提出最佳的手术途径、手术切除的方法和操作的解剖学要点。比较其他手术入路，胸骨切迹小切口入路与胸前入路这两种入路基本能反映目前文献报道的各种手术入路的解剖层次结构要点。经胸骨切迹小切口入路和胸前入路这两种入路进行甲状腺手术，能清楚地显露与手术程序相关的结构；内镜的放大作用，利于识别重要结构，减少手术并发症；充分利用颈部的自然间隙操作，可以降低手术创伤；相对腋下和乳晕入路等其他入路，其操作相对简便。

内镜下甲状腺手术喉返神经的解剖定位，防止喉返神经和甲状旁腺的损伤是极其重要的课题。笔者认为在完成了甲状腺侧后面的解离及显露或侧缘与颈动脉鞘之间的解离后，可利用30°或70°内镜下视野或侧面的视野，采用经典的解剖标志来识别喉返神经和甲状旁腺。从已知的数据和文献资料可以看出，喉返神经与甲状腺下动脉的关系复杂，这就要求医生更要牢记相关的局部解剖特点。由于内镜的放大作用给颈部的解剖结构提供了出色的可视性，更容易鉴别神经和血管及甲状旁腺，内镜下处理甲状腺下动脉各分支变得安全有效，利于保存甲状旁腺的血供。

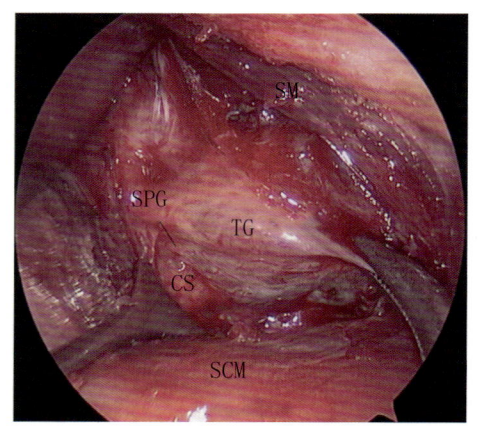

图3-2-11 甲状腺上极的毗邻
（SM：带状肌；SPG：上甲状旁腺；TG：甲状腺；CS：颈动脉鞘；SCM：胸锁乳突肌）

胸骨切迹小切口手术步骤类似于传统手术，在处理甲状腺侧后面和上极时应用30°或70°镜更利于视野。胸前入路经胸锁乳突肌的侧缘与带状肌间进行分离，使用30°或70°镜更利于将带状肌与胸锁乳突肌内侧分离，解离腺叶侧缘，显露颈动脉鞘或寻找喉返神经主干。胸前入路手术操作范围仅限于颈前肌与肩胛舌骨肌上腹和胸锁乳突肌之间，肩胛舌骨肌上腹是一个重要的解剖标志，手术深面不要越过此，否则会损伤颈内静脉。甲状软骨下角至锁骨中点或胸骨柄的距离有助于喉返神经定位，因其与喉返神经的解剖关系恒定。尽管如此，必须强调内镜下视野完全不同于裸眼视野，内镜是纵深视野，视野小，视野内结构少，到达不同部位时视野中会出现不同结构；内镜发生旋转或更换不同角度内镜时，解剖结构位置也会发生变化。这就要求头颈外科医生在掌握内镜操作技术的同时，更要熟知内镜下各部位解剖结构的特征和毗邻，学会内镜下识别各个结构，否则，会增加手术的危险性和并发症发生率。

理解喉返神经与周围结构的精确解剖极其重要。内镜下手术入路的解剖研究，为临床提供了内镜下各部位的解剖和毗邻的图解，有助于内镜下识别各种结构，保护喉返神经和甲状旁腺。

（曾 亮 罗小宁）

第三节 内镜下甲状旁腺的解剖

甲状旁腺功能减退是甲状腺外科最常见、最严重的并发症之一，临床上表现为低钙血症。暂时性甲状旁腺功能减退的发生率为6.9%~46%，永久性甲状旁腺功能减退的发生率为0.4%~68%。大部分患者需要长期补充钙剂和维生素D_3，这不仅给患者带来心理和生理上的痛苦，也给术者带来巨大的工作压力与心理阴影。因此，甲状腺外科既要强调"喉返神经保护"，更应重视"甲状旁腺血供及功能的保护"。

一、甲状旁腺的生理功能

甲状旁腺分泌的甲状旁腺素（parathyroid hormone，PTH）是调节人体钙、磷平衡，维持正常血钙浓度的主要激素。PTH通过对骨、肾及肠的代谢影响，实现升高血钙、降低血磷等作用。甲状旁腺功能减退，可导致血钙下降，造成肌肉低钙性抽搐，甚至危及性命。甲状旁腺功能亢进，可导致骨质疏松，出现骨骼畸形和骨折等。

二、甲状旁腺的应用解剖

（一）形态

正常甲状旁腺呈扁平卵圆形，棕黄色，质软，长5~6mm，宽3~4mm，厚2mm，重30~45mg。

（二）数目（图3-3-1）

80%的个体有4个甲状旁腺，上、下各两枚。

（三）位置

根据甲状旁腺的胚胎学起源，纵向而言，甲状旁腺可能停留于口底至胸腔和第三、第四咽囊下降途径中的任何部位。横向而言，甲状旁腺可驻足于咽壁至甲状腺背外侧任何部位。从解剖横切面看，上甲状旁腺位于甲状腺背面的前方，而下甲状旁腺位于后方。大多数甲状旁腺位于甲状腺背侧面真、假包膜之间，上甲状旁腺（80%）位置较恒定，位于甲状腺腺叶背侧上、中1/3交界处，相当于环状软骨下缘平面，靠近食管后外侧缘；下甲状旁腺位置变换较多，多位于甲状腺下极附近，喉返神经和甲状腺下动脉交叉上方1cm为圆心、直径2cm的区域。Wang等解剖160具尸体和645个正常的成人甲状旁腺，在312枚上甲状旁腺中，有77%位于环甲关节后方，大部分旁腺紧邻喉返神经，被喉返神经、邻近血管丛、脂肪组织掩盖；22%隐藏在甲状腺上极的后方，甲状腺外科被膜的外侧，滋养血管束来源于甲状腺；1%位于下咽与上段食管连线之间的后方，为脂肪组织包埋。下甲状旁腺比上甲状旁腺分布更广泛，均衡地分布在甲状腺

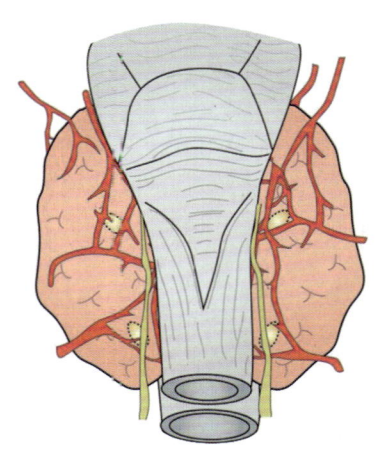

图3-3-1 甲状旁腺数目及位置

下极和胸腺之间，42%位于甲状腺下极的前方或侧后方，被血管覆盖或隐藏于甲状腺皱褶内；39%位于下颈胸腺舌叶内（从甲状腺下极延伸到纵隔胸腺内）；2%隐藏在胸骨切迹下方3~4cm的纵隔胸腺内；15%分布于甲状腺下极侧方的脂肪组织内；2%异位，其中3枚位于主动脉分叉上方，甲状腺上极旁开2~3cm处，其他3枚位于甲状腺中部颈鞘之外，伴随胸腺残留。

（四）血供（图3-3-2）

80%以上的甲状旁腺血供来自甲状腺下动脉，少数来自甲状腺上动脉或甲状腺上、下动脉的吻合支。其中，上甲状旁腺的血供主要来源于甲状腺上动脉后支、甲状腺下动脉上行支；个别直接来自甲状腺的血供；也可以来源于甲状腺最下动脉及喉部、气管、食管、纵隔等处的动脉。下甲状旁腺血供通常来自甲状腺下动脉。甲状旁腺动脉多在进入甲状腺前发出，因此，如果结扎甲状腺下动脉主干，甲状旁腺极可能出现缺血，这是术后暂时性甲状旁腺功能低下的解剖学原因。程若川等在259例甲状腺手术中，确切显露61枚上甲状旁腺的血管，其中42枚（68.85%）血供来自甲状腺下动脉上行支；14枚（22.95%）血供来自甲状腺上动脉分支；5枚（8.20%）血供来自甲状腺表面的血管分支。确切显露128枚下甲状旁腺血管，其中103枚（80.47%）的血供来自甲状腺下动脉或最下动脉的分支。

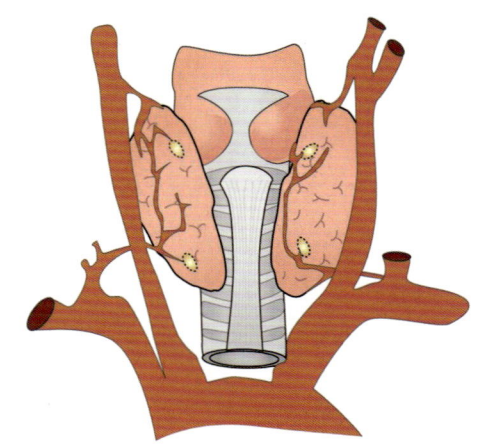

图3-3-2 甲状旁腺血供

（五）分型

朱精强等根据甲状旁腺与甲状腺的位置关系及原位保留的难易程度将甲状旁腺分为A、B两型（图3-3-3）。A型为紧密型，即甲状旁腺与甲状腺的关系紧密，相对较难原位保留。A型又分为A1、A2、A3 3个亚型。A1型，甲状旁腺与甲状腺表面平面相贴（图3-3-3a）；A2型，甲状旁腺部分或完全嵌入甲状腺内，但是位于甲状腺固有被膜外（图3-3-3b）；A3型，甲状旁腺完全位于甲状腺组织内，与A2型的区别是在甲状腺固有被膜内。B型为非紧密型，即甲状旁腺与甲状腺之间有自然间隙，比较容易原位保留。B型也分为3个亚型。B1型，甲状腺周围型，即除了B2、B3型的所有B型；B2型，胸腺内型，即甲状旁腺位于胸腺内；B3型，由胸腺或纵隔的血管供血

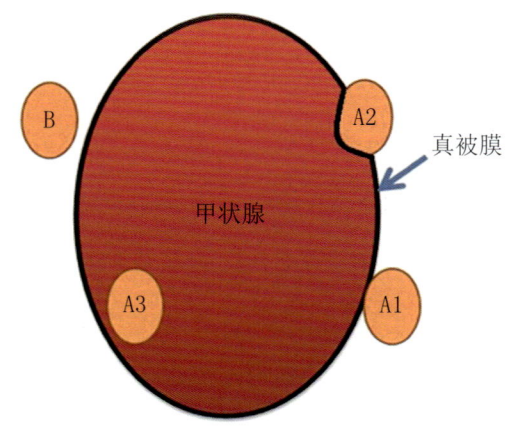

图3-3-3 甲状旁腺与甲状腺的关系
A1型：甲状旁腺与甲状腺表面平面相贴；A2型：甲状旁腺部分或完全嵌入甲状腺内，但是位于甲状腺固有被膜外；A3型：甲状旁腺完全位于甲状腺组织内，与A2型的区别是在甲状腺固有被膜内；B：为非紧密型，即甲状旁腺与甲状腺之间有自然间隙。

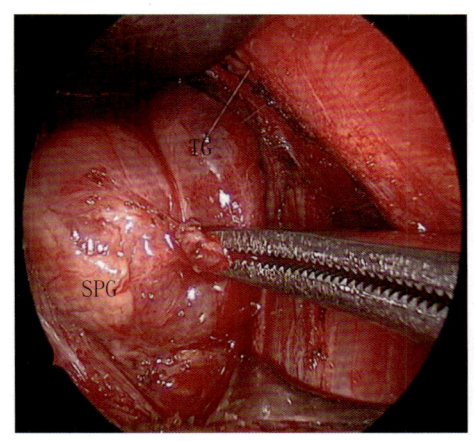 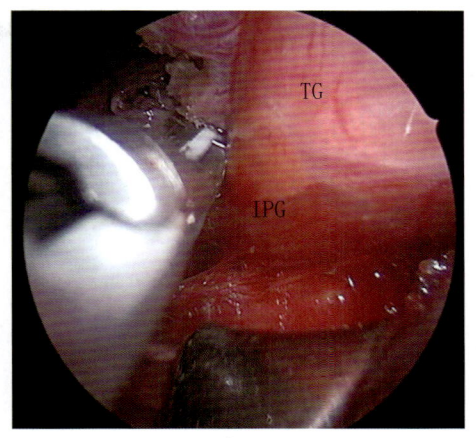

图3-3-3a　A1型甲状旁腺　　　　　　　图3-3-3b　A2型甲状旁腺
甲状旁腺与甲状腺表面平面相贴　　　　　甲状旁腺部分或完全嵌入甲状腺内，
（SPG：上甲状旁腺；TG：甲状腺）。　　但是位于甲状腺固有被膜外（IPG：下甲状
　　　　　　　　　　　　　　　　　　　　旁腺；TG：甲状腺）。

者。从理论上讲，B型比A型更容易原位保留，A1型比A2型可能更容易原位保留，A3型不可能原位保留。

三、甲状旁腺的损伤原因

甲状腺术后甲状旁腺功能减退的主要机制为手术损伤，损伤方式包括甲状旁腺意外切除（inadvertent parathyroidectomy，IPE）和甲状旁腺血供损伤。

甲状旁腺意外切除的可能因素：①下甲状旁腺位置解剖变异大。②活体甲状旁腺呈棕黄色，不易与小淋巴结、脂肪组织区别。③甲状腺二次手术时，因局部瘢痕、粘连，使得解剖结构难以辨认。④侵袭性或晚期甲状腺癌，甲状腺周围组织受侵。⑤甲状腺癌Ⅵ区清扫。

引起甲状旁腺血供受损的因素包括：结扎甲状旁腺血管、损伤交通吻合支、血管痉挛及栓塞坏死。血供障碍是造成术后甲状旁腺功能减退最主要的原因，约80%术后甲状旁腺功能减退由结扎甲状腺下动脉主干引起。

四、甲状旁腺的辨认

甲状旁腺术中辨认的难点在于与脂肪组织和淋巴结的鉴别。"解剖形态法"是常用的基本技巧，术者必须熟悉甲状旁腺的位置、形态、色泽、血供、变异等解剖特点。与脂肪组织相比，甲状旁腺有包膜，为棕黄色，与甲状腺分离后，甲状旁腺变成褐色，而脂肪组织颜色一般无明显变化；与淋巴结相比，甲状旁腺与甲状腺关系更密切，耐受缺血的能力较差，分离后颜色加深的变化较淋巴结明显，质地也更软。

在肉眼无法识别的情况下，可以借助其他方法。其中"浮沉法"最为简便，即将可疑组织放入温生理盐水中，若是甲状旁腺组织，则下沉，若是脂肪颗粒（密度较低），则漂浮。如仍不能确定，可采取"术中冰冻法"，切取小部分可疑旁腺组织病理鉴别。此外，还有其他识别方法，包括术中γ探测仪（99Tcm-MIBI）、术中亚甲蓝染色镜检、光敏法、血运检测法等。王晓雷等尝试纳米碳注射标记淋巴结法，负性显影甲状旁腺（图3-3-4）。甲状腺癌手术时，应用纳米碳注射甲状腺，标记Ⅵ区淋巴结，Ⅵ区清扫时只清除黑染组织，保留未黑染组织。纳米碳注射标记淋巴结法既保证Ⅵ区清扫的彻底性，又可使甲状旁腺得以保留。

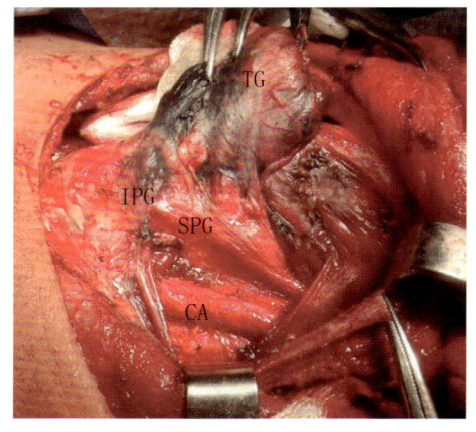

图3-3-4 纳米碳负显影左侧上、下甲状旁腺
（SPG：上甲状旁腺；IPG：下甲状旁腺；TG：甲状腺；CA：颈总动脉）

五、甲状旁腺功能保护

甲状旁腺的功能保护不能囿于旁腺组织的原位辨认，而应该充分认识到旁腺组织功能保护的重要性，以求最大限度地避免术后甲状旁腺功能减退。目前常用的方法有原位甲状旁腺血管化功能保留和甲状旁腺自体移植。

"被膜解剖法（capsular dissection）"是原位甲状旁腺血管化功能保护的核心技术。手术操作时要求紧贴甲状腺外科被膜精细解剖，逐一结扎血管，并在甲状腺侧腹区仔细辨认、保护甲状旁腺及其血供，特别保护甲状腺下动脉主干及其到甲状旁腺的分支（图3-3-5）。在此基础上，具体操作还应根据不同甲状腺术式而有所不同。

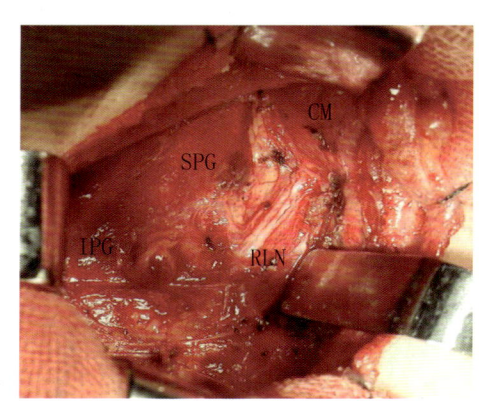

图3-3-5 右侧上、下甲状旁腺血管化功能保留
（SPG：上甲状旁腺；IPG：下甲状旁腺；RLN：喉返神经；CM：环甲肌）

（1）甲状腺非全切（部分切除术、次全切除术）时，注意保持腺体后被膜的完整性，不要对甲状腺后被膜做过多游离，必要时保留甲状腺侧叶后部，不要刻意探查甲状旁腺。缝合残留腺体及被膜时，缝扎不宜过深，避免损伤甲状旁腺血供。

（2）甲状腺腺叶全切时，紧靠甲状腺外科被膜解剖，结扎甲状腺上动脉时，仅结扎其前、外分支，注意保留供应上甲状旁腺的后支。处理甲状腺下动脉时，只结扎其三级分支血管，注意保留供应甲状旁腺的甲状腺下动脉上行支。

（3）甲状腺癌行Ⅵ区清扫时，应注意以下问题：首先，掌握双侧Ⅵ区清扫的指征，即甲状腺癌累及双侧腺叶时需清扫双侧Ⅵ区，而甲状腺癌局限一侧腺叶仅需清扫一侧Ⅵ区，这样可以避免因过度治疗而可能带来的甲状旁腺功能减退。其次，术毕前观察保留甲状旁腺血供，如变为苍白，提示严重缺血，需行甲状旁腺自体移植；如变为黑色，提示因静脉回流障碍而淤血，需在甲状旁腺被膜上做小切口减压，避免被膜张力过大而坏死。

即便在仔细辨认和运用精细化被膜解剖的前提下，仍有一部分甲状腺二次手术和甲状腺癌Ⅵ区清扫的患者发生甲状旁腺意外切除。因此，切除的甲状腺及Ⅵ区清扫组织标本应仔细检查，可疑旁腺组织经冰冻证实，应采用"自体移植法"将剩余旁腺组织切成薄片，植入胸锁乳突肌或椎前肌内。

理论上，损伤或切除1~2枚甲状旁腺并不足以影响血钙水平，因为还有其他正常功能的旁腺可以代偿。动物实验证明，至少需要丧失半数以上的甲状旁腺，才能引起永久性甲状旁腺功能减退。几个较大样本的研究也均未发现1~2枚甲状旁腺意外切除会对血钙造成影响。原则上，至少成功原位保留或自体移植2枚甲状旁腺，才可有效预防甲状旁腺功能减退。

六、内镜下甲状旁腺的辨认和保护

内镜下甲状腺切除术中甲状旁腺的辨认和保护具有以下优势（图3-3-6）：首先，由于内镜的局部放大和充足照明，术中可以较容易地辨认甲状旁腺、血供及其毗邻结构（喉返神经和甲状腺上、下动脉），从而有利于精细化解剖和血管化功能保留。其次，超声刀良好的止血效果，减少了出血，保证了术野清晰，有助于旁腺组织辨认。

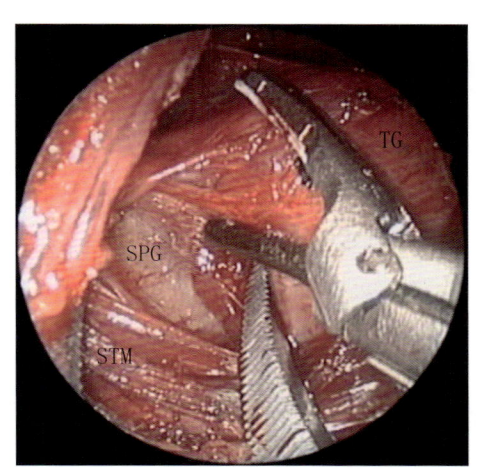

图3-3-6 内镜显露右上甲状旁腺
（SPG：上甲状旁腺；TG：甲状腺；STM：胸骨甲状肌）

与传统手术相比，内镜甲状腺手术并不增加手术并发症。2006年Miccoli等报道了迄今为止样本量最大的833例小切口内镜辅助下甲状腺切除术，其中暂时性甲状旁腺功能减退只发生在全甲状腺切除病例，发生率为3.9%（20/510），永久性甲状旁腺功能减退的发生率仅为0.3%（2/510），明显低于传统手术。随后，在一个中低风险甲状腺乳头状癌治疗的前瞻性随机对照研究中，Miccoli等也报道颈前小切口内镜辅助下甲状腺手术和传统术式相比，术后的永久性甲状旁腺功能减退无显著性差异（前者3.5%，后者6.1%）。在两个客观评价内镜下甲状腺手术有效性和安全性的Meta分析中，内镜下甲状腺手术的并发症与传统手术相比没有显著性差异。

内镜手术甲状旁腺的成功辨认和保护，依然有赖于传统手术技巧的掌握以及内镜和超声刀的娴熟运用。需注意的问题：①在甲状腺上、下极和侧腹区解剖时，应充分利用器械切换、协调配合，以利最大程度的暴露（如以吸引器上推腺叶，用超声刀下压分离等）。②充分应用超声刀的止血和切割功能，采用"游离—凝闭—切断"法处理甲状腺上、下动脉终末支细小血管，完成精细化被膜解剖。③尽可能减少超声刀对旁腺及其血供的热损伤，避免用超声刀头非工作面接近甲状旁腺，一般情况下控制超声刀与甲状旁腺至少3~5mm安全距离。

（罗小宁）

第四节 内镜下腮腺的解剖

一、腮腺区的定位及解剖层次（图3-4-1）

（一）腮腺（parotid gland，PG）

腮腺位于面侧部，表面略似倒立的锥形体，底在上、尖朝下，腺体上为颧弓，前缘覆盖于咬肌，下界为下颌骨的下缘和二腹肌后腹的上缘，后上界为外耳道的前下部，并延伸到乳突尖部。腺体的内侧部分形态不规则，前方伸至下颌升支和翼内肌内侧，可达咽旁间隙；后方伸至胸锁乳突肌的内面和二腹肌后腹表面；上方可延至下颌关节窝的后部。

腮腺区浅层的解剖层次由浅入深依次为皮肤、皮下脂肪、表浅肌肉腱膜系统（superficial musculoaponeurotic system，SMAS）、颈阔肌、SMAS下脂肪组织、腮腺咬肌筋膜（颈深筋膜浅层）、腮腺。

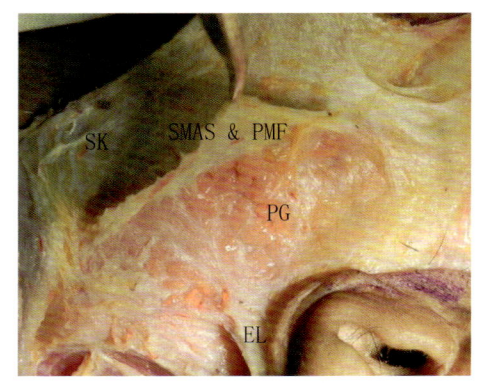

图3-4-1 腮腺区浅层层次
（SK：皮肤；SMAS：表浅肌肉腱膜系统；PMF：腮腺咬肌筋膜；PG：腮腺；EL：耳垂）

（二）颈阔肌（platysma muscle，PM）

颈阔肌是宽阔薄片状皮肌，起自锁骨下方胸前部的皮下组织内，肌纤维向上越过锁骨，覆盖颈前外侧部，到达下颌骨下缘。前部纤维止于下颌骨体下缘；中部纤维越过下颌骨下缘后，经面动脉和面静脉浅面，走向口角，与口角周围的表情肌融合；后部纤维越过下颌骨，继续向前上延伸，形成面颈部的表浅肌肉腱膜系统。颈阔肌后部纤维的后缘大致位于下颌角靠后约2cm与胸锁乳突肌后缘中点连线处。

（三）表浅肌肉腱膜系统

SMAS大致以下颌角与眉外端连线为界，分为上、下两部。下部为肌性部，含有肌纤维，是颈阔肌的直接延续，覆盖腮腺下部和咬肌表面；上部为膜性部，仅为一层薄膜，不含肌性成分，覆盖腮腺上部、胸锁乳突肌上部。SMAS浅面有脂肪组织与皮肤相隔。在腮腺区，SMAS深面与腮腺咬肌筋膜紧密相贴；在耳后发际区，SMAS与胸锁乳突肌表面的颈深筋膜浅层融合，难以钝性分离；在咬肌区SMAS与咬肌筋膜含有疏松结缔组织，易于分离。

（四）腮腺咬肌筋膜（parotidomassteric fascia，PMF）

由颈深筋膜浅层（封套筋膜）向上越过下颌骨下缘延续而成。其分浅、深两面包裹腮腺，形成腮腺鞘，并在腮腺边缘融合，向前延伸至咬肌表面，即为咬肌筋膜，包裹其深面的腮腺导管、面神经分支等；向后紧贴胸锁乳突肌上部表面、乳突和外耳道软骨；向上附着于颧弓下缘。

二、面神经重要解剖结构的走行、定位和毗邻

（一）面神经总干（facial nerve trunk，FNT）的走行、定位和毗邻（图3-4-2）

面神经总干为位于茎乳孔至面神经总干分叉处的一段面神经。面神经出茎乳孔时，初始位于茎突与乳突之间，继而向前外下，经茎突根部的浅面、外耳道软骨与二腹肌后腹之间，进入腮腺峡部。面神经在下颌升支全长的中点或上方，发出干和分支。面神经分叉类型以两干型居多，分颞面干和颈面干。根据我们的解剖观测，面神经总干分叉处与乳突尖距离为（19.1±3.10）mm，与下颌角距离为（39.49±5.78）mm。

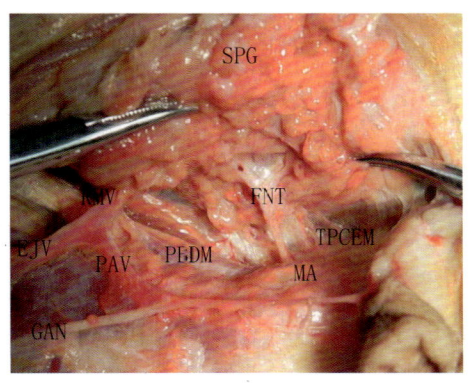

图3-4-2　面神经总干、分叉点及毗邻
（FNT：面神经总干；TPCEM：外耳道软骨三角突；MA：乳突尖；PBDM：二腹肌后腹；SPG：腮腺浅叶；RMV：下颌后静脉；PAV：耳后静脉；EJV：颈外静脉）

（二）动脉及其分支

下颌后静脉在腺体的后面相当于下颌支中、下1/3交界处进入腮腺，耳后动脉（posterior auricular artery，PAA）在二腹肌后腹上方从颈外动脉后壁发出，在腮腺内沿茎突舌骨肌上缘行向后上，其分支跨过面神经总干的浅面至乳突与外耳道软骨之间的沟内，发出乳突支和耳支。颞浅动脉和颌内动脉在下颌支髁颈的高度由颈外动脉分出，前者分出小支至腮腺，并发出面横动脉，然后上行经颧弓根部至颞区；后者离开腮腺像前内侧走行于面深部。

（三）静脉及其分支

颞浅静脉和颌内静脉与动脉伴行，在腮腺内汇合成面后静脉，向下出腮腺下极，分成前、后两支：前支与面后静脉合为面总静脉，后支与耳后静脉合为颈外静脉。面神经下颌缘支在腮腺下极跨越面后静脉。

（四）内镜下面神经解剖和辨认的方法

与传统术式一睹全貌的暴露视野不同，由于操作腔室狭小和内镜的二维视野等不足，内镜下面神经的辨认方法在熟悉传统解剖结构的同时，尚需熟悉面神经的区域毗邻和解剖参数。

内镜下面神经解剖可采用逆行法和顺行法。逆行法：一般采用面神经下颌缘支解剖法，在下颌角前上1.5cm范围内解剖面神经下颌缘支，或循面后静脉向上寻找面神经下颌缘支，并逆行追溯至面神经总干。顺行法：于乳突尖、二腹肌后腹及外耳道软骨交汇界处，外耳道软骨三角脊的深面约

1cm处解剖、辨认面神经总干，追溯、辨认颈面神经干、颞面神经干和各分支。

第五节 内镜下颌下腺的解剖

一、颌下腺的定位和解剖层次

颌下区（submandibular region，SMR）位于下颌骨下缘及二腹肌前、后腹之间，内含颌下腺及其周围的血管、神经和淋巴结。颌下腺（submandibular gland，SMG）占据颌下区的大部分，上极为下颌骨内面的颌下腺窝，下极越过二腹肌中间腱（intermediate tendon of digastric muscle，ITDM），后部借茎突下颌韧带与腮腺分隔，前部借二腹肌前腹与颏下区相通，深面为下颌舌骨肌（mylohyoid muscle，MHM）、舌骨舌肌（hyoglossus muscle，HLM）、茎突舌肌（styloglossus muscle，SGM）、茎突舌骨肌（stylohyoid muscle，SHM）及二腹肌后腹（posterior belly of digastric muscle，PBDM）。其中，下颌舌骨肌后缘将颌下腺分为深浅两部。颌下区浅层解剖层次由浅入深依次为皮肤、皮下组织、颈浅筋膜、颈阔肌、颈深筋膜浅层（颌下腺鞘）、颌下腺。

二、面神经下颌缘支的定位、走行及毗邻

（一）面神经下颌缘支（marginal mandibular branches，MMB）的走行及层次

面神经下颌缘支由面神经颈面干分出，发自下颌角与耳垂连线中点处，跨过下颌角后上方的下颌后静脉（retromandibular vein，RMV）浅面行向前下，经腮腺前缘或前下缘穿出（图3-5-1），走行在颌颈部颈深筋膜浅层（咬肌筋膜）的深面，大致平行下颌骨下缘的方向弓形向前。在咬肌前方，与面动脉和面静脉交叉后，穿出咬肌筋膜转向前上方，发出深、浅分支，浅支支配浅面的颈阔肌，深支分布于降口角肌、降下唇肌和颏肌等。

（二）面神经下颌缘支与下颌骨下缘的关系

根据笔者的解剖观测，下颌缘支出腮腺后与下颌骨下缘的位置关系可分为3种：①66.7%（20/30侧）大致平行于下颌骨下缘之上，距下颌骨下缘（7.21±0.50）mm，在咬肌前缘几乎平行于面动脉交叉（图3-5-2）；②23.3%（7/30侧）大致平行于下颌骨下缘，在咬肌前缘斜向上与面动脉交叉（图3-5-3）；③10%（3/30侧）呈弓状行走于下颌骨下缘以下，距下颌骨下缘（9.43±0.32）mm，在咬肌前缘斜向上与面动脉交叉（图3-5-4）。

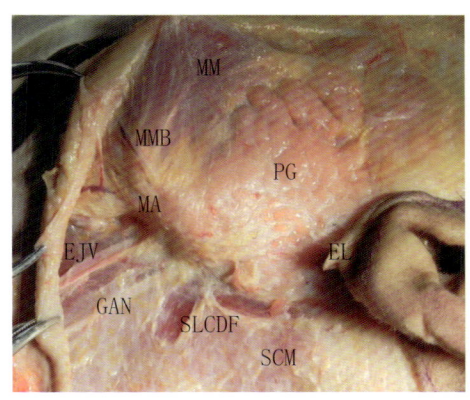

图3-5-1 下颌缘支出腮腺前下缘位置
（MMB：下颌缘支；MA：下颌角；MM：咬肌；GAN：耳大神经；EJV：颈外静脉；PG：腮腺；SCM：胸锁乳突肌；EL：耳垂；SLCDF：颈深筋膜浅层）

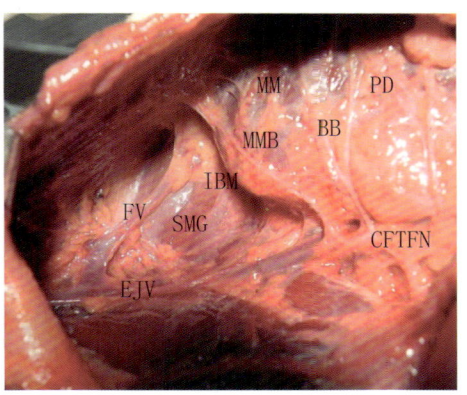

图3-5-2 下颌缘支位于下颌骨下缘之上
（MMB：下颌缘支；IBM：下颌骨下缘；MM：咬肌；BB：颊支；PD：腮腺导管；CFTFN：颈面干；SMG：颌下腺；FV：面静脉；EJV：颈外静脉）

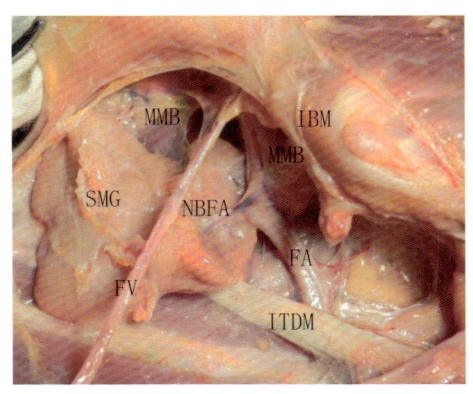

图3-5-3 下颌缘支平行下颌骨下缘
（MMB：下颌缘支；IBM：下颌骨下缘；FV：面静脉；FA：面动脉；NBFA：面动脉颌下腺滋养支；SMG：颌下腺；ITDM：二腹肌中间腱）

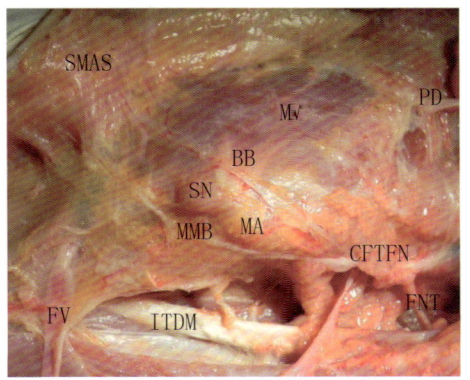

图3-5-4 下颌缘支位于下颌骨下缘之下
（MMB：下颌缘支；MA：下颌角；SN：颌下淋巴结；MM：咬肌；BB：颊支；PD：腮腺导管；FNT：面神经总干；CFTFN：颈面干；FV：面静脉；ITDM：二腹肌中间腱；SMAS：表浅肌肉腱膜系统）

（三）面动脉（facial artery，FA）的定位、走行及毗邻

面动脉平下颌角高度，单独或与舌动脉干共起自颈外动脉的前壁，经二腹肌后腹、茎突舌骨肌和舌下神经深面，至颌下区，继而转向前下方，穿入或经颌下腺后上方的面动脉沟，出颌下腺鞘，在咬肌前缘下角处钩绕下颌骨下缘转至面部。根据我们的解剖观测，在咬肌前下角处，面神经下颌缘支均与面动脉形成交叉关系，面动脉与面神经下颌缘支交叉点至下颌角距离为（29.86±2.77）mm（图3-5-3）。

面动脉均行经颌下腺后上方的面动脉沟，沿途发出颌下腺滋养支（图3-5-3）。未发现面动脉穿经颌下腺实质或行经颌下腺表面。

（四）面静脉（facial vein，FV）的定位、走行及毗邻

面静脉起自眼内眦处的内眦静脉，在咬肌前缘下角处，循面动脉后外侧，越过下颌骨下缘进入颌下区，经颌下腺表面或后缘、二腹肌后腹及茎突舌骨肌的浅面，在下颌角下方，多数与下颌后静脉的前支汇合成面总静脉注入颈内静脉。根据我们的解剖观测，在下颌骨下缘咬肌前下角附近，面神经下颌缘支跨越面静脉浅面，其交叉点至下颌角距离为（25.71±3.32）mm（图3-5-3）。

（五）舌下神经（hypoglossal nerve，HGN）、舌神经（lingual nerve，LN）和颌下腺导管（Wharton's duct，WD）的定位、走行及毗邻（图3-5-5）

舌下神经出颅后走行于颈内动脉和颈内静脉之间，在枕动脉起始处，勾绕颈外动脉向前行至舌骨大角上方，经茎突舌骨肌、二腹肌后腹和舌下神经深面进入颌下区，行经舌骨舌肌的浅面，在该肌前缘和颏舌肌之间进入舌体。

舌神经发自三叉神经的下颌神经，在颌下区内，先深藏于下颌骨内侧与舌骨舌肌之间，前行后，位于舌骨舌肌与下颌舌骨肌之间。在舌骨舌肌浅面，舌神经与颌下腺导管呈螺旋形交叉，先绕过其外侧至其下方，再至其内侧，与舌深动脉伴行走向前上，终于舌尖。

颌下腺导管发自颌下腺深部内面的前上方，走行在下颌骨内侧与舌骨舌肌、颏舌肌之间，与舌下腺大导管共同开口于舌下肉阜。在舌骨舌肌浅面与颌下腺之间，自上而下，依次横行排列有舌神经、下颌下神经节、颌下腺导管、舌下神经及其伴行静脉（图3-5-5）。

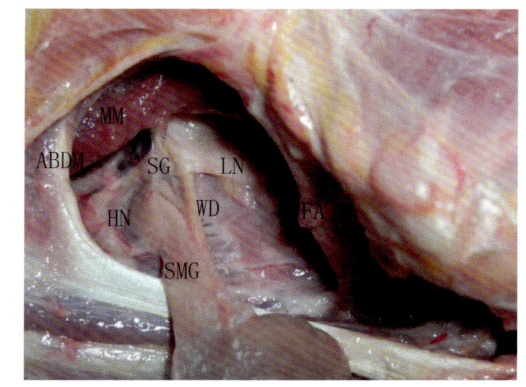

图3-5-5　舌神经、颌下腺导管、舌下神经的关系
（LN：舌神经；SG：下颌下神经节；WD：颌下腺导管；HN：舌下神经；FA：面动脉；SMG：颌下腺；ABDM：二腹肌前腹）

第六节　内镜下颈动脉三角区解剖

一、颈动脉三角区定位及解剖层次

颈动脉三角区（carotid triangle，CT）位于胸锁乳突肌中上部前缘、肩胛舌骨肌上腹（superior belly of omohyoid，SBO）及二腹肌后腹之间，内含颈内静脉及其属支、颈总动脉及其终支、舌下神经及其降支、迷走神经及其分支、膈神经和颈深淋巴结等结构。颈动脉三角区的底由咽中、下缩肌，甲状舌骨肌及舌骨大角构成；其浅层由浅至深依次为皮肤、皮下组织、颈浅筋膜、颈阔肌、颈深筋膜浅层、胸锁乳突肌。

二、颈动脉三角区重要解剖结构的定位、走行及毗邻

（一）颈内静脉（internal jugular vein，IJV）（图3-6-1）

位于颈总动脉和颈内动脉的外侧，有面总静脉、舌静脉、甲状腺上静脉经颈总动脉浅面注入颈内静脉，其上端走行于二腹肌后腹深面。

（二）颈总动脉（common carotid artery，CCA）（图3-6-1）

位于颈内静脉内侧，在甲状软骨上缘至舌骨大角平面之间，分为颈内动脉（internal carotid artery，ICA）和颈外动脉（ecternal carotid artery，ECA）。根据笔者的解剖观测，颈总动脉分叉点至乳突尖的距离为（60.62±6.67）mm。颈外动脉位于颈内动脉前内侧垂直上行，在颈动脉三角区内，向前由下至上发出甲状腺上动脉（superior thyroid artery，STA）、舌动脉（lingual artery，LA）和面动脉，向后发出枕动脉，向内发出咽升动脉。颈内动脉位于颈外动脉的后外侧，在颈部没有分支。颈内、外动脉上端均走行于二腹肌后腹深面。

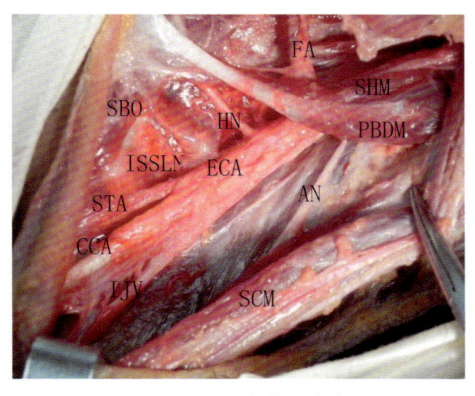

图3-6-1 颈动脉三角解剖
（PBDM：二腹肌后腹；SBO：肩胛舌骨肌上腹；SCM：胸锁乳突肌；SHM：茎突舌骨肌；CCA：颈总动脉；ECA：颈外动脉；STA：甲状腺上动脉；FA：面动脉；IJV：颈内静脉；AN：副神经；HN：舌下神经；ISSLN：喉上神经内支）

（三）迷走神经（vagus nerve，VN）

包于颈动脉鞘内，在颈内静脉、颈总动脉之间的后方下行。在结状神经节发出喉上神经，其中，喉上神经内支（internal branch of superior laryngeal nerve，IBSLN）经颈内、外动脉的深面，在甲状软骨上缘与舌骨大角之间，穿甲状舌骨膜入喉。

（四）舌下神经（hypoglossal nerve，HN）（图3-6-1）

在二腹肌后腹深面下行，进入颈动脉三角，弓形向前，越过颈内、外动脉的浅面，于舌骨大角上方，经二腹肌后腹深面进入颌下三角。舌下神经发出降支，在颈动脉鞘浅面下行，与第2、第3颈神经分支组成的降支结合，构成舌下神经袢。

（五）副神经（accessory nerve，AN）（图3-6-1）

经二腹肌后腹及茎突舌骨肌深面，绕颈内静脉前外侧，经枕动脉前侧向后下方斜行，于胸锁乳突肌前缘上1/4与下3/4交界处，穿入胸锁乳突肌上部。

（陈良嗣）

参考文献

[1] 陈曦,蔡伟耀. 甲状旁腺的解剖特点及其术中探查应注意的问题[J]. 诊断学理论与实践,2006,5(6):477-478.

[2] 黄韬. 甲状旁腺术中损伤的预防和处理[J]. 中国实用外科杂志,2008,28(3):179-180.

[3] 王晓雷,吴跃煌,徐震纲,等. 纳米碳在鉴别甲状腺周围淋巴结和甲状旁腺中的作用[J]. 中华耳鼻咽喉头颈外科杂志,2009,44(2):136-140.

[4] 程若川,苏杨卿,刁畅,等. 甲状腺手术中甲状旁腺显露及功能保护的临床研究[J]. 中国普外基础与临床杂志,2009,16(5):351-355.

[5] 朱精强. 甲状腺手术中甲状旁腺保护专家共识[J]. 中国实用外科杂志,2015(7):731-736.

[6] 王宇,嵇庆海,黄彩平,等. Ⅵ区清扫术的潜在风险-甲状旁腺意外切除[J]. 中国癌症杂志,2009,19(1):48-51.

[7] 高力,谢磊,叶学红,等. 甲状腺全切除或近全切除术治疗180例甲状腺癌的手术体会[J]. 外科理论与实践,2003,4(8):300-303.

[8] 李亦工,高明,郑向前,等. 原位保留甲状旁腺血供及甲状旁腺自体移植术[J]. 中华普通外科杂志,2008,23(8):603-605.

[9] 陈小东,彭兵,王莉,等. 内镜甲状腺手术:甲状腺外科的新前沿[J]. 中华外科杂志,2008,46(5):389-391.

[10] 汪中衡,何晓东,杨克虎,等. 腔镜辅助下甲状腺切除术疗效Meta分析[J]. 中国实用外科杂志,2008,28(2):124-127.

[11] 王兴,张志愿. 口腔颌面外科临床解剖学[M]. 济南:山东科技出版社,2011.

[12] 张书琴. 美容整形临床应用解剖[M]. 2版. 北京:中国医药科技出版社,2011.

[13] 黄晓明,郑亿庆,孙伟,等. 无注气内镜辅助下腮腺浅叶部分切除术[J]. 中华耳鼻咽喉头颈外科杂志,2009,44(6):512-513.

[14] 陈良嗣,张思毅,詹建东. 腮腺浅叶下极良性肿瘤微创切除术[J]. 广东医学,2011(32):109-111.

[15] 徐志坚,陈良嗣,罗小宁,等. 改良面部除皱切口在腮腺浅叶肿瘤切除术中的应用[J]. 临床耳鼻咽喉头颈外科杂志,2014(10):738-740.

[16] 陈良嗣,黄晓明,梁璐,等. 耳后发际入路内镜辅助腮腺浅叶切除术的解剖研究[J]. 临床耳鼻咽喉头颈外科杂志,2014(21):1672-1675.

[17] 陈良嗣,张思毅,黄晓明,等. 内镜辅助耳后发际入路上颈良性肿物切除术[J]. 中国内镜杂志,2011,17(4):365-369.

[18] 陈良嗣,黄晓明,罗小宁,等. 耳后发际入路内镜辅助第二鳃裂囊肿切除术与传统术式的对照研究[J]. 临床耳鼻咽喉头颈外科杂志,2013(22):1258-1262.

[19] 陈良嗣,张思毅,黄晓明,等. 内镜辅助经口入路颌下腺切除的初步经验[J]. 中华耳鼻咽喉头颈

外科杂志, 2011, 46（2）: 149-151.

[20] 陈良嗣, 张思毅, 黄晓明, 等. 内镜辅助耳后发际入路颌下腺切除术与传统术式的对照研究 [J]. 中华耳鼻咽喉头颈外科杂志, 2011, 46（7）: 561-565.

[21] 陈良嗣, 黄晓明, 罗小宁, 等. 耳后发际入路内镜辅助下颌下腺切除术的解剖研究 [J]. 中国临床解剖学杂志, 2013, 31（6）: 659-663.

[22] WANG C. The anatomic basis of parathyroid surgery [J]. Ann Surg, 1976, 183（3）: 271-275.

[23] ROGERS-STEVANE J, KAUFFMAN G J. A historical perspective on surgery of the thyroid and parathyroid glands [J]. Otolaryngol Clin North Am, 2008, 41（6）: 1059-1067.

[24] MICCOLI P, BERTI P, FRUSTACI G L, et al. Video-assisted thyroidectomy: indications and results [J]. Langenbecks Arch Surg, 2006, 391（2）: 68-71.

[25] MICCOLI P, PINCHERA A, MATERAZZI G, et al. Surgical treatment of low- and intermediate-risk papillary thyroid cancer with minimally invasive video-assisted thyroidectomy [J]. J Clin Endocrinol Metab, 2009, 94（5）: 1618-1622.

[26] CHEN L S, SUN W, WU P N, et al. Endoscope-assisted versus conventional second branchial cleft cyst resection [J]. Surg Endosc, 2012, 26（5）: 1397-1402.

第四章

内镜下颈部手术的麻醉

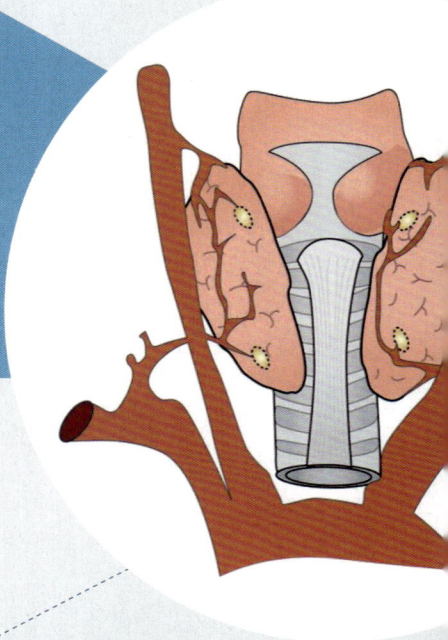

颈部手术的麻醉，既要清楚地了解患者原发病的诊治情况，做好相关治疗、术前评估和麻醉前准备，又要意识到原发病和手术对气道的影响及其并发症。颈部手术的麻醉要求麻醉医生在认识、评估和处理潜在的困难气道方面比较有经验，尤其是合并肥胖症的患者。

对于行内镜手术的患者，麻醉方式的选择则要根据患者的病情和经济情况等多方面的因素来决定，一般认为局部麻醉具有在经济上花费较少，患者术后镇痛良好，术后恶心、呕吐发生率低等优点，但是只适用于手术范围较为局限、手术时间短、精神状态良好及能合作的患者。全身麻醉下实施内镜下颈部手术在手术医生的操作、麻醉医生的管理和患者的舒适程度等方面的优势都显而易见，特别是对于手术时间长、操作难度大的手术则建议在全身麻醉下完成。内镜下甲状腺切除术中进行喉返神经监测可以有效地分辨喉返神经，在一定程度上避免喉返神经的损伤。同时颈部内镜技术的发展对颈部内镜手术的麻醉提出了新的课题，如何准确地定位电描记气管导管的位置和合理使用肌松药来配合术中喉返神经的监测，如何有效地监测和避免CO_2充气引起的高碳酸血症和酸中毒带来的并发症等问题则是内镜下颈部手术麻醉的要点和热点。

因此，内镜下颈部技术越来越受到患者和医生的关注。颈部内镜技术的发展对颈部内镜手术的麻醉提出了新的要求，本章将重点探讨麻醉方式的选择、术中神经（喉返神经）的监测、CO_2充气相关并发症的处理。

第一节 颈部手术的特点和对麻醉的要求

颈部手术的麻醉应该重视相关的基础疾病，例如：甲状腺疾病患者可能术前就存在甲状腺功能亢进症（简称"甲亢"）或者甲状腺功能减退症（简称"甲减"）等基础疾病，控制不良的甲亢患者围术期应激会诱发甲状腺危象，而未经治疗的甲减患者术中有发生心力衰竭的危险，所以麻醉医生要重视患者的术前评估并做好相关的准备。此外，颈部手术可能会涉及气管问题，困难气道的术前评估和围手术期气道紧急情况的处理也同样重要。

一、麻醉前访视和评估

对患者的评估内容包括：病史、体检和常规术前实验室检查。常规术前实验室检查包括血常规、胸片检查。对于行甲状腺手术的患者，特别要重视甲状腺功能相关检查，了解患者是否存在甲亢或甲减以及相关的药物治疗情况。

对于存在气道困难的患者，用间接喉镜和（或）纤维喉镜可以了解声带的活动情况，X线胸片可以了解气道的受压情况和是否发生了气道偏移，CT检查能很好地了解胸骨后甲状腺肿，MRI检查能提供甲状腺肿冠状面和矢状面的影像。对于气管特别狭窄的患者，基于螺旋CT数据处理形成的虚拟可视喉镜检查和3DCT是非常有帮助的。从螺旋CT扫描数据处理形成的3D气道和虚拟支气管影像有助于评估发生狭窄的区域和模拟支气管纤维镜插管。

二、颈部麻醉的围手术期管理特点

甲亢的患者，术前对基础疾病的控制，对于围手术期的管理尤为重要。丙硫氧嘧啶和甲基咪唑是推荐使用的术前药物，但是需要使用几周的时间才能使甲状腺功能恢复正常。硫代类药物中常添加碘剂，β受体阻滞剂能降低心率、改善症状、保护心脏，但是不影响甲状腺激素的产生和碘代谢，更不能阻滞甲状腺危象的发生。值得注意的是过量的β受体阻滞剂会引起充血性心力衰竭、支气管痉挛，在糖尿病患者中还会引起低血糖。

在手术、感染或创伤等应激刺激下，未能得到良好控制的甲亢患者还是会出现甲状腺危象，支持治疗包括容量治疗、降温、正性肌力药和类固醇等。β受体阻滞剂如拉贝洛尔、艾司洛尔和抗甲状腺药物为治疗的一线用药。文献报道麻醉诱导时出现的急性甲状腺危象有时被误认为是恶性高热，并通过快速单曲林1mg/kg成功地得以救治。甲状腺激素使肾上腺素受体对内源性钙的敏感性增加，因此硫酸镁可能是一种比较有效的药物，可降低由钙引起的心律失常的发生率和严重性。术前充分的药物准备，完善平稳的麻醉，术中低体温的防治，氢化可的松的及时使用，在一定程度上可以预防甲状腺危象的发生。

另外，甲状腺功能减退会导致心肌功能抑制、自主通气功能下降、压力感受器功能异常、低钠血症、药物性肝代谢障碍和围手术期黏液性水肿昏迷，故术前应使用左旋甲状腺素钠片治疗使甲状腺功能恢复正常。

第二节 局部麻醉或区域阻滞麻醉

局部麻醉（local anesthesia）和（或）区域阻滞麻醉（regional anesthesia）是传统颈部手术麻醉的选择之一。早在1907年，TP Dunhill就为甲亢患者在局部麻醉下实施了甲状腺手术。随着全身麻醉药物和技术的进步，全身麻醉的安全性得到大幅度提高，但部分患者和医生仍然要求选择在局部麻醉和（或）区域阻滞麻醉下完成内镜下颈部手术，是因为其具有以下的优点：①缩短了术后恢复的时间，提高手术室利用率；②减少住院时间和住院费；③术后患者相对舒适，恶心、呕吐发生率低，全身麻醉术后禁饮、禁食6h，局部麻醉术后30min后就可少量饮水；④避免了部分患者对全身麻醉的恐惧。此外，局部麻醉和（或）区域阻滞麻醉作为全身麻醉内镜下颈部手术的术后镇痛具有良好的效果。

一、颈部内镜手术局部麻醉和（或）区域阻滞麻醉的适应证、禁忌证

颈部内镜手术局部麻醉和（或）区域阻滞麻醉主要应用于手术范围较为局限、手术时间短、患者的精神状态良好及能合作的情况。不符合区域阻滞的单纯局部麻醉以往主要被用来完成甲状腺峡部切除术，尽管在单纯局部麻醉下能完成范围更大的甲状腺切除术，但是辅以颈浅丛区域阻滞的局部麻醉更适合于深部组织的切除，并且能减少术中局部麻醉药的使用，甲状旁腺的手术也能用单纯局部麻醉完成。颈部手术的区域阻滞包括颈浅丛阻滞和颈深丛阻滞，颈浅丛神经阻滞（superficial cervical plexus block，SCPB）可以为甲状腺手术提供简单、安全和有效的镇痛，双侧颈浅丛阻滞（bilateral superficial cervical plexus block，BSCPB）可以用于单侧甲状腺切除或甲状腺全切术。一般术中只行单侧颈深丛阻滞，因为双侧颈深丛阻滞时，有可能发生双侧膈神经和喉返神经阻滞而引起呼吸抑制。颈部内镜手术局部麻醉和（或）区域阻滞麻醉一般都会辅以静脉镇静药物，达到完善的镇静、镇痛效果。国内外已有学者成功进行了颈前小切口的局部麻醉下内镜甲状腺手术。

绝对禁忌证包括：交流障碍（痴呆、语言障碍、智力障碍）；病变侵及胸骨后；淋巴结清扫术；确诊或疑似的浸润性癌变；局部麻醉药过敏者。相对禁忌证包括：病态肥胖症；幽闭恐惧症；颈部淋巴结病变；睡眠呼吸暂停综合征；颈部较短和解剖位置不清者；存在困难插管者；颈部手术史者；凝血功能障碍者；巨大甲状腺肿。

二、颈神经丛阻滞

（一）颈神经丛解剖

颈神经丛由第1~4颈神经前支组成，除第1颈神经以运动为主外，第2~4颈神经后根均为感觉神经纤维。每一神经出椎间孔后，从后方越过椎动脉和椎静脉在各自横突间连接成束至横突尖端，横突距皮肤1.3~3.2cm。靠下方的颈椎横突较浅，以第6颈椎横突尖端最易触及。颈神经离开横突尖端后分为浅支和深支，与邻近的分支相互连接成网络，即为颈神经丛。

颈神经浅丛（superficial plexus）从胸锁乳突肌后缘中点穿出深筋膜，分为颈横神经（transverse nerve of neck）、耳大神经（great auricular nerve）、枕小神经（lesser occipital nerve）、锁骨上神经（supraclavicular nerves），它们支配相对应部分的皮肤。

颈神经深丛（deep plexus）多分布于颈前及颈侧方的深部组织。膈神经是颈丛的重要分支，起自第3~5神经前支（第4颈神经前支为主），在前斜角肌外上方合成，沿前斜角肌前面下行，穿锁骨下动、静脉之间，经胸廓上口入胸腔。膈神经是混合性神经，其中运动纤维支配膈肌，感觉纤维分布于胸膜、心包和横隔下面的中央部的腹膜。

（二）颈神经浅丛阻滞方法

颈神经浅丛阻滞法有一点、两点和三点阻滞法，而相同剂量的麻醉剂以三点阻滞法最有利于手术的开展和术后镇痛，这里重点介绍三点法。患者取去枕平卧位，头偏对侧，在胸锁乳突肌后缘中点做标记为穿刺点（图4-2-1）。若患者胸锁乳突肌触摸不清楚，可让患者抬头显露胸锁乳突肌，再做标记。常规消毒，选用22G或25G针由标记点垂直穿刺，缓慢进针，当针尖穿透肌膜时有落空感，回抽无血液及脑脊液，即在该点分别向乳突、锁骨和颈前方向（三个方向相互垂直）注射3~5mL局部麻醉药做局部浸润阻滞。

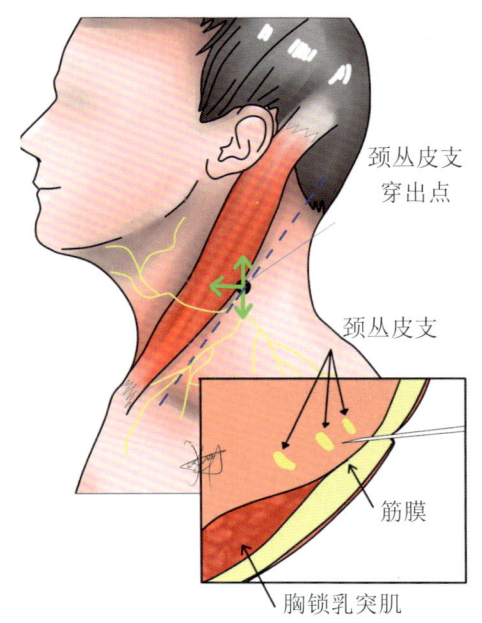

图4-2-1 颈神经浅丛阻滞穿刺示意图

（三）颈神经深丛阻滞方法

颈神经深丛阻滞的方法主要有一点法（C4）、两点法（C2和C4）和三点法（C1、C2和C4）。颈神经深丛阻滞患者的体位同浅丛阻滞，C4横突正处于胸锁乳突肌后缘中点与颈外静脉交叉点附近，C2横突位于乳突尖后下1~1.5cm处，C3横突则处于C2横突、C4横突连线中点。常规消毒，选用22G或25G针由标记点垂直穿刺，缓慢进针，当针尖抵达颈椎横突，回抽无血液及脑脊液，即在该点注射局部麻醉药做局部浸润阻滞。一点法一次性注入局部麻醉药10~15mL，两点法和三点法每点注入局部麻醉药3~5mL。

（四）常用局部麻醉药

颈神经丛阻滞常用的局部麻醉药见表4-2-1，总剂量不能超过局部麻醉药的一次最大剂量。

表4-2-1 甲状腺手术局部麻醉和区域阻滞局部麻醉药的推荐浓度和剂量

局部麻醉药	浓度/%	持续时间/h	持续时间/h（加肾上腺素）	最大剂量/mg	最大剂量/mg（加肾上腺素）
利多卡因	1~2	1.5~3.0	2~4	300	500
布比卡因	0.25~0.5	6~12	6~12	175	225
罗哌卡因	0.5	5~8	5~8	300	暂无数据

（五）常用镇静药物

术中可以根据患者的病情和麻醉医生对镇静药物的熟悉情况，辅以异丙酚、咪唑安定或右美托咪定镇静，使患者安全、舒适地度过围手术期。高选择性α_2肾上腺素能受体激动剂右美托咪定具有镇静、镇痛、抗焦虑、交感神经抑制等作用，且副作用少而轻，尤其是清醒镇静效应且无呼吸抑制的特性在内镜下颈部手术的临床实践中显示出优越性和应用价值，首剂10min内给予1μg/kg的右美托咪定后，以每小时0.2~0.7μg/kg维持，具有减轻患者的应激反应及抑制术中血糖、皮质醇升高的作用。

三、并发症

（一）药液误入硬膜外间隙或蛛网膜下腔

原因：进针过深；进针后偏内向后；注射中针头固定欠佳。

预防：使用短针，进针勿深。注射前回抽，注药2~3mL后观察有无呼吸困难再注射余下的药液。出现呼吸和循环抑制时，行心肺复苏。

（二）局部麻醉药毒性反应

原因：局部麻醉药误入血管；局部麻醉药过量；局部麻醉药吸收过快。

预防：推注局部麻醉药之前需回抽；药物不可过量，两种局部麻醉药合用时，应把各自的毒性加在一起或是折算成一种计算剂量；局部麻醉药中加入1:200 000的肾上腺素。

（三）膈神经阻滞

原因：多发生在颈神经深丛阻滞时，局部麻醉药浓度过高，阻滞范围过广。

防治：注意局部麻醉药浓度，出现胸闷和呼吸困难时，给予吸氧能缓解，呼吸抑制时，行机械通气。

（四）喉返神经阻滞

原因：进针太深，注射压力太大阻滞了迷走神经。

防治：患者会发生声音嘶哑或失声，甚至出现呼吸困难。单侧喉返神经阻滞者临床症状多在0.5~1h内缓解。

（五）霍纳综合征（Horner's syndrome）

原因：颈交感神经节被阻滞。

防治：患者眼睑下垂、瞳孔缩小、眼结膜充血、鼻塞、面部发红及无汗。药物半衰期过后症状可以自行消失。

第三节 全身麻醉

全身麻醉下实施内镜下颈部手术的优点对于手术医生、麻醉医生和患者都显而易见。甲状腺手术在全身麻醉下完成为手术医生提供了可以控制、制动的手术视野；为麻醉医生提供了安全的气道管理；全身麻醉下患者没有疼痛、意识、记忆，肌肉松弛良好并抑制了机体的大部分反射，为患者提供了一个安全、舒适的手术体验。虽然国内外已有学者成功进行了颈前小切口的局部麻醉下内镜甲状腺手术，但腋下入路由于切口距离手术中心较远，手术时间相对较长，操作难度较大，目前仍建议在全身麻醉下完成；而乳晕入路由于需要在注气下操作，则一定要在全身麻醉下进行。

喉罩（laryngeal mask airway，LMA）也被人们用于颈部手术术中需要保留自主呼吸或者是有正压通气的患者。这项技术需要手术医生和麻醉医生的良好配合，禁忌证包括气道狭窄和压迫。使用LMA的优点是在刺激喉返神经的时候可以观测到声带收缩，然而，它的缺点是在手术过程中，因为体位、手术操作等因素容易导致LMA位置变异而发生通气障碍。

一、静脉全身麻醉

静脉全身麻醉的诱导和维持均可采用靶控输注技术（target-controlled infusion，TCI）。麻醉诱导时异丙酚的血浆靶浓度可设置为4.0～5.0μg/mL，直至患者意识消失；瑞芬太尼的血浆靶浓度为4.0ng/mL；罗库溴铵的血浆靶浓度为0.6～0.8mg/kg。待插管完成后，将异丙酚血浆靶浓度减为3.0μg/mL，瑞芬太尼血浆靶浓度减至4.0ng/mL维持麻醉。调节异丙酚靶控浓度使脑电双频指数（bispectral index，BIS）值维持在40～60，调节瑞芬太尼浓度使血压波动在基础值的20%左右，在皮肤缝合时停止药物输注。

二、吸入全身麻醉

吸入全身麻醉一般采用静脉麻醉诱导，吸入麻醉维持。静脉诱导可采用异丙酚1.5～2.5mg/kg、芬太尼3μg/kg或瑞芬太尼靶控输注（血浆靶浓度设置在4.0ng/mL），罗库溴铵0.6～0.8mg/kg。插管后使用七氟醚维持麻醉深度（BIS值维持在40～60），七氟醚浓度为1～1.5MAC；使最低肺泡有效浓度维持在1～1.5，调节七氟醚浓度使BIS值维持在40～60，调节瑞芬太尼浓度使血压波动在基础值的20%左右。在皮肤缝合时停止输注瑞芬太尼和七氟醚吸入。静脉诱导也可使用硫喷妥钠4～5mg/kg，氯胺酮由于增快心率而一般不用于甲亢患者。

术中复合使用右美托咪定可以减少瑞芬太尼、异丙酚和吸入麻醉药的使用。术中用药可以减轻麻醉插管、麻醉苏醒拔管以及手术刺激的应激反应，减少术中麻醉剂的用量，改善麻醉恢复过程等作用。此外，右美托咪定可抑制交感神经兴奋性，增强迷走神经兴奋性，使血压下降，心率减慢，降低心肌氧耗量，比较适合于甲亢患者的麻醉。右美托咪定的用法可以参考其在局部麻醉药中的用法，也可以单次给予负荷剂量0.5～1μg/kg，滴注不少于10min，每2h追加1次。

三、内镜下甲状腺手术术中要注意的几个问题

（一）术中做喉返神经监测

1. 喉返神经监测原理　喉返神经易受损伤，极轻微的直接或间接压迫都会影响神经传导。外科

医生仅凭借肉眼识别喉返神经，甲状腺初次手术、再次手术和2次以上手术暂时性喉返神经损伤率分别为2.1%、3.8%、9.5%，永久性喉返神经伤率分别为1.0%、1.5%、4.8%。术中喉返神经监测技术原理是利用神经肌肉的电兴奋性，对运动神经进行神经监测。术中解剖喉返神经前，应用神经刺激探针定位识别和限定喉返神经走行范围；显露喉返神经后，应用探针直接刺激喉返神经，喉返神经传递电刺激，使声带肌产生肌电信号，通过气管导管表面与声带接触的电极接收肌电信号。喉返神经受损时，声带肌电信号明显减弱，通过比较肌电信号变化，监测神经功能状态，分析受损原因，及时解除损伤因素，避免喉返神经损伤。

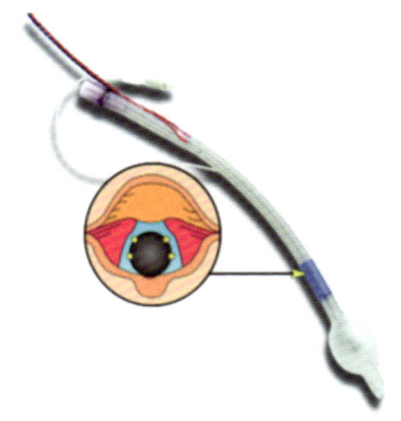

图4-3-1 肌电描记气管导管

2. 喉返神经监测与全身麻醉　术中神经监测（intraoperative neuromonitoring，IONM）技术按肌电接受电极分为4种：①借助喉镜插入声带肌的电极；②穿过环甲韧带插入声带肌的电极；③作用于环杓软骨后区的表面电极；④气管导管表面电极。插入声带肌的电极，因直接作用于声带，准确性可达100%；气管导管表面电极依靠接触接收信号，敏感性为75%。但近年来因气管导管表面电极易于操作、无创，且与声带接触范围较大，而被广泛接受。

全身麻醉方法可选用静脉全身麻醉或者是吸入全身麻醉，麻醉诱导和维持方法参前所述。其中值得注意的是除诱导使用中效非去极化肌松药罗库溴铵或去极化肌松药琥珀酰胆碱1mg/kg，此后不再追加肌松药，以便术中能够检测到刺激喉返神经时诱发的肌电信号。肌电描记导管（electromyography intubation tube）是一种PVC材料制作的套囊低张力的气管导管，气管壁上带有3cm长的声带电极（图4-3-1），此部分在气管插管时请注意充分与声带紧贴，并确认左、右声带分别紧贴正对的是左、右气管导管表面电极。在全身麻醉后行气管插管术，若声门暴露良好，可在明视下确认导管电极位置，否则需在插管后用支纤镜确认导管电极位置。

（二）内镜下甲状腺手术中CO_2充气对机体的影响

CO_2是目前微创外科领域临床应用最多的充气介质，其具有抑制燃烧、血中溶解度高、吸收和排泄快、气栓形成可能性小、毒副作用较低等特点。内镜甲状腺手术维持术中操作空间的方法主要有两种，一种是CO_2充气法，另一种是免注气皮瓣悬吊法。CO_2充气法因为具有良好的操作空间和术后美容效果而被很多外科医师选用。与胸腹腔镜手术相比，CO_2充气内镜下甲状腺手术中更容易发生高碳酸血症和酸中毒，其原因有：皮下组织血管丰富，CO_2直接吸收入血；术者分离皮下组织造成皮下组织结构的断裂，毛细血管破坏，导致CO_2吸收入血；形成皮下气肿增加了气体交换面积，增加CO_2吸收入血。

内镜下甲状腺切除动物实验发现，在10mmHg充气压力组，血二氧化碳分压（$PaCO_2$）轻度升高没有酸中毒；15mmHg充气压力组有高碳酸血症，中度酸中毒；20mmHg充气压力组有严重的高碳酸血症和酸中毒。临床上内镜下甲状腺手术CO_2气体灌注压力水平在6~20mmHg，一般维持在10~

15mmHg，而10mmHg以下是可以接受的安全范围。

1. **内镜下甲状腺手术对呼吸系统的影响** 灌注在颈部的CO_2可弥散到纵隔、皮下及胸腔，使胸内压升高导致呼吸受限，CO_2呼出减少，同时肺血管受压，影响肺通气血流比值。血中$PaCO_2$增高则引起全肺血管收缩，导致进一步的通气/血流比值失衡。特别是对于有心肺疾患的患者，更容易加重原有的呼吸功能障碍。因此术前肺功能检查可评价术中高碳酸血症和酸中毒的危险性，术中通过调整机械通气维持$PaCO_2$在正常范围内。手术中应加强对动脉血气分析和呼气末二氧化碳（$PetCO_2$）的监测，早期发现低氧血症和高碳酸血症。必要时辅以呼气末正压通气（PEEP），可以改善低氧血症和防止肺不张，减少术后肺部并发症的发生。

2. **内镜下甲状腺手术对循环系统和血流动力学的影响** 高碳酸血症和酸中毒可引起氧离曲线右移，血红蛋白携氧能力降低，严重时可引起组织缺氧。轻度高碳酸血症可兴奋交感神经，依次导致心率（HR）、平均动脉压（MAP）和心输出量（CVP）的增加。高碳酸血症$PaCO_2$值在45～50mmHg对心肌的影响不显著，不会引起显著的血流动力学的改变；在50～70mmHg时，高碳酸血症兴奋中枢神经系统，引起交感神经兴奋，血浆中儿茶酚胺含量可上升2～3倍，产生拟交感肾上腺素反应，外周血管明显收缩，使HR、MAP和CVP上升；当$PaCO_2>70$mmHg时可直接抑制心肌，使血管扩张，降低左心室功能，这对心血管疾病或老年患者极为不利。

3. **内镜下甲状腺手术对大脑的影响** 目前认为内镜下甲状腺手术中CO_2充气灌注增加颅内压的因素包括：颈部气体形成的机械压力造成颅内静脉回流障碍；CO_2气体形成的高碳酸血症和代谢性酸中毒，而CO_2的增加导致脑血流量增加，使颅内压增高。内镜下甲状腺手术操作空间中CO_2压力超过10mmHg时，理论上将影响颈静脉回流。

（三）术后并发症

1. **血肿** 颈部手术的患者术后出血可能会引起窒息，导致致命性的并发症，所以术后血肿的防治极为关键。在关闭创口之前，麻醉医生可维持胸腔内正压10～20s来检验是否有血管出血、渗血。对于有形成血肿可能的高危患者，推荐早期带管观察。床旁备气管切开包，如果发现颈部血肿，应该迅速开放伤口。如果血肿扩散压迫呼吸道，晚期插管将十分困难，有时呼吸困难可能是由咽喉的水肿所致，而导致咽喉水肿的原因可能并不是直接的气管压迫，而是血液和淋巴回流障碍。

2. **气管软化** 甲状腺切除术后拔管紧随而来的气管塌陷，其原因主要是大的、被忽视的肿物长时间压迫气管，尤其是压迫在喉入口处。这是个危及生命的严重并发症，拔管前应认真评估并制定有效对策。气管软化的处理措施主要包括紧急再插管、气管切开以及其他形式的气管支架支持。

3. **喉水肿** 气管插管后的喉损伤综合征可通过术后直接喉镜看到。记录显示，4.6%的患者都有水肿或创伤病变的发生。由气管导管造成的喉损伤可能会引起轻微的肿胀，喉水肿极少造成甲状腺术后气管切开。

4. **低钙血症** 在较大的、多发的甲状腺肿物切除术后约36h，约20%的患者发生暂时性的低钙血症。这种情况可通过术中甲状腺被膜的精细解剖来预防。

5. 术后恶心、呕吐　甲状腺手术的患者术后特别容易发生恶心、呕吐。联合格拉司琼和氟哌利多，或者联合格拉司琼和地塞米松，这两种止吐疗法可以很好地抑制恶心和呕吐。

6. 术后疼痛　患者对甲状腺切除术的术后疼痛耐受情况一般较好，需要的术后止痛药也很少。患者对手术过程中长时间一个姿势导致脖子僵硬的抱怨远远多于因为手术伤口引起的疼痛，故应联合应用非类固醇性抗炎药和对乙酰氨基酚。

（林道炜　吴贵云）

参考文献

[1] 黄晓明，许庚，郑亿庆，等. 无注气内镜下甲状腺手术和传统手术的比较研究［J］. 中华耳鼻咽喉头颈外科杂志，2007，42（8）：599-602.

[2] 蔡谦，黄晓明，王寿平，等. 局部麻醉下无注气胸前入路内镜甲状腺手术［J］. 中国内镜杂志，2010，16（10）：1038-1041.

[3] ARORA N，DHAR P，FAHEY T R. Seminars：local and regional anesthesia for thyroid surgery［J］. J Surg Oncol，2006，94（8）：708-713.

[4] JULIEN N，MOSNIER I，BOZORG G A，et al. Intraoperative laryngeal nerve monitoring during thyroidectomy and parathyroidectomy：A prospective study［J］. Eur Ann Otorhinolaryngol Head Neck Dis，2012，129（2）：69-76.

[5] BELLANTONE R，LOMBARDI C P，RUBINO F，et al. Arterial PCO2 and cardiovascular function during endoscopic neck surgery with carbon dioxide insufflation［J］. Arch Surg，2001，136（7）：822-827.

[6] BARCZYNSKI M，KONTUREK A，CICHON S. Randomized clinical trial of visualization versus neuromonitoring of recurrent laryngeal nerves during thyroidectomy［J］. Br J Surg，2009，96（3）：240-246.

[7] KIM G H，AHN H J，KIM H S，et al. Postoperative nausea and vomiting after endoscopic thyroidectomy：total intravenous vs. balanced anesthesia［J］. Korean J Anesthesiol，2011，60（6）：416-421.

[8] SUH Y J，KIM Y S，IN J H，et al. Comparison of analgesic efficacy between bilateral superficial and combined (superficial and deep) cervical plexus block administered before thyroid surgery［J］. Eur J Anaesthesiol，2009，26（12）：1043-1047.

[9] DIONIGI G，ALESINA P F，BARCZYNSKI M，et al. Recurrent laryngeal nerve injury in video-assisted thyroidectomy：lessons learned from neuromonitoring［J］. Surg Endosc，2012，26（9）：2601-2608.

第五章

内镜外科基本手术操作技术

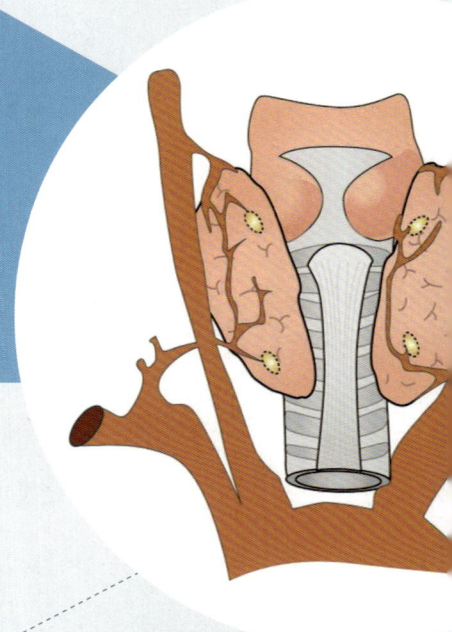

第一节 患者体位

一、气体灌注法内镜下甲状腺手术体位

1. 胸前乳晕/全乳晕入路内镜下甲状腺手术体位 "人"字位，仰卧，肩部垫枕，枕部垫头圈，保持颈部过伸位，但不能过度，在颈部与腰部分别放置相应的软垫，保证颈椎与腰椎的前曲，减少术后头晕及颈部、腰部的酸胀与疼痛不适。双下肢外展成角45°～60°，绷带妥善固定，双臂内收于身体两侧，固定（图5-1-1）。

2. 双侧腋胸入路/经口入路内镜下甲状腺手术体位 采用平卧位，肩背部垫高，头后仰，充分暴露颈部，双上肢紧贴胸壁两侧后固定（图5-1-2）。

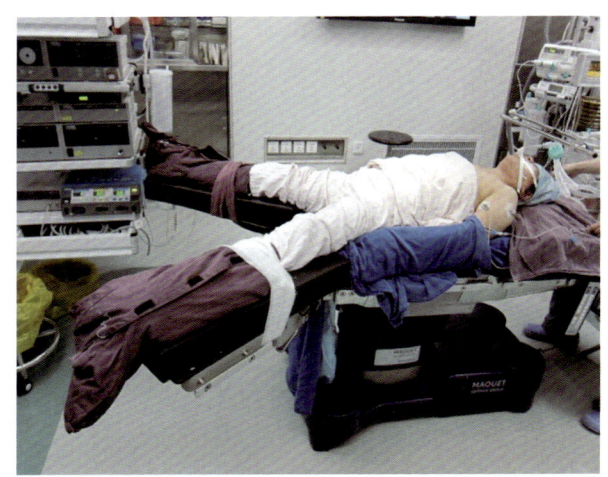

图5-1-1 胸前乳晕入路内镜下甲状腺手术体位

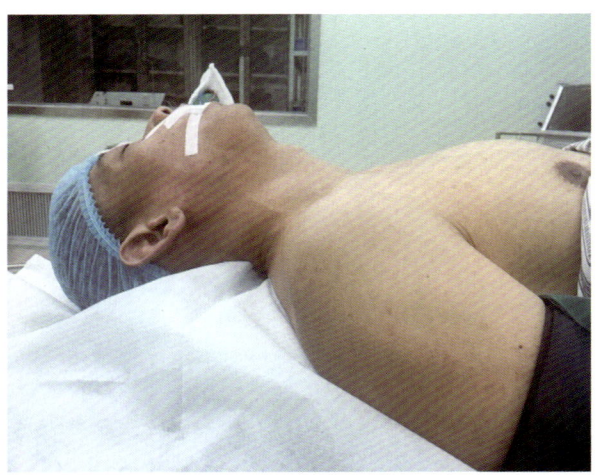

图5-1-2 双侧腋胸入路/经口入路内镜下甲状腺手术体位

二、无注气内镜下甲状腺手术体位

1. 颈前小切口体位 患者取仰卧位，肩下不需垫枕，术者站在患侧，助手站在对侧和头位（图5-1-3）。

2. 胸前及锁骨下入路体位 患者取仰卧位，肩下不需垫枕，术者站在患侧，助手站在对侧和头位（图5-1-4）。

3. 腋下入路体位 患者取自然仰卧位，颈部稍过伸。患侧上肢上举并固定，以充分暴露腋窝（图5-1-5）。

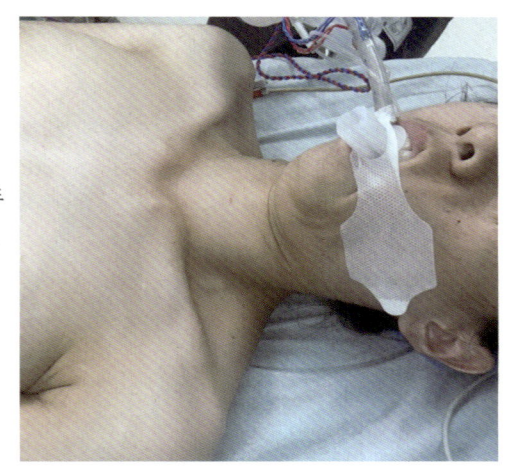

图5-1-3　颈前小切口体位

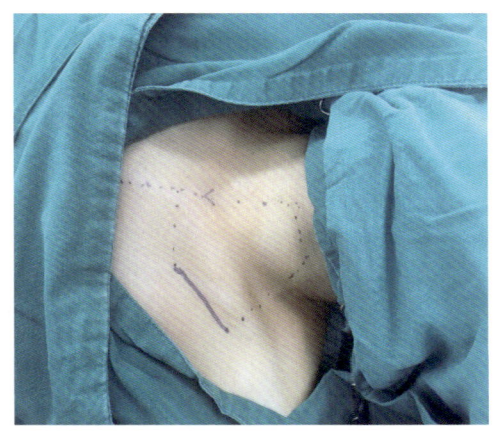

图5-1-4　胸前及锁骨下入路体位

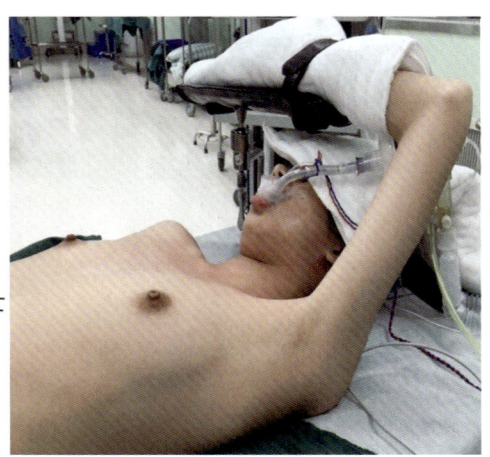

图5-1-5　腋下入路体位

第二节 手术空间的建立方法

内镜下甲状腺手术并不存在同腹腔和胸腔相似的、自然的操作空间，微创外科医生必须先建立有限的手术腔隙后进行手术。为此，内镜下甲状腺手术操作空间的建立方法包括气体灌注法和无注气的颈阔肌下悬吊法及颈部皮瓣提起的方法。

一、气体灌注建立手术操作空间法

应用该方法建立手术操作空间的手术进路包括：下颈三孔入路，胸前乳晕入路，腋下入路等。

1. 下颈三孔入路　首先在胸骨上缘做12~15mm的切口，经此切口置入内镜；另外，于双侧胸锁乳突肌下部前缘做两个5mm的切口，用于置入手术器械。注气此法入路短，操作较方便，但颈部留有3个小切口，美容效果欠佳。目前已罕有报道。

2. 胸前乳晕入路　采用15mm的切口位于肿物所在侧的胸骨旁线与双乳头连线交界处，另外两个切口则分别位于双侧乳晕的上缘，置内镜操作器械。术后，患者穿着内衣就可以将3个手术瘢痕完全遮盖。此种入路方法的优点是切口远离颈部，可进行双侧甲状腺手术，美观效果最佳。缺点是路径远，手术时间长，操作复杂，剥离范围较大，且甲状腺上极肿物切除比较困难。

3. 腋下入路　将患侧上肢抬起至锁骨水平，暴露腋窝，在腋窝前缘做30~50mm切口，沿胸大肌浅层颈阔肌之下解离至甲状腺，经此灌注CO_2和放置内镜；另在此切口下方做两孔置内镜操作器械。此种入路方法的优点是切口隐蔽；缺点是路径远，仅能处理一侧甲状腺叶。

4. 腋胸入路　是将胸前乳晕入路和腋下入路两者结合，在胸前和腋下各取一切口进行手术。

二、无注气建立手术操作空间法

由于向颈阔肌下间隙注入CO_2来维持手术空间的方法始终有可能引起严重的并发症，一些学者采用无注气的技术如悬挂装置提起颈阔肌进行内镜下甲状腺手术，以避免灌注CO_2气体引起的并发症。

1. 锁骨下入路　在患侧的锁骨下做第一切口10~15mm（要求能被通常的衣领遮盖），用于置入超声刀，再在对侧锁骨下和患侧的侧颈部做两个5~10mm的切口，分别放置内镜和抓钳。皮瓣悬吊方法则是在分离好颈阔肌下间隙后，自颈前区中部皮下层插入两根直径1.2cm的基尔西纳钢丝（Kirschner wire），再将钢丝两端悬挂在固定于手术床上的一个"L"形吊臂上，从而提起颈阔肌，形成帐篷状的操作空间进行手术。该路径较短，操作尚简单，不足之处是手术后侧颈部留有一个5mm左右的瘢痕。

2. 颈前小切口入路　于胸骨切迹上方1~2cm处做一个20~30mm的水平切口，在颈阔肌下分离后纵向切开颈白线，用3个常规小拉钩牵引开病灶侧的带状肌以暴露甲状腺，从胸骨上切迹切口放入内镜，再借助内镜器械或常规手术器械进一步操作。此入路操作与常规手术入路相似，操作方便、简单，路径短，缺点是颈部遗留小瘢痕。

3. 颈部无瘢痕、无注气内镜甲状腺手术入路　为了避免术后颈部遗留瘢痕，在前述的基础上，笔者发展了无注气的胸前入路或内镜辅助锁骨下入路甲状腺手术，与非注气腋下入路一样，均于颈阔肌下解离皮瓣，用悬吊拉钩维持手术空间，避免了颈前穿钢丝悬吊引起的创伤和颈前遗留手术瘢痕。

免注气术式具有以下优点：在形成清晰的颈阔肌下手术视野后，内镜下甲状腺叶切除等手术的操作步骤与传统的手术方式基本相同。多数文献的报道认为，在电视监视系统下进行内镜下手术，对甲状腺血管、喉返神经及甲状旁腺的辨认要优于传统手术，加之超声刀的使用，使手术安全有效。

第三节　内镜下甲状腺手术空间的建立步骤

一、注气式内镜下甲状腺手术空间的建立（以胸前乳晕入路手术为例）

1. 切口　胸前入路可分为胸乳入路和完全乳晕入路。对于胸乳入路，两侧切口长约6mm，分别位于左、右乳晕边缘（左侧10~11点位置，右侧1~2点位置），中间切口长12mm，位于两乳头连线中点偏右。对于完全乳晕入路，左侧6mm切口同胸乳入路，右侧6mm切口位于11~12点位置，中间12mm切口位于右乳晕2~4点位置。

2. 注射膨胀液　12mm切口完成后，为避免直接应用器械钝性分离皮下组织导致层次混乱和皮下出血，需要向皮下组织与肌筋膜之间的间隙注入膨胀液。膨胀液的配制采用生理盐水500mL加入10%肾上腺素10mL，然后取70mL肾上腺素稀释液与30mL罗哌卡因（225mg）混合备用。采用专用注水针连接50mL针筒，从12mm切口处向皮下注射膨胀液，边注水边进针，注水范围不超过胸骨上缘。膨胀液中的肾上腺素可以收缩血管并减少术中皮下隧道出血，而膨胀液中的罗哌卡因可有效地降低术后疼痛程度。需要注意，为了减少后续能量器械操作过程中产生过多雾气，需要在置入主Trocar前，及时用纱布卷将膨胀液自切口挤出。

3. 皮下分离　在注射膨胀液建立的腔隙中，采用专用可视皮下分离器在皮下组织与肌筋膜之间进一步分离皮下空间。从12mm切口置入可视皮下分离器，在直视下向右侧胸锁关节方向推进（全乳晕入路对准胸骨角），然后将分离器退至胸骨角位置，对准左侧胸锁关节再次进行分离。采用可视分离器的好处是可以严格把握分离层次，避免层次过浅引起皮肤损伤或过深引起出血。

4. 置入Trocar　从12mm切口置入10mm Trocar，CO_2调整至流量3L/min，压力3mmHg（1mmHg=0.133kPa），导入内镜后可以看见两个"鼻孔"状隧道，然后用纹氏血管钳撑开左侧6mm切口皮下组织，以5mm带芯Trocar向右侧胸锁关节方向进行穿刺，穿刺层次为皮下组织和乳腺组织之间的潜在间隙，进而导入电凝钩，进一步分离皮下组织，CO_2逐渐调整至流量6L/min，压力6~8mmHg。同法置入右侧5mm Trocar，穿刺方向对准左侧胸锁关节（全乳晕入路穿刺方向应与主Trocar方向平行），左手持腔镜吸引器撑开皮瓣，右手使用电凝钩继续分离皮下组织，显露胸锁乳突肌。

使用超声刀游离颈前区皮瓣。建腔范围上至甲状软骨上缘，下至胸骨角，外至胸锁乳突肌外缘。初学者分离皮瓣应遵循"宁深勿浅"原则，分离深度达肌筋膜，并完整保留肌筋膜，达到"上黄（脂肪）下红（肌肉）"的效果。

5. 空间的维持　一般采用充气法或混合空间法，对于有合并呼吸循环障碍和高龄等外科高危因素的患者可选用免充气法。

充气法通过CO_2维持手术空间。手术中CO_2的充气压越高，空间维持就越好，视野也越好。然而，CO_2压力高于10mmHg时，容易出现高碳酸血症或皮下气肿等并发症，因此有学者建议将CO_2压力控制在6~8mmHg以减少相关并发症的发生，但相应的，手术视野会受到一定限制。

混合空间法采用CO_2和甲状腺专用拉钩显露手术野。CO_2压力调至6mmHg，拉钩可以用2~4个，按照手术需要调整拉钩位置。

二、无注气内镜下甲状腺手术空间的建立（以胸前入路手术为例）

1. 切口　于锁骨下缘至少3~5cm，切口内侧距胸正中线5~8cm，切口由内往外切开皮肤及颈阔肌，切口长度为3~4cm。或在前胸壁锁骨中线，锁骨下缘至少两横指处做长3~4cm的斜切口，切开皮肤皮下；若有皮肤皱褶可将切口取在此处。

2. 内镜下分离皮瓣与建立手术空间　从手术切口置入主要的操作器械，如置入拉钩或悬吊装置和直径5mm或10mm的0°或30°内镜，长度24cm。用电刀或电钩锐性分离颈阔肌皮瓣，自切口向甲状腺方向向上、向内分离，上达环状软骨上缘或甲状软骨水平，内侧超越胸锁乳突肌内缘，或近颈白线，外侧以切口外侧与甲状软骨板中下连线为界，应注意解剖层次，仔细解离。最后，在颈前带状肌深面通过拉钩或悬吊系统牵拉颈阔肌皮瓣建立起手术空间。

（王　平　黄晓明）

■ **参考文献**

[1] 高力. 改良Miccoli术式内镜甲状腺手术[J]. 腹腔镜外科杂志, 2011, 16(8): 583-589.

[2] 王平. 完全腔镜治疗甲状腺疾病的适应证及手术技巧[J]. 中国普外基础与临床杂志, 2013(9): 971-975.

[3] 王存川, 江细民, 杨景哥, 等. 颈前皮瓣悬吊(免注气)胸乳入路腔镜下甲状腺切除术[J]. 中国微创外科杂志, 2008, 14(10): 954-955.

[4] 陈波, 曾庆东, 胡三元. 腔镜甲状腺手术操作空间的建立[J]. 腹腔镜外科杂志, 2013(4): 255-256.

[5] 林伟鹏. 腔镜甲状腺切除术的临床研究进展[J]. 微创医学, 2012, 07(1): 62-64.

[6] 王平, 燕海潮. 完全腔镜甲状腺癌手术并发症的防治[J]. 腹腔镜外科杂志, 2012, 17(11): 806-809.

[7] 王平, 燕海潮. 腔镜甲状腺手术系列报道之手术空间的建立与维持[J]. 中国普通外科杂志, 2016, 25(11): 1531-1535.

[8] 黄晓明, 孙伟, 洪云, 等. 胸前入路无注气内镜手术治疗早期甲状腺乳头状癌的初步研究[J]. 中华耳鼻咽喉头颈外科杂志, 2012, 47(7): 571-574.

[9] 黄晓明, 许庚, 郑亿庆, 等. 无注气内镜下甲状腺手术和传统手术的比较研究[J]. 中华耳鼻咽喉头颈外科杂志, 2007, 42(8): 599-602.

[10] 卢星, 黄晓明, 孙伟, 等. 经胸前入路无注气内镜下甲状腺手术与传统手术创伤比较的随机对照研究[J]. 中华耳鼻咽喉头颈外科杂志, 2010, 45(11): 895-898.

[11] 黄晓明, 许庚, 郑亿庆, 等. 经胸前径路无注气内镜下甲状腺手术[J]. 中国内镜杂志, 2007, 13(9): 906-908.

[12] 蔡谦, 黄晓明, 孙伟, 等. 甲状腺双侧腺叶病变单侧胸前入路内镜手术与传统手术对比研究[J]. 中华耳鼻咽喉头颈外科杂志, 2009, 44(11): 926-929.

[13] GAGNER M. Endoscopic subtotal parathyroidectomy in patients with primary hyperparathyroidism[J]. Br J Surg, 1996, 83(6): 875.

[14] MICCOLI P, ELISEI R, MATERAZZI G, et al. Minimally invasive video-assisted thyroidectomy for papillary carcinoma: a prospective study of its completeness[J]. Surgery, 2002, 132(6): 1070-1074.

[15] MICCOLI P, BERTI P, AMBROSINI C E. Perspectives and lessons learned after a decade of minimally invasive video-assisted thyroidectomy[J]. ORL J Otorhinolaryngol Relat Spec, 2008, 70(5): 282-286.

[16] IKEDA Y, TAKAMI H, SASAKI Y, et al. Endoscopic neck surgery by the axillary approach[J]. J Am Coll Surg, 2000, 191(3): 336-340.

[17] YOON J H, PARK C H, CHUNG W Y. Gasless endoscopic thyroidectomy via an axillary approach: experience of 30 cases[J]. Surg Laparosc Endosc Percutan Tech, 2006, 16(4): 226-231.

[18] BERBER E, SIPERSTEIN A. Robotic transaxillary total thyroidectomy using a unilateral approach [J]. Surg Laparosc Endosc Percutan Tech, 2011, 21 (3): 207-210.

[19] LANDRY C S, GRUBBS E G, MORRIS G S, et al. Robot assisted transaxillary surgery (RATS) for the removal of thyroid and parathyroid glands [J]. Surgery, 2011, 149 (4): 549-555.

[20] SHIMAZU K, SHIBA E, TAMAKI Y, et al. Endoscopic thyroid surgery through the axillo-bilateral-breast approach [J]. Surg Laparosc Endosc Percutan Tech, 2003, 13 (3): 196-201.

[21] CHOE J H, KIM S W, CHUNG K W, et al. Endoscopic thyroidectomy using a new bilateral axillo-breast approach [J]. World J Surg, 2007, 31 (3): 601-606.

[22] SHIMIZU K, TANAKA S. Asian perspective on endoscopic thyroidectomy — a review of 193 cases [J]. Asian J Surg, 2003, 26 (2): 92-100.

[23] NAKAJO A, ARIMA H, HIRATA M, et al. Trans-Oral Video-Assisted Neck Surgery (TOVANS). A new transoral technique of endoscopic thyroidectomy with gasless premandible approach [J]. Surg Endosc, 2013, 27 (4): 1105-1110.

[24] WANG C, ZHAI H, LIU W, et al. Thyroidectomy: a novel endoscopic oral vestibular approach [J]. Surgery, 2014, 155 (1): 33-38.

[25] BELLANTONE R, LOMBARDI C P, RUBINO F, et al. Arterial PCO_2 and cardiovascular function during endoscopic neck surgery with carbon dioxide insufflation [J]. Arch Surg, 2001, 136 (7): 822-827.

[26] PARK E Y, KWON J Y, KIM K J. Carbon dioxide embolism during laparoscopic surgery [J]. Yonsei Medical Journal, 2012, 53 (3): 459.

[27] HUANG X M, SUN W, ZENG L, et al. Gasless endoscopic thyroidectomy via an anterior chest approach—a review of 219 cases with benign tumor [J]. World J Surg, 2011, 35 (6): 1281-1286.

[28] HONG Y, YU S T, CAI Q, et al. The experience of gasless endoscopic-assisted thyroidectomy via the anterior chest approach for Graves' disease [J]. Eur Arch Otorhinolaryngol, 2016, 273 (10): 3401-3406.

第六章

内镜下甲状腺和涎腺手术术中神经监测技术

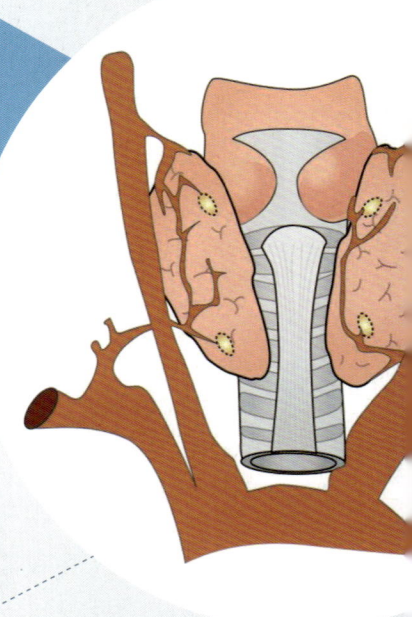

第一节 内镜下甲状腺手术术中喉返神经监测技术

喉返神经（recurrent laryngeal nerve，RLN）损伤是甲状腺手术的一种严重并发症，单侧RLN损伤引起的声音嘶哑及双侧RLN损伤引起的呼吸不畅甚至窒息等都会给患者生活造成极大的影响。据统计，甲状腺手术RLN的损伤率为0.3%~18.9%。20世纪末，内镜技术已较广泛地应用于甲状腺外科，文献报道内镜甲状腺手术（颈前小切口、胸前、腋下、乳晕等入路）RLN损伤发生率为0.4%~4.93%。随着内镜手术的开展及应用，其适应证也在逐步拓展，手术中RLN的识别和保护显得尤为重要。

自20世纪70年代开始，学者们不断探索降低术中RLN损伤的新方法。Flisberg等首先在术中使用肌电图描记法（electromyography，EMG）来监测和识别RLN，从而更有效地降低RLN损伤率。目前，术中神经监测（intraoperative neuromonitoring，IONM）在临床上已得到应用，其有助于定位和识别RLN，查找损伤原因，监测RLN神经功能，从而降低永久性RLN损伤的发生率。

一、适应证

1. 甲状腺肿物位于腺体背侧，可疑近期囊内出血或甲状腺癌。
2. 甲状腺功能亢进，术前超声提示腺体大且内部血供丰富者。
3. 甲状腺恶性肿瘤需行颈部淋巴结清扫，尤其有中央区淋巴结肿大。
4. 术前影像学提示有内脏转位或锁骨下动脉变异，可疑喉不返神经。
5. 已有单侧声带麻痹，对侧叶需行手术治疗。
6. 需行甲状腺全切除术。
7. 甲状旁腺手术。
8. 对音质、音调有特殊要求者，要求术中应用IONM的。

二、设备

IONM监测系统可分为记录端（记录电极及其接地电极）和刺激端（刺激探针及其回路电极）以及EMG监测仪（图6-1-1）、界面盒、抗干扰静音检测器、患者模拟器等。

针状电极和气管插管表面电极是最为典型的两种记录电极，推荐常规使用表面电极（图6-1-2）。

刺激探针分为单极型和双极型，推荐使用单极Prass球头探针（图6-1-3）。

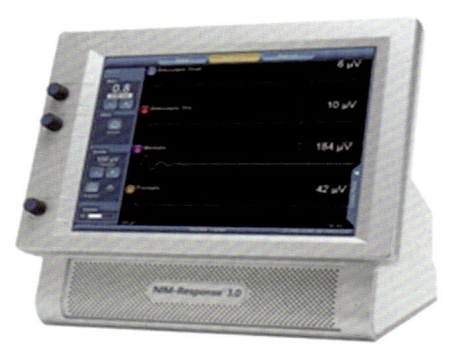

图6-1-1　神经监测仪

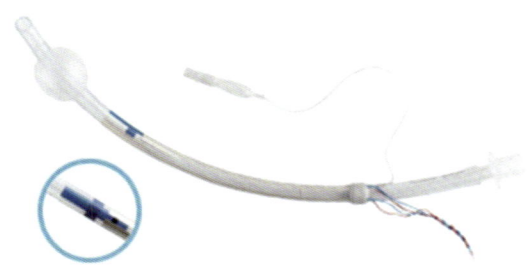

图6-1-2 带表面电极的神经监测专用气管插管

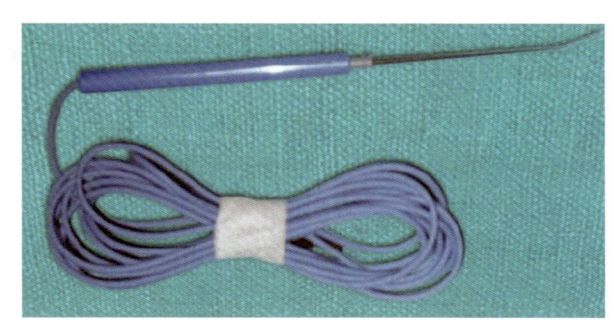

图6-1-3 单极Prass球头探针

三、术前嗓音评估

1. 术前喉镜检查（图6-1-4） 所有患者术前1天进行间接喉镜、纤维喉镜或动态喉镜检查，记录声带运动状态，推荐录像记录。

2. 有条件的单位可在甲状腺术前进行嗓音的主客观分析（图6-1-5至图6-1-7）。

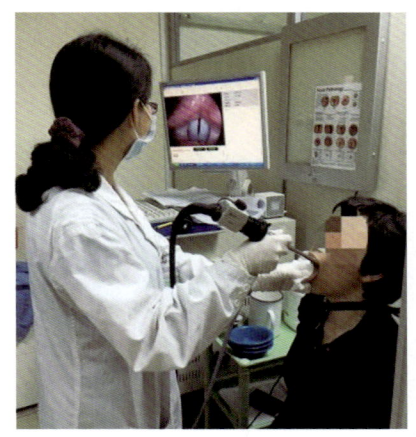

图6-1-4 术前喉镜检查

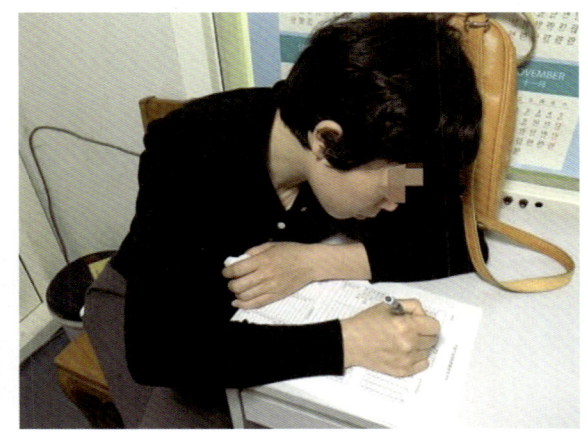

图6-1-5 嗓音自我评估

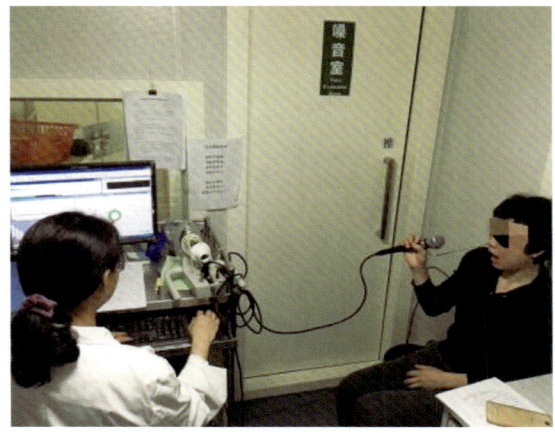

图6-1-6 嗓音听感知评估

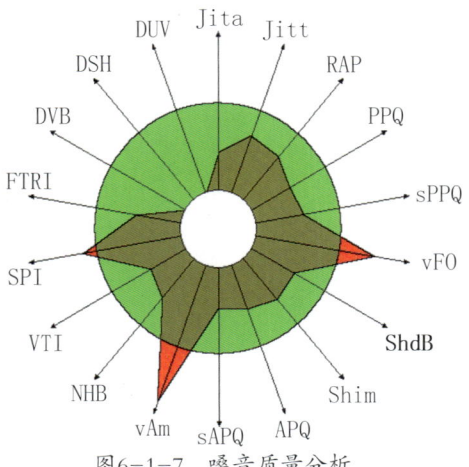

图6-1-7 嗓音质量分析

四、监测步骤

1. 麻醉 所有患者均接受全身麻醉，气管插管采用NIM标准加强型TM气管内导管（女式导管内径6.0mm，男式导管内径7.0mm）（图6-1-8）。在保证手术麻醉平稳条件下，监测状态要求尽量减少肌松剂控制患者四肢肌的肌松状态，以减少对喉肌肌电信号的干扰。麻醉诱导给予中效非去极化肌松剂每千克体重0.05mg，术中不再追加肌松剂。

2. IONM设备连接 使用双肩皮下留置回路电极及接地电极，以避免刺伤肺脏，且距离神经及声带较近，减少信号传递干扰。插管成功后，术者指腹敲击一侧甲状软骨板，神经监测仪发出"嘟、嘟"提示音，表示电极位置良好。在监测仪电极界面常规检查电极阻抗，单电极阻抗<2.0kΩ，阻抗差值<1.0kΩ，回到监测界面，肌电信号基线波动在10μV左右，监测仪准备就绪。

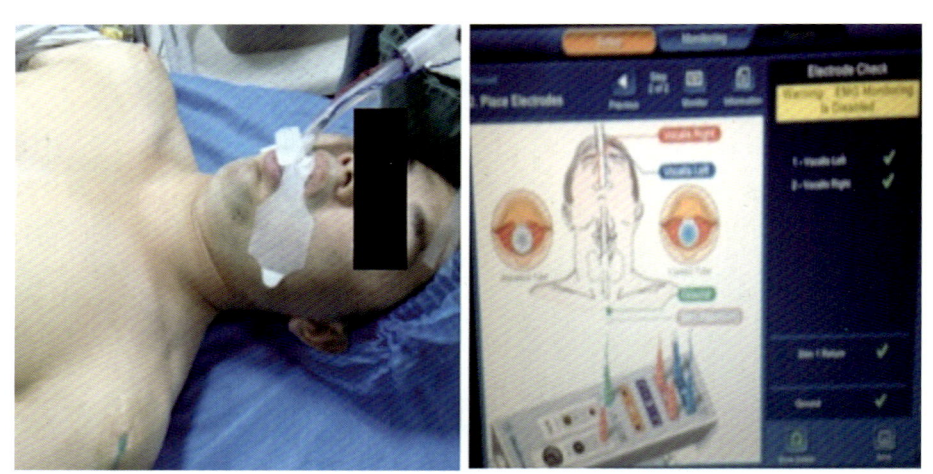

图6-1-8 气管导管（蓝色）表面的电极（黄色）呈梯形分布，与声带（红色）接触良好

3. 获取V1信号 （手术操作以经胸前免注气内镜甲状腺手术为例）分离皮瓣后用特制拉钩提起以维持手术空间，将胸锁乳突肌与颈前带状肌分离，用血管拉钩将胸锁乳突肌往外侧牵拉，显露颈动脉鞘后，不打开颈动脉鞘，经胸前切口置入球形探针，在甲状腺下极水平颈动脉鞘稍外侧应用2.0mA刺激电流间接刺激迷走神经获得V1信号并记录（图6-1-9）。

4. 获取R1信号 应用1.0mA刺激电流在甲状腺下动脉周围RLN走行区进行探测，刺激获得肌电信号R1并记录（图6-1-10）。

5. 获取R2信号 解剖喉返神经并用超声刀离断甲状腺下动脉各终末分支，切除病变侧腺叶后，应用1.0mA刺激电流刺激暴露部最近端获得R2信号并记录（图6-1-11）。

6. 获取V2信号 充分止血后在甲状腺下极水平颈动脉鞘稍外侧应用2.0mA刺激电流间接刺激迷走神经获得V2信号并记录（图6-1-12）。

7. 确定无信号丢失 ①R2、V2明显低于R1、V1（>50%）；②刺激时无信号或<100μV；③探测神经时，喉镜观察声带运动受限或固定后，拍照记录喉返神经的视觉完整性。

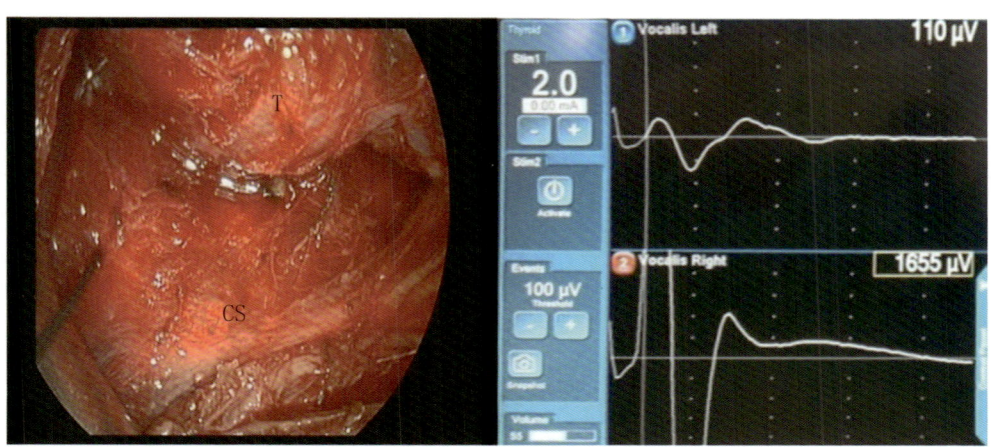

图6-1-9 甲状腺下极水平刺激同侧迷走神经（VN）获得V1肌电信号
（T：甲状腺；CS：颈动脉鞘）

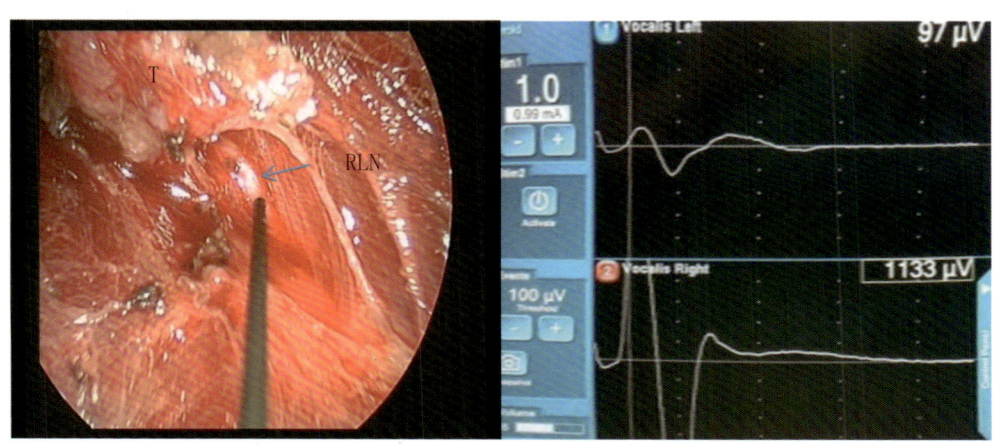

图6-1-10 解剖游离RLN前，进行定位和识别，刺激显露处获得肌电信号后进行初步显露
（T：甲状腺；RLN：喉返神经）

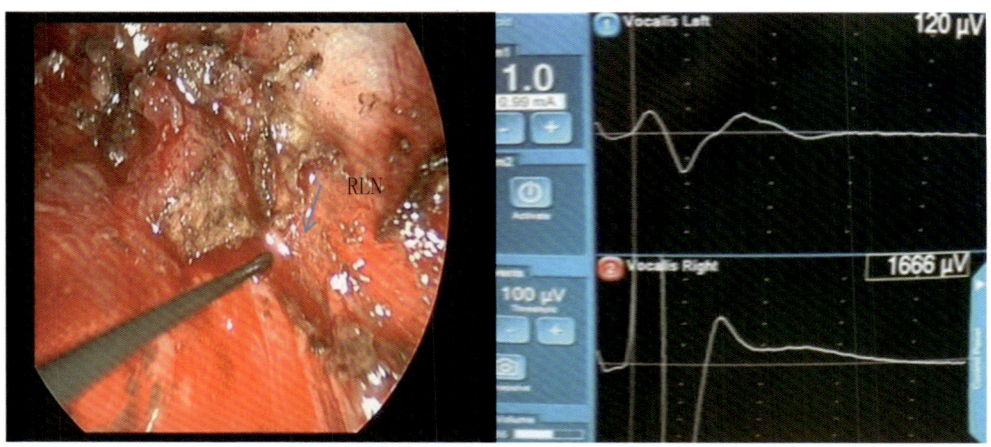

图6-1-11 从Berry韧带解剖游离后，刺激暴露RLN近端获得R2肌电信号
（RLN：喉返神经）

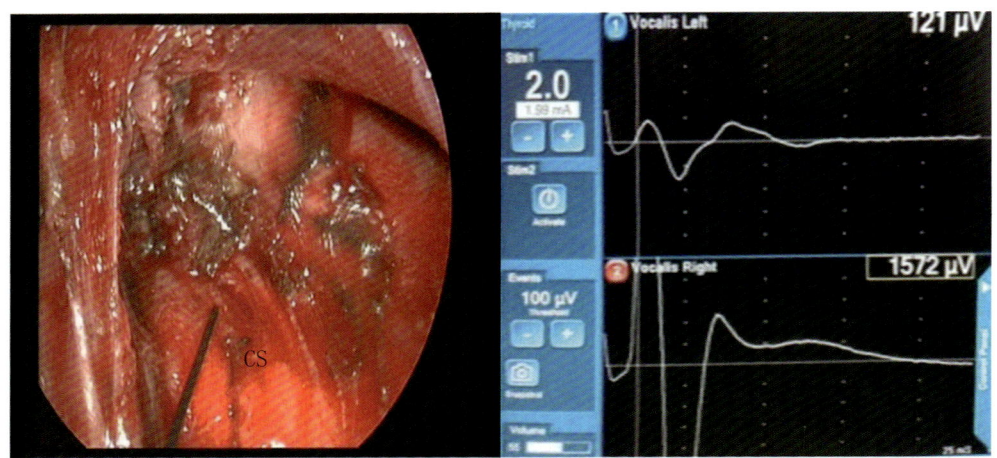

图6-1-12　术毕前彻底止血后再次测试VN获得V2肌电信号
（CS：颈动脉鞘）

五、术后嗓音评估

1. 术前喉镜检查　所有患者术前1天进行间接喉镜、纤维喉镜或动态喉镜检查，记录声带运动状态，推荐录像记录。

2. 有条件的单位可行记录患者嗓音并行嗓音分析。

六、术中神经监测常见故障原因及解决方案

术中神经监测可能出现故障，如电极阻抗过大导致电流干扰，电极接触不好导致监测信号时好时坏等，需要及时鉴别处理。一般常见故障原因及解决方案见表6-1-1。

表6-1-1　术中神经监测常见故障原因及解决方案

常见故障	原因分析	解决方案
电极阻抗过高： 皮下电极>10kΩ 刺激探针电极>25kΩ	皮下电极脱离患者，尚未完全脱出	检查皮下电极是否脱落，保持电极干净
	电极本身阻抗过高	更换电极，重新留置，胶带固定
	电极芯与患者界面盒接触不良 界面盒与监测仪接触不良	检查患者界面盒连接情况
记录电极： 单电极阻抗>5kΩ 阻抗差值>1kΩ 电极阻抗为0 电刀干扰	记录电极与声带接触不良	纤维喉镜下调整插管深度及角度
	气管插管表面电极移位	常规可视喉镜下留置气管插管
	插管前涂擦绝缘性润滑剂	记录电极处禁止涂擦绝缘介质
	两枚皮下电极发生接触	重新留置皮下电极，两枚电极距离>1cm
	没有连接抗干扰静音探测器探头	将电刀设备电缆打环，把抗干扰静音探测器夹在环上

（续表）

常见故障	原因分析	解决方案
标准化监测系统建立后，甲状腺手术操作前，无法探及V1信号	患者术前声带麻痹	复查术前喉镜记录
	术者探及神经并非迷走神经	确认显露迷走神经后用1mA刺激强度探测
	显露迷走神经操作已造成损伤	用3mA刺激强度直接探测颈动脉鞘获得V1信号
	存在非返性喉返神经变异	甲状腺下极水平迷走神经无信号时，复测甲状腺上极水平
	麻醉诱导未按监测推荐应用肌松剂类型或剂量不当	等待肌松剂失效或适量应用肌松药拮抗剂
	探测电流强度不够	检查监视器显示刺激量值与刺激设置值是否匹配
		再次检查各电极及患者界面盒连接情况
		检查患者界面盒保险丝是否熔断
	刺激脉冲频率过低	刺激脉冲频率默认每秒释放4次
	事件阈值设置过高	常规100μV，不要随意更改参数
	监测模式、通道、音量选择不当	复查监测模式、通道、音量设置
	探测神经停留时间过短	每次探测时间至少1s
	探针损坏，绝缘层脱落	避免重复使用
	神经探测区域分流太大	清除探测区域液体
	探测神经效应肌肉与记录电极脱离	复查记录电极是否脱落
		气管插管表面电极深度可用喉前正中探测定位
未探测神经时，出现肌电信号	连续"序列"EMG反应不能解释	麻醉状态较浅，喉肌自主运动
		记录神经或肌肉被其他原因牵引
	非神经走行区出现假信号	气管插管表面电极位置过深
	探测电流过大	直接探测神经主干，推荐1mA刺激强度
		术中结合解剖结构及肌电信号调整
V1信号良好，证实监测系统标准化建立，识别解剖喉返神经时信号减弱>50%或丢失	术中麻醉或肌松状态变化	监测完成前避免追加肌松剂等
	神经离断伤	检查神经连续性
	非肉眼可见的神经损伤	定位损伤点，分析损伤机制：牵拉伤、热损伤、吸引器损伤、丝线切割伤等
		复查各电极连接确保回路良好
	监测系统故障	应用模拟器复查监测仪主机、患者界面盒（保险丝）等
	术中因头位、体位等变动造成记录电极移位	复查喉镜，调整插管

引自：孙辉. 甲状腺及甲状旁腺手术中神经电生理监测临床指南（中国版）[J]. 中国实用外科杂志，2013（06）：470-474.

七、评价

IONM可提供肌电图波及声音提示，有助于在术中识别喉返神经并预警非返性喉返神经，验证喉返神经功能的完整性。该技术在开放甲状腺手术中的应用已逐渐成熟。目前国内外学者均推荐采用标准化的IONM的操作程序。即在解离甲状腺前先探测同侧的迷走神经获得V1信号，在气管食管沟或甲状腺下动脉附近准备寻找喉返神经时，需探测到R1信号后再进行解剖，完全解剖喉返神经切除同侧腺叶后需探测喉返神经最近端的R2信号，确定喉返神经的完整性，最后在结束手术前探测同侧迷走神经获得V2信号，如R2信号相比R1信号无变化，V2信号相比V1信号无变化，则提示喉返神经功能良好，确定信号无丢失后方可结束手术。研究表明应用标准化IONM操作程序比未应用标准化IONM操作程序多识别11.2%的神经分支（$P<0.01$），比应用手术放大镜识别准确性提高约10%，显著降低暂时性喉返神经损伤率（2.0% vs 4.9%，$P=0.01$）。在内镜手术中，在Miccoli术式，术中喉返神经监测流程可参照开放手术标准化IONM操作程序应用，对于非注气经胸前或腋下入路内镜下甲状腺手术，神经探针可经胸前或腋下切口进入来实现IONM的操作，而对于胸前乳晕或全乳晕入路的注气内镜下甲状腺手术，需经颈前皮肤穿刺引入神经探针进行操作。

内镜下甲状腺手术喉返神经损伤的原因包括牵拉伤、挫伤等，这些损伤发生时喉返神经的视觉完整性往往是正常的。研究表明，牵拉是导致喉返神经损伤的主要原因，Wu CW等的研究认为，在进行实时监测的时候，如发现神经信号丢失超过50%，则可能出现不可逆的损伤，因此在术中进行IONM时，必须注意远端信号的改变，一旦发现信号丢失超过50%，需暂停手术查找原因，待信号恢复后再行手术，且喉返神经被牵拉超过一定时间后，可能发生不可逆的损伤，因此如在术中及时发现，可避免喉返神经出现永久性损伤。此外，使用超声刀产生的热能也可引起喉返神经损伤，Wu CW等的研究认为超声刀刀头距离神经需超过1mm，且刀头使用后及时冷却可有效避免喉返神经热损伤。借助IONM技术，可以定位喉返神经，避免操作距离过近导致的热损伤，同时通过手术操作过程中出现的信号减弱或丢失来实时评估喉返神经的功能，从而避免牵拉所导致的损伤。

喉返神经的喉外分支并不少见（图6-1-13），发生率可达22%~64%，术中辨别神经分支可避免术后声带麻痹。如果外科医师没有认识到喉返神经分支的重要性，未显露的内支或外支就有可能发生医源性损伤。若患者的神经有分支，而仅显露一个分支，未做全程显露，就可能导致其他分支损伤。神经监测技术可有效分辨喉返神经各分支，如术中监测发现喉返神经信号突然下降，排除损伤的因素外则需注意是否存在喉返神经分支，并鉴别运动支和感觉支，可在信号最强处仔细解剖予以寻找，可完整保留喉返神经各分支。

喉不返神经国内外文献报道的发生率为0.14%~1.00%，常见于右侧，其原因与动脉血管解剖不对称相关，所以左侧喉不返神经主要出现于内脏转位患者。喉不返神经分为3型：Ⅰ型发出点位于喉与气管连接平面，走行与甲状腺上极血管平行；ⅡA型发出点相当于甲状腺峡部平面，横行入喉；ⅡB型（图6-1-14）走行类似喉返神经，下行勾绕甲状腺下动脉主干或分支再上行入喉。临床以ⅡA型最为常见。无喉返神经监测的甲状腺手术中，喉返神经识别主要依靠人体解剖标志，临床上识别较困难，在应用喉返神经监测时，可出现右侧V1潜伏期缩短的征象，因此，对于V1信号潜伏期缩短，应对V信号进行分析，并探测甲状软骨上缘水平（A点）及甲状腺下极水平（B点）V1信号，如A点有V1信号，B点无V1信号，则考虑为喉不返神经可能性大。

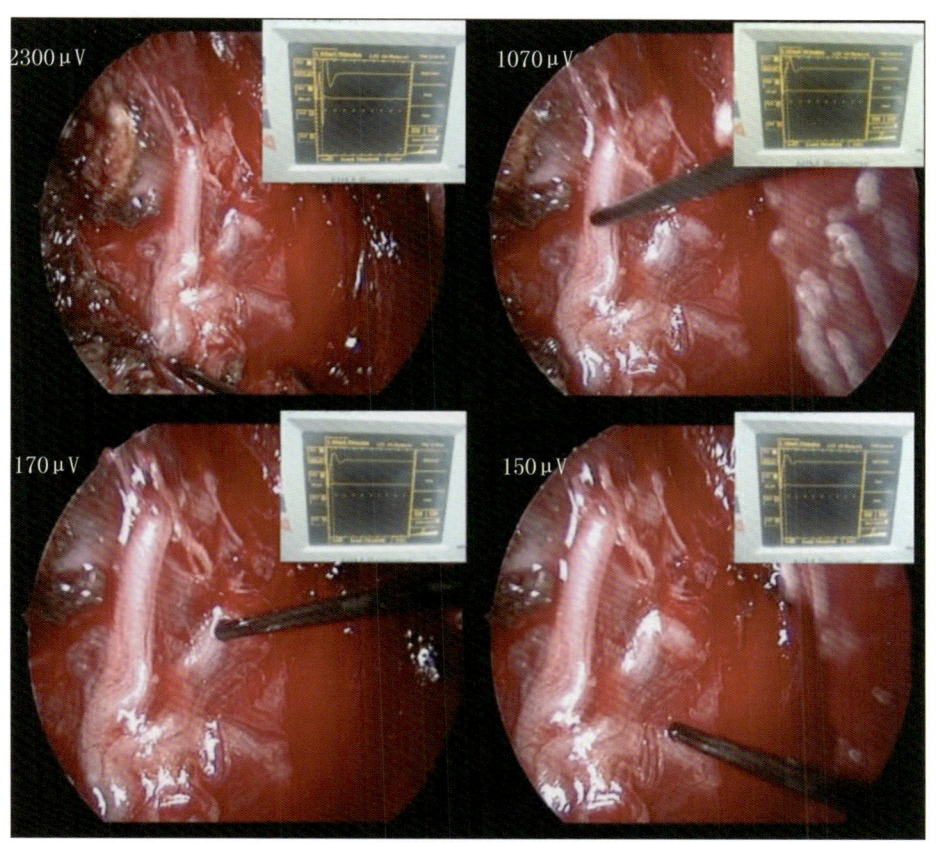

图 6-1-13 喉返神经分支

由于气管插管移位、连接失效、探测术区有液体等原因，IONM可能出现假性信号丢失，因此在应用IONM前，必须对手术团队进行相关的培训，掌握气管插管、线路连接以及标准化监测操作流程，减少故障的发生，也有助于及时甄别假性信号。目前已可实现喉返神经实时监测，方便术者在手术过程中及时了解喉返神经的状态，如术中神经有无受牵拉过度等，而带有实时监测功能的手术设备（图6-1-15）的开发将进一步提高喉返神经监测的精准度。

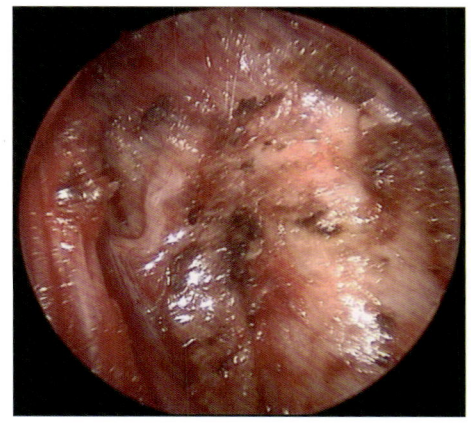

图6-1-14 喉不返神经（ⅡB型）

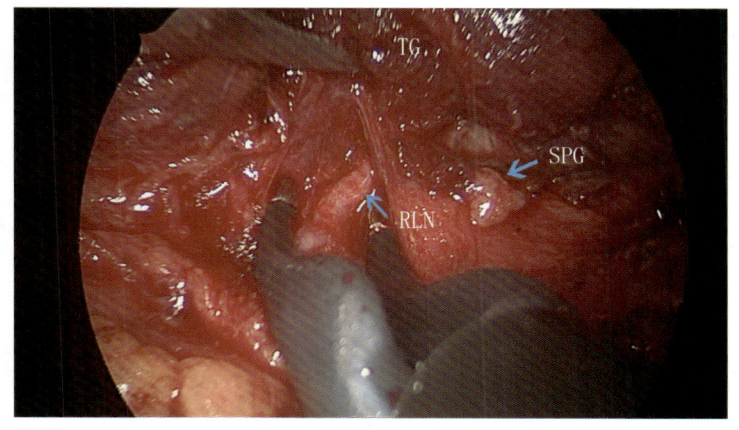

图6-1-15 使用实时监测钳定位并解剖喉返神经
（RLN：喉返神经；SPG：上甲状旁腺；TG：甲状腺）

（梁发雅）

第二节 内镜下甲状腺手术术中喉上神经监测技术

喉上神经分为内、外两支，内支是感觉纤维，入喉后主管喉内黏膜的感觉；外支是运动纤维，细小，直径约0.8mm，沿甲状腺上动脉附近下行，在胸骨甲状肌的止点深面斜行，穿行咽下缩肌的部分纤维，支配环甲肌的运动。应用手术前后频闪喉镜、声音分析等评估方法，判断喉上神经损伤发生率为5%~28%。随着喉返神经功能研究的不断深入，喉上神经功能及临床意义也逐渐明朗，损伤症状包括声音嘶哑、喘息样声音、发声疲劳、声频范围降低等音质改变，而喉上神经保护也逐渐受到外科医生重视。自2000年以来，术中喉上神经监测技术已逐渐发展成熟，可以提高喉上神经外侧支的识别率，减少解剖范围及损伤发生率。

一、适应证

1. 甲状腺肿物位于甲状腺上极背侧，可疑近期囊内出血或甲状腺癌。
2. 甲状腺功能亢进患者，术前超声提示腺体大且内部血供丰富。
3. 需行甲状腺全切除术。
4. 甲状旁腺手术。
5. 对音质、音调有特殊要求者，要求术中应用神经监测的。

二、设备

术中喉上神经监测系统包括刺激端（刺激探针及其回路电极）以及EMG监测仪，刺激探针分为单极型和双极型，推荐使用单极Prass球头探针。

三、术前嗓音评估

1. 术前喉镜检查 所有患者术前1天进行间接喉镜、纤维喉镜或动态喉镜检查，记录声带运动状态，推荐录像记录。
2. 有条件的单位可行记录患者嗓音并行嗓音分析及音域分析。

四、监测步骤

1. 应用2mA刺激电流直接探测环甲肌以区别探及神经时肌肉的反应，确定监测系统工作通路的完整性（图6-2-1）。

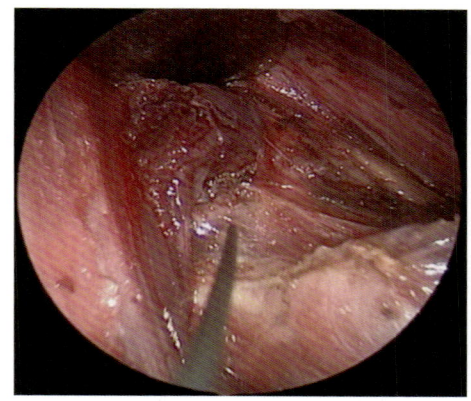 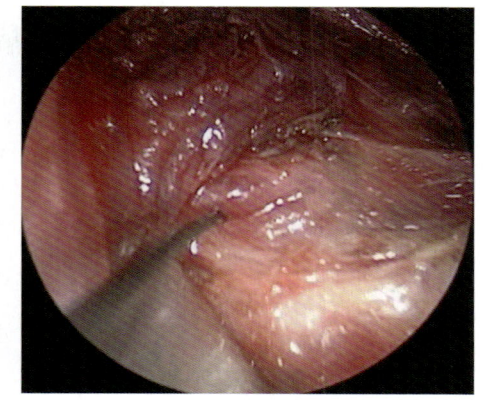

图6-2-1　2mA刺激电流直接探测环甲肌　　　　图6-2-2　定位喉上神经外侧支

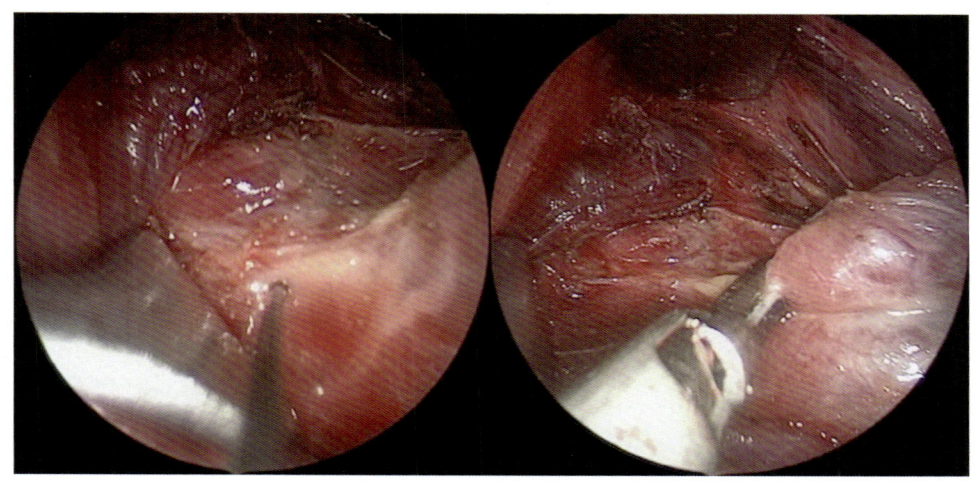

图6-2-3　探测拟离断组织无喉上神经喉外支

2. 再探测咽下缩肌与环甲肌连接处，可提示喉上神经外侧支距离咽下缩肌的深度，定位喉上神经外侧支，并通过刺激后环甲肌震颤的特征确定喉上神经外侧支走向，喉上神经外侧支可不予以显露（图6-2-2）。

3. 在离断甲状腺上极血管时，探测拟离断组织如未出现环甲肌收缩，并刺激喉上神经喉外支走向，观察有无环甲肌收缩活动，确认神经功能正常后，再进行离断操作（图6-2-3）。

4. 完整游离甲状腺上极后，再次用电极刺激喉上神经外侧支行径，以证实神经功能完整性（图6-2-4）。

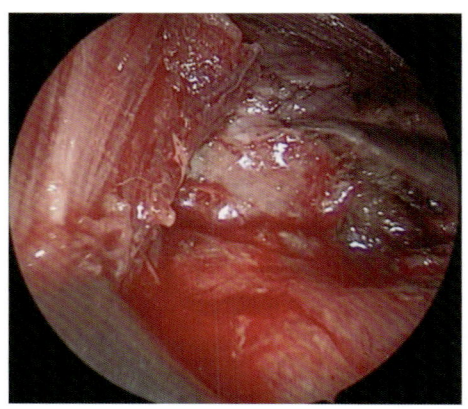

图6-2-4　再次刺激喉上神经外侧支证实神经功能完整性

五、术后嗓音评估

1. 术前喉镜检查　所有患者术前1天进行间接喉镜、纤维喉镜或动态喉镜检查，记录声带运动状态，推荐录像记录。
2. 有条件的单位可行记录患者嗓音并行嗓音分析及音域分析。

六、评价

喉上神经外侧支常走行于以胸骨甲状肌为上缘，咽下缩肌及环甲肌为侧缘，甲状腺上极为下缘构成的"胸骨甲状肌与喉部三角"内（图6-2-5）。在甲状腺上动脉和甲状腺上静脉前支的内侧或背侧，可见喉上神经喉外支向内侧的喉体走行，一般距离甲状腺上极3～15mm，也有紧贴甲状腺上极或低于上极水平的。多数外科医生并没有常规识别喉上神经，而是选择避让，经验性地认为通过被膜精细操作，紧邻甲状腺上极骨骼化游离及单支钳夹切断甲状腺上极血管足以保护喉上神经免受损伤。然而，当甲状腺肿物巨大，或因各种原因导致甲状腺上极肿大影响暴露时，即使精细的解剖，若未识别喉上神经也难以避免损伤。同时不能盲目相信喉上神经外侧支位于咽下缩肌深层是相对安全的，仍有部分喉上神经外侧支会由甲状腺上极附近肌肉穿行而出，具有很高的损伤风险。术中神经监测可以起到一定的辅助作用，提高喉上神经外侧支的识别率，减少解剖范围及损伤发生率。一般建议喉上神经监测实施过程应完整包括以下步骤：首先用电极直接刺激环甲肌表面，观察环甲肌收缩形态，证明整个神经监测系统功能正常，以免假阴性的结果导致喉上神经误伤；其次，在钳夹拟切断的结构时，需通过探测组织出现环甲肌收缩现象来排除喉上神经外侧支的存在，并再次刺激喉上神经喉外支走向，观察有无环甲肌收缩活动，确认神经功能正常后，方能切断；最后，在游离甲状腺上极后，再次用电极刺激上方神经行径，以证实神经功能完整性。

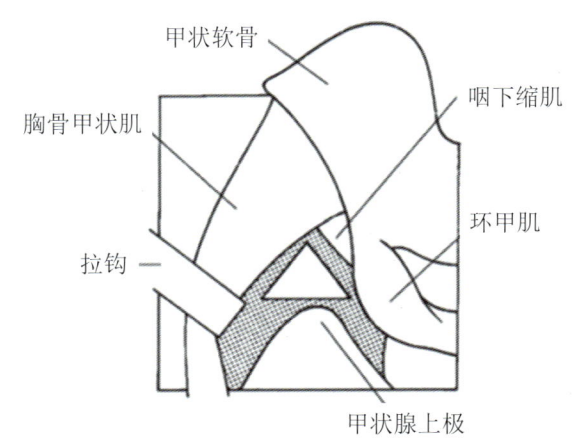

图6-2-5　胸骨甲状肌与喉部三角示意图

Darr EA等的研究表明，神经监测技术在开放甲状腺手术中对喉上神经喉外支的识别率和保护率达到100%。Kim SJ等采用神经监测技术对机器人甲状腺手术中19例喉上神经喉外支的鉴别研究发现，73.7%的喉上神经喉外支可通过神经监测定位，有助于保护患者的发声功能和嗓音质量。更大样本量及多中心的研究将为神经监测技术在喉上神经喉外支识别和保护中的应用提供更高级别的循证医学证据。

（陈仁辉）

第三节　内镜下腮腺手术术中面神经监测技术

面神经经腮腺内走行，且下颌缘支与颌下腺关系密切，因此在腮腺肿瘤手术中需细心保护，避免面神经功能损伤。手术范围、神经与肿瘤的关系、术区瘢痕等是影响术后面神经功能的局部因素，术者准确辨认神经位置及精巧的手术操作能够降低神经损伤的风险。神经监护是辅助术者在手术中准确辨认和保护神经的一项技术，能增加内镜手术的安全性。

一、设备

IONM监测系统可分为记录端（记录电极及其接地电极）、刺激端（刺激探针及其回路电极）、EMG监测仪、界面盒、抗干扰静音检测器、患者模拟器等。

二、麻醉与设备连接

1. 麻醉方法　用气管插管静脉复合麻醉。首先，静脉用芬太尼（2~4μg/kg）、异丙酚（2mg/kg）和短效肌松药琥珀酰胆碱（2mg/kg）进行诱导麻醉行气管内插管，然后以异丙酚［3~6μg/（kg·min）］和瑞芬太尼［0.5~1.0μg/（kg·min）］维持。术中全程不再使用琥珀酰胆碱。

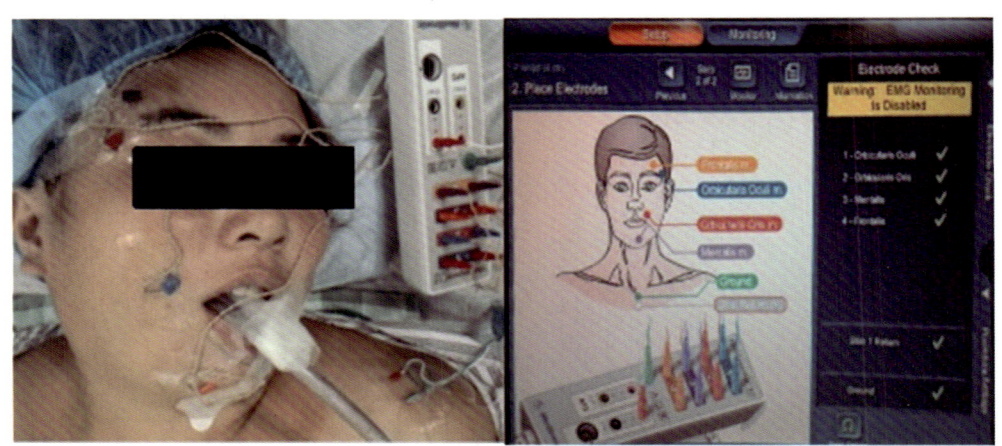

图6-3-1　面神经监测电极连接示意图

2. 电极连接方法（图6-3-1）　分别于额肌、眼轮匝肌、鼻唇沟及口角放置4对成对记录针电极，以监测术中面神经电活动，胸骨柄及肩部皮下各放置参考针电极1条，妥善固定电极，电极通过连接盒与前置放大器相连，后者可将面神经的微电位放大后传至计算机显示器。术中通过单极刺激电极对神经做探测，电刺激的电流范围为0.1~0.8mA，神经探针由手术医生操作，应用神经探针进行面神经定位，如直接接触面神经表面或接近面神经，将发出和刺激同步的"嘟嘟"声，记录反应电流阈值,由此辨认面神经和定位面神经的走行。通过调整刺激电流及刺激部位,可探测面神经的走行及判断是否损伤,甚至判断面神经损伤的预后。监护仪上所记录的波形振幅高于100mV时,判定为监测有效。

三、监测步骤

1. 逆行解剖法(分支法)(以面神经下颌缘支解剖法为例)(图6-3-2至图6-3-4) 显露面神经下颌缘支:翻起皮瓣后,在下颌角上方1cm范围内钝性分离,将嚼肌表面一层菲薄的结缔组织细心分离,在下颌缘支与颌外动脉交叉处,在面神经探针帮助下找到并解剖下颌缘支。此外,尚可在下颌角下后方于颈阔肌与颈深筋膜浅层之间钝性分离,显露面后静脉后,向上剥离少许,在腮腺下极的外上方,在面神经探针帮助下于面后静脉上方找到并解剖下颌缘支,再向主干方向解剖颞面干和颈面干,并顺颞面干和颈面干向周围解剖出面神经各分支,解剖面神经的同时将腮腺浅叶合并肿瘤一并切除。

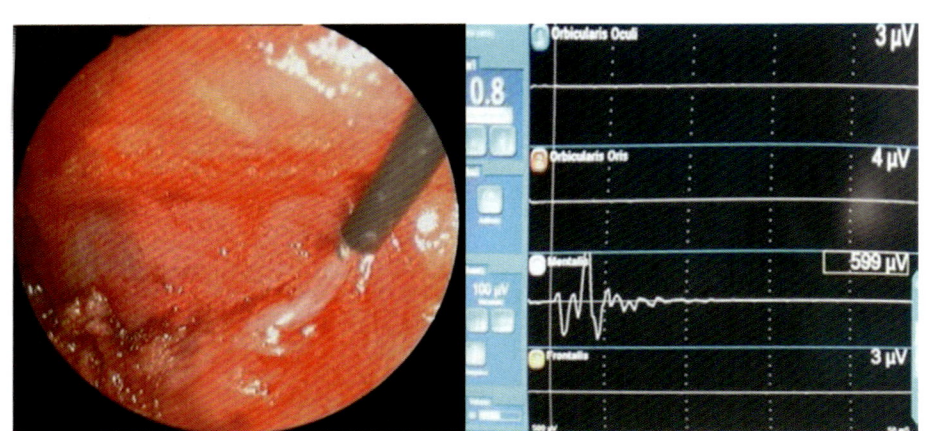

图6-3-2 定位面神经下颌缘支

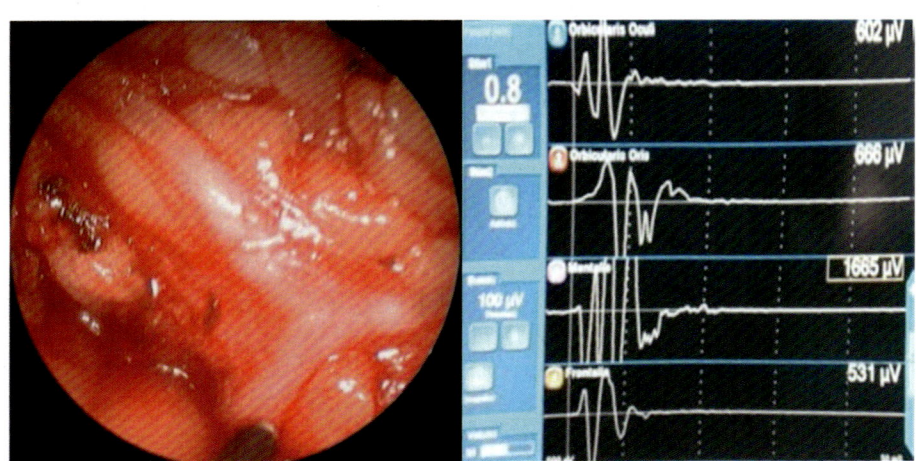

图6-3-3 向主干方向解剖颞面干和颈面干

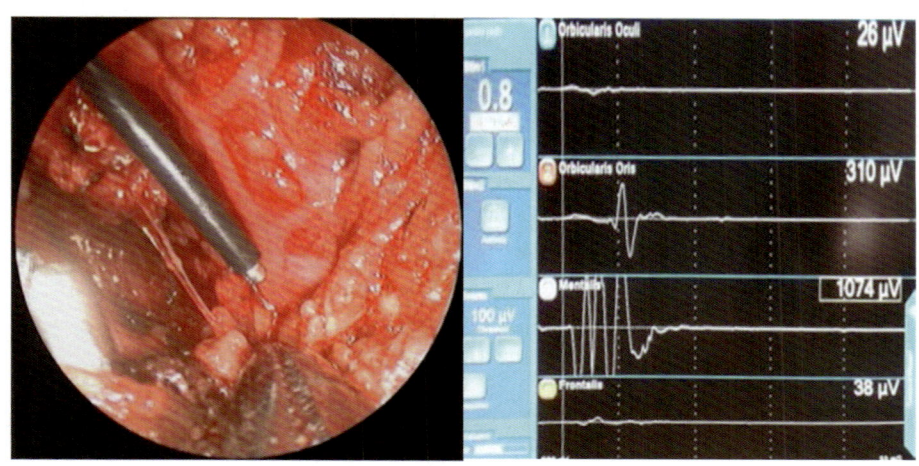

图6-3-4　解剖面神经各分支并切除腮腺浅叶

2．顺行解剖法（主干法）（以耳后小切口的内镜下解剖面神经总干法为例）（图6-3-5至图6-3-7）　皮肤翻瓣后在腮腺后缘与胸锁乳突肌前缘的间隙内暴露二腹肌后腹，在面神经探针的帮助下，在乳突尖与外耳道底壁之间定位解剖面神经主干，沿主干向腮腺内追踪、解剖面神经各分支直至

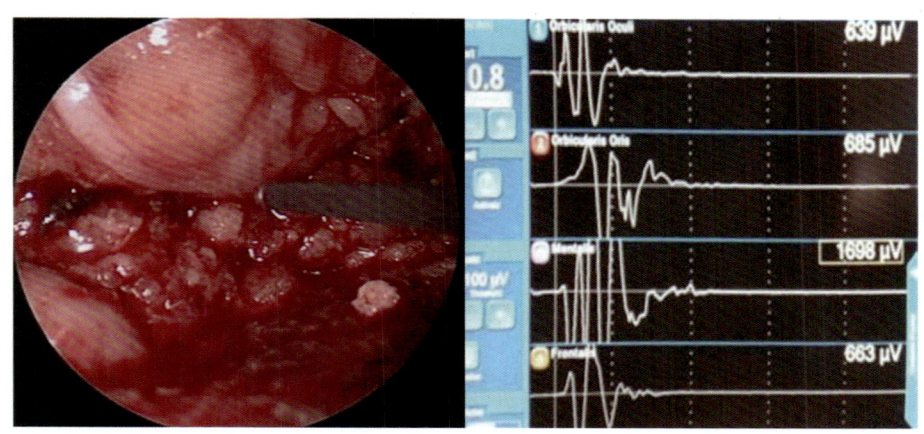

图6-3-5　定位面神经总干

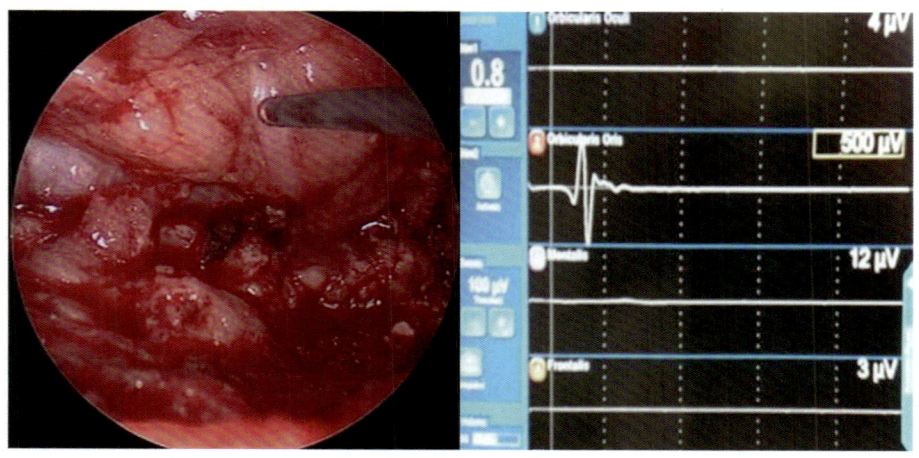

图6-3-6　定位面神经颊支

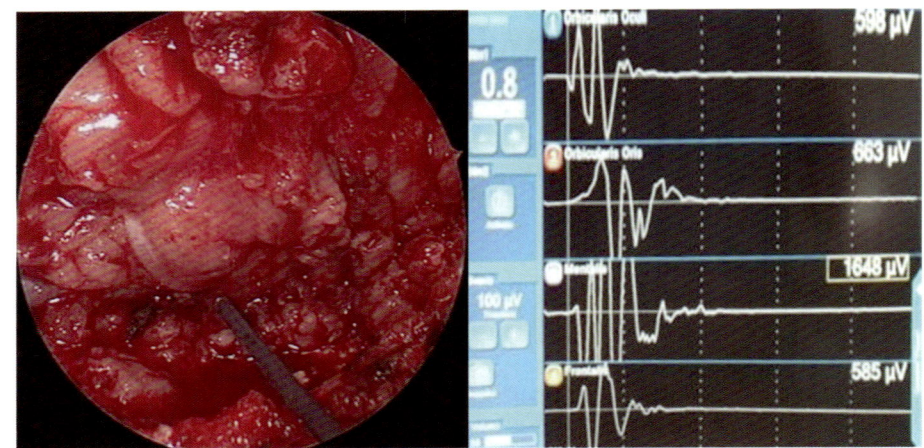

图6-3-7 肿瘤切除后，复测面神经总干信号

将整个腮腺浅叶切除。若肿瘤位于深叶，将浅叶切除后，在面神经监测下，解剖游离面神经主干及各分支，将包括肿瘤的腮腺深叶切除。手术结束时，刺激面神经主干及各分支，观察刺激阈值变化，以了解面神经功能。

四、评价

面神经的解剖和保护是腮腺手术中的关键步骤。在切除肿物前，首先需要确定面神经的位置和层次，避免盲目分离损伤神经；其次，在手术中，如肿瘤与神经关系密切，则需要将神经自肿物表面或内部解剖分离，以保留神经的完整性，这两部分操作均可能造成面神经的损伤。内镜腮腺手术由于切口小，解剖神经时多需潜行操作，对外科医师提出了更高的要求。借助面神经监测，可准确定位面神经各分支，及时了解术中面神经功能的实时变化信息，从而允许术者及时改变手术策略以减轻面神经损伤。

面神经监测通过将记录电极置于面神经分支支配的肌肉内，如额肌、眉弓、鼻唇沟或口角等处，记录面肌的复合肌肉动作电位。当刺激电极直接作用于神经干或其邻近组织时，通过微量直流电或机械刺激面神经诱发产生的肌电图，经信号调频并消除伪迹后，通过扬声器及示波器以声音和神经电图的形式提醒术者，避免损伤面神经。记录电极的位置有二导法和四导法两种，前者将两对成对记录针电极分别置于眼轮匝肌和口轮匝肌处，后者则将记录电极分别置于额肌、眉弓、鼻唇沟及口角等处。一般建议选择四导法，可较精确判断面神经各分支的完整性。

进行面神经监测前，需与麻醉师进行密切沟通，避免肌松药用量过大或时间过长，建议在插管前均使用短效肌松药琥珀酰胆碱2mg/kg一次性给药，由于该药半衰期仅为数分钟，待术中需行面神经监测时肌松药效已过，而此后不再加用肌松药，刺激面神经时对肌电图产生均无影响。

由于监测的是面神经的分支，刺激的电流强度应越小越好，选择由0.1mA起开始刺激，最大不超过0.8mA，此类患者引起完好面神经反应的电流阈值为0.15~0.40mA。若面神经周围有软组织或肿瘤包裹时，根据周围组织厚度不同，需以0.15～0.70mA的刺激强度方能引出完好面神经反应。

面神经监测的可靠性受许多因素影响，如电凝使用造成的干扰、术中牵拉神经造成的机械刺激诱发面肌的肌电活动、仪器或刺激电极接触不良导致反应不灵敏等，以上情况均可影响术中监测的灵敏度或特异性。

Sood AJ的meta分析结果表明，使用面神经监测的腮腺手术其暂时性面神经损伤发生率明显低于对照组（22.5% vs 34.9%，$P=0.001$），永久性面神经损伤发生率低于对照组，但差异无显著性（3.9% vs 7.1%，$P=0.18$）。因此，尽管面神经监测大大提高了面神经的保全概率，减少其暂时性损伤的发生率，但它仅能作为一种手术的辅助手段，并不能完全替代术者丰富的经验、熟练的手术技巧。

（梁发雅　陈仁辉　黄晓明）

■ 参考文献

[1] 孙辉. 甲状腺及甲状旁腺手术中神经电生理监测临床指南（中国版）[J]. 中国实用外科杂志，2013（06）：470-474.

[2] 黄晓明. 内镜甲状腺手术中喉返神经监护[J]. 中国医学文摘（耳鼻咽喉科学），2011（04）：213-214.

[3] CHIANG F Y, LEE K W, CHEN H C, et al. Standardization of intraoperative neuromonitoring of recurrent laryngeal nerve in thyroid operation [J]. World J Surg, 2010, 34（2）：223-229.

[4] CHIANG F Y, LU I C, KUO W R, et al. The mechanism of recurrent laryngeal nerve injury during thyroid surgery-the application of intraoperative neuromonitoring [J]. Surgery, 2008, 143（6）：743-749.

[5] CHIANG F Y, WANG L F, HUANG Y F, et al. Recurrent laryngeal nerve palsy after thyroidectomy with routine identification of the recurrent laryngeal nerve [J]. Surgery, 2005, 137（3）：342-347.

[6] DRALLE H, SEKULLA C, HAERTING J, et al. Risk factors of paralysis and functional outcome after recurrent laryngeal nerve monitoring in thyroid surgery [J]. Surgery, 2004, 136（6）：1310-1322.

[7] BARCZYNSKI M, KONTUREK A, CICHON S. Randomized clinical trial of visualization versus neuromonitoring of recurrent laryngeal nerves during thyroidectomy [J]. Br J Surg, 2009, 96（3）：240-246.

[8] DIONIGI G, BONI L, RAUSEI S. Minimally invasive video-assisted thyroidectomy and parathyroidectomy with intraoperative recurrent laryngeal nerve monitoring [J]. Int J Otolaryngol, 2010, 2010：834913.

[9] DIONIGI G, ALESINA P F, BARCZYNSKI M, et al. Recurrent laryngeal nerve injury in video-assisted thyroidectomy: lessons learned from neuromonitoring [J]. Surg Endosc, 2012, 26（9）：2601-2608.

[10] DIONIGI G, BONI L, ROVERA F, et al. Neuromonitoring and video-assisted thyroidectomy: a prospective, randomized case-control evaluation [J]. Surg Endosc, 2009, 23（5）：996-1003.

[11] WU C W, DIONIGI G, SUN H, et al. Intraoperative neuromonitoring for the early detection and prevention of RLN traction injury in thyroid surgery: a porcine model [J]. Surgery, 2014, 155 (2): 329-339.

[12] JIANG H, SHEN H, JIANG D, et al. Evaluating the safety of the Harmonic Scalpel around the recurrent laryngeal nerve [J]. ANZ J Surg, 2010, 80 (11): 822-826.

[13] CAI Q, GUAN Z, HUANG X, et al. The usefulness of preoperative computed tomography and intraoperative neuromonitoring identification of the nonrecurrent inferior laryngeal nerve [J]. Eur Arch Otorhinolaryngol, 2013, 270 (7): 2135-2140.

[14] MANGANO A, KIM H Y, WU C W, et al. Continuous intraoperative neuromonitoring in thyroid surgery: safety analysis of 400 consecutive electrode probe placements with standardized procedures [J]. Head Neck, 2016, 38 (Suppl 1): E1568-E1574.

[15] DIONIGI G, CHIANG F Y, HUI S, et al. Continuous intraoperative neuromonitoring (C-IONM) technique with the automatic periodic stimulating (APS) accessory for conventional and endoscopic thyroid surgery [J]. Surg Technol Int, 2015, 26: 101-114.

[16] INABNET W B, MURRY T, DHIMAN S, et al. Neuromonitoring of the external branch of the superior laryngeal nerve during minimally invasive thyroid surgery under local anesthesia: a prospective study of 10 patients [J]. Laryngoscope, 2009, 119 (3): 597-601.

[17] SOYLU L, OZBAS S, USLU H Y, et al. The evaluation of the causes of subjective voice disturbances after thyroid surgery [J]. Am J Surg, 2007, 194 (3): 317-322.

[18] BARCZYNSKI M, RANDOLPH G W, CERNEA C. International survey on the identification and neural monitoring of the EBSLN during thyroidectomy [J]. Laryngoscope, 2016, 126 (1): 285-291.

[19] RAVIKUMAR K, SADACHARAN D, MUTHUKUMAR S, et al. EBSLN and factors influencing its identification and its safety in patients undergoing total thyroidectomy: a study of 456 cases [J]. World J Surg, 2016, 40 (3): 545-550.

[20] DARR E A, TUFANO R P, OZDEMIR S, et al. Superior laryngeal nerve quantitative intraoperative monitoring is possible in all thyroid surgeries [J]. Laryngoscope, 2014, 124 (4): 1035-1041.

[21] KIM S J, LEE K E, OH B M, et al. Intraoperative neuromonitoring of the external branch of the superior laryngeal nerve during robotic thyroid surgery: a preliminary prospective study [J]. Ann Surg Treat Res, 2015, 89 (5): 233-239.

[22] LOWRY T R, GAL T J, BRENNAN J A. Patterns of use of facial nerve monitoring during parotid gland surgery [J]. Otolaryngol Head Neck Surg, 2005, 133 (3): 313-318.

[23] O'REGAN B, BHARADWAJ G. Comparison of facial nerve injury and recovery rates after antegrade and retrograde nerve dissection in parotid surgery for benign disease: prospective study over 4 years [J]. Br J Oral Maxillofac Surg, 2011, 49 (4): 286-291.

[24] SOOD A J, HOULTON J J, NGUYEN S A, et al. Facial nerve monitoring during parotidectomy: a systematic review and meta-analysis [J]. Otolaryngol Head Neck Surg, 2015, 152 (4): 631-637.

第七章

颈前小切口入路的内镜下甲状腺手术

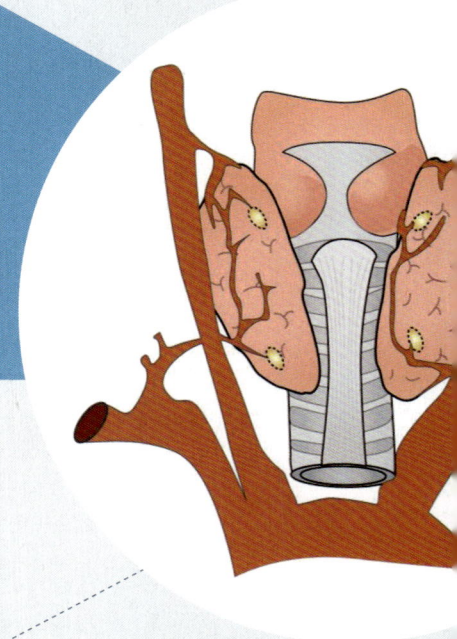

颈前小切口内镜下
左甲状腺叶切除

甲状腺疾病多见于年轻女性，接受了传统甲状腺手术的患者在颈前遗留较长的手术瘢痕，影响美观，给患者带来了一定的心理负担。自1997年Hüscher首先报道了内镜下甲状腺手术后，内镜下甲状腺手术已逐渐得到了国内外学者的重视。内镜下甲状腺手术可分为注气的纯内镜技术和无注气的内镜辅助手术技术。一般认为纯内镜技术由于皮下分离范围较广泛，手术时间较长，且可引起注气相关并发症。为避免注气引起的一系列并发症，1998年Miccoli等首先报道了经颈前小切口内镜辅助下的甲状腺切除术，该术式路径短，操作方便，安全有效且术后美容效果较好。国内高力等于2003年报道该术式，同期笔者也开展了这一新技术，下文主要介绍这一技术。

一、手术适应证和禁忌证

1. 适应证

（1）甲状腺良性病变（单个肿物直径≤30mm或腺体体积≤25mL）。

（2）早期甲状腺乳头状腺癌（单个肿物直径≤20mm）。

（3）B超或CT检查未见颈部淋巴结转移。

（4）甲状腺功能检查正常。

2. 禁忌证

（1）颈部手术史。

（2）颈部放疗史。

（3）甲状腺功能亢进。

（4）B超或CT检查高度提示恶性并伴有淋巴结转移。

二、术前准备

全身常规体检和生化检查，甲状腺功能检查，甲状腺增强CT检查，B超检查，细针穿刺细胞学检查（fine needle aspiration cytology，FNAC）等。

三、手术步骤

1. 麻醉与体位　采用气管内插管全身麻醉或局部麻醉下施行手术。患者取仰卧位，肩下不需垫枕，术者站在患侧，助手站在对侧和头位。

2. 切口　在颈前正中锁骨连线上一横指或皮肤皱褶处取1.5～3.0cm切口，切开皮肤和颈阔肌（图7-0-1）。

3. 分离皮瓣建立手术空间　先于颈阔肌深面、颈浅

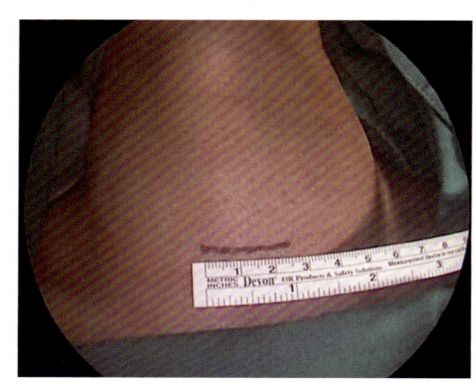

图7-0-1　颈前小切口位置

静脉的浅面分离皮瓣，向上可至环甲膜水平，向下至胸骨切迹上，两侧至胸锁乳突肌前缘，用小拉钩悬吊维持手术空间，切开颈中线，直达甲状腺表面（图7-0-2）。

4. 离断甲状腺峡部　于甲状腺峡部下方分离，暴露气管表面，然后沿气管表面向上分离峡部并用超声刀离断（图7-0-3）。

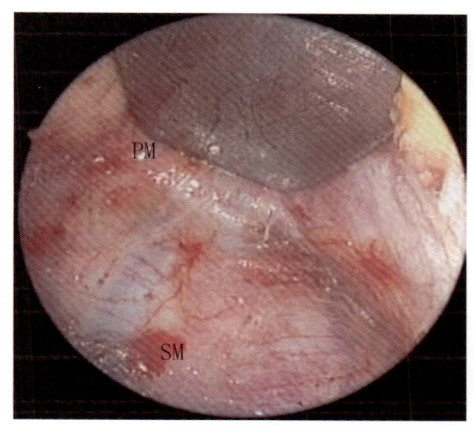
图7-0-2　皮瓣空间建立
（PM：颈阔肌；SM：带状肌）

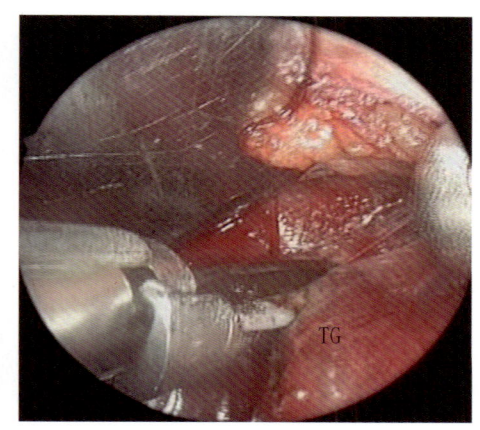
图7-0-3　离断甲状腺峡部
（TG：甲状腺）

5. 分离甲状腺下极及侧面　沿真假被膜之间钝性分离颈前肌至甲状腺被膜，用小拉钩将颈前肌拉向外侧，显露甲状腺侧面。紧贴腺体离断甲状腺中静脉（图7-0-4），将甲状腺叶向上提起，紧贴腺体离断甲状腺下静脉各分支，原位保留下甲状旁腺（图7-0-5）。

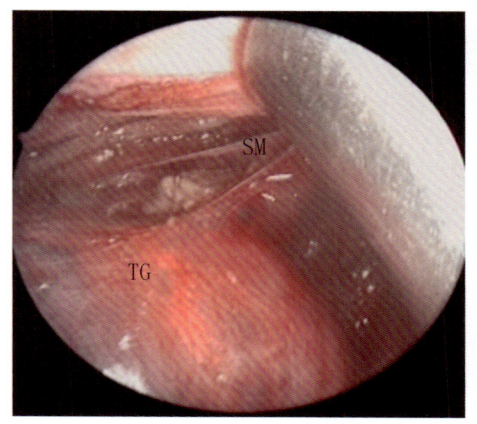
图7-0-4　分离甲状腺侧面
（SM：带状肌；TG：甲状腺）

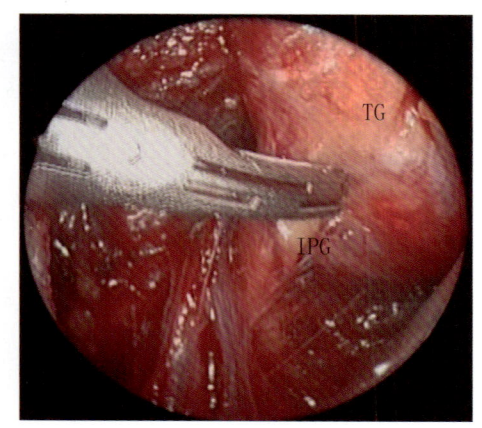
图7-0-5　分离甲状腺下极
（TG：甲状腺；IPG：下甲状旁腺）

6. 甲状腺上极处理　拉钩向上、向外牵开胸骨甲状肌，这样就容易完全游离上极的外侧面，将上极与环甲肌分离，显露环甲间隙，此时注意保护或识别喉上神经。将腺体向内下牵拉，辨认上极动、静脉后，用超声刀紧贴腺体逐一将甲状腺上动、静脉远端分支离断，注意原位保留上甲状旁腺，避免损伤其血供（图7-0-6）。

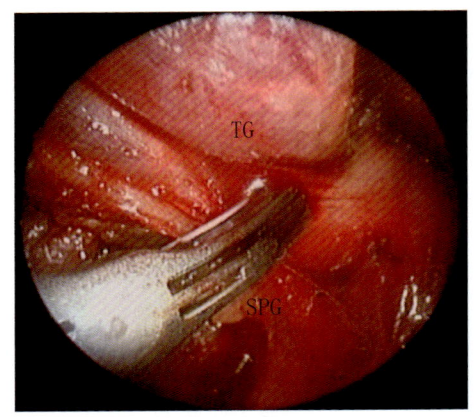
图7-0-6 甲状腺上极处理
（TG：甲状腺；SPG：上甲状旁腺）

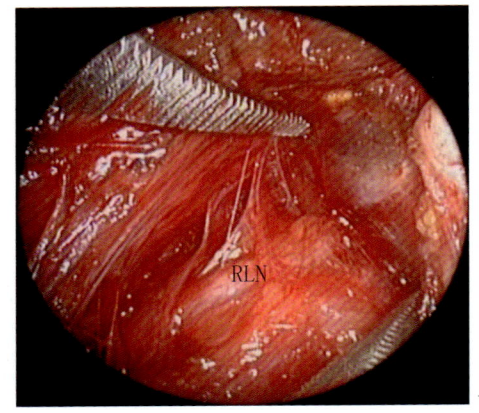
图7-0-7 喉返神经及Berry's韧带的处理
（RLN：喉返神经）

7. 喉返神经及Berry's韧带的处理　向内、向前牵拉甲状腺，0°或30°内镜下采用囊内技术仔细解离其侧后面，显露甲状腺下动脉，解剖并保护喉返神经（图7-0-7），紧贴腺体用超声刀断离甲状腺下动脉各终末分支和Berry's韧带，完全切除腺叶及峡部（图7-0-8）。

8. 用生理盐水冲洗术腔，置入一根胶管进行术腔引流，逐层缝合伤口并固定胶管，7天后拆线（图7-0-9）。

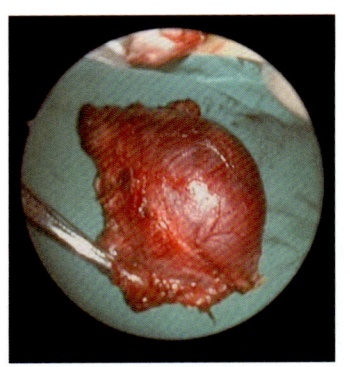
图7-0-8 单侧腺叶及峡部完整切除

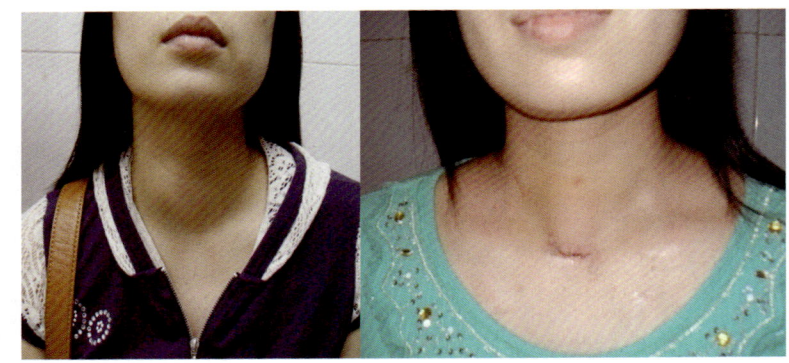
图7-0-9 术前及术后切口瘢痕情况

四、术后处理及注意事项

1. 引流　常规放置负压引流管，术后持续负压引流36～48h，24h引流量少于10mL时，拔除引流管。

2. 观察术后生命体征，术后出血和血肿的处理　术后需密切观察，如发现出血，通常经原切口内镜下可以止血处理，不用转为开放手术止血。对于血清肿，穿刺抽吸后予适当加压即可。

3. 甲状旁腺功能低下的处理　甲状腺全切或近全切除术后要监测血钙、血磷水平。若出现低钙症状，可静脉注射10%葡萄糖酸钙和口服维生素D。

4. 甲状腺素的替代　术后应定期监测甲状腺功能，如监测发现甲减，要及时服用左旋甲状腺素（L-T4）替代治疗。接受甲状腺全切术者，术后应开始替代治疗。不建议良性结节术后采用TSH抑制治疗。分化型甲状腺癌术后行TSH抑制治疗，定期监测随访。

五、并发症及防治

颈前小切口内镜下甲状腺手术并发症发生率与传统手术类似，国内高力等在2004年报道对530例良性甲状腺病变进行颈前小切口内镜手术，术后喉返神经麻痹发生率为0.38%，无永久性喉返神经麻痹和甲状旁腺功能低下发生。2015年Miccoli等回顾性分析2 412例颈前小切口内镜手术，术后喉返神经麻痹发生率为1.2%，永久性甲状旁腺功能低下发生率为0.4%，暂时性低钙血症发生率为5%，术后出血发生率为0.12%，切口感染发生率为0.12%，并发症发生率与传统手术相比无显著差异，其中喉返神经损伤的患者多为恶性肿瘤或疑为恶性肿瘤的患者，且永久性喉返神经损伤发生率与传统手术相比无明显差异。

笔者总结了292例颈前小切口内镜手术，无1例中转开放手术。术后暂时性喉返神经麻痹3例，术后血清肿2例，术后出血1例，无1例出现甲状旁腺功能低下。喉返神经损伤的原因与超声刀的使用也有一定关系，在超声刀进行血管凝闭和切割时，热损伤可增加喉返神经损伤发生的概率，因此对于在喉返神经附近的血管，Miccoli认为可采用微型钛夹进行处理，可能有助于降低永久性喉返神经损伤的发生。笔者的经验是在处理喉返神经区域时超声刀应距离神经至少3mm，且保护头应面向喉返神经，也可用湿纱布或棉片覆盖神经，降低神经热损伤的出现概率。此外，有条件的单位可采用术中喉返神经实时监测，有助术者识别喉返神经并预警可能的神经损伤。在处理上极时，需采用脱膜技术，凝断甲状腺上动脉各三级分支并注意控制超声刀钳夹的组织量和工作时间，可避免损伤喉上神经并保护上甲状旁腺血供。保护下甲状旁腺时采用囊内解剖技术，应用超声刀尽量贴近腺体处理甲状腺下动、静脉各三级分支。如旁腺为与甲状腺表面平面相贴的A_1型，则较容易保留；如为部分或完全嵌入甲状腺的A_2型旁腺，可保留少许与之相连的甲状腺组织及被膜，保证旁腺血供。

六、术式评价

无注气的内镜辅助手术的空间维持可采用颈前皮瓣悬吊法或传统拉钩法。可避免注气导致的相关并发症。颈前小切口径路与常规手术径路较为相似，但切口更低、更小，常位于锁骨连线上一横指或颈前皮肤皱褶处。术中用小拉钩悬吊皮瓣并牵拉带状肌和腺叶即可建立操作空间。与常规手术径路相比，颈前小切口手术具有免注气、径路最短、操作方便、可处理双侧病变等优点，同时术者能直接触摸腺体，顺延切口即可中转开放手术。

颈前小切口内镜下手术目前在欧洲、美国及东南亚地区得到应用，多数学者认为直径≤30mm或体积≤25mL的甲状腺良性疾病是它的主要手术适应证，如结节性甲状腺肿、腺瘤、单纯性甲状腺肿等应用该技术是安全可行的，兼具微创及相对美观等优点。对于原发性甲亢患者，一般不推荐行内镜手术，但Berti和Maeda等认为当术者积累了一定的经验后，亦可选择合适的病例进行原发性甲亢的内镜手术。早期开展这一手术，选择良性病变，随着手术经验的积累，可适当放宽手术适应证，如低危或中危组的分化型甲状腺癌。

由于内镜的放大作用有利于术中喉返神经、喉上神经、甲状旁腺等重要组织的辨别和保护，操作较传统手术更精细，不增加手术并发症发生率。但由于内镜下手术视野不同于传统手术，这要求术者必须熟悉相关的应用解剖及能进行熟练的内镜下操作，因此内镜手术开展的早期手术时间较长，但随着术者经验的积累和超声刀等先进技术的应用，手术时间可明显减少。笔者建议在开展颈前小切口内镜下甲状腺手术时，首先，必须严格控制手术的适应证，特别是避免对合并明显甲状腺炎的患者进行手术；其次，要求术者熟悉内镜器械的使用和习惯。Miccoli等报道其手术中转开放手术的发生率为1.7%，主要原因是术前B超对位于背侧并侵犯气管或食管的甲状腺微小乳头状癌（papillary thyroid microcarcinoma，PTMC）诊断有一定困难，此外，部分甲状腺炎的患者亦不能在B超下得到诊断。这提示在开展内镜手术前必须做好术前的评估，笔者的经验是对于接受内镜手术的患者，常规进行CT检查有助于判断肿物的位置，并能对气管和食管的侵犯进行鉴别，因此笔者开展这一术式目前尚未有中转的病例。

综上所述，颈前小切口内镜下甲状腺手术是一项安全有效的微创手术，具有操作简便、术后疼痛轻、美观效果好（图7-9）等优点，其手术并发症发生率与传统手术无明显差异，并且可应用于经挑选的良性疾病及低危或中危组的分化型甲状腺癌患者。

（梁发雅　黄晓明）

■ **参考文献**

[1] 高力，胡莹，邵雁，等. 改进的Miccoli术式治疗甲状腺良性疾病（附530例报告）［J］. 外科理论与实践，2004，9（6）：470-472.

[2] 高力，邵雁，谢磊，等. 隐蔽小切口内镜辅助下腮腺良性肿瘤切除术［J］. 中华整形外科杂志，2004，20（4）：290-293.

[3] 黄晓明，郑亿庆，许庚，等. 无注气甲状腺内镜外科手术［J］. 中华耳鼻咽喉头颈外科杂志，2004，39（8）：456-459.

[4] 梁发雅，洪云，黄晓明，等. 颈前小切口内镜下甲状腺手术292例临床分析［J］. 中华耳鼻咽喉头颈外科杂志，2010，45（10）：861-863.

[5] HUSCHER C S, CHIODINI S, NAPOLITANO C, et al. Endoscopic right thyroid lobectomy［J］. Surg Endosc，1997，11（8）：877.

[6] MICCOLI P, BERTI P, CONTE M, et al. Minimally invasive surgery for thyroid small nodules: preliminary

report [J]. J Endocrinol Invest, 1999, 22（11）: 849-851.

[7] FAN Y, GUO B, GUO S, et al. Minimally invasive video-assisted thyroidectomy: experience of 300 cases [J]. Surg Endosc, 2010, 24（10）: 2393-2400.

[8] SAMY A K, RIDGWAY D, ORABI A, et al. Minimally invasive, video-assisted thyroidectomy: first experience from the United Kingdom [J]. Ann R Coll Surg Engl, 2010, 92（5）: 379-384.

[9] MICCOLI P, BIRICOTTI M, MATTEUCCI V, et al. Minimally invasive video-assisted thyroidectomy: reflections after more than 2400 cases performed [J]. Surg Endosc, 2016, 30（6）: 2489-2495.

[10] BERTI P, MATERAZZI G, GALLERI D, et al. Video-assisted thyroidectomy for Graves'disease: report of a preliminary experience [J]. Surg Endosc, 2004, 18（8）: 1208-1210.

[11] MAEDA S, SHIMIZU K, MINAMI S, et al. Video-assisted neck surgery for thyroid and parathyroid diseases [J]. Biomed Pharmacother, 2002, 56（Suppl 1）: 92s-95s.

第八章

锁骨下入路的内镜下甲状腺手术

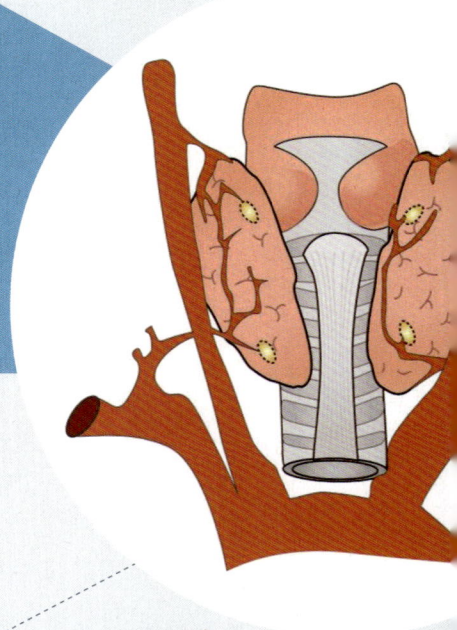

锁骨下入路内镜辅助下右甲状腺叶近全切除

1998年Shimizu K报道了锁骨下入路的内镜甲状腺手术，笔者于2003年也开展了锁骨下入路的内镜甲状腺手术，但由于这一入路要在手术侧下颈侧（胸锁乳突肌中下1/3处）做一小切口，同时还在对侧胸锁关节后下取小切口。在此基础和胸前入路基础上，笔者又提出来只取手术侧一个切口的锁骨下内镜辅助下甲状腺手术，形成了笔者团队目前的技术特点。本章将详细介绍这两种手术方式：锁骨下入路的内镜甲状腺手术和锁骨下内镜辅助的甲状腺手术。

第一节 锁骨下入路的内镜下甲状腺手术（悬吊法）

一、手术适应证和禁忌证

1. 适应证　术前细针穿刺活检考虑为单侧腺叶良性肿瘤；或良、恶性未确定的交界性肿瘤，直径<4cm。

2. 禁忌证
（1）FNAC确定为恶性肿瘤。
（2）有颈部手术史。
（3）有颈部放疗史。
（4）颈部局部感染、炎症或烧伤。

二、术前准备

全身常规体检和生化检查，甲状腺功能检查，甲状腺增强CT检查，B超检查，FNAC等。

三、手术步骤

1. 麻醉与体位　采用气管内插管全身麻醉或局部麻醉下施行手术。患者取仰卧位，肩下不需垫枕，术者站在切口侧，助手站在对侧和头位。

2. 手术切口　主切口位于肿瘤侧锁骨下，长4~5cm，手术侧下颈侧（胸锁乳突肌中下1/3处）做一5mm小切口以便插入直径5mm的内镜，同时还在对侧胸锁关节后下取5mm小切口辅助操作。再于颈阔肌下，插入两条平行的钢丝；提起钢丝悬吊皮肤创建手术空间。操作前，在颈前皮下注射含0.6%肾上腺素的30~40mL生理盐水以防止皮瓣不必要的出血（图8-1-1）。

3. 暴露甲状腺　解剖胸锁乳突肌的内侧缘，上界到肩胛舌骨肌，下界为胸骨切迹。解剖时不要超越肩胛舌骨肌深部，避免颈内静脉损伤。沿肌纤维走向纵向剖开后胸骨甲状肌后可以暴露甲状腺（图8-1-2）。

4．用超声刀处理甲状腺中静脉（图8-1-3）。

5．处理甲状腺上动脉　将甲状腺向内下牵拉，紧贴甲状腺上极表面处理甲状腺上动、静脉各分支，注意原位保留上甲状旁腺及血供（图8-1-4）。

6．离断甲状腺下静脉　将甲状腺向上牵拉，离断甲状腺下静脉，注意识别并保留下甲状旁腺及血供（图8-1-5）。

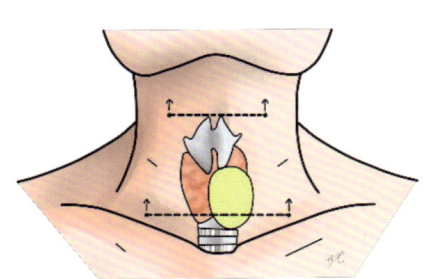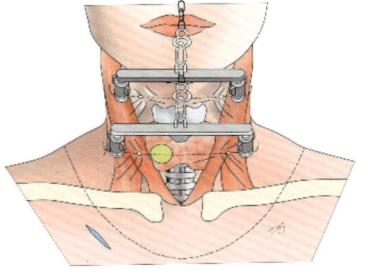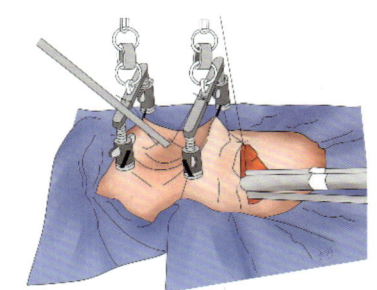

图8-1-1　锁骨下入路切口示意图

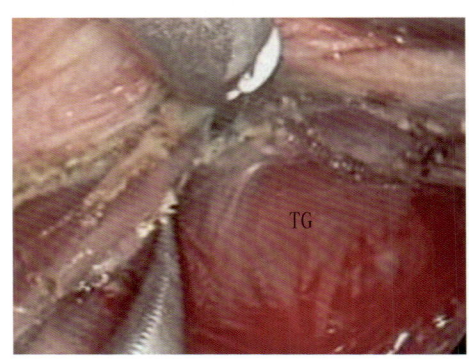

图8-1-2　剖开胸骨甲状肌显露甲状腺
（TG：甲状腺）

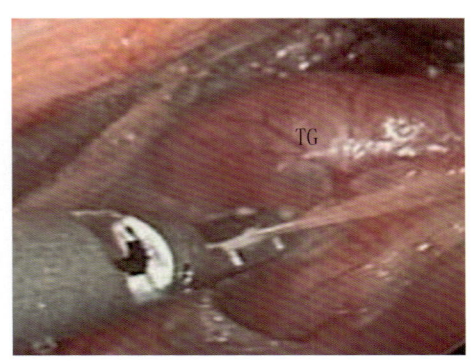

图8-1-3　处理甲状腺中静脉
（TG：甲状腺）

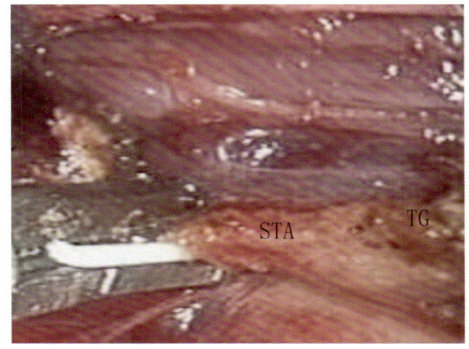

图8-1-4　紧贴甲状腺表面处理甲状腺上动、静脉各分支
（STA：甲状腺上动脉；TG：甲状腺）

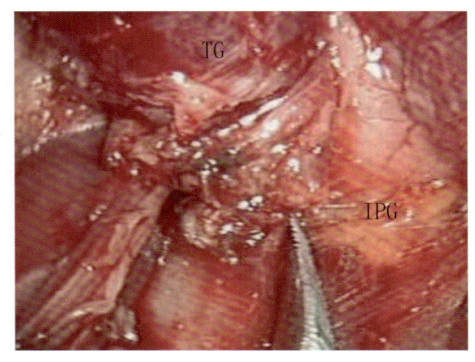

图8-1-5　处理甲状腺下动、静脉并保护下甲状旁腺
（IPG：下甲状旁腺；TG：甲状腺）

7. 解剖喉返神经　于甲状腺背侧定位并解剖喉返神经予以保护，紧贴甲状腺表面离断甲状腺下动脉各级分支（图8-1-6）。

8. 离断Berry's韧带　保护喉返神经后，离断Berry's韧带及甲状腺峡部，完整切除患侧甲状腺腺叶及峡部（图8-1-7）。

9. 生理盐水冲洗术腔，放置引流管后逐层关闭切口，术后12~14天拆线（图8-1-8）。

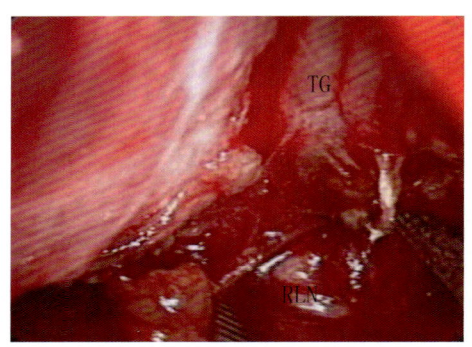
图8-1-6　于甲状腺背侧定位并解剖喉返神经予以保护
（TG：甲状腺；RLN：喉返神经）

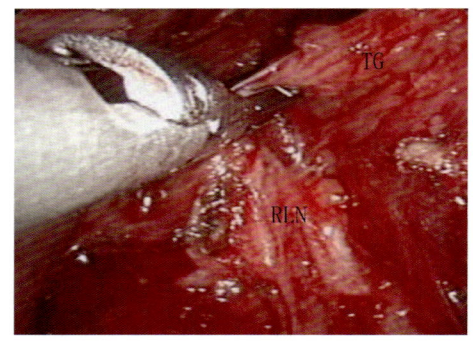
图8-1-7　离断Berry's韧带
（TG：甲状腺；RLN：喉返神经）

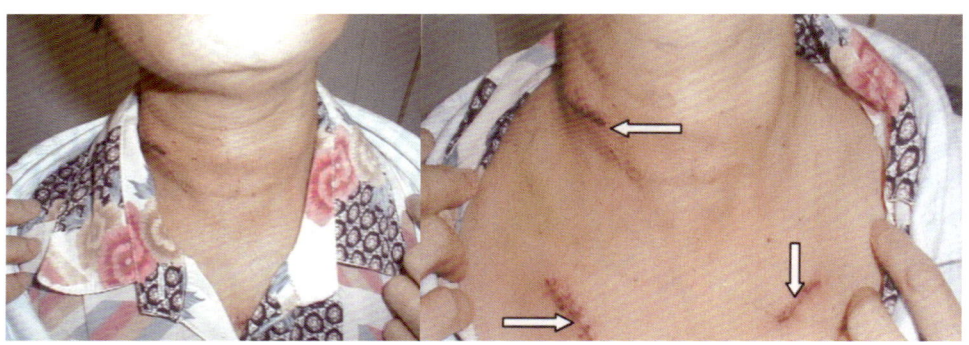
图8-1-8　术后伤口瘢痕情况

第二节　锁骨下内镜辅助的甲状腺手术

一、手术适应证和禁忌证

1. 适应证

（1）根据术前FNAC检查考虑为甲状腺良性肿块性病变、早期分化型甲状腺癌。

（2）瘤体直径≥4cm，或单侧腺体体积≥30mL，如两侧病变，对侧的瘤体直径要<2cm。

(3)术前超声/CT检查为cN0。

2. 禁忌证

(1)有颈部手术史。

(2)有颈部放疗史。

(3)颈部局部感染、炎症或烧伤。

二、术前准备

全身常规体检和生化检查,甲状腺功能检查,甲状腺增强CT检查,B超检查,FNAC等。

三、手术步骤

1. 麻醉与体位　采用气管内插管全身麻醉或局部麻醉下施行手术。患者取仰卧位,肩下不需垫枕,术者站在切口侧,助手站在对侧和头位。

2. 切口　切口位于肿瘤较大的一侧锁骨下缘,内侧距胸正中线3～5cm,切开皮肤及颈阔肌,切口长度为4～5cm(图8-2-1)。

3. 建立手术空间　在内镜下,切开皮肤和皮下后,用电刀于颈阔肌下分离皮瓣,并使用甲状腺拉钩和较长的

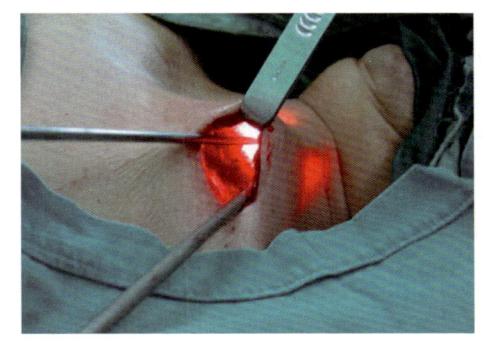

图8-2-1　切口位于锁骨下缘,分离皮瓣后经切口置入手术器械及内镜

"L"形拉钩悬吊肌皮瓣(可选用扁桃体开口器上的拉钩)建立手术空间。分离范围:上达甲状软骨下缘、下至胸骨柄、内至颈中线、外至切口外缘向上垂直线。

4. 暴露甲状腺　分离手术侧颈前带状肌与胸锁乳突肌之间的颈深筋膜,显露胸骨甲状肌并用超声刀沿肌纤维走向纵行解离,暴露甲状腺(图8-2-2)。

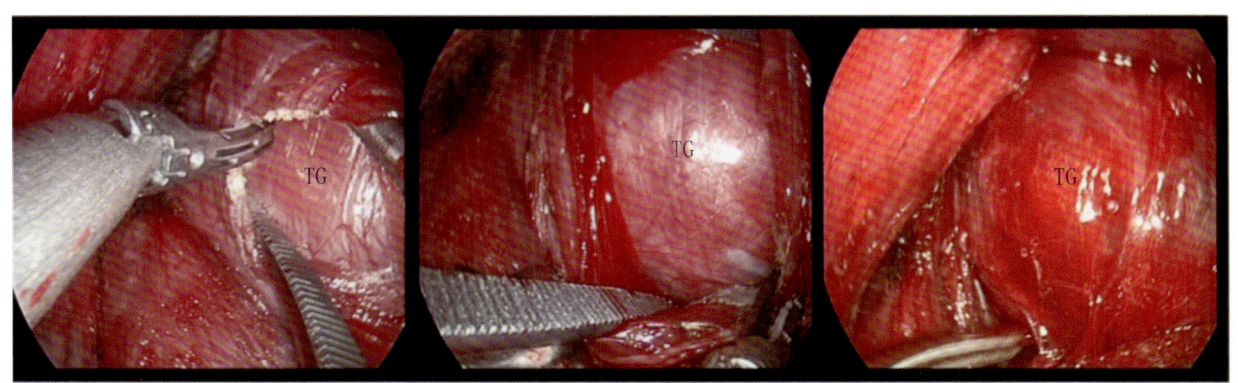

图8-2-2　分离手术侧颈前带状肌与胸锁乳突肌之间的颈深筋膜,显露胸骨甲状肌并用超声刀纵行解离之,暴露甲状腺(TG:甲状腺)

5. 离断甲状腺上动、静脉　采用脱帽技术紧贴甲状腺表面离断甲状腺上动、静脉各级分支，注意原位保留上甲状旁腺血供（图8-2-3）。

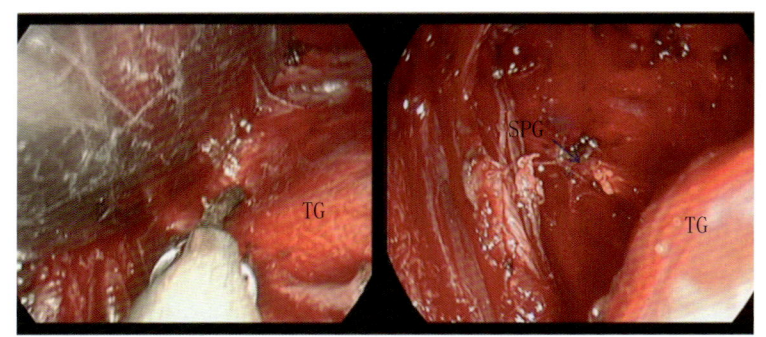

图8-2-3　离断甲状腺上动、静脉各级分支，保护上甲状旁腺
（SPG：上甲状旁腺；TG：甲状腺）

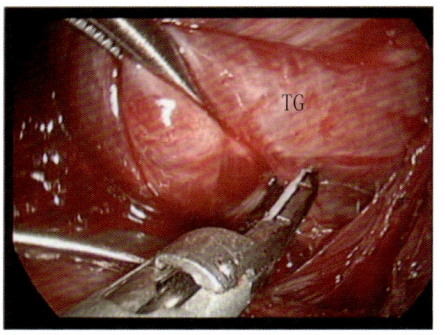

图8-2-4　离断甲状腺下静脉和甲状腺中静脉，保护下甲状旁腺
（TG：甲状腺）

6. 离断甲状腺下静脉和中静脉　紧贴甲状腺表面离断甲状腺下静脉和甲状腺中静脉，保护下甲状旁腺血供（图8-2-4）。

7. 离断甲状腺峡部　在气管表面离断甲状腺峡部（图8-2-5）。

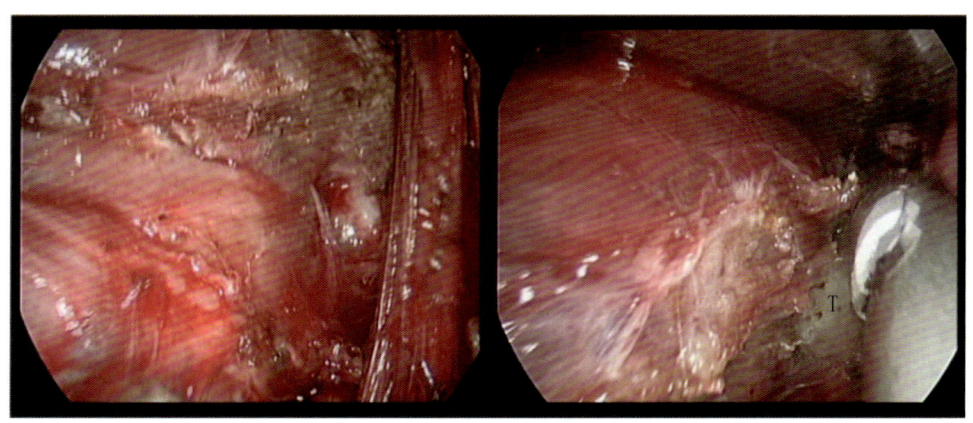

图8-2-5　离断峡部
（T：气管）

8. 离断Berry's韧带　在甲状腺背侧定位并解剖喉返神经予以保护，紧贴甲状腺表面离断甲状腺下动脉各级分支，离断Berry's韧带，完整切除患侧甲状腺腺叶及峡部（图8-2-6）。

如为双侧病变，则完成一侧病变的切除后，沿对侧腺体表面将其与颈前带状肌分离，然后将对侧腺体向切口侧牵拉，充分暴露病变部位，采用超声刀进行切割，切除病变组织。

9. 生理盐水冲洗术腔。放置引流管后，逐层关闭切口。

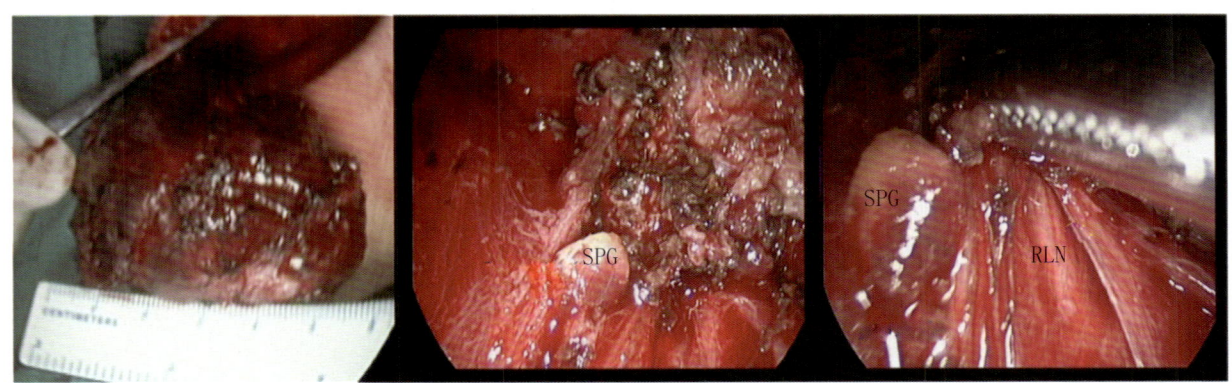

图8-2-6 右侧甲状腺腺叶次全切除后
（SPG：上甲状旁腺；RLN：喉返神经）

四、术后处理及注意事项

1. 术后24～48h拔除引流管。
2. 术后9～12天拆线。
3. 术后1个月左锁骨下切口愈合后瘢痕情况，正常穿衣可遮盖锁骨下切口（图8-2-7）。

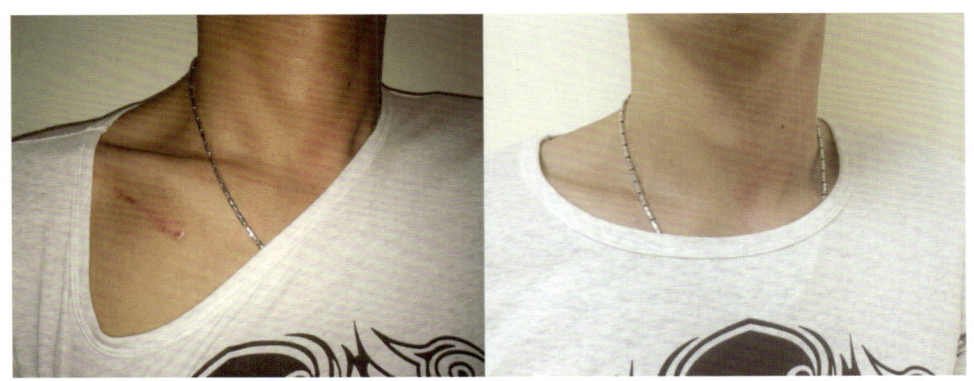

图8-2-7 术后切口瘢痕可被衣服遮盖

五、术后并发症及预防

锁骨下入路内镜甲状腺手术并发症发生率与传统手术相比无明显差异，包括：

（1）暂时性低钙（5.8%） 一般为术中损伤甲状旁腺的供血血管所致，术后经过补钙处理，1周至1个月后就可以改善，由于一侧切口的甲状腺手术术式是一侧腺叶切除和（或）对侧次全切除，术中注意保留甲状旁腺及血供，因此术后不会出现永久性低钙。

（2）术后出现术区皮肤紧张感（4.6%） 由于病变较大，分离皮瓣时范围较广泛，损伤皮神经或术后瘢痕的牵拉作用导致术区皮肤出现紧张感。一般术后3个月症状有明显改善。

（3）喉返神经损伤 暂时性（1.3%），永久性（0.4%）。超声刀的热损伤是喉返神经损伤的常见原因，在喉返神经旁进行超声刀操作时要注意隔离保护神经。

（4）出血　皮下血肿（1.8%）。分离锁骨上区需注意止血，尤其是锁骨上脂肪的穿支血管及肌肉的营养血管。超声刀凝闭血管时需注意钳夹组织不超过刀头长度的1/3，如血管较粗大需慢档双重凝闭。

六、术式评价

内镜下甲状腺手术有不同的手术入路。日本学者Shimizu采用悬吊的方法，颈部有3~4个小切口，并且颈部有悬吊的痕迹。而Nakano等采用胸前入路，其超声刀和手术器械从胸前切口进入，光源从颈部trocar通道进入。笔者最初采用胸前入路进行手术，但只采用单一的胸前切口，省略颈部trocar通道，光源和手术器械同时从胸前切口进入。最初选择单侧病变、单个瘤体，并且瘤体直径＜4cm，以后逐渐开展双侧病变的手术。在工作的开展过程中发现如果瘤体直径≥4cm或腺体体积≥30mL，手术的空间会受到限制，影响手术区的充分暴露。为使这部分患者也能够免除颈部的瘢痕，笔者将胸前入路的切口上移，位于锁骨处，切口内侧距胸正中线3~5cm，切口长4~6cm，必要时可做适当延长。该手术入路的优点有：手术操作的空间得以扩大，切口更接近甲状腺，有利于暴露腺体，操作方式接近传统的手术，也可以在内镜照明下操作，甚至可以采用手指触摸，术者易控制手术操作，并可以满足患者对美观的要求。

锁骨下入路的手术切口的设计和胸前入路相比隐蔽性稍差，但和传统手术入路相比，仍可避免颈部遗留手术伤口，普通的着装不会暴露，因此美容评分方面锁骨下入路内镜组明显好于传统组。日本学者Shimizu曾做过问卷调查，内镜手术后对患者进行手术瘢痕问卷调查的结果显示：对手术瘢痕非常满意（66.2%），对手术瘢痕满意（33.8%），不满意手术瘢痕（0%）。而传统手术的术后对手术瘢痕的感觉问卷调查结果显示：非常不舒服（40%），不舒服（46%），没有觉得不舒服（14%）。问道"你愿意选择内镜下甲状腺手术吗？"，患者选择内镜下手术（90%），选择传统手术（10%）。这个问卷调查显示患者对美观的要求是比较高的，并且愿意接受内镜这种新的术式，因此内镜手术应用前景是非常广阔的。由于切口接近腺体，对一些部位可以采用接近传统手术的方法进行分离，操作非常方便。

内镜辅助锁骨下入路不仅可以对≥4cm的瘤体进行处理，而且对＜4cm的瘤体处理与胸前入路相比也会更容易些，因此对刚开展内镜下甲状腺手术的医生而言，此入路也是比较不错的选择。另外，锁骨下入路还可拓展应用到对甲状腺癌的患者进行腺叶切除及中央区的颈清扫或择区性颈清扫处理。

任何新的术式开展都要经历一个比较艰苦的过程，应用超声刀采用囊内技术内镜辅助下操作，紧贴腺体的包膜分别对上极、下极、峡部等进行处理，原位保留上、下旁腺及喉上神经，将腺体与周围组织分离，然后处理甲状腺下动脉二、三级分支，解剖并保护喉返神经，再将之完整切除。手术时间上，内镜手术略长于传统手术，当完成的病例达到100例后手术时间缩短为40~90min，出血量为10~40mL。

锁骨下内镜甲状腺手术是安全有效的，优点为美容效果好，且无需注入CO_2，疗效和传统手术相近；不足之处为皮下分离较传统手术广泛，手术时间更长，费用更高。

（蔡　谦）

■ **参考文献**

[1] 蔡谦，黄晓明，孙伟，等．甲状腺双侧腺叶病变单侧胸前入路内镜手术与传统手术对比研究［J］．中华耳鼻咽喉头颈外科杂志，2009，44（11）：926-929．

[2] 黄晓明，许庚，郑亿庆，等．无注气内镜下甲状腺手术和传统手术的比较研究［J］．中华耳鼻咽喉头颈外科杂志，2007，42（8）：599-602．

[3] 黄晓明，蔡谦，郑亿庆，等．内镜辅助下锁骨下入路手术治疗较大甲状腺良性肿瘤［J］．中华医学杂志，2011，91（14）：993-995．

[4] 李英彬，黄晓明．经锁骨下入路内镜辅助甲状腺切除术82例临床分析［J］．中国医师进修杂志，2013，36（29）：44-46．

[5] 李英彬，梁发雅，黄晓明．经锁骨下入路无注气内镜辅助甲状腺切除术中喉上神经的保护［J］．中国医师进修杂志，2014，37（8）：27-30．

[6] CAI Q，GUAN Z，HUANG X，et al. The usefulness of preoperative computed tomography and intraoperative neuromonitoring identification of the nonrecurrent inferior laryngeal nerve［J］．Eur Arch Otorhinolaryngol，2013，270（7）：2135-2140．

[7] SHIMIZU K，AKIRA S，TANAKA S. Video-assisted neck surgery: endoscopic resection of benign thyroid tumor aiming at scarless surgery on the neck［J］．J Surg Oncol，1998，69（3）：178-180．

[8] MICCOLI P，BERTI P，RAFFAELLI M，et al. Comparison between minimally invasive video-assisted thyroidectomy and conventional thyroidectomy: a prospective randomized study［J］．Surgery，2001，130（6）：1039-1043．

[9] IKEDA Y，TAKAMI H，SASAKI Y，et al. Clinical benefits in endoscopic thyroidectomy by the axillary approach［J］．J Am Coll Surg，2003，196（2）：189-195．

[10] NAKANO S，KIJIMA Y，OWAKI T，et al. Anterior chest wall approach for video-assisted thyroidectomy using a modified neck skin lifting method［J］．Biomed Pharmacother，2002，56（Suppl 1）：96s-99s．

[11] SASAKI A，NAKAJIMA J，IKEDA K，et al. Endoscopic thyroidectomy by the breast approach: a single institution's 9-year experience［J］．World J Surg，2008，32（3）：381-385．

[12] CAI Q，HUANG X M，SUN W，et al. Gasless video-assisted bilateral thyroidectomy by the anterior chest wall approach: 4 years of experience［J］．Surg Laparosc Endosc Percutan Tech，2012，22（3）：255-259．

[13] CAI Q, HUANG X, HAN P, et al. Endoscopy-assisted thyroid surgery via a subclavian approach [J]. Surg Today, 2013, 43(5): 479-484.

[14] SHIMIZU K. Minimally invasive thyroid surgery [J]. Best Practice & Research Clinical Endocrinology & Metabolism, 2001, 15(2): 123-137.

第九章

腋下入路的内镜下甲状腺手术

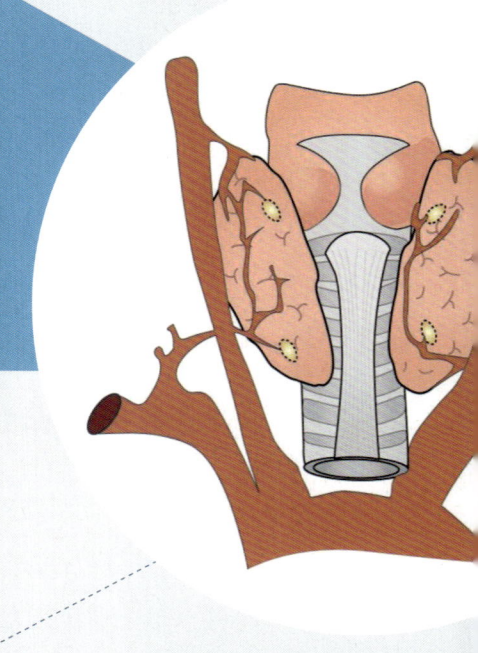

腋下入路内镜下右甲状腺叶+峡部切除+右中央区清扫

内镜下甲状腺切除术具有很好的美容效果和微创性，现在已经越来越广泛地在临床上使用，其手术入路包括经颈前、锁骨下、胸前乳晕、胸前外侧及腋下等，根据有无注气可分为注气术式和无注气术式，根据切口部位分为颈部入路和颈外入路，每种手术入路都在手术安全性、美容性和微创性方面具有各自的优势。颈部入路，包括下颈部三孔入路、Miccoli入路和锁骨下入路，缺点是在颈部仍留下小手术瘢痕，优点是最大限度减少周围组织解剖范围和暴露手术视野良好。而颈外入路——胸前乳晕入路、胸前外侧入路和腋下入路的最大优点是在颈部无瘢痕，美容效果较好。有学者认为腋下入路隐蔽性最好，而对于切口远离甲状腺的腋下入路，它要求术者具备较高的内镜技术水平。本章将对腋下入路这一技术进行介绍。

第一节 无注气腋下入路的内镜下甲状腺手术

一、手术适应证和禁忌证

1. 适应证
（1）单个结节或单侧腺叶良性病变或FNAC示滤泡性改变，肿瘤直径≤4cm。
（2）单个甲状腺微小乳头状癌，无包膜外侵犯，无淋巴结转移，肿瘤位于气管食管沟外。
2. 禁忌证
（1）术前淋巴结评估为cN+，或全身评估为CM_1。
（2）术前甲状腺功能异常。
（3）有颈部手术史。
（4）有颈部放疗史。
（5）局部感染、炎症或烧伤。

二、术前准备

全身常规体检和生化检查，甲状腺功能检查，甲状腺增强CT检查，B超检查，FNAC等。

三、手术步骤

1. 麻醉与体位　全身麻醉成功后，患者取自然仰卧位，颈部稍过伸。患侧上肢上举并被固定，以充分暴露腋窝（图9-1-1）。

2. 切口　于腋下做50mm左右的手术切口，切开皮肤及皮下组织（图9-1-2）。

3. 内镜下分离皮瓣与建立手术空间　在胸大肌表浅面和颈阔肌之间分离皮瓣，直至近胸锁乳突肌前缘，上至环状软骨水平，下至胸骨柄水平，此步骤可用电刀或电凝钩完成，同时于皮瓣下置入牵引器维持手术进路空间（图9-1-3）。

4. 内镜下甲状腺叶切除的操作步骤

（1）内镜经腋下切口置入，用悬吊器械维持手术空间。将胸锁乳突肌前缘和胸骨舌骨肌分离，注意保护好颈动脉鞘（图9-1-4），拉钩提起颈前带状肌，游离胸骨甲状肌外缘，显露胸骨甲状肌之后，用超声刀纵行解离，将其往中间牵拉，以建立足够手术间隙和暴露甲状腺，此时见术侧腺叶（图9-1-5）。

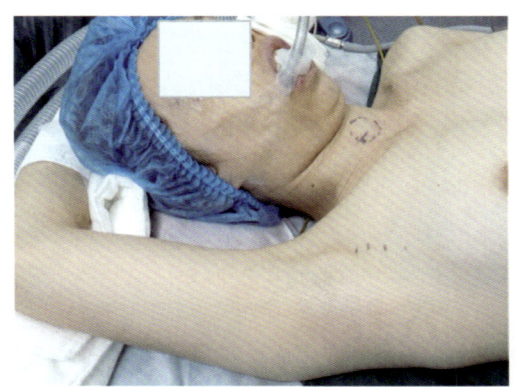

图9-1-1　腋下入路体位

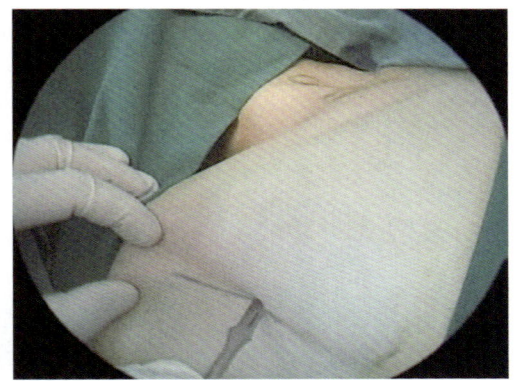

图9-1-2　腋下入路切口

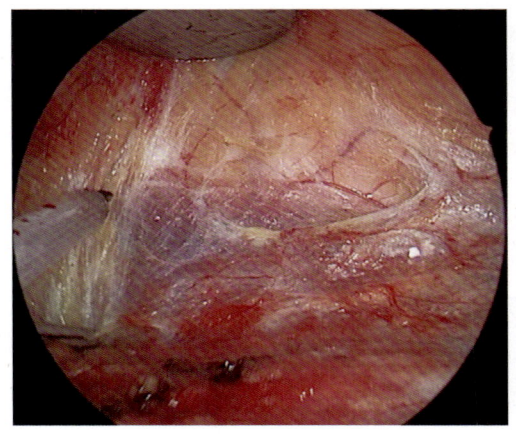

图9-1-3　内镜下分离皮瓣与建立手术空间

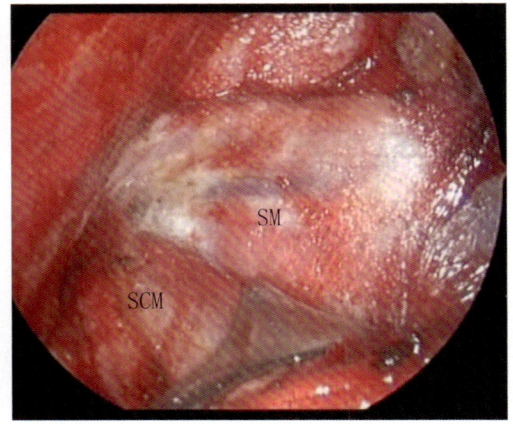

图9-1-4　分离胸锁乳突肌前缘和胸骨舌骨肌，同时向外侧牵拉胸锁乳突肌（SM：带状肌；SCM：胸锁乳突肌）

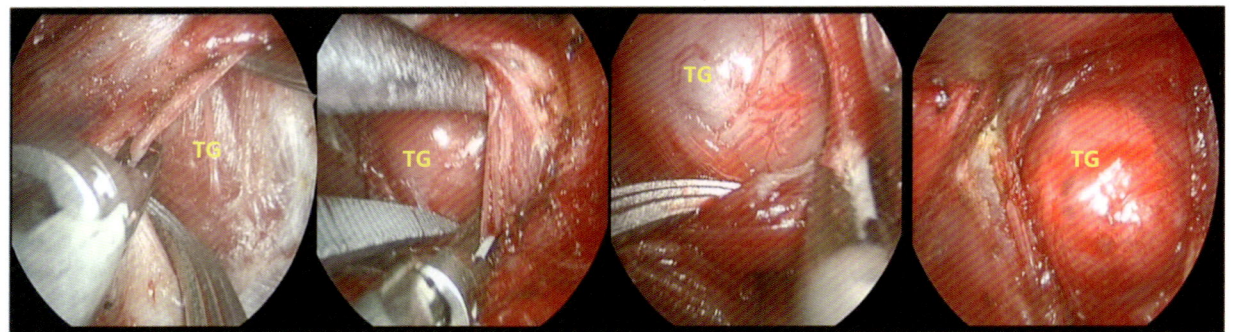

图9-1-5 显露胸骨甲状肌并用超声刀纵行解离，暴露甲状腺
（TG：甲状腺）

（2）处理上极，使用超声刀离断甲状腺上动、静脉各分支（图9-1-6），显露环甲间隙，保护喉上神经喉外支，分离腺体，辨别和原位保护上甲状旁腺（图9-1-7）。

（3）钳夹腺体下极，向上提起，分离周围脂肪和淋巴血管组织，暴露并保护下甲状旁腺（图9-1-8），超声刀离断甲状腺下静脉和甲状腺中静脉（图9-1-9）。

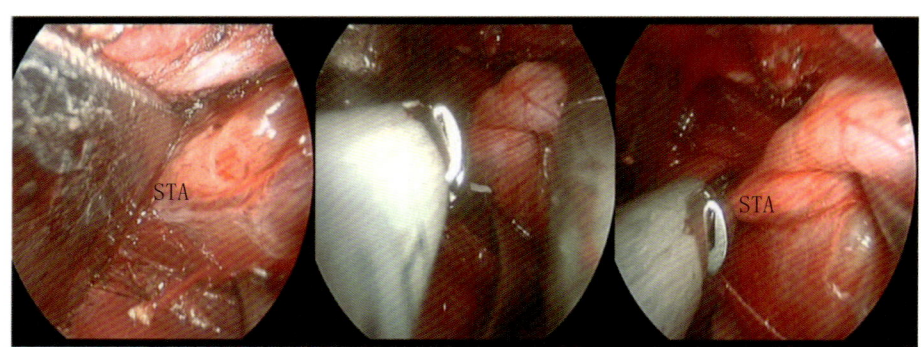

图9-1-6 使用超声刀离断甲状腺上动、静脉
（STA：甲状腺上动脉）

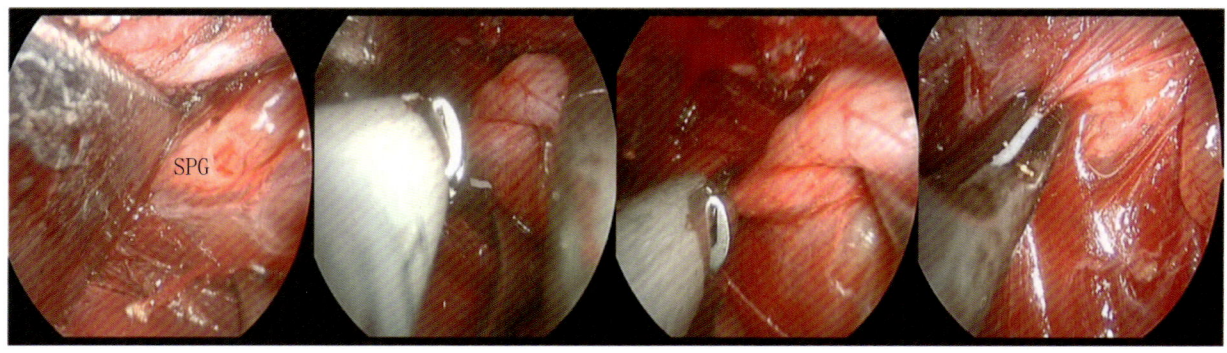

图9-1-7 辨别和保护上甲状旁腺
（SPG：上甲状旁腺）

（4）超声刀切断峡部，将甲状腺腺体从气管上分离（图9-1-10）。

（5）辨认和保护喉返神经，离断甲状腺下动脉（图9-1-11），小心分离悬韧带，切除腺叶

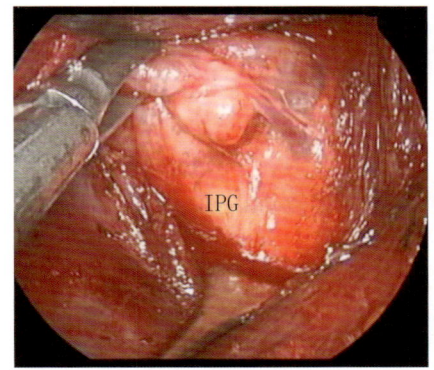

图9-1-8　钳夹腺体下极，向上提起，分离周围脂肪和淋巴血管组织，暴露下甲状旁腺
（IPG：下甲状旁腺）

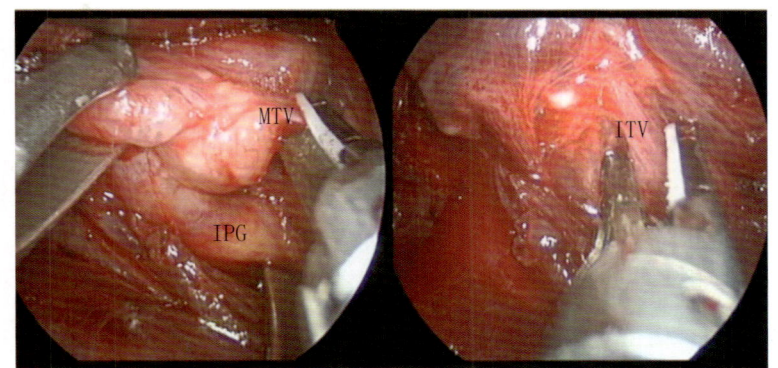

图9-1-9　离断甲状腺下静脉和甲状腺中静脉
（IPG：下甲状旁腺；MTV：甲状腺中静脉；ITV：甲状腺下静脉）

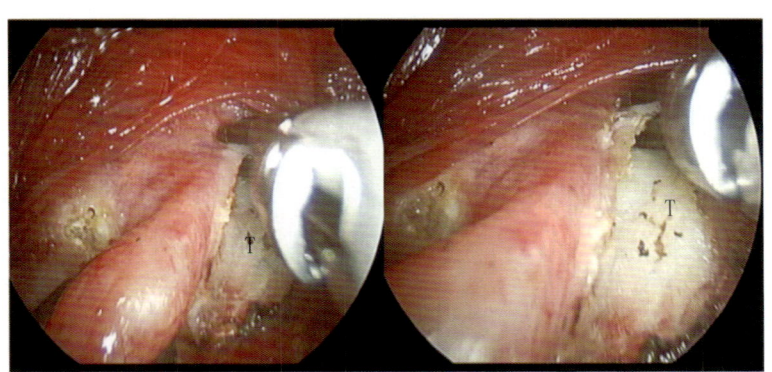

图9-1-10　超声刀切断峡部，将甲状腺腺体从气管上分离
（TG：甲状腺；T：气管）

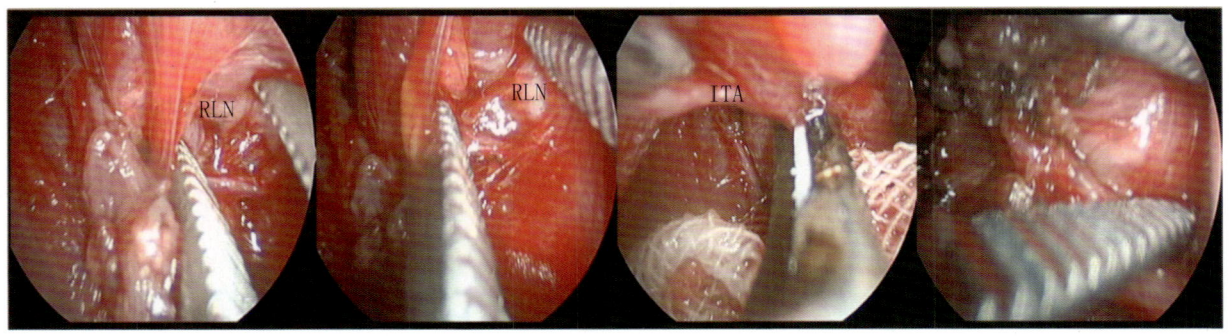

图9-1-11　辨别和保护喉返神经，离断甲状腺下动脉
（RLN：喉返神经；ITA：甲状腺上动脉）

（图9-1-12）。

（6）切记在整个手术过程中要注意保护喉返神经，解离和保护喉返神经避免热损伤，使用内镜器械时须与周围重要神经组织和气管之间至少保持3~5mm距离。

（7）缝合伤口与留置引流管　术中切除组织可通过腋下切口取出，仔细止血后，缝合腋下切口，留置一条引流管。

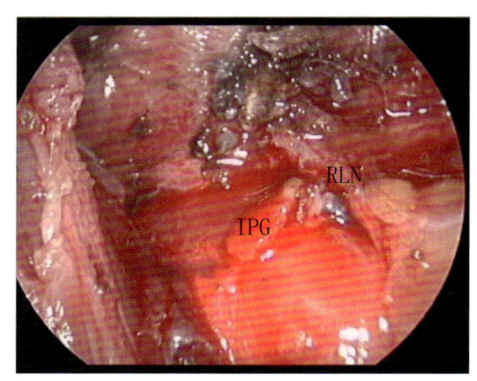

图9-1-12　单侧腺叶切除术后
（IPG：下甲状旁腺；RLN：喉返神经）

四、术后处理及注意事项

1. 术后最初24h严密观察患者颈部情况、呼吸、血压及脉搏。
2. 保持环境安静，若患者烦躁不安，可给予镇静剂对症处理。
3. 给予雾化吸入，以利于咳出气管内的分泌物。
4. 术后24h同侧锁骨上区加压包扎。
5. 注意保持伤口干洁，伤口有渗液、渗血时及时消毒伤口，更换无菌敷料。
6. 术后1~2天内进食半流质食物，勿进食热、烫食物及辛辣食物，治疗上根据需要酌情补钙，应用激素预防神经水肿以及营养神经等。

五、术后并发症

目前为止，文献报道的无注气内镜下甲状腺手术常见并发症的发生率为：暂时性喉返神经损伤率1%~5.5%，永久性喉返神经损伤率为0.2%~1.6%，暂时性低钙血症发生率为0~19.7%，永久性低钙血症发生率为0.1%~1.4%，术后出血（包括血清肿和血肿）发生率为0.4%~2.5%，皮肤灼伤发生率为3.3%。Yoon等人报道的并发症还包括：轻微气管损伤发生率为13.3%，术后2个月和4个月胸部感觉不适发生率为53.3%和10%，吞咽不适发生率为6.6%。手术并发症的发生率与术者经验有关。笔者所在科室的无注气内镜下甲状腺手术并发症发生率：暂时性喉返神经麻痹为0.9%，永久性喉返神经麻痹为0.5%，术后血肿为0.2%，无永久性甲状旁腺功能低下，无气管损伤和皮肤灼伤。为了避免手术并发症的发生，术者应掌握好手术适应证，做好术前评估和围手术期的处理，如不小心将甲状旁腺切除，确认后将切除的甲状旁腺组织切成薄片或颗粒，种植于术区范围内的肌肉内，且术中用3M薄膜保护皮肤，避免皮肤灼伤。

六、术式评价

与颈部入路比较，腋下入路优点在于颈部不遗留手术瘢痕，且在多种手术入路中手术切口隐蔽性更好。经腋下入路行无注气内镜甲状腺手术可通过牵拉器扩大手术操作空间，从而顺利取出大块瘤体。与颈部小切口内镜甲状腺手术相比，这种方法可适用于较大的甲状腺肿瘤切除。慎重起见，笔者目前对手术病例的适应证控制比较严格，瘤体直径≤3.0cm或单叶体积≤25mL可选用。与颈部入路、锁骨下入路、胸前入路相比，经腋下入路内镜下甲状腺手术的缺点是创建手术操作空间需要解离周围组织范围较大，且切口远离甲状腺，要求术者具备较高的内镜技术水平和较长的手术时间，学习曲线时间更长。与经颈部入路比较，经腋下入路内镜下甲状腺手术更多用于处理单侧病变，对侧甲状腺上极及气管食管沟暴露难度大。

与腋下入路CO_2注气内镜下甲状腺手术相比，Jung等人认为腋下入路无注气内镜下甲状腺手术有以下几点不同：①无注气法平均手术时间比注气法稍长（分别为180.6min和168min），其中前20例时间明显延长，而后14例手术时间平均仅需135min；②无注气法切除的瘤体比注气法切除的瘤体大，报道中无注气法有3例瘤体直径＞6.0cm，分别为6.5cm、6.2cm、6.0cm，而注气法切除的瘤体最大直径为5.9cm；③无注气法术中和术后并发症如神经受损、低钙血症、伤口不适感等，发生率低于注气法；④无注气法平均住院时间比注气法长，因为这些患者伤口留置的引流管只有在每天引流量＜10mL时才能拔除，而这些患者都倾向于引流管拔除后才离院。除此之外，经腋下入路CO_2注气内镜下甲状腺手术在术中止血和组织分离时容易聚集烟雾，需要经常使用吸引器吸烟。笔者通过使用特定的牵拉器来开展经腋下入路无注气内镜下甲状腺切除术，相较于CO_2注气法，可减少烟雾聚集，手术视野更清晰。

与报道文献相比较，笔者采用无注气腋下入路内镜下甲状腺手术的手术时间要短，这与笔者开展胸前入路积累的手术经验和适应证选择严有关，且本组病例手术并发症的发生率也不高，其原因为腋下入路内镜手术与传统手术的侧入路类似，相对容易解剖甲状旁腺和喉返神经，且内镜的放大作用亦有助于分辨甲状旁腺和喉返神经。此外，术中应用3M薄膜可预防皮肤灼伤。

有学者报道术前诊断为甲状腺良性结节，术后病理诊断为甲状腺癌的发生率为16.1%，因此开展这种术式也必须考虑到癌变患者的处理，术者采用此入路应具备可以进行同侧颈淋巴结清扫术的技能。目前此项技术在甲状腺恶性肿瘤中的应用也有介绍，笔者的应用只局限于术前诊断为良性的甲状腺肿瘤和单发的甲状腺微小乳头状癌，经这一入路可同期行同侧中央区清扫。

总之，经腋下入路无注气内镜下甲状腺切除术是一种安全和有效的术式，术后美容效果十分满意，还可避免由注气法引起的相关并发症。笔者认为这种术式可作为部分良性甲状腺肿瘤患者手术治疗的新选择。

第二节 注气式腋下入路的内镜下甲状腺手术

一、手术适应证和禁忌证

与无注气腋下入路内镜下甲状腺手术相同。

二、术前准备

全身常规体检和生化检查，甲状腺功能检查，甲状腺增强CT检查，B超检查。

三、手术步骤

1. 麻醉与体位　全身麻醉成功后，患者取自然仰卧位，颈部稍过伸。患侧上肢上举并被固定，以充分暴露腋窝（图9-2-1）。

2. 切口　于腋下做30mm的手术切口，切开皮肤及皮下组织，分别置入12mm和5mm Trocar，内镜经过12mm Trocar置入，暂时缝合Trocar间缝隙避免漏气，调节CO_2注气压力为4mmHg，经5mmTrocar置入电凝钩在胸大肌表面分离皮瓣，分离至一定程度后于内镜直视下在切口下方再置入一个5mm Trocar（图9-2-2）。

3. 建立手术空间　在胸大肌浅面和颈阔肌之间分离皮瓣，直至颈前正中线，上至环状软骨水平，下至胸骨柄水平，此步骤可用电刀完成，持续注气维持手术空间。

4. 注气式腋下入路内镜下甲状腺叶切除的操作步骤　参见"无注气腋下入路的内镜下甲状腺手术"。

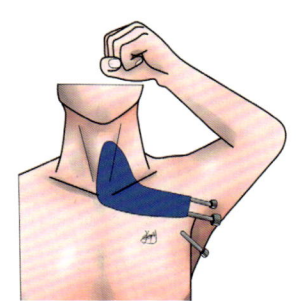

图9-2-1　腋下入路体位

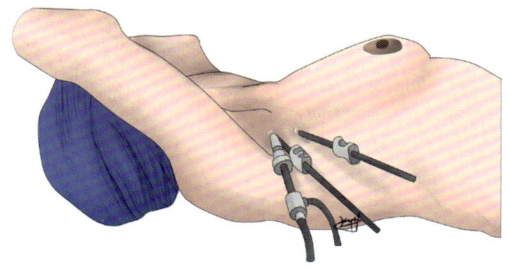

图9-2-2　注气式腋下入路的内镜下甲状腺手术Trocar和器械位置

四、术后处理

参见本章第一节。

五、术式评价

与无注气腋下入路的内镜下甲状腺手术类似，注气式腋下入路的内镜下甲状腺手术同样具有颈部不留瘢痕、手术切口隐蔽性好等优点。由于受切口限制，注气式腋下入路的甲状腺手术切除肿瘤或腺体大小的优势不及无注气腋下入路的内镜下甲状腺手术。与颈部入路、锁骨下入路、胸前入路相比，经腋下CO_2注气内镜下甲状腺手术创建手术操作空间解离周围组织范围同样较大；且切口远离甲状腺，同样要求术者具备较高的内镜技术水平和较长的手术时间，学习曲线时间较长，对对侧甲状腺上极及气管食管沟暴露同样不及颈部入路、锁骨下入路、胸前入路。除此之外，经腋下入路CO_2注气法内镜下甲状腺手术于术中止血和组织分离时容易聚集烟雾，需要经常使用吸引器吸烟，且烟雾集聚容易使肿瘤细胞在手术操作空间内种植播散，并可引起皮下气肿等相关并发症。综上所述，经腋下CO_2注气内镜下甲状腺手术不及无注气内镜下甲状腺手术应用广泛。

（黄晓明　林沛亮）

■ 参考文献：

[1] 梁发雅，蔡谦，韩萍，等. 经腋下径路无注气内镜下甲状腺微小乳头状癌手术与传统手术的对照研究[J]. 肿瘤预防与治疗，2017，30（2）：92-95，101.

[2] LEE D, NAM Y, SUNG K. Single-incision endoscopic thyroidectomy by the axillary approach [J]. J Laparoendosc Adv Surg Tech A, 2010, 20 (10): 839-842.

[3] YOON J H, PARK C H, CHUNG W Y. Gasless endoscopic thyroidectomy via an axillary approach: experience of 30 cases [J]. Surg Laparosc Endosc Percutan Tech, 2006, 16 (4): 226-231.

[4] RAO R S, DUNCAN T D. Endoscopic Total Thyroidectomy [J]. Jsls Journal of the Society of Laparoendoscopic Surgeons, 2009, 13 (4): 522.

[5] LANG B H, WONG K P. A comparison of surgical morbidity and scar appearance between gasless, transaxillary endoscopic thyroidectomy (GTET) and minimally invasive video-assisted thyroidectomy (VAT) [J]. Ann Surg Oncol, 2013, 20 (2): 646-652.

[6] HAKIM D N, LEE S H, KANG S W, et al. Gasless transaxillary endoscopic thyroidectomy: a decade on [J]. Surg Laparosc Endosc Percutan Tech, 2014, 24 (6): e211-e215.

[7] TAE K, JI Y B, CHO S H, et al. Initial experience with a gasless unilateral axillo-breast or axillary

approach endoscopic thyroidectomy for papillary thyroid microcarcinoma: comparison with conventional open thyroidectomy [J]. Surg Laparosc Endosc Percutan Tech, 2011, 21 (3): 162-169.

[8] IKEDA Y, TAKAMI H, SASAKI Y, et al. Endoscopic neck surgery by the axillary approach [J]. J Am Coll Surg, 2000, 191 (3): 336-340.

[9] DUNCAN T D, RASHID Q, SPEIGHTS F, et al. Transaxillary endoscopic thyroidectomy: an alternative to traditional open thyroidectomy [J]. J Natl Med Assoc, 2009, 101 (8): 783-787.

[10] OHGAMI M, ISHII S, ARISAWA Y, et al. Scarless endoscopic thyroidectomy: breast approach for better cosmesis [J]. Surg Laparosc Endosc Percutan Tech, 2000, 10 (1): 1-4.

[11] JUNG E J, PARK S T, HA W S, et al. Endoscopic thyroidectomy using a gasless axillary approach [J]. Journal of Laparoendoscopic & Advanced Surgical Techniques Part A, 2007, 17 (1): 21.

[12] CHANG E H, LOBE T E, WRIGHT S K. Our initial experience of the transaxillary totally endoscopic approach for hemithyroidectomy [J]. Otolaryngol Head Neck Surg, 2009, 141 (3): 335-339.

[13] CHANTAWIBUL S, LOKECHAREONLARP S, POKAWATANA C. Total video endoscopic thyroidectomy by an axillary approach [J]. J Laparoendosc Adv Surg Tech A, 2003, 13 (5): 295-299.

[14] IKEDA Y, TAKAMI H, NIIMI M, et al. Endoscopic thyroidectomy and parathyroidectomy by the axillary approach. A preliminary report [J]. Surg Endosc, 2002, 16 (1): 92-95.

[15] LEE H, LEE J, SUNG K Y. Comparative study comparing endoscopic thyroidectomy using the axillary approach and open thyroidectomy for papillary thyroid microcarcinoma [J]. World J Surg Oncol, 2012, 10: 269.

[16] KANG S W, JEONG J J, YUN J S, et al. Gasless endoscopic thyroidectomy using trans-axillary approach; surgical outcome of 581 patients [J]. Endocr J, 2009, 56 (3): 361-369.

[17] DUNCAN T D, RASHID Q, SPEIGHTS F, et al. Endoscopic transaxillary approach to the thyroid gland: our early experience [J]. Surg Endosc, 2007, 21 (12): 2166-2171.

[18] DUNCAN T D, EJEH I A, SPEIGHTS F, et al. Endoscopic transaxillary near total thyroidectomy [J]. JSLS, 2006, 10 (2): 206-211.

[19] UDOMSAWAENGSUP S, NAVICHARERN P, THARAVEJ C, et al. Endoscopic transaxillary thyroid lobectomy: flexible vs rigid laparoscope [J]. J Med Assoc Thai. 2004, 87 (Suppl 2): S10-S14.

第十章

胸前入路的内镜下甲状腺手术

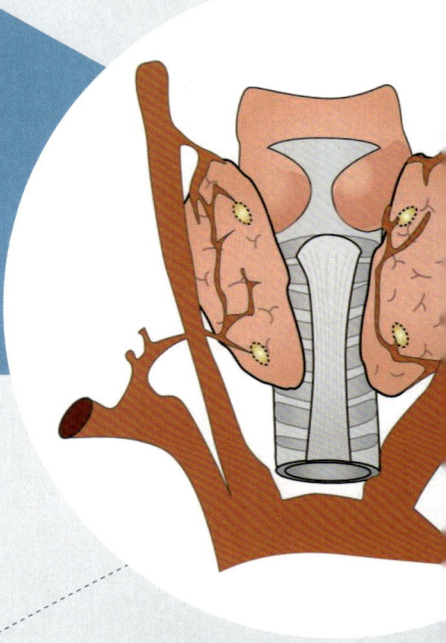

胸前入路内镜下
左甲状腺叶切除

传统的甲状腺外科手术取经颈部横行的6~8cm长切口或4cm左右的切口，术后于颈前遗留永久性手术瘢痕，影响术后美观。内镜下甲状腺外科手术是20世纪末发展起来的新技术，分为采用CO_2连续注气的纯内镜技术和无注气的内镜辅助手术技术。经胸前入路无注气的内镜下甲状腺手术既能避免颈部遗留手术瘢痕，又能减少手术创伤，美容效果好。

一、手术适应证和禁忌证

1. 适应证
（1）<3~4cm的甲状腺良性肿瘤。
（2）早期的分化型甲状腺癌，术前淋巴结评估为cN0。
（3）术前甲状腺功能未见异常。
（4）无伴甲状腺炎。

2. 相对适应证
（1）Ⅱ度肿大的原发性或继发性甲亢。
（2）中危组T1分化型甲状腺癌。
（3）伴甲状腺炎。

3. 禁忌证
（1）包括全身麻醉的禁忌证。
（2）既往接受过颈部手术或颈部放疗的患者。
（3）重度肥胖。
（4）甲状腺癌伴局部浸润或有淋巴结转移。

二、术前准备

1. 完善术前检查，排除手术禁忌证　术前检查包括内镜手术前常规检查，如血、尿、大便常规，肝、肾功能，凝血功能，甲状腺功能，胸部正位平片，心电图，细针抽吸活组织检查（fine needle aspiration，FNA），甲状腺B超和（或）CT，喉镜检查等。伴有全身其他器官系统疾病及高龄患者除了以上检查外，还应做与基础疾病相关的检查，评价心肺功能、全身情况及对手术耐受程度。

2. 术前患者需戒烟、戒酒，术前8h禁食、6h禁水。

三、手术步骤

1. 麻醉与体位　采用全麻插管下手术，肩下不垫枕仰卧位或稍伸仰卧位，常规消毒包头铺巾。
2. 切口　于锁骨下缘至少3~5cm，切口内侧距胸正中线5~8cm，切开皮肤及颈阔肌，切口长

3~4cm；或在前胸壁锁骨中线处，锁骨下缘至少两横指做长3~4cm的斜切口，切开皮肤皮下；若有皮肤皱褶可将切口取在此处（图10-0-1）。

3. 内镜下分离皮瓣与建立手术空间　从切口置入手术的操作器械，如置入拉钩或悬吊装置，以及直径5mm或10mm、长度24cm的0°或30°内镜。用电刀或电钩锐性分离颈阔肌皮瓣，自切口向甲状腺方向向上、向内分离，上达环状软骨上缘或甲状软骨水平，内侧超越胸锁乳突肌内缘，或近颈白线，外侧以切口外侧与甲状软骨板中下连线为界，应注意解剖层次，仔细解离。最后，在颈前带状肌表面通过牵拉颈阔肌皮瓣建立起手术空间（图10-0-2）。

4. 内镜下甲状腺叶切除的操作步骤

（1）分离手术侧颈前带状肌与胸锁乳突肌之间的颈深筋膜（图10-0-3），游离胸骨舌骨肌后分别用拉钩牵拉胸骨舌骨肌往内上方向与胸锁乳突肌往外下方向，暴露胸骨甲状肌，顺肌纤维走行方向用超声刀剖开，从而暴露甲状腺体（图10-0-4）。

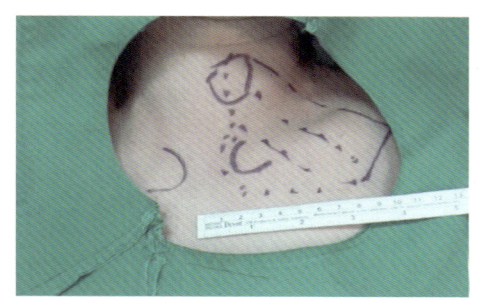

图10-0-1　胸前入路切口

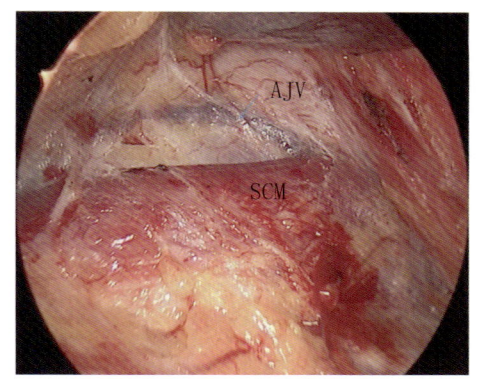

图10-0-2　建立手术空间
（AJV：颈前静脉；SCM：胸锁乳突肌）

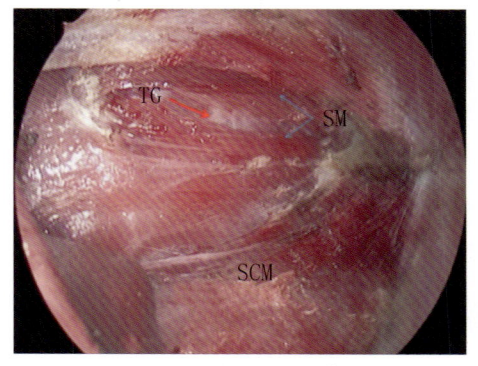

图10-0-3　分离手术侧颈前带状肌与胸锁乳突肌之间的颈深筋膜
（SM：带状肌；SCM：胸锁乳突肌；TG：甲状腺）

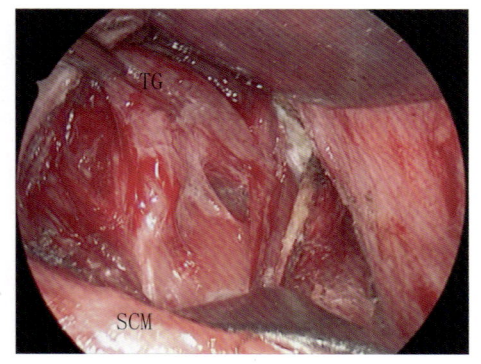

图10-0-4　暴露甲状腺体
（SCM：胸锁乳突肌；TG：甲状腺）

（2）处理上极　往上抬起颈前肌，解离甲状腺上极，将腺体向内下牵拉，辨认上极动、静脉后，逐一将甲状腺上动、静脉远端分支离断，注意保护上甲状旁腺（图10-0-5）。

（3）处理外侧　仔细分离甲状腺中静脉，用超声刀离断（图10-0-6）。

（4）处理下极　分离下极，暴露甲状腺下极血管，用抓钳将腺体向内侧牵拉，用超声刀凝切甲状腺下静脉的分支，保护好下甲状旁腺（图10-0-7）。

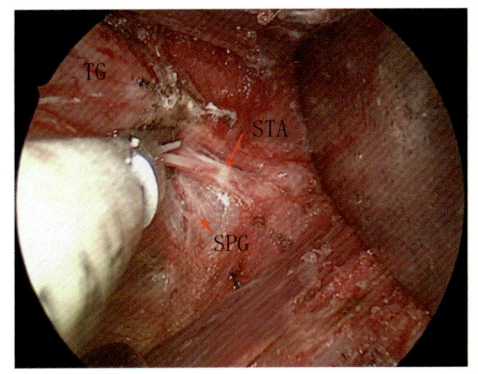
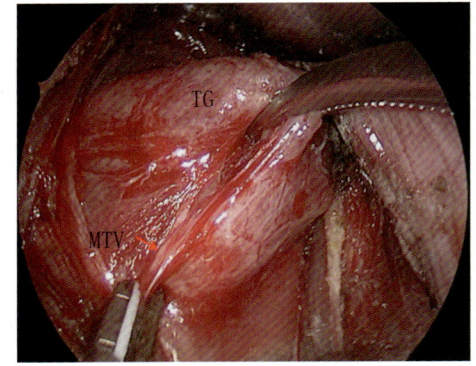

图10-0-5 离断甲状腺上动、静脉远端分支并注意保护上甲状旁腺
（STA：甲状腺上动脉；TG：甲状腺；SPG：上甲状旁腺）

图10-0-6 离断甲状腺中静脉
（TG：甲状腺；MTV：甲状腺中静脉）

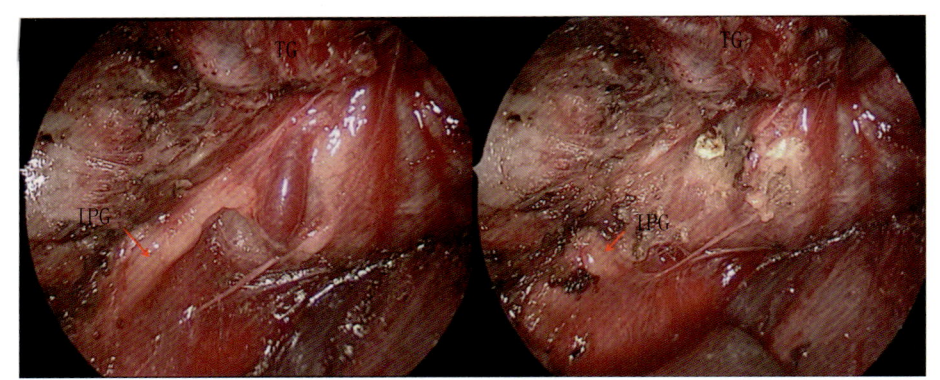

图10-0-7 保护好下甲状旁腺并处理甲状腺下静脉的分支
（IPG：下甲状旁腺；TG：甲状腺）

（5）离断峡部 用超声刀切断峡部，注意避免损伤气管（图10-0-8）。

（6）喉返神经的解剖及保护，完整切除腺叶及峡部 用超声刀处理甲状腺下动脉时，紧贴甲状腺被膜处理其分支，此时注意辨认和保护喉返神经（图10-0-9）；再用超声刀处理甲状腺背面及侧面，小心分离悬韧带，将腺体与气管解离，切除腺叶及峡部（图10-0-10）。手术顺序的先后依据肿瘤的部位不同而有所变化。

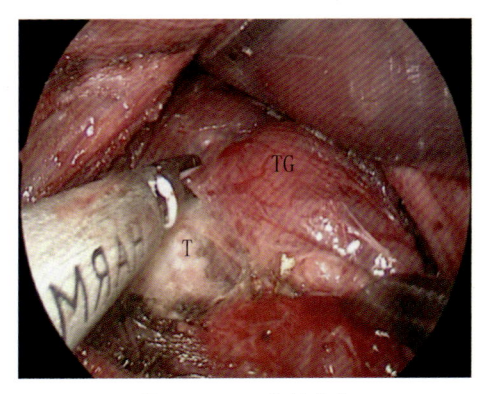

图10-0-8 离断峡部
（T：气管；TG：甲状腺）

（7）对侧腺叶的处理 经同一切口采用囊内解离技术进行对侧腺叶次全切除术（图10-0-11）。

5. 缝合伤口与留置引流管 在甲状腺叶切除后，仔细检查术野有无出血，之后用可吸收线缝合带状肌，即可缝合或以黏合带封闭伤口，并留置胶管引流。

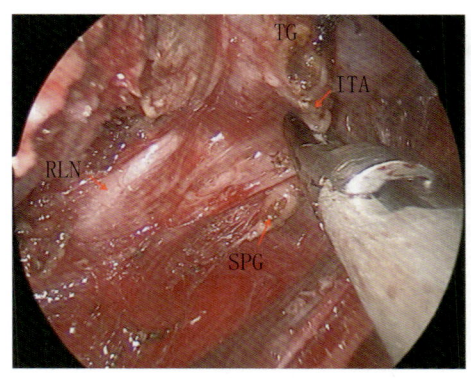

图10-0-9 紧贴甲状腺被膜处理甲状腺下动脉分支并注意辨认和保护喉返神经（TG：甲状腺；SPG：上甲状旁腺；ITA：甲状腺下动脉）

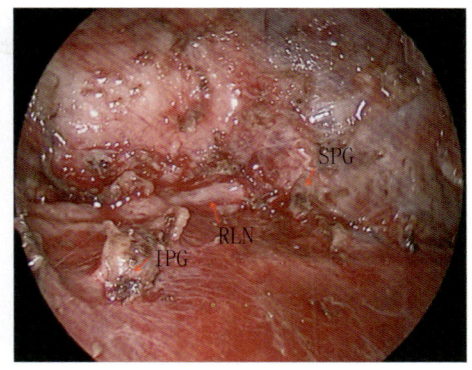

图10-0-10 右侧甲状腺腺叶切除后（SPG：上甲状旁腺；IPG：下甲状旁腺；RLN：喉返神经）

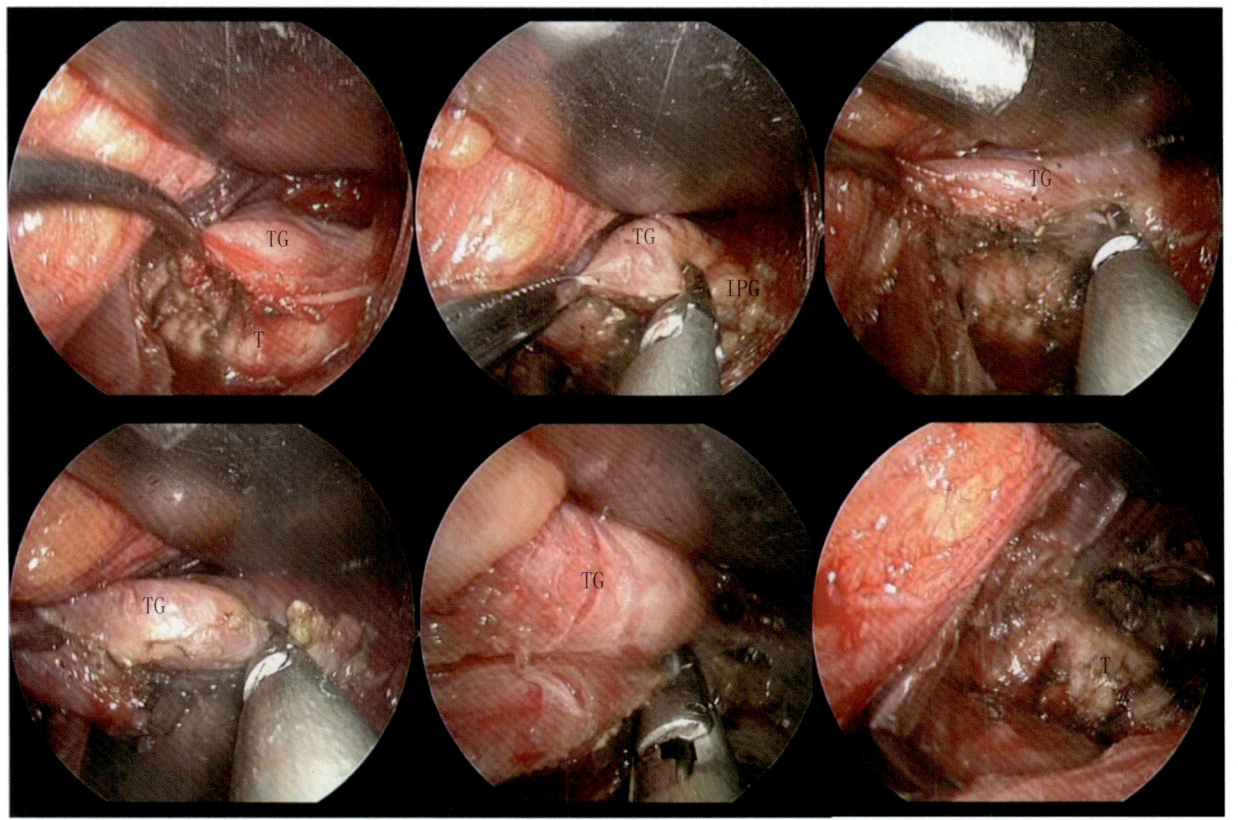

图10-0-11 对侧甲状腺腺叶次全切除（TG：甲状腺；IPG：下甲状旁腺；T：气管）

四、超高清内镜下甲状腺手术

笔者同时也利用超高清内镜的SPIES光谱靶向增强的功能，可以帮助识别甲状旁腺（图10-0-12，图10-0-13）。

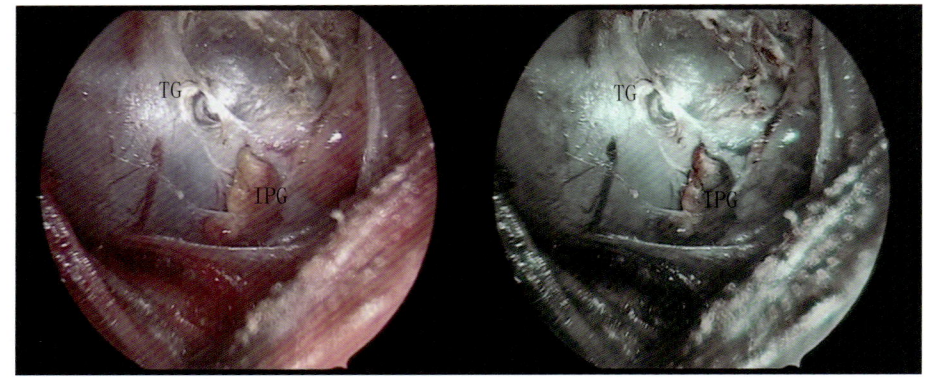

图10-0-12 SPECTRA-A模式
通过深度变色识别功能，可针对性地增加血管网的辨识度，有助于识别甲状旁腺。
（TG：甲状腺；IPG：下甲状旁腺）

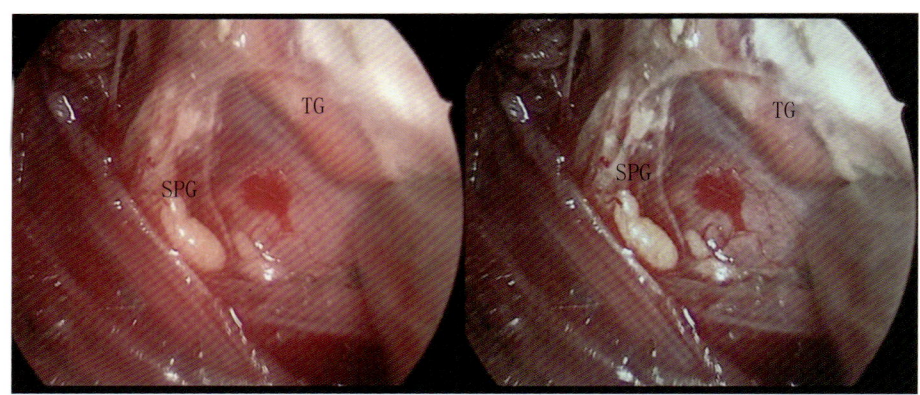

图10-0-13 SPECTRA-B模式
利用浅度变色功能，可在显示血管网的同时，视野颜色相对SPECTRA-A模式更接近自然真实图像，有助于识别甲状旁腺后的镜下手术操作。
（TG：甲状腺；SPG：上甲状旁腺）

五、3D内镜下甲状腺手术

2013年由Mercante率先报道利用3D内镜经颈前小切口完成甲状腺切除术3例。笔者也于2013年开展3D内镜在胸前入路内镜下甲状腺手术当中的应用（图10-0-14），认为3D内镜适应证与2D内镜一致。3D内镜相比传统内镜有着类似达芬奇机器人更为逼真的立体视觉和纵深感，能够帮助术者更好地辨别旁腺、神经等重要结构，同时患者不必负担机器人高额的耗材费。3D内镜的缺点是没有机器人的多关节臂。笔者认为3D内镜可以作为传统内镜至机器人之间的过渡。

3D内镜下甲状腺手术具体步骤与传统2D内镜胸前入路一致，如图所示（图10-0-15至图10-0-22）。

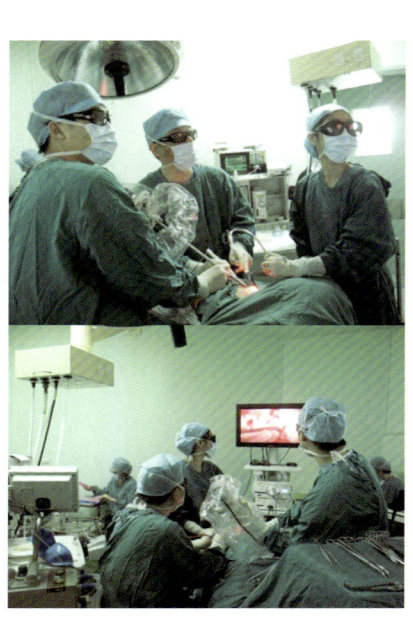

图10-0-14 3D内镜甲状腺手术场景

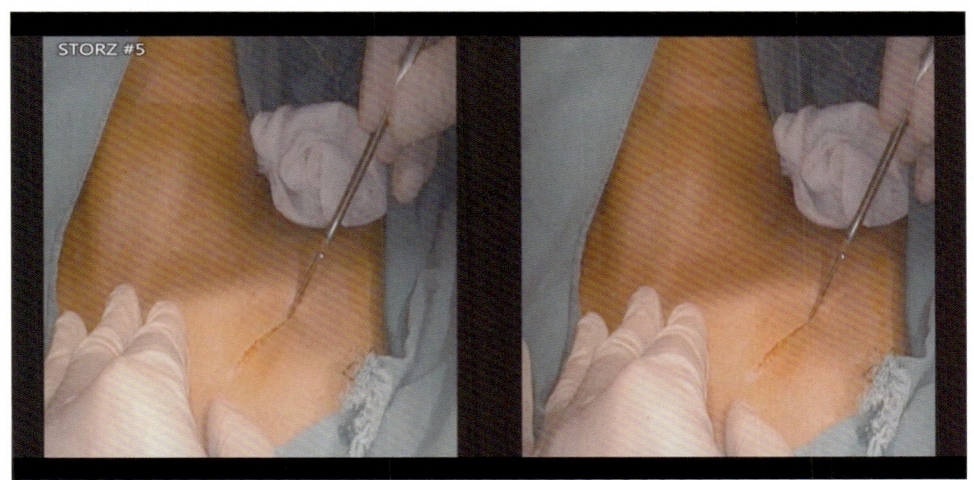

图10-0-15　手术切口

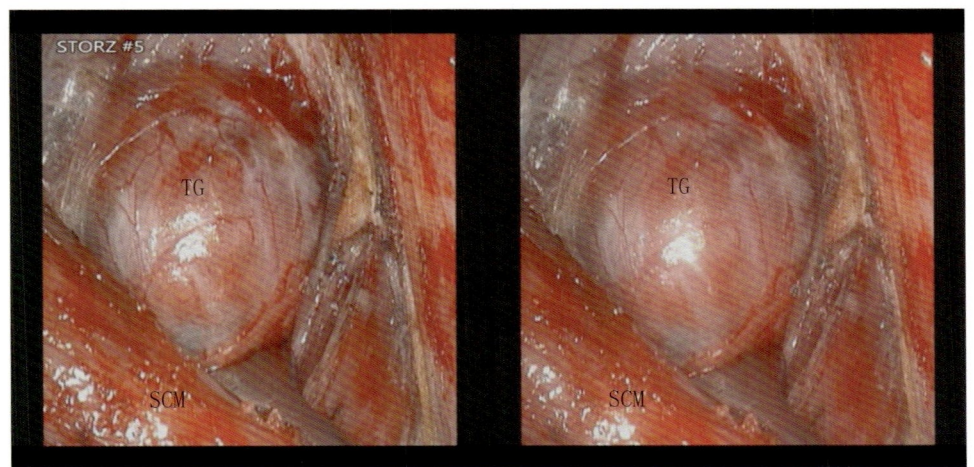

图10-0-16　建立手术空间,暴露甲状腺
（TG：甲状腺；SCM：胸锁乳突肌）

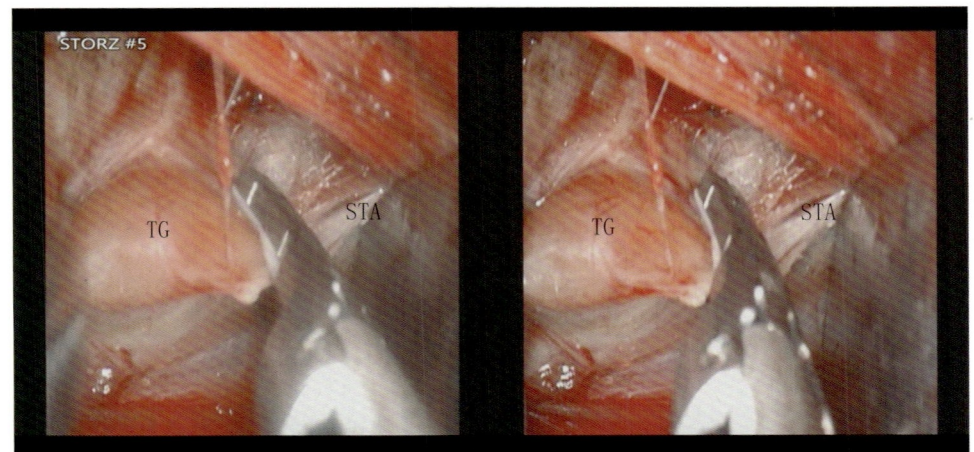

图10-0-17　处理甲状腺上极,原位保护上甲状旁腺
（TG：甲状腺；STA：甲状腺上动脉）

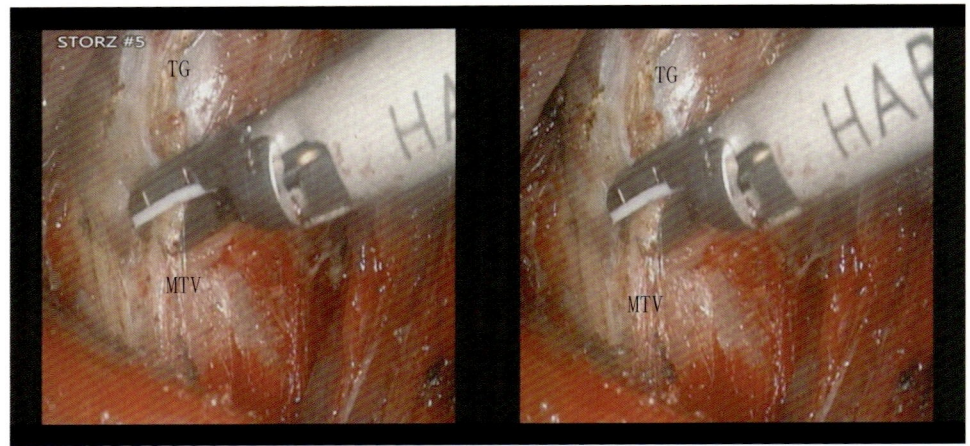

图10-0-18　处理甲状腺中静脉
（TG：甲状腺；MTV：甲状腺中静脉）

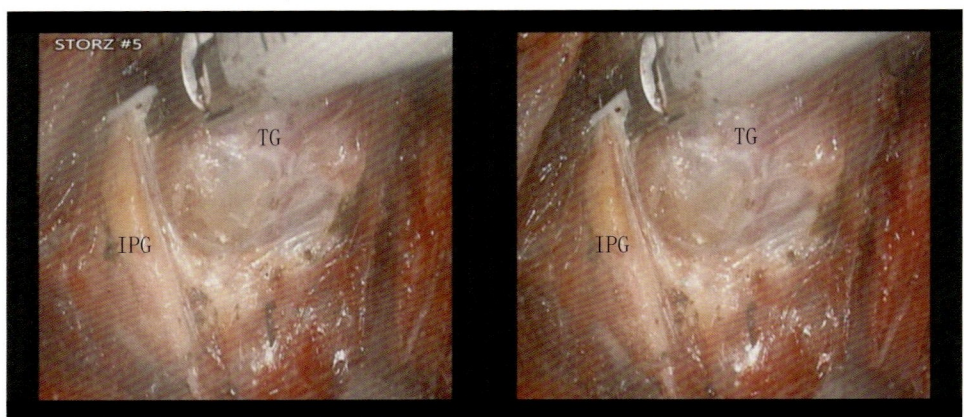

图10-0-19　处理甲状腺下极血管分支，同时注意保护下甲状旁腺
（TG：甲状腺；IPG：下甲状旁腺）

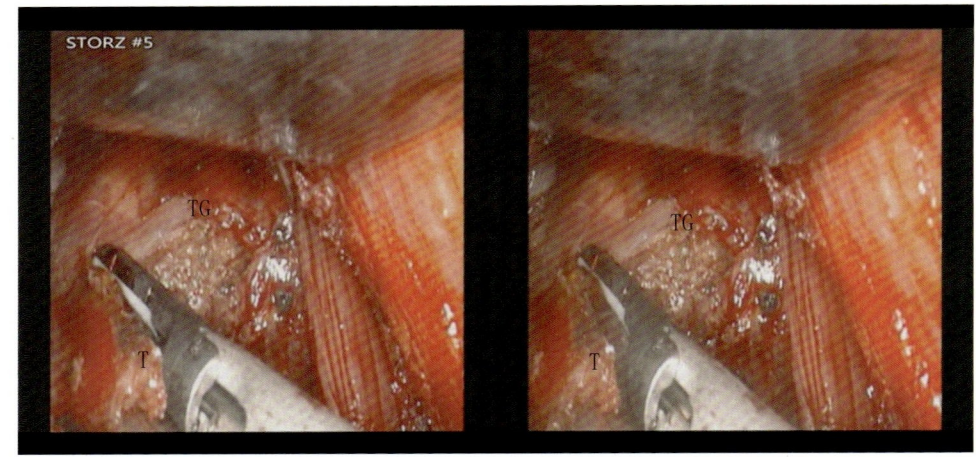

图10-0-20　切断峡部
（TG：甲状腺；T：气管）

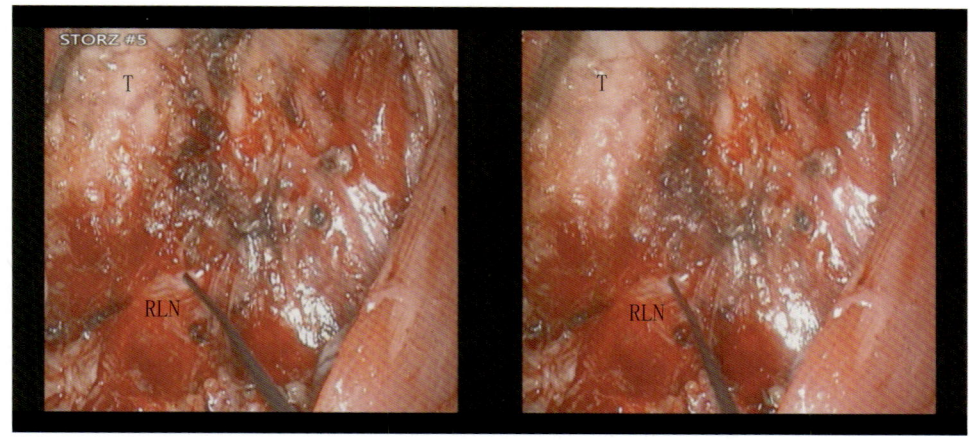

图10-0-21　术中识别并完整保留喉返神经
（T：气管；RLN：喉返神经）

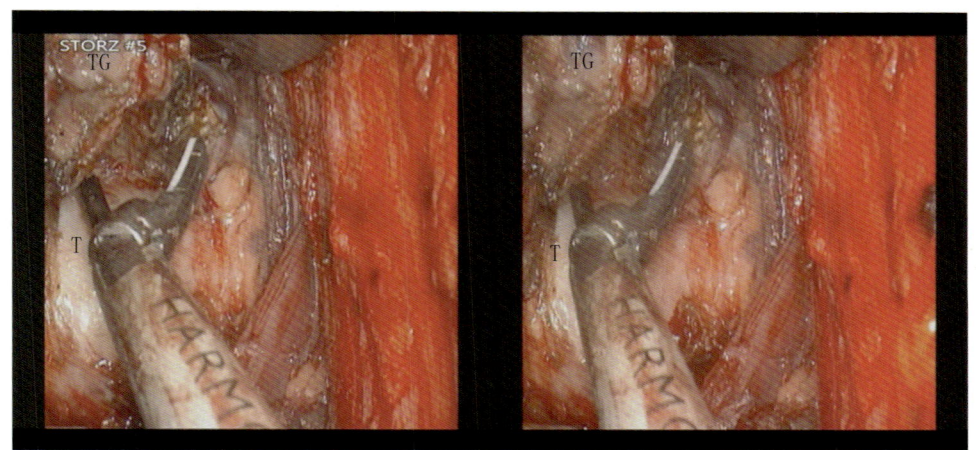

图10-0-22　采用囊内解剖技术完成对侧甲状腺次全切除术
（TG：甲状腺；T：气管）

六、术后处理

1. 引流　常规放置负压引流管，术后持续负压引流48h，24h引流量＜10mL时，拔除引流管。

2. 术后出血和血肿的处理　出血来源是手术区和皮瓣分离区。尤其要重视甲状腺上动脉的处理和锁上区分离皮瓣的解剖层次。密切观察，及时发现，通常经原切口内镜下可以止血处理，不用转为开放手术止血。对于血清肿，穿刺抽吸后予以加压即可。

3. 甲状旁腺功能低下的处理　甲状腺全切或近全切除术后要监测血钙、血磷水平。若出现低钙症状，静脉滴注10%葡萄糖酸钙和口服维生素D。

4. 甲状腺素的替代　术后应定期监测甲状腺功能，如监测发现甲状腺功能低下，要及时服用左旋甲状腺素（L-T4）替代治疗。接受甲状腺全切术者，术后应开始替代治疗。不建议良性结节术后采用TSH抑制治疗。分化型甲状腺癌术后行TSH抑制治疗，定期监测随访。

七、手术并发症

内镜手术并发症包括：出血、切口感染、甲状旁腺损伤、喉返神经损伤、喉上神经损伤、气管损伤和麻醉或手术入路相关的并发症等。

无注气内镜下甲状腺手术并发症发生率：暂时性喉返神经损伤1%~5.5%，永久性喉返神经损伤0.2%~1%，暂时性低钙血症0~19.7%，永久性低钙血症1%~1.4%，术后出血（包括血清肿和血肿）1%~2.5%。手术并发症的发生率与术者经验有关。笔者的无注气内镜下甲状腺手术并发症发生率：暂时性喉返神经麻痹0.9%，永久性喉返神经麻痹0.5%，术后血肿0.2%，无永久性甲状旁腺功能低下。为了避免手术并发症的发生，术者应掌握好手术适应证，做好术前评估和围术期的处理，如不小心将甲状旁腺切除，确认后需将切除的甲状旁腺组织切成薄片或颗粒，种植于术区范围内的肌肉内。

八、术式评价

（一）难点解析

1. 指征掌握难点　胸前入路内镜下甲状腺手术适应证较广，较大肿物和双侧病变均适合，但切除大肿瘤比切除小肿瘤时出血量和所用的手术时间都要多；最佳适应证是甲状腺良性病变，且最大径<4cm或单侧腺体体积<25~30mL。一般认为，穿刺细胞学检查诊断较为困难的是滤泡癌，如细胞学检查有滤泡变异，术中快速病理检查可以提高诊断率。若术中冰冻病理诊断为癌，应在内镜下行同侧中央区淋巴结清扫术。

关于内镜下甲状腺手术治疗甲状腺癌患者的选择必须慎重。一般选择早期甲状腺乳头状癌T1，或部分T2（肿瘤<3cm）患者，同时术前影像检查（B超和CT增强等）提示肿瘤无包膜外或腺体外侵犯，亦无淋巴结转移，且术者掌握内镜下腺叶切除或全切术，以及中央区淋巴结清扫术和侧颈区清扫术的内镜技术。对于术前穿刺细胞学检查诊断为甲状腺乳头状癌，或术中快速病理检查证实为甲状腺乳头状癌者，除了能进行内镜下甲状腺叶原发灶处理外，还应同期经同一入路行中央区淋巴结清扫术，或加一辅助切口行侧颈淋巴结清扫术，以保证手术质量，从而达到治疗目的和取得满意的疗效。

2. 胸前入路手术的可行性、创伤性与安全性分析　胸前入路内镜下甲状腺手术采用拉钩可维持有效的手术空间，由于采用侧入路手术方式且有内镜的放大作用，容易辨认喉返神经和甲状旁腺，避免损伤，因此术后并发症发生率低。笔者进一步的研究发现，开放组和内镜组之间术后白细胞计数、血清C反应蛋白以及IL-6等指标无明显差异，说明内镜手术的疼痛轻，术后患者恢复快，与传统手术相比，美观效果更佳（图10-0-23）且并不增加机体创

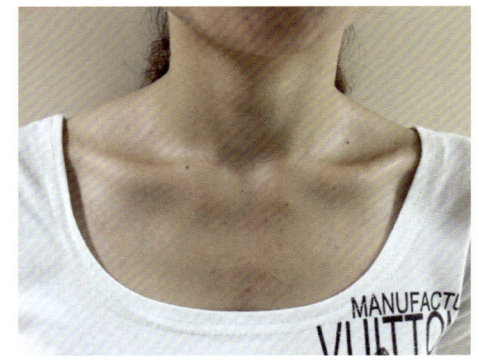

图10-0-23　术后切口

伤。采用该术式术中可内镜监视与直视相结合，便于用手指触诊；费用略高于传统手术，较注气内镜手术更经济，且由于超声刀的应用可安全凝闭直径5mm以下的血管而无需打结，因此确保了手术的安全，随着经验的积累，手术时间将会明显缩短。

（二）手术操作要点

1. 建立手术空间　潜行锐性分离皮瓣时，注意解剖层次，避免损伤颈前静脉、颈外静脉或颈内静脉。对于肥胖颈短者，先行解离同侧胸锁关节区，该区域层次清晰后，再解离胸锁乳突肌下份和锁上区域，避免锁骨上区域分离过深致出血等损伤，或过浅损伤皮肤。

2. 喉上神经、喉返神经和甲状旁腺的识别与保护

（1）上极处理，保护好喉上神经　操作时用抓钳将腺体往中线方向牵拉，维持轻微或适度的张力，同时用拉钩将外侧带状肌和肩胛舌骨肌往外上方向提，采用脱帽技术，用超声刀紧贴上极处理甲状腺上动脉各分支，直至上极被游离，环甲间隙清晰显示，不常规解离喉上神经。

（2）上甲状旁腺保护　上甲状旁腺位于腺叶上1/3处（靠近Zuckerkandl结节、环状软骨），将腺体往内上牵拉形成一定的张力，于甲状腺上极与上甲状旁腺之间仔细钝性或锐性解离，保护上甲状旁腺。此时，亦可识别和解离喉返神经。

（3）下甲状旁腺保护　约85%的下甲状旁腺位于喉返神经与甲状腺下动脉之间交叉处1cm以内，他们可以作为手术解剖标志。采用囊内解剖技术，应用超声刀尽量贴近腺体处理甲状腺下动、静脉，下甲状旁腺和上甲状旁腺血供来自甲状腺下动脉，由其终末支供应。此区域的操作解离要仔细，对于嵌入型的旁腺不要误切，可将其与附着的甲状腺被膜一并解离，以保证其血供。术中发现甲状旁腺有凝血，及时用针头或组织剪挑开部分旁腺包膜，避免血液回流障碍。如甲状旁腺保留不可能时，可以考虑移植。

（4）喉返神经的识别与保护　两侧喉返神经走行不同，左侧绕过主动脉弓，全程走行于气管食管沟往上至Berry's韧带。右侧绕过锁骨下动脉后，位于下颈外侧，斜向内侧大约成30°走行入气管食管沟。熟悉甲状腺下动脉的主要分支与喉返神经有5种交叉解剖关系，利于术中寻找喉返神经。双侧喉返神经最恒定的位置是它们入喉处，位于环甲肌的后外侧，包括Zuckerkandl结节，都可作为术中寻找喉返神经的解剖标志。

喉返神经一旦被识别，术中应当仔细解离至喉返神经入喉处，解离过程中注意保护好神经，如超声刀的保护头面向神经侧，钳夹组织不要过多，离神经表面3～5mm，并用纱布覆盖神经，用超声刀凝切时创面要干净，以免神经受热损伤。此外，操作很轻巧，防止神经挫伤、牵拉或压榨损伤。胸廓入口处是损伤喉返神经高危险区，进行中央区淋巴结清扫术时要特别注意。

从下动脉水平至喉返神经入喉处，该段喉返神经可能有两个或更多的分支，术中要仔细辨认与保护，以免损伤。右侧喉不返神经属解剖变异，了解这一点十分重要，如正常位置找不到喉返神经，解剖时要十分细心，以避免伤及喉不返神经。

3. 超声刀的使用　术中超声刀可以直接有效地处理甲状腺上、下动脉及其分支，确保甲状腺

囊内切除术的顺利完成，但必须注意的是超声刀虽为先进仪器，其热辐射可造成较轻的组织损伤（＜1.5mm）。临床实践已表明超声刀同样会产生热效应损伤喉返神经，因此手术操作时应注意防范，钳夹组织不要过多，尤其对腺体周围有炎性粘连者，操作时须更加细致。

九、小结

3D内镜下甲状腺手术具有以下优点：保留了传统内镜手术精细、微创的特点；还原了真实视觉中的三维立体手术视野和深度的感知；没有机器人手术额外的耗材费，不需要增加患者费用负担。我们探讨了经胸前入路无注气3D内镜下甲状腺手术，与机器人相比，也有3D立体图像，能识别重要结构，减少并发症且可保留手指触感，无耗材费，经济性好。

胸前入路无注气内镜甲状腺手术具有下列优点：解离范围小于腋下入路和乳晕入路；术者便于用手去触诊，感觉肿块的韧性和评价肿块的边界与正常甲状腺；手术相对容易操作；不需要过多昂贵的设备，如CO_2灌注机和其他复杂技术的支持，它还能够避免因灌注CO_2所引起的相关并发症，此外，拉钩和悬吊装置可以重复使用，节省手术成本。因而，无注气颈部内镜技术提高了手术的安全性、操作性、经济性及普及性。它是一个合适的、切合实际的、安全的、相对低侵袭的手术，具有美观的优点，它与传统手术相比同样具有易操作性。颈前不遗留手术瘢痕，胸前手术瘢痕能被开领或低领的衣服遮蔽，具有满意的美容效果，是一种安全可行的内镜下甲状腺手术，可作为甲状腺手术患者的一种选择。

（黄晓明）

■ 参考文献

[1] 黄晓明，孙伟，洪云，等．胸前入路无注气内镜手术治疗早期甲状腺乳头状癌的初步研究［J］．中华耳鼻咽喉头颈外科杂志，2012，47（7）：571-574.

[2] 黄晓明，许庚，郑亿庆，等．无注气内镜下甲状腺手术和传统手术的比较研究［J］．中华耳鼻咽喉头颈外科杂志，2007，42（8）：599-602.

[3] 卢星，黄晓明，孙伟，等．经胸前入路无注气内镜下甲状腺手术与传统手术创伤比较的随机对照研究［J］．中华耳鼻咽喉头颈外科杂志，2010，45（11）：895-898.

[4] 黄晓明，许庚，郑亿庆，等．经胸前入路无注气内镜下甲状腺手术［J］．中国内科杂志，2007，13（9）：906-908.

[5] 蔡谦，黄晓明，孙伟，等．甲状腺双侧腺叶病变单侧胸前入路内镜手术与传统手术对比研究［J］．中华耳鼻咽喉头颈外科杂志，2009，44（11）：926-929.

[6] OHGAMI M, ISHII S, ARISAWA Y, et al. Scarless endoscopic thyroidectomy: breast approach for better

cosmesis [J]. Surg Laparosc Endosc Percutan Tech, 2000, 10 (1): 1-4.

[7] GAGNER M.ENDOSCOPIC SUBTOTAL PARATHYROIDECTOMY IN PATIENTS WITH PRIMARY HYPERPARATHYROIDISM [J]. Br J Surg, 1996, 83 (6): 875.

[8] MICCOLI P, BERTI P, CONTE M, et al. Minimally invasive surgery for thyroid small nodules: preliminary report [J]. J Endocrinol Invest, 1999, 22 (11): 849-851.

[9] MICCOLI P, BERTI P, RAFFAELLI M, et al. Minimally invasive video-assisted thyroidectomy [J]. Am J Surg, 2001, 181 (6): 567-570.

[10] BAKKAR S, MATERAZZI G, BIRICOTTI M, et al. Minimally invasive video-assisted thyroidectomy (MIVAT) from A to Z [J]. Surg Today, 2016, 46 (2): 255-259.

[11] YAMASHITA H, WATANABE S, KOGA Y, et al. Total endoscopic and video-assisted thyroidectomy: cervical approach [J]. Biomed Pharmacother, 2002, 56 (Suppl 1): 64s-67s.

[12] INABNET W B 3RD, JACOB B P, GAGNER M. Minimally invasive endoscopic thyroidectomy by a cervical approach [J]. Surg Endosc, 2003, 17 (11): 1808-1811.

[13] PALAZZO F F, SEBAG F, HENRY J F. Endocrine surgical technique: endoscopic thyroidectomy via the lateral approach [J]. Surg Endosc, 2006, 20 (2): 339-342.

[14] CAI Q, HUANG X, HAN P, et al. Endoscopy-assisted thyroid surgery via a subclavian approach [J]. Surg Today, 2013, 43 (5): 479-484.

[15] YAN H, WANG Y, WANG P, et al. "Scarless" (in the neck) endoscopic thyroidectomy (SET) with ipsilateral levels Ⅱ, Ⅲ, and Ⅳ dissection via breast approach for papillary thyroid carcinoma: a preliminary report [J]. Surg Endosc, 2015, 29 (8): 2158-2163.

[16] DUNCAN T D, RASHID Q, SPEIGHTS F, et al. Endoscopic transaxillary approach to the thyroid gland: our early experience [J]. Surg Endosc, 2007, 21 (12): 2166-2171.

[17] HUANG X M, SUN W, ZENG L, et al. Gasless endoscopic thyroidectomy via an anterior chest approach-a review of 219 cases with benign tumor [J]. World J Surg, 2011, 35 (6): 1281-1286.

[18] HONG Y, YU S T, CAI Q, et al. The experience of gasless endoscopic-assisted thyroidectomy via the anterior chest approach for Graves' disease [J]. Eur Arch Otorhinolaryngol, 2016, 273 (10): 3401-3406.

[19] LIN P, HAN P, LIANG F, et al. Characteristics of the parathyroid gland in endoscopic thyroidectomy with the application of an image enhancement system [J]. Surg Endosc, 2018, 32 (9): 3925-3935.

[20] YU S T, HAN P, LIANG F, et al. Three-dimensional versus two-dimensional endoscopic-assisted thyroidectomy via the anterior chest approach: a preliminary report [J]. Surg Endosc, 2017, 31 (10): 4194-4200.

第十一章

胸前乳晕入路的内镜下甲状腺手术

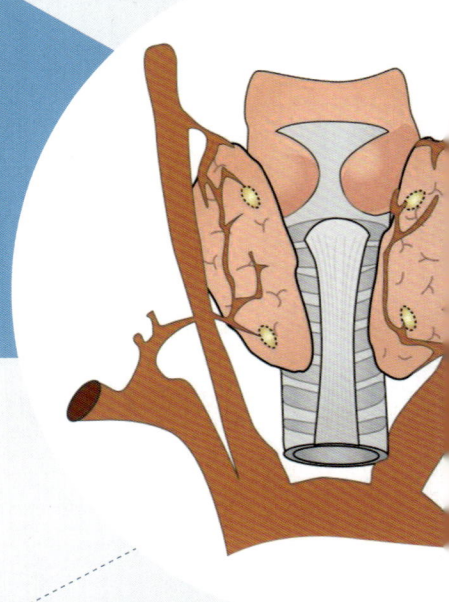

自从1997年Hüscher首次报道的内镜辅助下右侧甲状腺腺叶切除术（video-assisted thyroidectomy，VAT），到Ikeda等及Ohgami等报道完全内镜下甲状腺手术（totally endoscopic thyroidectomy，TET）；随着内镜设备器械的改进、机器人的应用、手术技巧的提高及专科化人才的培养等，各种方式的内镜甲状腺手术（endoscopic thyroidectomy，ET）技术不断开展，适应证也从良性甲状腺疾病发展到低危组的分化型甲状腺癌，包括择区性颈部淋巴结的清扫。根据手术入路分为颈部入路与远距离入路（非颈部入路，包括经口入路）；根据手术方式分为内镜辅助甲状腺手术和完全内镜甲状腺手术。非颈部入路的完全内镜甲状腺手术，称为颈部无瘢痕内镜甲状腺手术（Scarless in the neck Endoscopic Thyroidectomy，SET）；经过17年的发展，目前能兼顾治疗与美容效果的入路，SET首选全乳晕入路或者双侧腋乳入路（bi-axillo breast approach，BABA），而机器人辅助的ET首选双侧腋乳入路。

一、手术适应证和禁忌证

手术适应证和禁忌证都在传统开放甲状腺手术的基础上有新的要求，但手术适应证和禁忌证都不是绝对的，尤其是新兴的内镜甲状腺手术，随着术者操作水平的不断提高及手术器械的不断改进，尤其高清成像系统的普及与应用，适应证及禁忌证都在不断变化。

1. 适应证

（1）有颈部美容需求的患者。

（2）良性肿瘤的最大直径≤6cm。

（3）病理类型应为分化型甲状腺癌，肿瘤直径应≤2cm。

（4）术前影像学检查（B超、CT或MRI）提示，Ⅰ、Ⅱb、Ⅴ区及对侧应无淋巴结转移；Ⅲ、Ⅳ、Ⅵ区可有可疑转移淋巴结，没有融合、固定。

（5）肿瘤没有侵犯邻近器官，无胸骨后病灶。

2. 禁忌证

（1）无颈部美观要求的患者。

（2）分化型癌，肿瘤直径＞2cm。

（3）甲状腺未分化癌或者髓样癌。

（4）颈部Ⅰ、Ⅱb、Ⅴ区有淋巴结转移，或者在胸锁关节水平以下有淋巴结转移；或者锁骨下淋巴结转移，或者上纵隔有淋巴结转移；或者转移淋巴结融合、固定，淋巴结直径＞2cm，或者淋巴结中间囊性，有坏死者。

（5）肿瘤浸润食管、气管或喉返神经，或者全身其他部位有远处转移者。

（6）合并桥本氏甲状腺炎，或者其他自身免疫性甲状腺炎。

（7）曾有颈部放射治疗史，或者颈部有增生性瘢痕者。

（8）合并有全身其他疾病，有全身麻醉或常规手术禁忌证者，如凝血功能障碍、心肺功能障碍等。

（9）胸廓严重畸形者。

二、术前准备

术前准备与开放手术相同。

1. 麻醉方法　气管插管全身麻醉。
2. 特殊仪器设备　30°高清内镜、超声刀、5mm和10mm Trocar、分离棒、注水针、无损伤抓钳、腔镜用分离钳及持针器等（图11-0-1）。

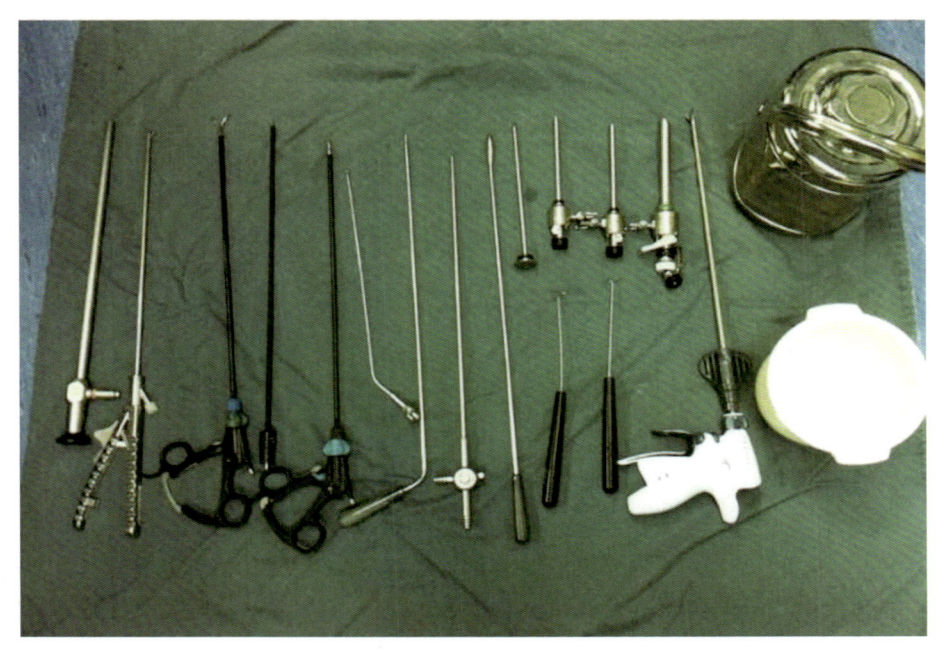

图11-0-1　胸前乳晕入路手术器械

三、手术步骤

1. 患者体位（图11-0-2）　"人"字位，仰卧，肩部垫枕，枕部垫头圈，保持颈部过伸位，但不能过度，在颈部与腰部分别放置相应的软垫，保证颈椎与腰椎的前曲，减少术后头晕及颈部、腰部的酸胀与疼痛不适。双下肢外展成45°~60°，绷带妥善固定。双臂内收于身体两侧，固定。消毒范围上达下唇，外至上臂中部及腋中线，下至脐水平，双下肢、腹部均需铺满无菌单。

2. 主刀医生、一助医生、二助医生、洗手护士位置（图11-0-3）　主刀医生站于患者双下肢之间，一助医生坐于患者右侧扶镜头，二助医生可选择坐于患者身体两侧，器械台及洗手护士位于患者左侧。连接电子镜、电凝钩、吸引器、超声刀后，置于患者左侧无菌储物袋中并妥善固定。

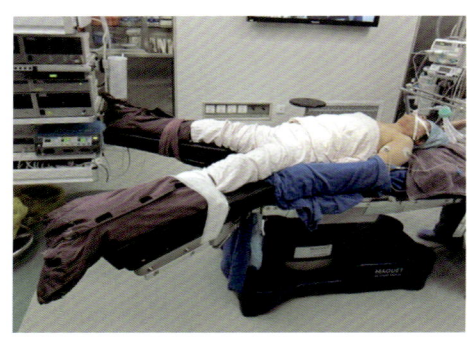

图11-0-2 患者"人"字位，肩部垫枕，保持颈部略过伸位

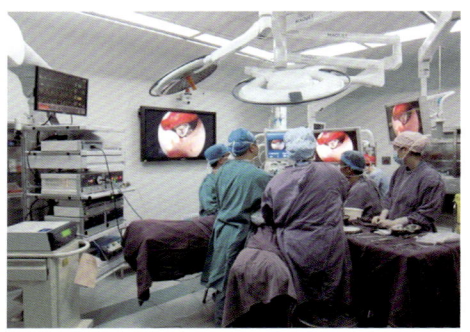

图11-0-3 主刀医生、一助医生、二助医生、洗手护士所在位置

3. 胸乳入路穿刺口位置

（1）中间切口位于两乳头之间，中线偏右侧约一横指处，相当于右侧乳腺的内侧缘（图11-0-4），约12mm，用以插入10mm Trocar，此处置入镜头，由一助操作。此切口可根据患者特殊需要适当下移，但患者如果体型较为修长，会导致皮下隧道过长，不利于手术操作。

（2）两侧切口分别位于左、右乳晕边缘，左侧位于10-11点位置，右侧位于1-2点位置（图11-0-5），长度均约6mm，插入5mm Trocar，置入手术器械，由术者操作。如果患者乳房较为丰满，可选择加长Trocar。若是男性患者，切口应该相应的上移，相当于第三、四肋间水平，避开胸骨前方，并选择横行的切口，以便于清扫中央区淋巴结。如果胸壁原来有瘢痕，也可以选择原瘢痕进行手术。切口选择，不能靠近胸骨上窝与锁骨，距离太近不利于操作；太远，尤其是男性，不便于处理甲状腺下极或清扫中央区淋巴结。

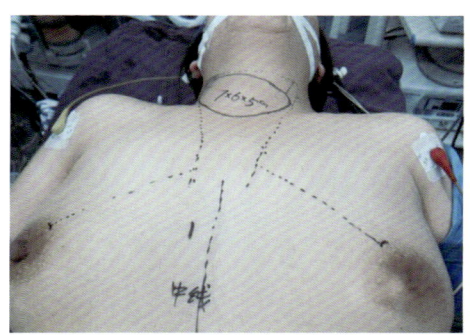

图11-0-4 胸乳入路穿刺口位置（中间切口）

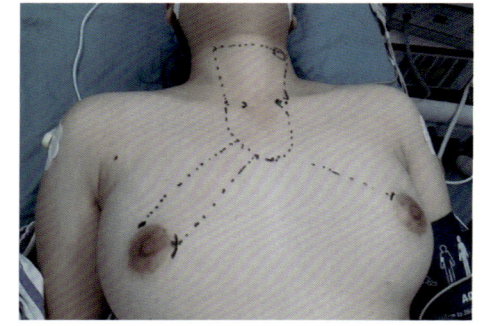

图11-0-5 胸乳入路穿刺口位置（两侧切口）
若选择全乳晕入路，中间切口移到右乳晕边缘2-4点位置，右侧切口位于右乳晕边缘11-12点位置。

4. 手术空间的建立　先将少许"膨胀液"注入3个切口处的皮下组织内（图11-0-6）。中央切口处可注入30mL左右。切开中央处切口，用特殊注水器将"膨胀液"注入皮下组织与肌筋膜之间的间隙后，向前潜行注射，边进针边注射，至胸骨前，不要进入颈部。注射深度位于肌筋膜表面效果最好，此间隙较为疏松且血管网最少，不易出血。同时，观察皮肤需膨胀、隆起，如果注射深度过浅，皮肤将出现"橘皮"征，如果过深，将显示胸大肌的外形。

将剥离棒以30°向前下方刺入皮下组织与肌筋膜之间间隙后，对准右侧胸锁关节，向前水平潜行分离一次；后退距切口4~5cm处（在胸骨柄附近），再向左侧胸锁关节方向潜行推进一次，钝性分离两次就足够（图11-0-7）。用大弯血管钳探入中央切口至隧道分叉处，适当钝性撑开皮下隧道，以便Trocar进入及标本取出（图11-0-8）。用纱布卷沿胸前壁中央由上至下滚动，将隧道处皮下"膨胀液"自切口挤出（图11-0-9），吸引器吸引，以免影响电凝钩及超声刀分离，且防止形成较多的水雾，影响手术视野。

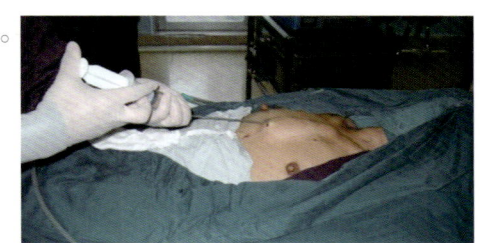

图11-0-6 于切口注入"膨胀液"

制备"膨胀液"：生理盐水500mL加入1支肾上腺素；抽取60~70mL加入罗哌卡因2支，50mL注射器抽取备用。

置入10mm Trocar，并开启二氧化碳气体，流量至中等6L/min，压力调至6~8mmHg（图11-0-10）。在充气的情况下，10mm Trocar应沿着隧道转动进入，切忌反复进入或暴力进入，容易形成假道，如果两隧道口中央组织较多，Trocar置5mm转换帽，用电凝钩或超声刀进行"盲切"，切开中央过多的组织。"盲切"时须在充气的条件下，避免过深损伤胸大肌或者过浅损伤皮肤。

左侧乳晕边缘10-11点钟方向切开皮肤，蚊氏血管钳撑开皮下组织后，将带芯5mm Trocar沿切口与右侧胸锁关节连线刺入皮下组织与乳腺表面之间间隙潜行，深度同样不能过浅，亦不能过深刺入乳腺组织。在乳房区域，宜略浅，以免伤及乳腺组织引起出血等并发症，越过乳腺组织后宜略深，以免术后皮肤红肿淤斑，不利于美容，严重者可能发生皮肤破溃。出口应在"鼻孔状"隧道口近端（图11-0-11至图11-0-14）。

置入右侧Trocar时，全乳晕入路右侧切口位于右乳晕11-12点钟方向，方向对准左侧胸锁关节（图11-0-15），胸乳入路右侧切口位于右侧乳晕1点钟方向，方向对准左侧胸锁关节（图11-0-16）。

伸入吸引器向上顶住皮瓣帮助建腔，同时适当吸引清除手术中产生的烟雾，避免镜头模糊，以利于电凝钩及超声刀分离皮瓣建腔（图11-0-17），层次刚好，位于胸前壁筋膜表面，"上白下白"此层面血管少，不易出血（图11-0-18，图11-0-19）。进入第二个Trocar后，进气流量就可以升到6~10L，建立手术空间期间，建议左手持吸引器，往上抬皮瓣，同时进行适当吸引，这样既能维持空间，又能及时吸除烟雾或水雾，减少清洗镜头的次数，明显缩短建立空间的时间。

沿胸前壁胸大肌筋膜表面分离至颈部，由于胸锁乳突肌与颈阔肌间存在疏松的间隙，利于找到正确的层次，所以先显露两侧的胸锁乳突肌，继续沿肌筋膜表面向两侧分离。颈部中央由于血管增多，将电凝钩分离改为超声刀分离，以防皮肤受损。在手术过程中，由于颈部操作空间有限，从10mm Trocar充CO_2，同时要开放双侧5mm Trocar气阀排除烟雾或水雾，可以保持镜头的清晰，有利于手术。建腔范围呈倒梯形，上至甲状软骨上缘，外侧接近胸锁乳突肌外侧缘，下至胸骨角。分离深度达肌筋膜，应保留完整肌筋膜，达到"上黄（皮下脂肪）下红（肌层）"的效果，同时将颈前静脉留在下面，这样才能最大程度减少出血（图11-0-20）。胸骨上窝的脂肪要留在皮瓣下面，以免术后脂肪缺血机化，在胸骨上窝处形成硬结，影响患者舒适度和美观度。分离深度采用"宁深勿浅"的原则，过浅会造成皮肤淤青或坏死，影响美容效果，违反内镜手术初衷（图11-0-21）。

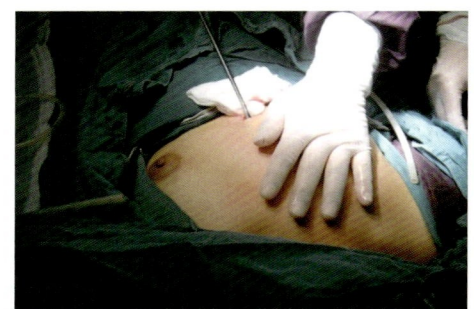

图11-0-7 用剥离棒建立皮下隧道

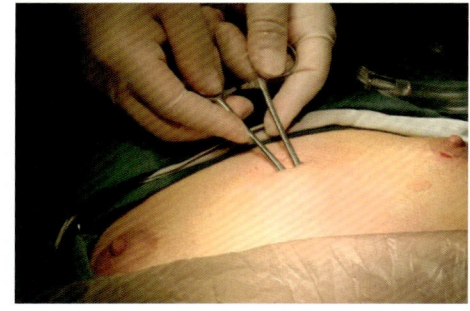

图11-0-8 用血管钳或卵圆钳适当扩宽皮下隧道空间

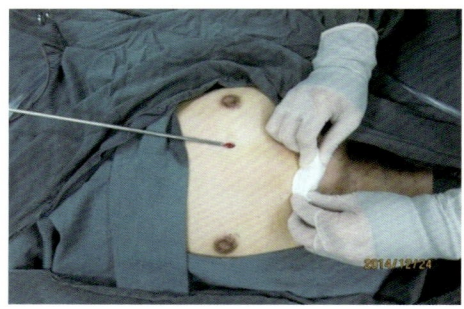

图11-0-9 挤出多余的"膨胀液"

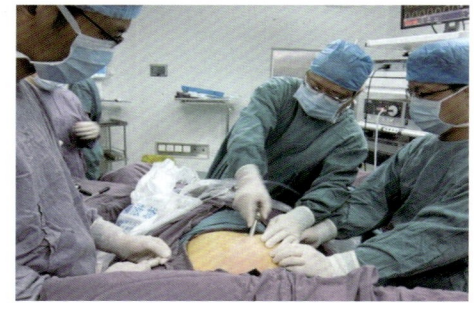

图11-0-10 置入10mmTrocar，并开启二氧化碳气体，流量至中等6L/min，压力调至6~8mmHg

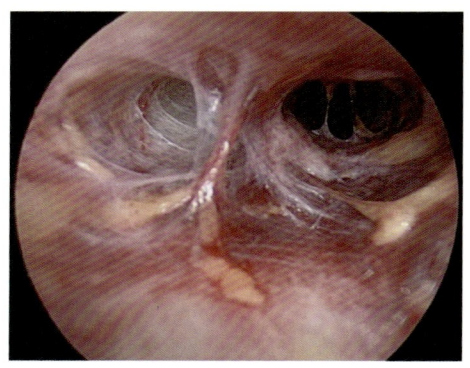

图11-0-11 分离棒分离后可见前方左、右两个"鼻孔状"隧道口

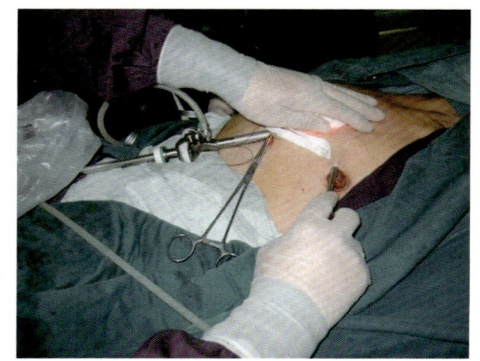

图11-0-12 置入左侧Trocar

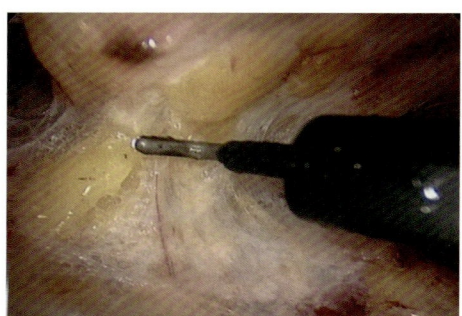

图11-0-13 从左侧Trocar伸入电凝钩

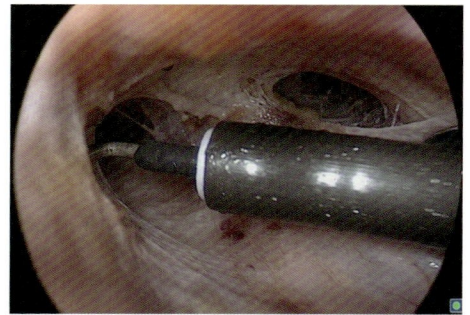

图11-0-14 从左侧Trocar伸入电凝钩，电切游离Trocar出口附近及对侧皮下筋膜，以便对侧Trocar进入

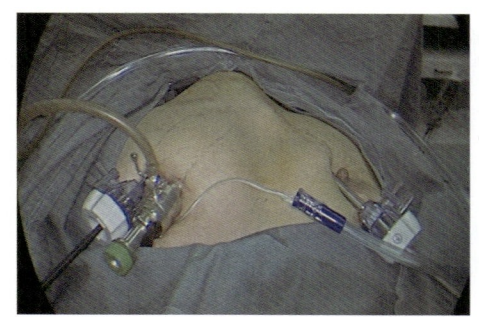

图11-0-15 全乳晕入路置入右侧Trocar：右侧切口位于右乳晕11-12点钟方向，方向对准左侧胸锁关节

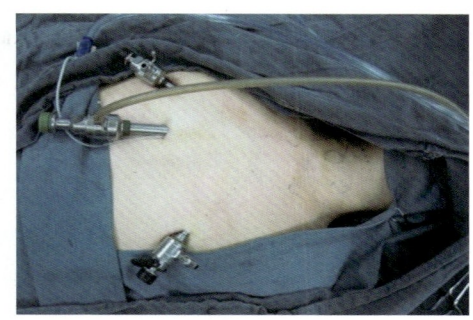

图11-0-16 胸乳入路置入右侧Trocar：右侧切口位于右侧乳晕1点钟方向，方向对准左侧胸锁关节

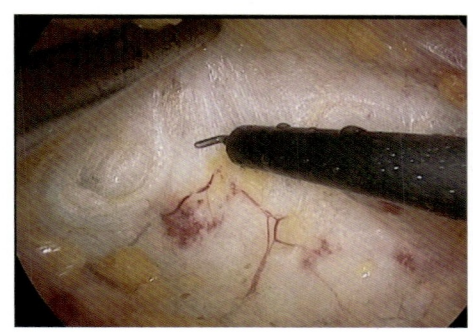

图11-0-17 用电凝钩分离皮瓣

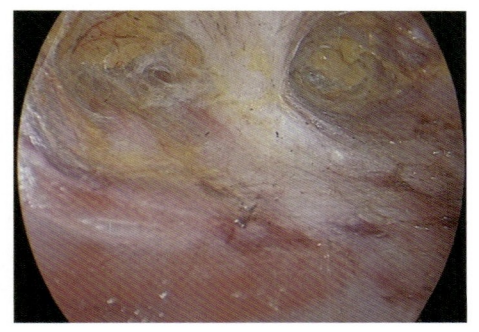

图11-0-18 显露两侧的胸锁乳突肌

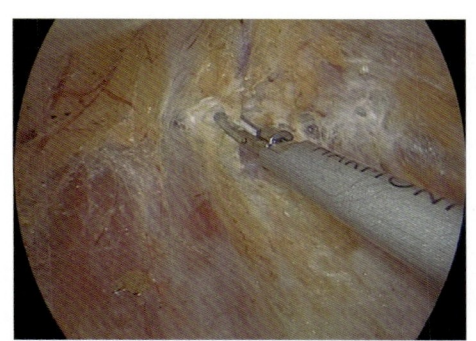

图11-0-19 游离颈部正中皮瓣

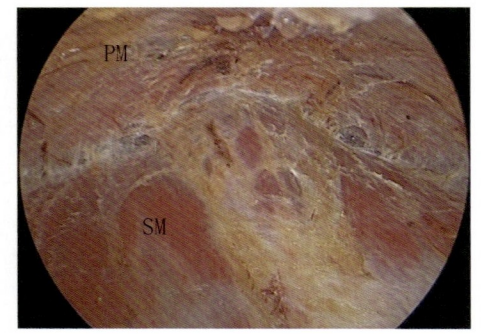

图11-0-20 空间建立完毕（PM：颈阔肌；SM：带状肌）

5. 切开颈白线 要纵行依次切开白线，不宜在一处深入（图11-0-22）。左手换用无创抓钳协助超声刀由下至上充分切开带状肌颈白线至甲状腺，下至胸骨切迹，上至甲状软骨上缘。也可以利用电凝钩切开颈白线。

6. 切开峡部 右手改用可弯分离器剥离甲状腺，显露甲状腺峡部后，仍换用超声刀于峡部近健侧，先处理甲状腺最下血管，显露峡部下方的气管（气管是腔镜甲状腺的"航标"），从下而上逐步离断甲状腺峡部，完全暴露气管（图11-0-23）。切开峡部时注意连同气管前筋膜一并夹持切开，否则容易出血，在寻找峡部下端气管前壁时，采用"压"（感受气管的距离）、"分"（适度分离气管前脂肪）、"断"（超声刀进入分离的间隙，切断峡部）三者交替进行，直至切断峡部。

在使用超声刀时,超声刀功能刀头要避免与气管接近。

7. **置入拉钩** 在患侧胸锁乳突肌外侧缘,环状软骨水平处用18G粗针刺穿皮肤后,穿入专用拉钩,向外牵拉带状肌。置入拉钩的方向尽量水平位牵拉,便于显露更大的空间。应避免尖头刺伤组织,要注意旋转移动方向,只能背向尖头旋转。拉钩数量可根据术中需要增减,中央区需要备2只,外侧区清扫要备3~4只(图11-0-24至图11-0-26)。

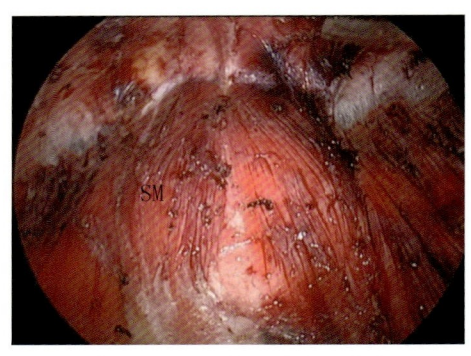

图11-0-21 错误的建腔层次

将颈前静脉、带状肌和胸锁乳突肌筋膜掀起,导致"上红下红"。如果将颈前静脉掀起,则要在血管断端进行充分凝闭,避免术后胸腔压力增高引起出血。(SM:带状肌)

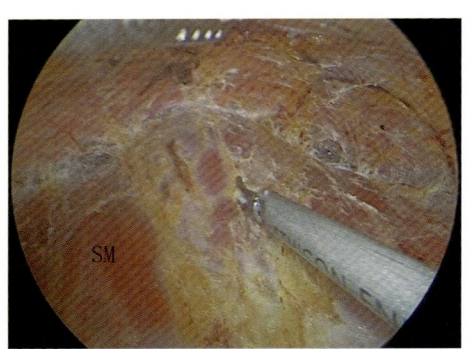

图11-0-22 切开颈白线
(SM:带状肌)

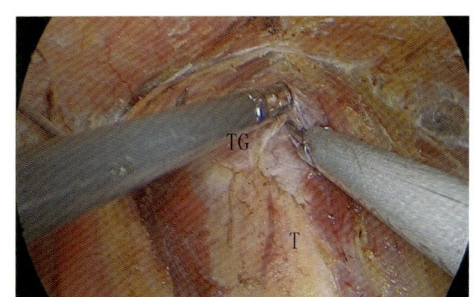

图11-0-23 切开峡部
(TG:甲状腺;T:气管)

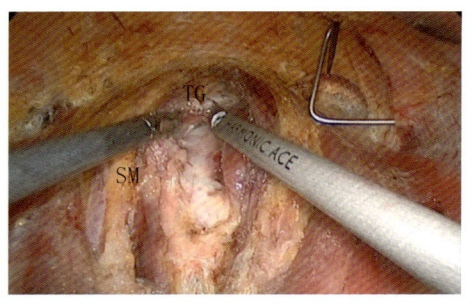

图11-0-24 置入拉钩
(TG:甲状腺;SM:带状肌)

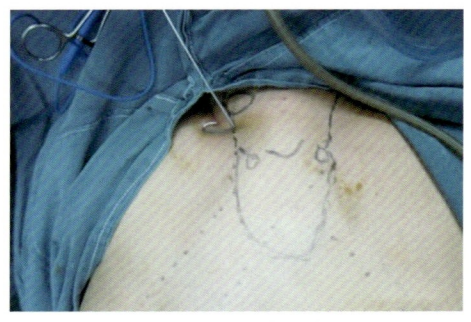

图11-0-25 体外观察拉钩

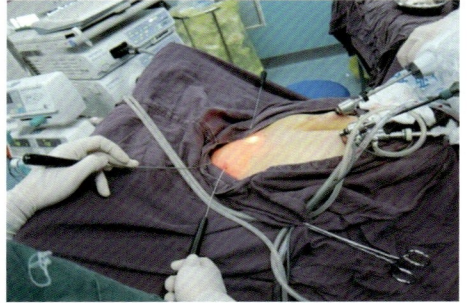

图11-0-26 双侧拉钩

8. **游离甲状腺上极** 无创抓钳夹持峡部向外侧并略向下牵引,超声刀钝锐结合分离甲状腺叶与带状肌,暴露甲状腺叶前部(图11-0-27)。超声刀沿甲状软骨下缘切开甲状腺悬韧带,暴露环甲间隙，超声刀功能刀头远离环甲肌一侧，避免损伤环甲肌。

9. 处理上极血管　处理甲状腺上极血管，向内下牵引，沿甲状腺上极分离骨骼化甲状腺上动脉前支，分次凝闭并切割（图11-0-28）。后支常常显露困难，可以仅做凝闭暂时不切断，留作后面处理，为妥善保留喉上神经外支，以神经监护探针探查将要凝断的血管后再以超声刀切断。首先处理上动脉有利于减少术中可能的出血。

10. 切断甲状腺中静脉　继续将甲状腺向内侧牵引，拉钩牵开带状肌，显露甲状腺中静脉，超声刀分次凝闭后切断（图11-0-29）。

11. 游离甲状腺下极　夹持甲状腺中极向内上牵引，沿甲状腺下极，超声刀凝闭切断甲状腺下动脉的2～3级分支及伴行静脉，将甲状腺逐渐向上翻起（图11-0-30）。

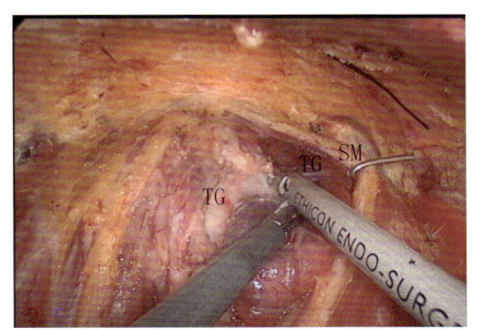

图11-0-27　游离甲状腺上极
（TG：甲状腺；SM：带状肌）

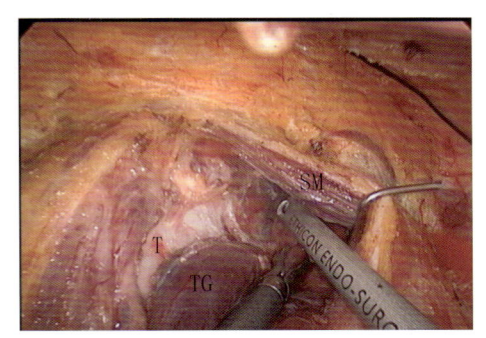

图11-0-28　处理上极血管
（TG：甲状腺；T：气管；SM：带状肌）

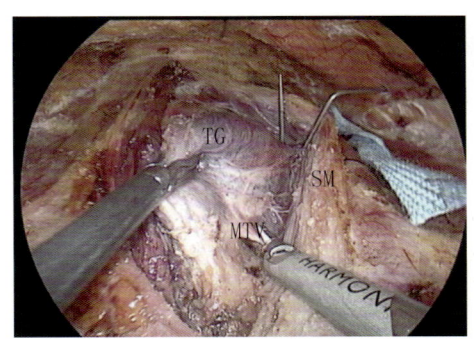

图11-0-29　切断甲状腺中静脉
（TG：甲状腺；SM：带状肌；MTV：甲状腺中静脉）

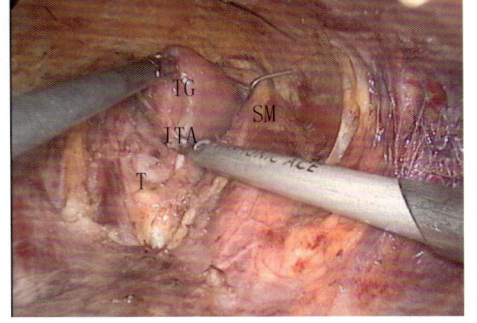

图11-0-30　游离甲状腺下极
（TG：甲状腺；SM：带状肌；ITA：甲状腺下动脉；T：气管）

12. 显露喉返神经并保护　将甲状腺向上方牵引，继续切断甲状腺下血管分支至接近喉返神经入喉处。右手换分离钳或吸引器仔细轻柔分离，并不时以神经检测探针探查，寻找并显露喉返神经，此处可能会发现下甲状旁腺，注意保护甲状旁腺的血供，以及避免超声刀的热灼伤。置入干纱条带（蓝色，剪至8cm左右），可置于喉返神经表面保护神经，避免超声刀的热灼伤（图11-0-31）。逐渐分离显露喉返神经至入喉处（图11-0-32）。

同开放手术一样，TET手术中也可以应用术中喉返神经监测（IONM），可以快速定位喉返神经，鉴别喉返神经及其血管，并能确定喉返神经的功能是否完整。具体的操作步骤同开放手术一样，进探针（probe）的方法同进特殊拉钩一样（图11-0-33，图11-0-34）。

13. **显露并保留上甲状旁腺** 向上方牵拉甲状腺，通常在喉返神经入喉处的外上方可显露上甲状旁腺，应妥为保护，仔细分离并保留血供；另外，向外上牵拉甲状腺，此时可显露甲状腺上动脉后支，尽可能在其分支离断而保留其主干，确保上位甲状旁腺的血供位置（图11-0-35）。

14. **离断Berry's韧带** Berry's韧带中常有一支入喉的穿支血管，仔细分离予以凝闭切断（图11-0-36）。

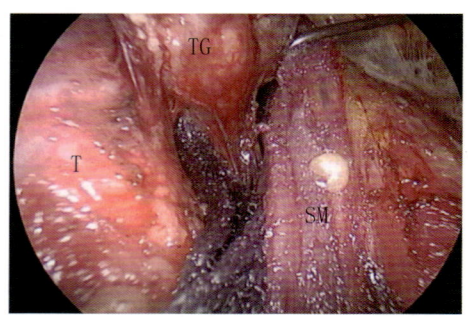

图11-0-31 蓝色纱条带保护喉返神经
（TG：甲状腺；SM：带状肌；T：气管）

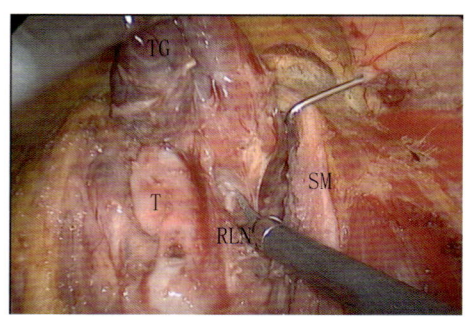

图11-0-32 显露喉返神经
（TG：甲状腺；SM：带状肌；T：气管；RLN：喉返神经）

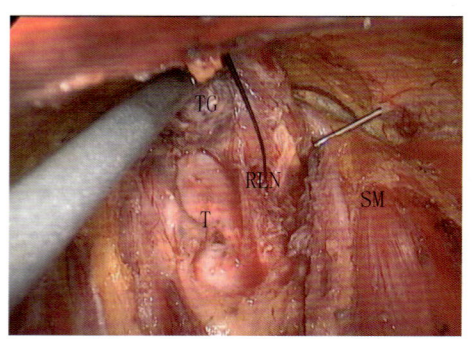

图11-0-33 术中实时监测喉返神经信号
（TG：甲状腺；RLN：喉返神经；T：气管；SM：带状肌）

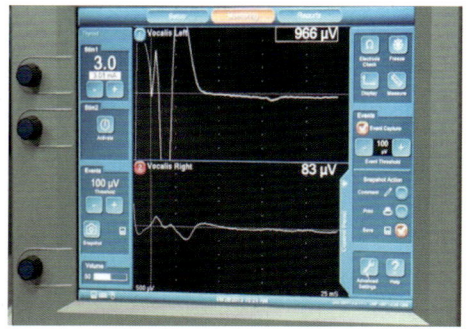

图11-0-34 术中喉返神经监测

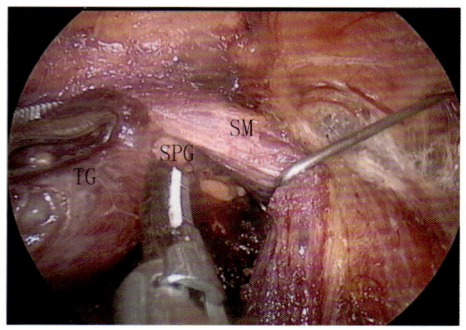

图11-0-35 显露并保留上甲状旁腺
（TG：甲状腺；SPG：上甲状旁腺；SM：带状肌）

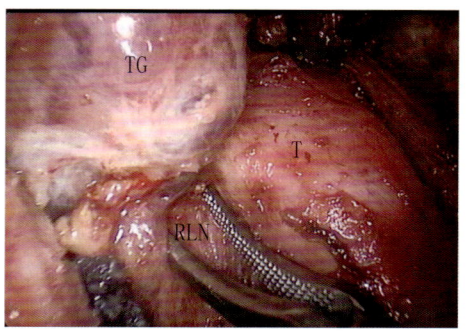

图11-0-36 离断Berry's韧带（右）
（TG：甲状腺；RLN：喉返神经）

15. 全切除甲状腺腺叶　注意在分离过程中，应避免超声刀功能刀头一侧对着喉返神经，且在超声刀工作时确保距离喉返神经3mm以上。胸乳入路可清楚显露双侧喉返神经，有利于预防喉返神经损伤。由于腔镜具有视野清晰、局部放大作用，对于手术中的血管、神经以及其他重要解剖组织和结构具有很好的分辨能力，可以较清晰地显露喉返神经（图11-0-37）。

16. 对侧甲状腺叶切除　同法行对侧甲状腺切除（图11-0-38），注意保护甲状旁腺和喉返神经（图11-0-39）。左侧喉返神经靠内侧较深，右侧喉返神经偏外、偏浅，此处常可见下甲状旁腺，沿甲状旁腺周围分离，并保护甲状旁腺血供。注意：喉返神经往往位于下位旁腺的深面，甲状旁腺和喉返神经互为标志。

17. 标本取出及观察　中央切口处取出10mm Trocar（同步关闭CO_2充气），将标本袋由中间隧道置入术腔，再重置10mm Trocar和镜头，将荷包缝合线尾端留于体外，将标本、纱条带装入后，收紧荷包缝线，取出标本袋，仔细检查标本上有无可疑旁腺组织，如发现有可疑甲状旁腺组织，剪取少量送冰冻切片证实，其余置入4℃生理盐水中保存留作自体移植（图11-0-40，图11-0-41）。切除标本送冰冻切片检查。

18. 冲洗创面及缝合切口　为了避免甲状腺组织碎片种植，术后要彻底冲洗术腔，并及时取出切除的碎块（图11-0-42），然后关闭CO_2，麻醉师鼓肺，同时关闭器械进入的排气通道，保持负压吸引30s，观察有没有出血，如有出血，及时处理。

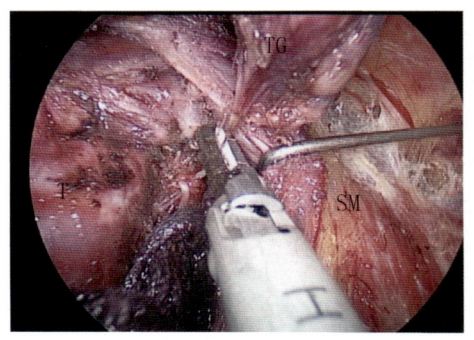

图11-0-37　全切除甲状腺腺叶（左）
（TG：甲状腺；T：气管；SM：带状肌）

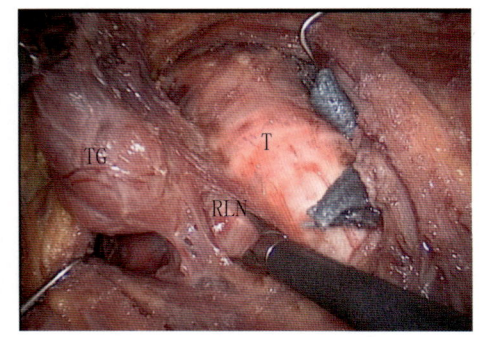

图11-0-38　同法行对侧甲状腺切除
（TG：甲状腺；RLN：喉返神经）

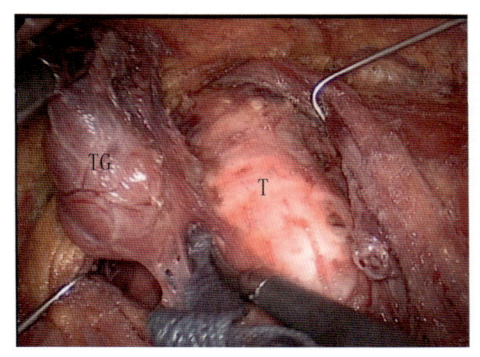

图11-0-39　保护喉返神经（右）
（TG：甲状腺；T：气管）

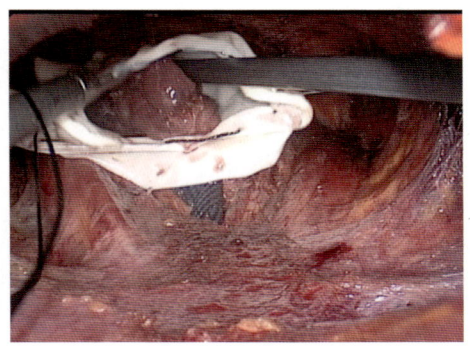

图11-0-40　取出标本

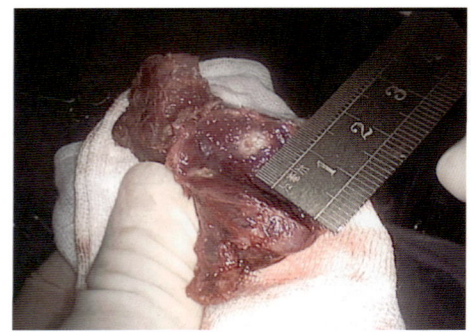
图11-0-41 组织标本大体观察

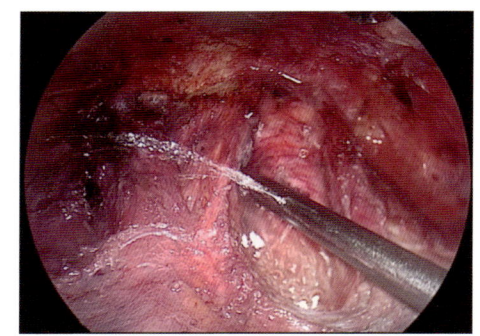
图11-0-42 温蒸馏水冲洗创面

19. 留置引流管,关闭术腔并缝合切口(图11-0-43至图11-0-45)。

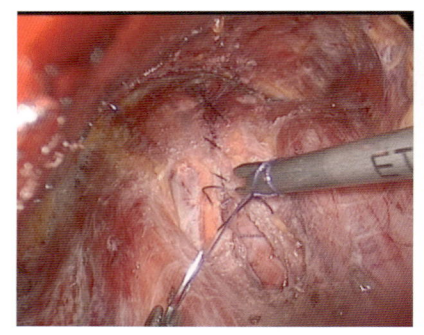
图11-0-43 用3-0可吸收线缝合颈白线

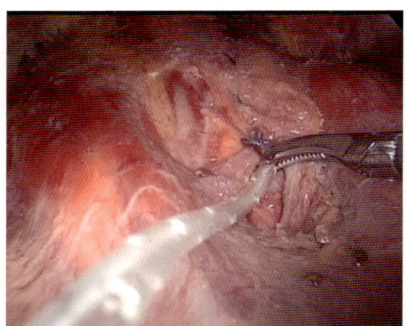
图11-0-44 留置引流管

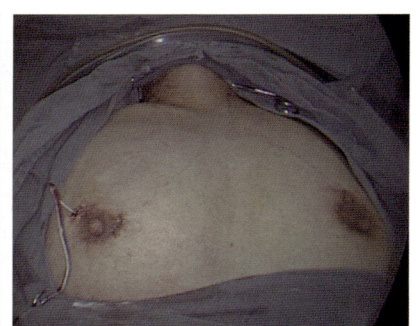
图11-0-45 可吸收线缝合切口

四、术后处理及注意事项

1. 术后24~48h拔除引流管。
2. 术后7天拆线。
3. 一般不应用抗生素预防感染。
4. 双侧甲状腺切除术后第1天和第3天检查血钙及甲状旁腺激素(PTH)。

五、并发症及处理

同开放手术一样,有出血、神经损伤、甲状旁腺损伤及淋巴(乳糜)漏等。SET与开放手术并发症的发生率没有明显差异。

1. 术后出血 术后出血多见于皮下的静脉、肌肉的营养血管。出血多数发生于术后12h以内,有术后第3天拔管时发生,也有报告术后2周发生出血的情况。与OT比较,由于TET在颈胸部皮下有一缓冲间隙,延缓血肿对气管压迫造成窒息,为救治赢得了时间。

预防术后出血的关键:建立空间时,皮下血管要严密止血,尤其近乳腺内侧的肋间动脉穿支;超声刀凝闭血管、组织时不要有张力,用超声刀离断较粗的血管,如甲状腺上、下极血管和中静脉时使用分次凝闭切断法；清扫外侧区时仔细凝闭胸锁乳突肌锁骨头与胸骨头之间的血管；清扫甲状腺上动脉周围淋巴结时，不要在其根部离断；处理颈外静脉汇入颈内静脉，或者颈内静脉意外破裂，在用超声刀临时凝闭以后，手术结束前要予以结扎；切断较粗的血管（直径＞6mm），要缝扎或结扎，不宜使用超声刀。如果行甲状腺次全或近全切除时，要耐心等待超声刀凝闭切断甲状腺组织，切不可用力撕扯，采用低功率（慢挡）以防术后再出血。总之，利用超声刀时要遵守"低张力、多点凝闭、慢切割"的原则，从临床实践中反复体会，灵活应用。术后发现胸部皮瓣肿胀，考虑术后出血时，应及时再次进行腔镜下血肿清除与止血手术，不能选择颈部开放手术止血；如果是动脉性的出血，发生呼吸困难或者窒息时，只要打开12mm的切口，血液就自动流出或者主动吸除血肿；如果危及生命时，只能做传统的急救手术。

2. 喉上神经、喉返神经损伤　喉上神经外支的位置存在较大的变异性，特别是Ⅱ型的患者，尤其容易损伤神经。同开放手术一样，处理上极血管时要紧贴腺体，远离甲状软骨侧板，功能刀头要远离重要结构。

相比喉上神经，喉返神经（RLN）更加容易损伤。Chung等对103例PTC患者行TET，一过性RLN麻痹发生率为25.2%，明显高于开放手术，但没有发生永久性损伤。我们曾经报道腔镜下甲状腺癌手术，一过性RLN损伤率约4.8%，术后1～2个月恢复正常发音，无永久性喉返神经麻痹。预防RLN损伤的关键：辨认（可以借助术中神经检测仪）、保护RLN，正确使用超声刀。避免神经损伤的基本方法同开放手术一样，或充分显露RLN，或显而不露。具体的方法：显露甲状腺后首先辨别气管位置，离断峡部，分离Berry's韧带和甲状腺悬韧带，紧贴甲状腺超声刀凝断上、下极血管，在接近RLN入喉处显露神经，尽量钝性解剖，并用纱布条覆盖保护，超声刀的功能头至少距离神经3mm，调低输出功率，缩短切割时间等措施可能有助于减少超声刀的热灼伤。TET术中应用神经检测仪，类同开放手术，可以快速定位神经并予以保护，避免永久性RLN损伤，更重要的是可以了解术后RLN功能情况。

3. 甲状旁腺损伤　永久性的甲状旁腺损伤严重影响患者的生活质量，并且缺乏有效的治疗方法，因此行甲状腺全切及双侧中央区清扫时要注意保护甲状旁腺。Chung等对103例PTC患者行TET，术后一过性低钙血症占25.2%，永久性低钙血症占1%。笔者曾经报道腔镜下甲状腺癌手术中一过性低钙血症发生率为6.7%，术后2周开始恢复，至今无永久性甲状旁腺功能低下的病例。同开放手术一样，尽可能原位保留甲状旁腺及其血供（实践中发现，由于腔镜的特殊功能，比开放手术更容易做到），如果清扫中央区，不能原位保留的甲状旁腺，采取异位种植。上极甲状旁腺位置比较恒定，必须予以原位保留，并保护其营养血管；鉴于此，对于低危组甲状腺癌患者，我们强烈推荐甲状腺近全切代替全切；近全切既不影响患者后续的I^{131}治疗（如有必要），又能有效防止永久性甲状旁腺功能低下。

事实上，腔镜下放大作用，尤其是高清腔镜在临床上的应用，颈部组织的精细结构更加清晰可辨。对于甲状腺专科医生来说，经过早期的学习曲线后，随着腔镜下操作技术不断提高，更精细的操作器械应用于临床，TET手术的神经损伤和甲状旁腺损伤等并发症发生率应与开放手术无差异，甚至可以低于后者。

4. 气管损伤、食管损伤　气管损伤和食管损伤是比较少见而严重的并发症，若处理不当，可导致颈部严重感染。再次强调：腔镜下甲状腺手术第一步是显露气管，从峡部开始手术，即采用"中间入路"法切除甲状腺（切记：气管是腔镜甲状腺手术的航标）。甲状腺肿瘤累及食管与气管，应该及时中转，防止此并发症的发生。食管损伤主要发生在甲状腺腺叶切除及Ⅵ区淋巴结清扫过程中，提拉腺体及周围软组织时，将食管一并提起所致。术中发现气管、食管损伤者，如无法在腔镜下缝合，要果断中转，防止发生严重的感染。实际工作中，此类并发症多发生在初学者，一旦发生，我们建议立即中转；对于食管非全层的损伤，可以在腔镜下继续完成手术。

5. 淋巴（乳糜）漏　同开放手术一样，中央区及外侧区淋巴结清扫术后均有可能发生淋巴（乳糜）漏。淋巴管是单层上皮结构，较粗的淋巴管不能依靠超声刀凝闭；如有胸导管或淋巴导管损伤，手术中应予以结扎或者缝扎。对于多数的淋巴（乳糜）漏，引流量不多时，可以保守治疗而好转。

6. 颈交感神经损伤　临床上颈交感神经损伤后较少出现霍纳综合征（Horner's syndrome），霍纳综合征表现为同侧瞳孔缩小、眼球内陷、眼睑下垂及面部无汗等症状。常常是由于淋巴结较多，提拉组织清扫时深面解剖过度，椎前筋膜被打开，超声刀切割组织时，使得颈总动脉鞘后内方的颈交感神经链发生热灼伤或者被误切。

（王　平）

参考文献

[1] 王平. 腔镜甲状腺癌根治术的现状与展望[J]. 外科理论与实践，2011，16（6）：522-524.

[2] 王平，李志宇，徐少明. 微小乳头状甲状腺癌的内镜手术治疗[J]. 中华外科杂志，2008，46（19）：1480-1482.

[3] 李志宇，王平，林信斌，等. 经胸乳入路内镜手术治疗甲状腺乳头状癌85例临床分析[J]. 中华普通外科杂志，2011，26（6）：485-488.

[4] 王平. 胸前入路完全腔镜甲状腺癌手术经验与技巧[J]. 腹腔镜外科杂志，2013，18（4）：246-248.

[5] 刘洋，王平，王勇，等. 内镜与开放手术治疗CN0期甲状腺乳头状癌对比分析[J]. 中国实用外科杂志，2013，33（5）：397-399.

[6] HUSCHER C S, CHIODINI S, NAPOLITANO C, et al. Endoscopic right thyroid lobectomy[J]. Surg Endosc, 1997, 11(8): 877.

[7] IKEDA Y, TAKAMI H, SASAKI Y, et al. Endoscopic neck surgery by the axillary approach[J]. J Am Coll Surg, 2000, 191(3): 336-340.

[8] OHGAMI M, ISHII S, ARISAWA Y, et al. Scarless endoscopic thyroidectomy: breast approach for better cosmesis [J]. Surg Laparosc Endosc Percutan Tech, 2000, 10 (1): 1-4.

[9] CHEN G Z, ZHANG X, SHI W L, et al. Systematic comparison of cervical and extra-cervical surgical approaches for endoscopic thyroidectomy [J]. Surg Today, 2012, 42 (9): 835-841.

[10] BRUNAUD L, ZARNEGAR R, WADA N, et al. Incision length for standard thyroidectomy and parathyroidectomy: when is it minimally invasive? [J] Arch Surg, 2003, 138 (10): 1140-1143.

[11] DUH Q Y. Robot-assisted endoscopic thyroidectomy: has the time come to abandon neck incisions? [J] Ann Surg, 2011, 253 (6): 1067-1068.

[12] JIANG Z G, et al. Clinical benefits of scarless endoscopic thyroidectomy: an expert's experience [J]. World J Surg, 2011, 35 (3): 553-557.

[13] TAN C T, CHEAH W K, DELBRIDGE L. "Scarless" (in the neck) endoscopic thyroidectomy (SET): an evidence-based review of published techniques [J]. World J Surg, 2008, 32 (7): 1349-1357.

[14] WANG M, ZHANG T, MAO Z, et al. Effect of endoscopic thyroidectomy via anterior chest wall approach on treatment of benign thyroid tumors [J]. J Laparoendosc Adv Surg Tech A, 2009, 19 (2): 149-152.

[15] JEONG J J, KANG S W, YUN J S, et al. Comparative study of endoscopic thyroidectomy versus conventional open thyroidectomy in papillary thyroid microcarcinoma (PTMC) patients [J]. J Surg Oncol, 2009, 100 (6): 477-480.

[16] CHUNG Y S, CHOE J H, KANG K H, et al. Endoscopic thyroidectomy for thyroid malignancies: comparison with conventional open thyroidectomy [J]. World J Surg, 2007, 31 (12): 2302-2306.

[17] LI Z Y, WANG P, WANG Y, et al. Endoscopic thyroidectomy via breast approach for patients with Graves' disease [J]. World J Surg, 2010, 34 (9): 2228-2232.

[18] LI Z, WANG P, WANG Y, et al. Endoscopic lateral neck dissection via breast approach for papillary thyroid carcinoma: a preliminary report [J]. Surgical Endoscopy, 2011, 25 (3): 890-896.

[19] COOPER D S, DOHERTY G M, HAUGEN B R, et al. Management guidelines for patients with thyroid nodules and differentiated thyroid cancer [J]. Thyroid, 2006, 16 (2): 109-142.

[20] ABU-HIJLEH M F, ROSHIER A L, AL-SHBOUL Q, et al. The membranous layer of superficial fascia: evidence for its widespread distribution in the body [J]. Surg Radiol Anat, 2006, 28 (6): 606-619.

[21] CHANG S, TANG H H, WANG C C, et al. A standard approach to expose the recurrent laryngeal nerve during endoscopic thyroidectomy [J]. J Laparoendosc Adv Surg Tech A, 2012, 22 (3): 259-263.

[22] KIM J H, CHOI Y J, KIM J A, et al. Thyroid cancer that developed around the operative bed and subcutaneous tunnel after endoscopic thyroidectomy via a breast approach [J]. Surg Laparosc Endosc Percutan Tech, 2008, 18 (2): 197-201.

第十二章

经口入路内镜下甲状腺手术

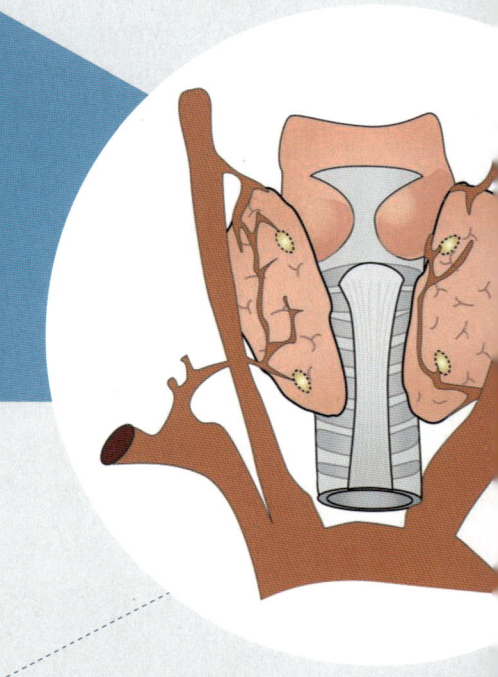

经口腔前庭腔镜
甲状腺癌根治术

一、手术适应证和禁忌证

1. 适应证

(1) 甲状腺的单叶或双叶腺瘤或结节性甲状腺肿，可行腺瘤摘除术、单侧或双侧甲状腺次全、近全切除。

(2) Ⅱ度甲亢可行双叶次全、近全切除。

(3) 无侧颈区淋巴结转移的甲状腺乳头状癌，可行双叶全切除及预防性中央区淋巴结清扫。对于靠近甲状腺上极的病变，手术操作有一定的难度，在开展初期不建议选取这样的患者。

2. 禁忌证

(1) 全身情况差不能耐受麻醉者。

(2) 严重凝血功能障碍者。

(3) 下颌部整形手术史者。

(4) 甲状腺过大、实质肿块直径>6cm，无足够的手术操作空间者。

(5) 合并其他下颌部及口腔疾病不宜手术者。

(6) 甲状腺术后复发且比较大而固定的实质性肿物，下颌骨尖长、前翘者，颈椎硬化、头部不能后仰者，口腔感染者，为相对禁忌证。

总体而言，理论上该入路适应证相对比较广泛，对于甲状腺的各种需要外科手术治疗的病变均可以采用，但需要术者具备高超的技术和熟练的技巧，该手术的手术适应证和禁忌证与术者的经验直接相关。

二、术前准备

术前1天开始予氯己定溶液漱口，一天多次。有口腔溃疡或龋齿的患者应对症处理，保证术前口腔的清洁，必要时可使用抗生素、请专科协助处理或延迟手术时间。如果腺体较大而软，术前可服用复方碘溶液，3次/天，每次5~16滴，为期1~3周，使甲状腺变硬，利于手术操作，减少出血。术前充分休息，避免各种刺激因素。精神紧张、不安或失眠者，可予镇静剂镇静，如苯巴比妥，0.03g/次，3次/天。

需要配备全套相关的腔镜手术器械，包括：30°腹腔镜，超声刀，标本取出袋，腹腔镜手术用抓钳和分离钳，冲洗器或吸引器，专用皮下分离棒，无损伤抓钳和分离钳，腹腔镜用持针器等。

三、手术步骤

1. 术前于麻醉诱导时开始使用抗生素静脉滴注。经鼻气管插管全身麻醉成功后，患者取仰卧位，肩部垫高，使颈部呈过伸位（图12-0-1），常规皮肤消毒后用氯己定清洗口腔3次，铺巾。手术主刀医生站立在患者头侧，助手站在主刀医生左侧，显示器置于患者脚侧（图12-0-2）。

2. 再次以氯己定溶液消毒口腔两次，拉开下唇，显露口腔前庭，于口腔前庭中部向下及颈部方向注射膨胀液（500mL生理盐水加1mg肾上腺素配成），在口腔前庭正中下唇系带远端旁开下牙龈黏膜3~5mm处切开一12mm横切口（图12-0-3），分离钳分离下颌皮下，直达颏下皮下，分离棒沿颈阔肌深面分离至颈部。

3. 体外丝线悬吊提起颈前皮肤，于切口处紧贴下颌骨穿刺置入10mm Trocar（穿刺套管）为观察孔，注入CO_2气体，维持空间压力为4~6mmHg恒压。分别于口腔前庭正对两侧下尖牙黏膜处，以5mm Trocar直接穿刺两侧通道，分别作为主操作孔和辅助操作孔（图12-0-4）。

4. 经观察孔置入10mm腔镜，直视下用超声刀分离下颌及颈阔肌深面疏松结缔组织，上达胸骨上窝，双侧至胸锁乳突肌中线，扩大皮下间隙，完成手术空间制作（图12-0-5）。

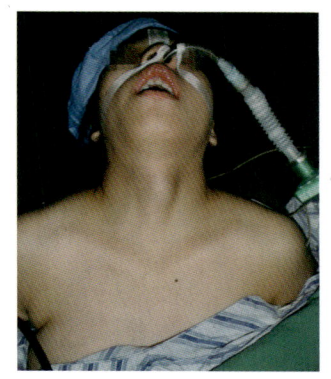

图12-0-1 患者取仰卧位，肩部垫高，使颈部呈过伸位（图片来自《普通外科腹腔镜手术图谱》第2版，主编：王存川，科学出版社）

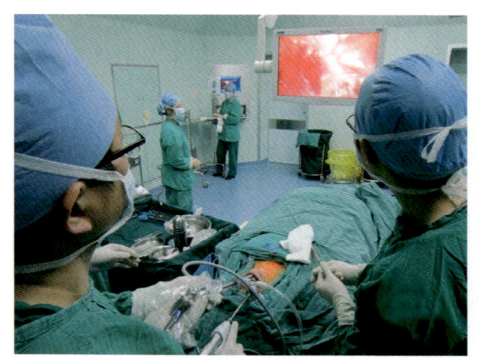

图12-0-2 手术主刀医生站立在患者头侧，助手站在主刀医生左侧，显示器置于患者脚侧

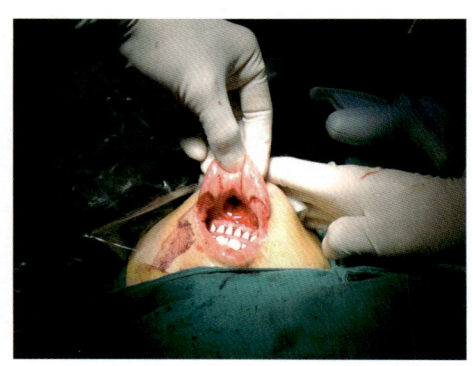

图12-0-3 口腔前庭正中下唇系带远端旁开下牙龈黏膜3~5mm处切开一12mm横切口

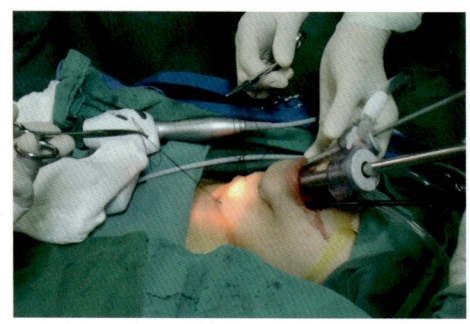

图12-0-4 置入1个10mm Trocar及2个5mm Trocar

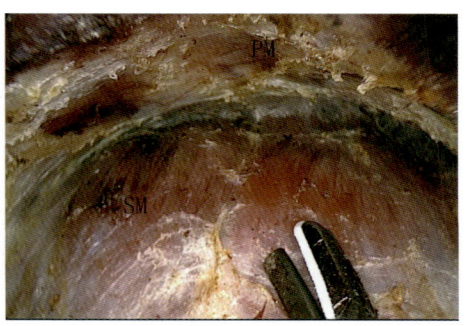

图12-0-5 建立手术空间（SM：带状肌；PM：颈阔肌）

5. 超声刀切开颈白线（图12-0-6），钝性分离颈前肌群与甲状腺间隙，用体外悬吊线牵开舌骨下肌肉层（图12-0-7），显露甲状腺腺体，找出肿物，切除甲状腺峡部（图12-0-8），切断Berry's韧带及悬韧带（图12-0-9），提起甲状腺组织，分离甲状腺外侧被膜（图12-0-10），切断甲状腺血管（图12-0-11），显露喉返神经（图12-0-12），切除甲状腺大部分腺体，保留背侧喉返神经入喉处少量甲状腺组织，分离过程中超声刀头能量面远离气管、旁腺和神经，注意保护甲状旁腺和喉返神经，并注意保护气管。

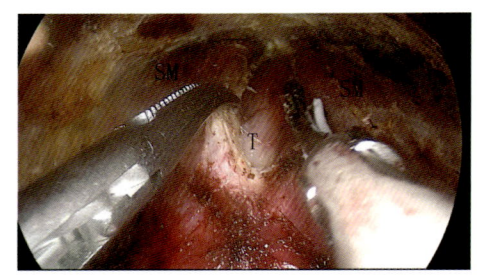

图12-0-6 超声刀切开颈白线
（SM：带状肌；T：气管）

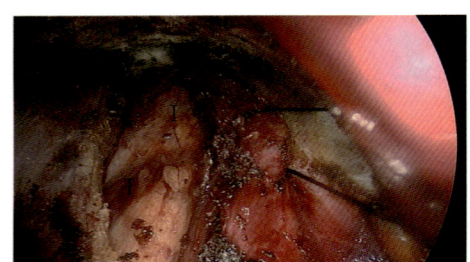

图12-0-7 钝性分离颈前肌群与甲状腺间隙，用体外悬吊线牵开舌骨下肌层
（T：气管；I：甲状腺峡部）

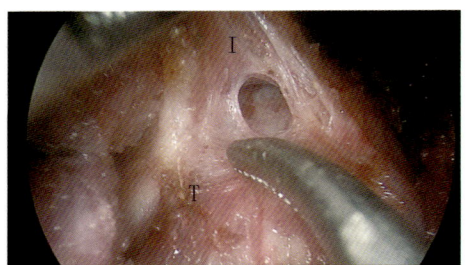

图12-0-8 显露甲状腺腺体，找出肿物，切除甲状腺峡部
（T：气管；I：甲状腺峡部）

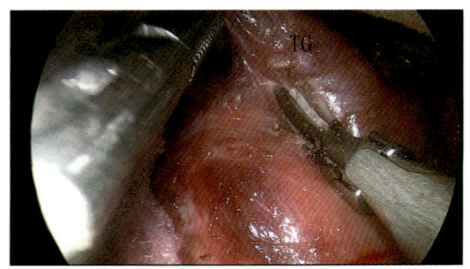

图12-0-9 切断Berry's韧带及悬韧带
（TG：甲状腺）

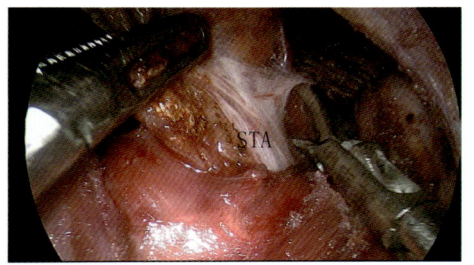

图12-0-10 提起甲状腺组织，分离甲状腺外侧被膜
（STA：甲状腺上动脉）

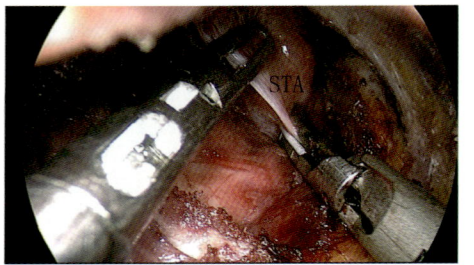

图12-0-11 切断甲状腺血管
（STA：甲状腺上动脉）

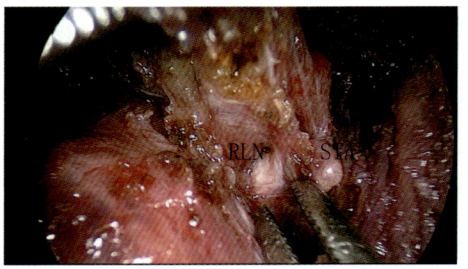

图12-0-12 显露喉返神经
（STA：甲状腺上动脉；RLN：喉返神经）

切除的标本装入标本袋内（图12-0-13），自观察孔取出送病理学检查，生理盐水冲洗手术创面，检查有无活动性出血，吸净冲洗液，冰冻结果回报后，可吸收线间断缝合颈白线，对拢双侧颈前肌群（图12-0-14）。

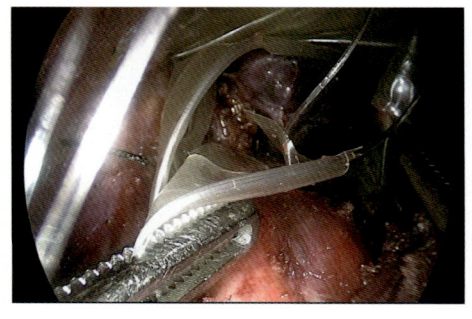
图12-0-13　切除的标本装入标本袋内

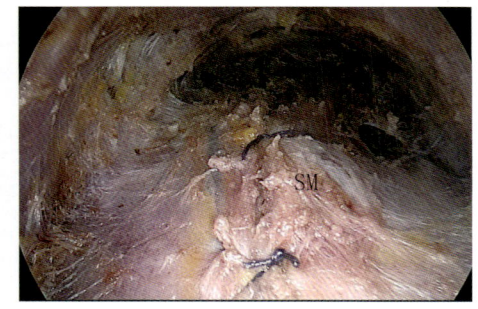
图12-0-14　可吸收线间断缝合颈白线，对拢双侧颈前肌群（SM：带状肌）

6. 若冰冻结果为恶性，可行双叶甲状腺全切除术，必要时可行预防性中央区淋巴结清扫。

7. 直视下拔出各Trocar，排尽气体，不放置引流管，用氯己定溶液冲洗口腔2遍，用快速分解的可吸收缝线间断缝合各口腔前庭黏膜切口（图12-0-15，图12-0-16），再次以氯己定溶液冲洗口腔2遍，下颌部加压包扎（图12-0-17）。

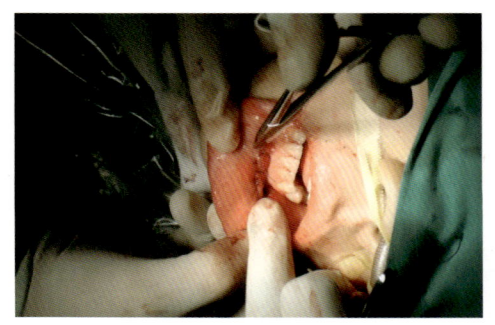
图12-0-15　可吸收缝线间断缝合各口腔前庭黏膜切口

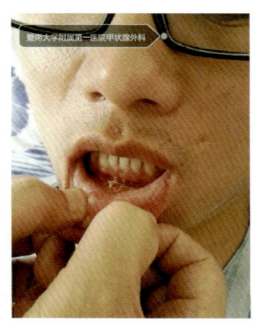
图12-0-16　术后下唇切口示意图

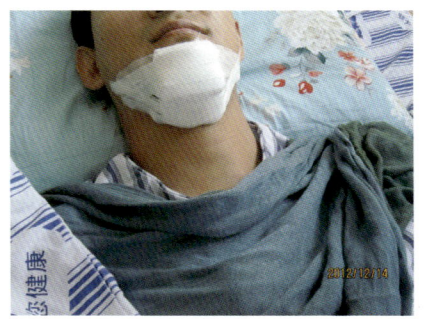
图12-0-17　下颌部加压包扎

四、术后处理及注意事项

1. 待患者清醒后，改为半坐位。最初24h严密观察患者颈部情况、呼吸、血压及脉搏。
2. 保持环境安静，若患者烦躁不安，可给予镇静剂对症处理。
3. 床边常规备气管切开包、吸引器及氧气装置，以备应急之用。
4. 给予雾化吸入，以利于咳出气管内的分泌物。
5. 术后24h下颌部加压包扎，使用抗生素2～3天。

6. 注意口腔护理，术后1周内暂不使用牙刷刷牙，继续以洗必泰溶液漱口，一天多次。

7. 术后1~2天内进半流质饮食，勿进食热、烫、辛辣食物，并根据需要酌情静脉输液。

五、并发症及预防

该术式可能出现的并发症包括：通道出血致下颌瘀血；下颌皮肤穿孔；颈前皮肤小范围烧伤；下颌和颈部组织肿胀；颈前术区积液；气管损伤、颏神经损伤、喉返神经麻痹、严重出血、伤口感染、气体栓塞等。这些并发症可通过严格的术前准备及术中精细操作来避免，笔者的经验有以下几点。

（1）熟悉甲状腺、口腔前庭、下颌、颏下及相邻组织的解剖结构，熟练掌握内镜下操作技术和熟练正确操作超声刀是避免手术出现并发症的关键。

（2）腔镜手术有放大作用，手术操作更精细，损伤气管、颏神经、喉上神经、喉返神经、气管、甲状旁腺的可能性更小，但在临近这些组织时仍需注意，尤其在使用超声刀时，应使超声刀功能刀头远离这些组织，避免产生热损伤。

（3）在腺体分离时不要刻意暴露神经，完整切除腺体时，要紧贴腺体分离，保持腺体被膜完整，检查切下来的腺体，若有甲状旁腺，应植入胸锁乳突肌内。

（4）应根据术者的技术水平、器械设备条件进行严格的病例选择，避免因病例选择不当（如选择肿块过大、腺体上极肿物、二次手术、恶性肿瘤等病例）、术中大出血等原因造成不得不中转开放手术。

六、术式评价

该术式的优点是目前其他术式无可比拟的：损伤小，恢复快，体表无瘢痕，口腔伤口愈合好；患者早期可全身淋浴；由于口腔前庭正中皮下通道重要结构少，通道可扩大方便取标本，并发症少且处理容易；颈部伤口受唾液和食物污染机会较低，对饮食影响小。

虽然目前该术式的适应证相对局限，存在将Ⅰ类切口变为Ⅱ类切口增加感染风险、操作习惯明显改变等问题，但相对胸乳或腋窝入路手术创伤大大减小，解剖上组织损伤更少。经过笔者的探索，证明经口腔前庭腔镜甲状腺手术是安全可行的，开拓了经自然腔道手术新领域，利用了自然腔道作为甲状腺手术入路，保持了皮肤的完整性，真正实现了体表无瘢痕。该术式适用于下颌骨颏部扁平的患者，尤其是满足了多数年轻患者极高美容的要求。相信随着经验的不断积累、手术器械的更新和手术适用范围的扩大，该入路手术将具有更大的推广意义。

（李进义　孙　鹏　王存川）

■ **参考文献**

[1] 吴国洋，傅锦波. 经口入路腔镜下甲状腺切除手术技术要点［J］. 临床外科杂志，2015，23（7）：497-499.

[2] 吴国洋，傅锦波，严威，等. 经胸经口联合入路腔镜下行甲状腺癌中央区淋巴结清扫术［J］. 中华外科杂志，2016，54（4）：297.

[3] 黎东伟，李君久，洪桂华，等. 口腔前庭入路腔镜甲状腺切除术5例体会［J］. 中国微创外科杂志，2017，17（3）：273-275.

[4] WU G Y, FU J B, LIN F S, et al. Endoscopic central lymph node dissection via breast combined with oral approach for papillary thyroid carcinoma: a preliminary study［J］. World J Surg, 2017, 41（9）: 2280-2282.

[5] DIONIGI G, LAVAZZA M, BACUZZI A, et al. Transoral endoscopic thyroidectomy vestibular approach （TOETVA）: from A to Z［J］. Surg Technol Int, 2017, 7（30）: 103-112.

第十三章

胸乳径路（BABA）达芬奇机器人甲状腺手术

机器人甲状腺全切+
颈部淋巴结清扫术

一、手术适应证和禁忌证

1. 适应证
（1）初次手术，且分化型甲状腺癌直径<1cm。
（2）肿瘤局限于甲状腺被膜内，未侵及气管、食管以及神经等周围组织。
（3）术前穿刺细胞学或病理学诊断为分化型甲状腺癌。
（4）术前超声检查提示无侧区淋巴结及远处转移。

2. 禁忌证
（1）妊娠期或哺乳期妇女。
（2）巨大甲状腺肿块（≥5cm）。
（3）既往颈部手术史或放疗史。
（4）甲状腺炎病史。
（5）凝血功能障碍、甲亢、甲减。
（6）侧区淋巴结转移。
（7）身高体重指数（BMI）>25kg/m²。

达芬奇机器人甲状腺手术的适应证与禁忌证是相对的，随着术者经验的积累、水平的提升、器械的改进，其适应证将不断拓宽。

二、术前准备

1. 术前彩超确定肿瘤及淋巴结情况。
2. 术前备皮　两侧至腋后线，下至脐水平，上至下唇缘。

三、手术步骤

1. 麻醉　采用全身麻醉，建立下肢静脉通道。
2. 体位　患者仰卧位，枕部垫头圈，保持颈部适度的过伸位，双上臂内收并固定于两侧。消毒范围：上至下唇缘，下至脐水平，两侧至腋后线。
3. 切口设计　充分考虑患者乳腺大小对切口的影响，结合坐位与仰卧位设计切口，标记胸部穿刺点、隧道和胸骨上窝、甲状软骨结节及肿块位置（图13-0-1）。
4. 手术室布局　手术医生位于无菌区外的控制台系统进行操作，助手与器械护士分别位于患者左右两侧操作（图13-0-2）。

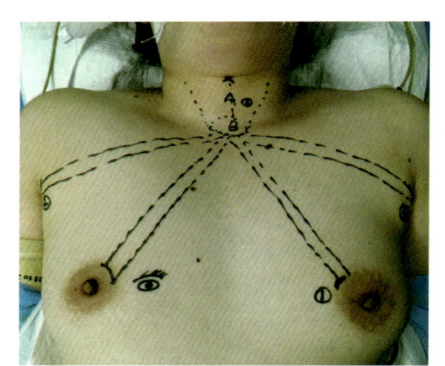

图13-0-1　术前切口设计

5. 注射"膨胀液" 将生理盐水500mL、罗哌卡因40mg、肾上腺素1mg配制成"膨胀液",以切口为注射点沿隧道路径向甲状腺术区注射,注入间隙为皮下与深筋膜浅层,边进针边注入"膨胀液",注射量为100～250mL,注入过程中须仔细观察皮肤情况,避免注入过深或过浅(图13-0-3)。

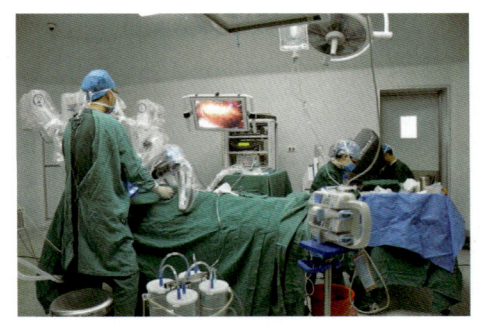

图13-0-2 床旁机械臂系统、手术医师操控系统及3D成像系统布局

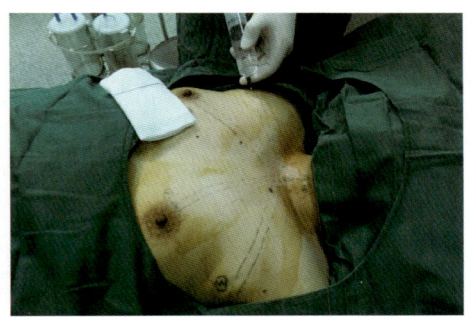

图13-0-3 注射"膨胀液"

6. 切口 取右侧乳晕1～2点位12mm弧形切口,左侧乳晕11～12点位8mm弧形切口,右侧腋前线皱襞处8mm或5mm切口,左侧腋前线皱襞处5mm切口(图13-0-4)。根据患者具体情况,可以酌情选择相应规格器械。

7. 创建皮下隧道 分离棒以30°向前下方经切口进入皮下组织与深筋膜浅层的间隙,向胸锁关节方向潜行,钝性分离皮下1～2次,深度要适当,分离棒潜行在适当的间隙是避免隧道出血的关键之一(图13-0-5)。

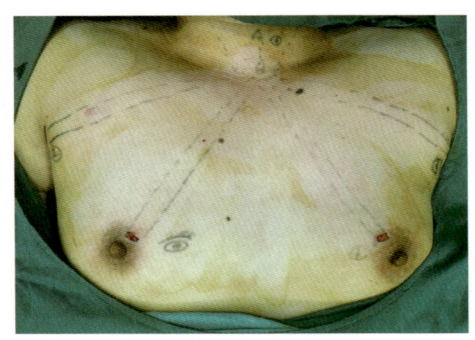

图13-0-4 手术皮肤切口

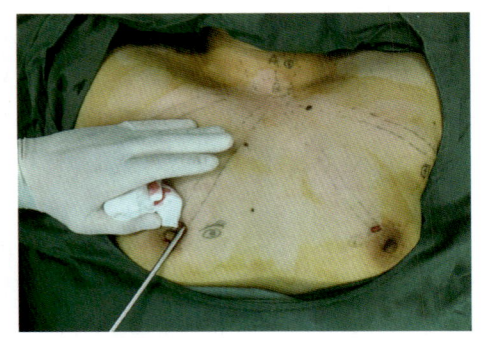

图13-0-5 创建皮下隧道

皮下隧道创建完毕后,采用纱布条、吸引器,将隧道内多余的膨胀液排出。将Trocar直接经皮下潜行穿刺直至胸骨上窝。经右侧乳晕处切口置入12mm Trocar,接入镜头臂并充入CO_2气体(压力维持7～8mmHg,1mmHg=0.133kPa,流量10～15L/min),在其监视下,双侧乳晕切口、腋窝切口置入5mm或8mm Trocar(图13-0-6)。

8. 机器人入位 Trocar分别接入机器人1号、2号、3号机械臂,分别连接抓钳、超声刀及分离钳,完成机器人入位。入位确认:摄像头Trocar与床旁机械臂系统的中心柱及手术目标区域在一条直线上;摄像头、手术器械Trocar间距保持8cm左右,以防机械臂之间碰撞(图13-0-7)。

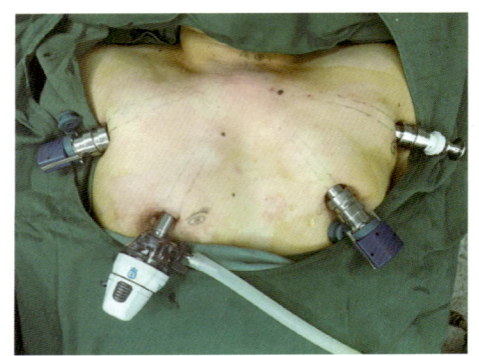
图13-0-6　植入Trocar

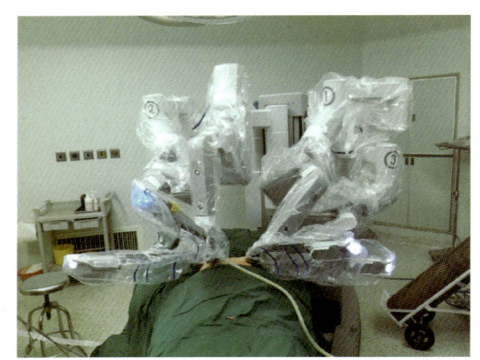
图13-0-7　完成机器人机械臂和患者对接入位

9. 建立手术空间　术者坐在无菌区外的外科医师操控台前用内镜观察术区，术野被放大10~15倍，通过2个操作手柄控制手术器械和双目内镜，脚踏板控制电设备和床旁机械臂系统，完成上、下、左、右、旋转和器械臂转换以及视野放大、缩小等连续动作（图13-0-8）。

超声刀及分离钳在颈阔肌深面游离皮下疏松结缔组织建立操作空间，分离范围上至环状软骨上缘水平，外侧为胸锁乳突肌内侧缘。超声刀分离过程中，遵循"避浅就深"的原则，贴近"天花板"的操作易造成皮肤淤血、坏死以及皮肤电灼伤，严重影响手术的美容效果。建立手术空间时3号臂Trocar内置入普通腔镜分离钳排除烟雾（图13-0-9）。

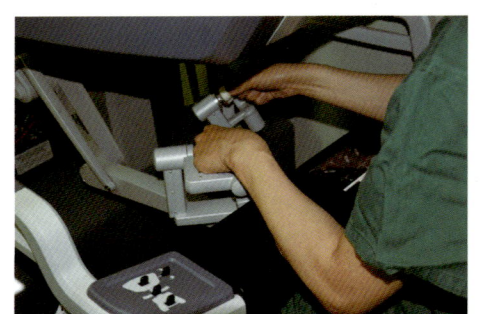
图13-0-8　术者在医师操控台上完成手术

10. 甲状腺腺叶切除

（1）切开颈白线　确认两侧胸锁乳突肌，找到颈白线。2号臂链接无创抓钳，超声刀自上而下切开颈前肌显露甲状腺，上至甲状软骨上缘，下至胸骨柄上缘，3号臂Trocar置入机器人5mm分离钳，向外侧牵颈前肌，显露甲状腺腺体（图13-0-10）。

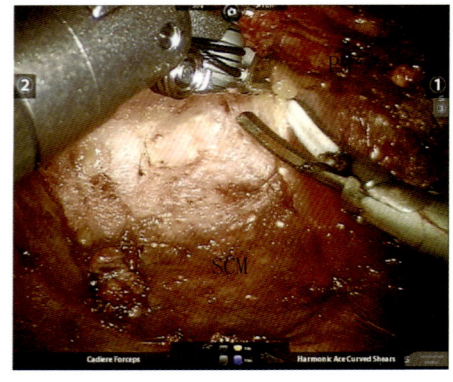
图13-0-9　建立操作空间
（PM：颈阔肌；SCM：带状肌）

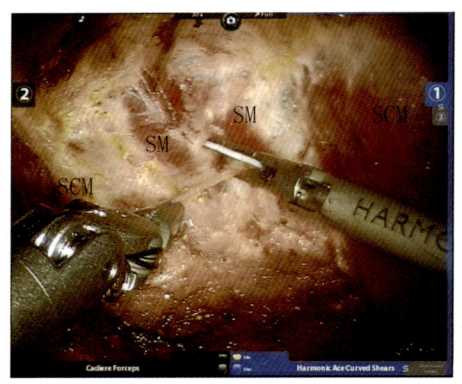
图13-0-10　切开颈白线
（SM：带状肌；SCM：胸锁乳突肌）

（2）确认气管，切开峡部　分离钳显露甲状腺后，超声刀优先处理甲状腺最下血管，显露并确认气管后，超声刀逐步凝切甲状腺峡部（图13-0-11）。

（3）处理甲状腺下极　3号臂分离钳分离甲状腺外侧颈前肌群，将颈前肌群牵向外侧，充分显露甲状腺腺叶。2号臂无创抓钳将甲状腺下极上提，5mm分离钳精细解剖甲状腺下动、静脉血管及分支后，超声刀凝闭甲状腺下极血管，操作紧靠甲状腺腺体，在甲状腺真假被膜间隙内操作，仔细分离辨认下甲状旁腺并小心保护，注意观察下极旁腺血运情况（图13-0-12）。

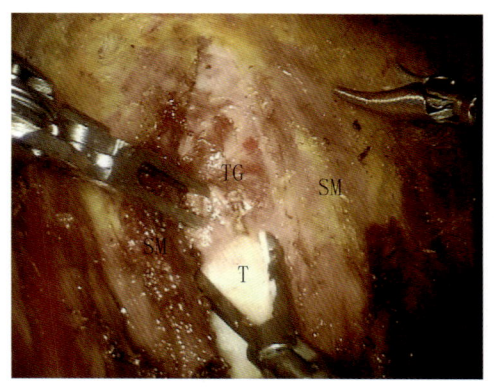
图13-0-11　确认气管，切断甲状腺峡部
（TG：甲状腺；SM：带状肌；T：气管）

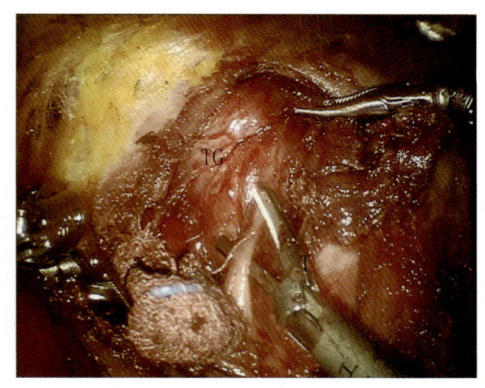
图13-0-12　游离甲状腺，超声刀切断血管
（TG：甲状腺；T：气管）

（4）切断甲状腺中静脉　继续将甲状腺向气管方向牵引，3号臂分离钳向外侧牵开颈前肌群，解剖显露甲状腺中静脉后，超声刀凝闭切断（图13-0-13）。

（5）游离甲状腺上极　2号臂抓钳将峡部腺体向外下牵拉，自环甲间隙中分离，超声刀沿甲状软骨下外侧缘切开甲状腺悬韧带。注意紧靠甲状腺腺体操作，勿损伤喉外肌，游离至甲状腺腺体上缘后仔细解剖分离甲状腺上动脉前支，超声刀完整钳夹后超声刀"防波堤"凝闭，上极继续向下牵拉，紧靠甲状腺腺体分离，上极背面可见上甲状旁腺，分离钳精细分离上甲状旁腺与甲状腺腺体间隙，此处多有小血管分布，超声刀凝闭切断，避免出血影响手术视野（图13-0-14）。

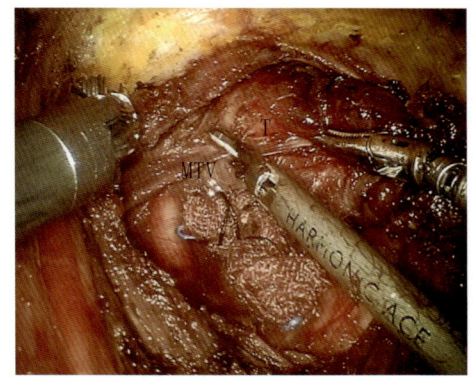
图13-0-13　游离甲状腺叶外侧缘，切断甲状腺中静脉
（MTV：甲状腺中静脉；T：气管）

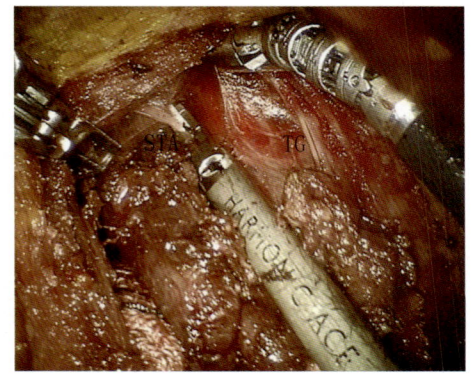
图13-0-14　游离甲状腺叶上极，切断甲状腺上极血管
（STA：甲状腺上动脉；TG：甲状腺）

（6）显露并保护喉返神经　2号臂抓钳将甲状腺向内侧牵引，3号臂分离钳仔细分离甲状腺下极血管分支，超声刀仔细辨认后凝闭，紧靠腺体操作至喉返神经入喉处。3号臂分离钳此处仔细分离解剖喉返神经直至全程显露至入喉处（图13-0-15）。

（7）切断Berry's韧带　仔细辨认并解剖出喉返神经，避开其3mm以上后，紧靠甲状腺腺体，超声刀切断Berry's韧带（图13-0-16）。

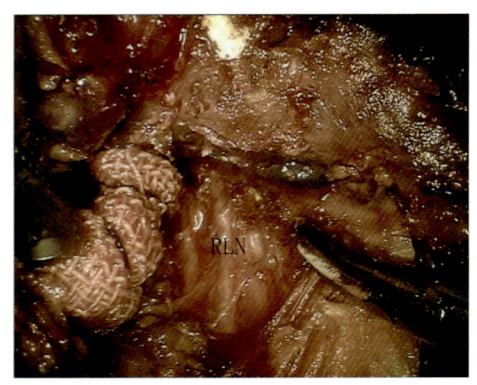

图13-0-15　解剖喉返神经
（RLN：喉返神经）

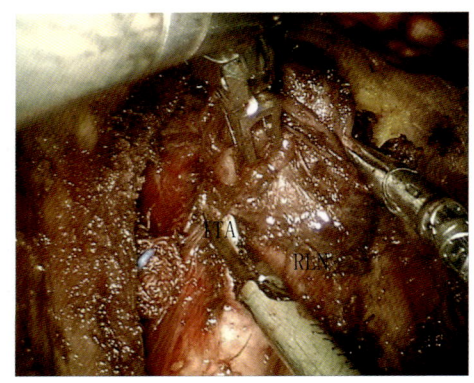

图13-0-16　切除甲状腺叶
（ITA：甲状腺下动脉；RLN：喉返神经）

（8）取出甲状腺，将标本袋自2号臂套管内置入，将切除腺体置入标本袋后，移除2号机械臂，拔出2号臂Trocer后，5mm分离钳沿2号臂皮下通道进入甲状腺床，钳夹标本袋口缘后，向外牵拉，将标本置入标本袋取出体外。仔细检查切除的甲状腺腺体，确保腺体表面无甲状旁腺组织。将切除腺体送快速冰冻病理检查（图13-0-17）。

11. 中央区淋巴结清扫

（1）清扫气管前方淋巴结　2号臂抓钳夹持胸骨柄上缘淋巴脂肪组织，向头侧方向牵拉，超声刀于气管前靠近健侧凝断淋巴脂肪组织，分离钳继续向下游离至胸腺，并向患侧牵拉，超声刀完整切除患侧中央区淋巴脂肪组织，包括部分胸腺组织。注意胸腺内可能存在变异的下极甲状旁腺，仔细辨别并保护，同时注意甲状腺下极血管，超声刀及分离钳应仔细解剖、凝闭（图13-0-18）。

（2）清扫左侧气管食管沟淋巴结　2号臂抓钳将淋巴脂肪组织向气管方向牵拉，于颈总动脉前方切开颈动脉

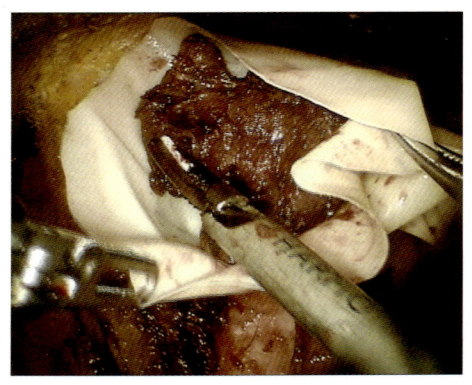

图13-0-17　用标本袋取出标本

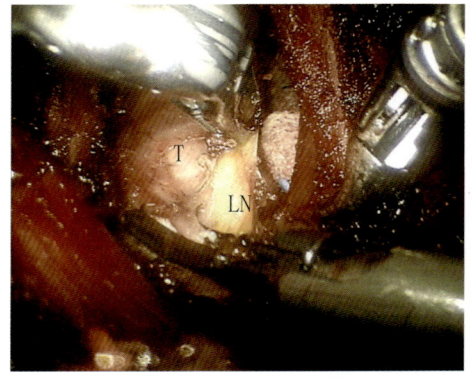

图13-0-18　清扫气管前方淋巴结
（T：气管；LN：淋巴结）

鞘，向内侧牵拉脂肪结缔组织，分离钳自喉返神经入喉处向甲状腺下极方向仔细解剖并保护喉返神经，自上而下、由外而内，整块切除左侧气管食管沟脂肪结缔组织（图13-0-19）。

（3）清扫右侧气管食管沟淋巴结　方法同清扫左侧气管食管沟淋巴结，2号臂无创抓钳将淋巴脂肪组织向内侧牵拉，5mm分离钳仔细分离淋巴脂肪组织，避免损伤右侧喉返神经及甲状旁腺，利用达芬奇机器人机械臂转换系统，3号臂分离钳与抓钳根据需要切换，钝性分离淋巴脂肪组织，显露颈总动脉及喉返神经，以喉返神经入喉处为导航，自上至下、由外而内整块清扫右气管食管沟淋巴结（图13-0-20）。

由于喉返神经后方存在淋巴组织，须仔细解剖右侧喉返神经予以保护，2号臂抓钳提起喉返神经后方淋巴脂肪组织，3号臂分离钳仔细解剖分离喉返神经，超声刀于食管前方清扫喉返神经背侧淋巴结（图13-0-21）。

（4）清扫喉前淋巴结　3号臂抓钳将锥状叶向上方牵拉，自甲状软骨表面自下而上切除，两侧环甲肌前方由外向内操作，将锥状叶与喉前淋巴结一并切除（图13-0-22）。

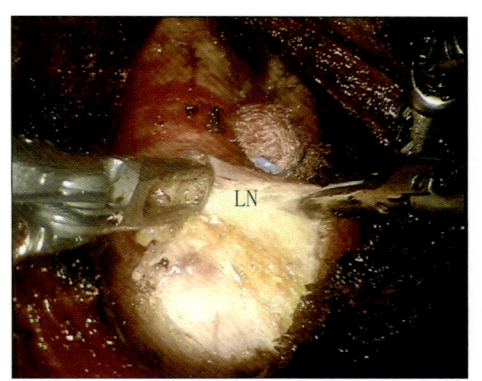

图13-0-19　清扫左侧气管食管沟淋巴结
（T：气管；LN：淋巴结）

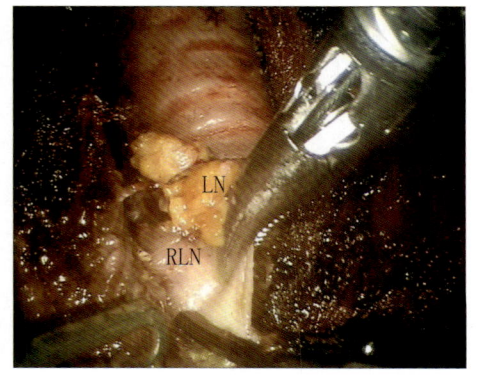

图13-0-20　清扫右侧气管食管沟淋巴结
（RLN：喉返神经；LN：淋巴结）

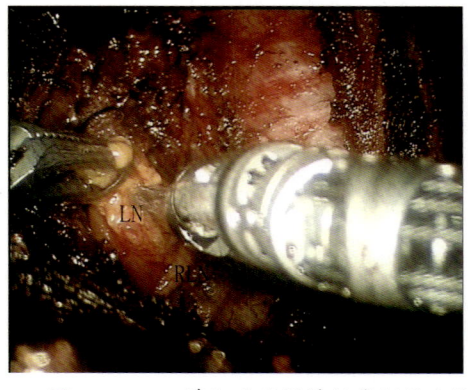

图13-0-21　清扫右喉返神经背侧淋巴结
（LN：淋巴结；RLN：喉返神经）

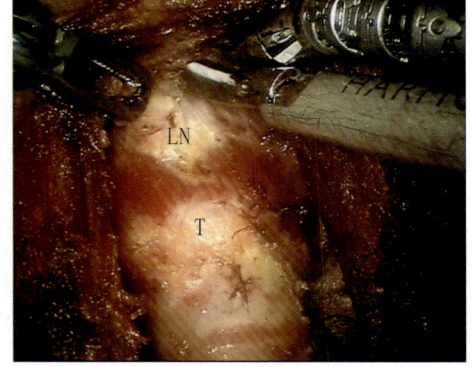

图13-0-22　清扫喉前淋巴结
（LN：淋巴结；T：气管）

（5）取出标本　标本袋自Trocar内取出清扫的淋巴脂肪组织，仔细寻找清扫的淋巴脂肪组织内有无甲状旁腺，对于可疑的甲状旁腺组织，切取少许送检快速冰冻病理，病理证实为甲状旁腺后，将甲状旁腺切成1mm×1mm×1mm组织，自体移植到胸锁乳突肌或胸大肌内。

12. 冲洗　用50mL注射器抽取蒸馏水500～1 000mL，由外而内、自下而上反复冲洗隧道以及手术创面，防止隧道种植转移（图13-0-23，图13-0-24）。

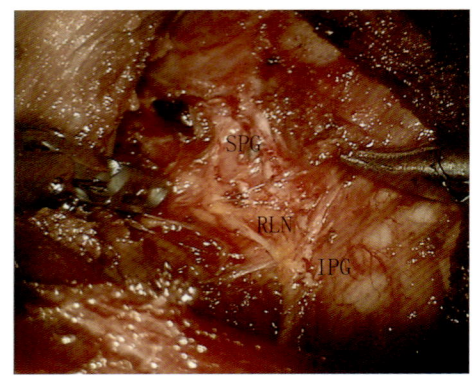

图13-0-23　术毕手术创面显示右侧喉返神经和甲状旁腺
（SPG：上甲状旁腺；RLN：喉返神经；IPG：下甲状旁腺）

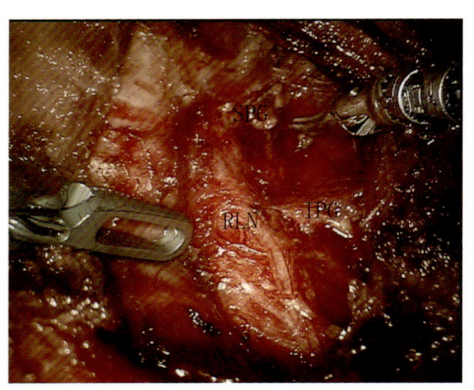

图13-0-24　术毕手术创面显示左侧喉返神经和甲状旁腺
（SPG：上甲状旁腺；RLN：喉返神经；IPG：下甲状旁腺）

13. 关闭切口，准备放置引流管　准备4-0带针可吸收线，长度10～15cm，持针器自上而下间断缝合颈白线，超声刀剪线后，自Trocar取出普通腔镜分离钳。引流管从2号臂Trocar置入，自胸骨上窝白线下方置入甲状腺床内，3号臂夹住引流管，依次撤出各臂器械、镜头臂及Trocar，4-0可吸收线间断缝合皮下，固定引流管，连续缝合皮内，连接负压引流球，无菌纱布包扎切口。

14. 拔除引流管　术后引流液＜10mL/d时拔除引流管（图13-0-25，图13-0-26）。

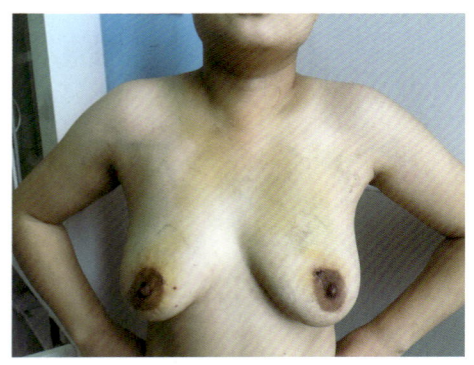

图13-0-25　术后4天拔除引流管

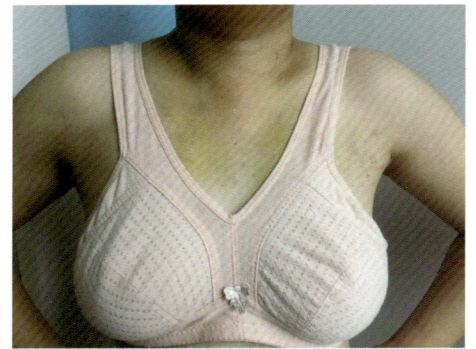

图13-0-26　术后4天

四、术后处理及注意事项

1. 引流管连接一次性负压引流器，严密监测引流情况，注意观察引流量及引流液颜色，判断有无出血。引流量＜10mL/d或引流液颜色变为淡黄色后，彩超探查术区未见明显积液，拔除引流管。

2. 术后6h可进半流质饮食，禁忌牛奶等油腻性食物，避免出现淋巴漏。同时嘱患者练习吞咽动作，避免颈部瘢痕粘连造成不适。

3. 术后常规补充1,25-二羟维生素D_3和钙剂，避免由于甲状旁腺缺血造成的短暂性甲状旁腺功能减退导致的手足抽搐。

4. 女性患者术后穿戴宽松内衣，避免剧烈运动，预防活动时乳房下坠引起的胸部不适及切口疼痛、感染、裂开等。

5. 术后出现声音嘶哑、饮水呛咳的患者，给予甲钴胺等营养神经药物。

五、手术并发症的防治

胸乳径路达芬奇机器人甲状腺全切+中央区淋巴结清扫术具有同开放手术一样的并发症，查阅相关文献资料及笔者本人的研究，认为达芬奇机器人甲状腺手术与传统开放手术的并发症发生率无明显差异。

1. 皮下隧道出血　建立皮下隧道时，分离棒潜行在适当的间隙内是预防隧道出血的关键。如若出现隧道出血，首先利用纱布条逐段加压隧道路径，判断出血部位，如出血位置位于隧道中段、末端，可利用机器人手术镜头寻找出血点，用超声刀凝闭即可。如出血位置位于隧道起始段，拉钩牵开切口皮肤，仔细探查出血点，可用电刀凝闭或缝线结扎。隧道出血导致的皮肤瘀斑，多在术后1周左右恢复。

2. 高碳酸血症　由于机器人甲状腺手术需要人为创造手术空间，采用CO_2气腹，较长时间的手术导致过多的CO_2潴留在患者体内，严重时可导致呼吸性酸中毒，必要时给予碱性药物治疗。因此在采用CO_2气腹时应遵循"低压力、高流量"的原则，同时，与麻醉师配合调整合适的呼吸频率与潮气量是避免此类并发症的关键。

3. 皮下气肿　术中持续的高压力CO_2灌注，容易导致术后出现广泛的皮下气肿，其最常见的部位为胸前、颈肩部、乳房、腋窝等部位，触诊可及明显捻发感。对于此类并发症，无需特殊处理，大部分患者多于术后一两天自行吸收。

4. 皮肤瘀斑、电灼伤　建立手术空间时注射膨胀液，膨胀液成分中罗哌卡因、肾上腺素均具有较强的收缩血管作用，超声刀创建皮下手术空间，可造成皮肤瘀斑、皮下脂肪液化、皮肤电灼伤等并发症，较为严重的可以导致皮肤坏死、感染等。预防的关键：①肾上腺素与生理盐水的浓度应控制在1∶500 000。②超声刀创建皮下空间时，应严格遵循"避浅就深"的原则，远离"天花板"操作与深筋膜浅层操作。

5. 肿瘤种植　手术空间的肿瘤细胞种植，多由于取标本时肿瘤接触创面导致。预防的关键在于：①抓钳钳夹标本时应避开肿瘤位置，防止肿瘤破损，将其完整置入标本袋内。②取出标本时，动作应轻柔，避免暴力，避免标本袋破裂导致肿瘤细胞种植。③手术完毕后，大量生理盐水反复冲洗隧道及创面，严格遵循无瘤原则。

6. 术后出血　甲状腺术后出血常见于皮下及营养肌肉的血管，且多见于术后12h以内，一旦出血需要立即床旁清创止血。术后须密切观察负压引流球与胸前区皮肤状况，建立皮下空间时要避免分离棒进入过深，潜入肌肉层，损伤肌肉的营养血管，导致术后出血。切开颈白线时，避免损伤颈前血管，如出现损伤，需要采用超声刀低档"防波堤"操作，分次、多点、无张力凝闭血管，必要时缝线结扎。处理甲状腺上极血管、甲状腺下极血管和甲状腺中静脉时，应用5mm分离钳紧贴腺体于间隙内操作，确切凝闭血管，防止术后出血。

7. 喉返神经损伤　喉返神经具有特殊的解剖位置及较多的变异，极易发生损伤。避免损伤的要点：①借助机器人的三维高清影像系统，准确辨识血管，超声刀功能面紧贴腺体操作，凝闭甲状腺上、下极血管。②利用具有EndoWrist功能的抓钳与分离钳，小幅度地轻柔操作，钝性分离解剖喉返神经。③可以联合喉返神经监测仪，定位并保护喉返神经，避免损伤。

8. 甲状旁腺损伤　甲状旁腺损伤对患者的术后影响较大，行甲状腺全切+双侧中央区淋巴结清扫时尤为需要保护甲状旁腺，机器人的三维高清影像视野下，甲状旁腺及其营养血供容易辨别，借助精细的5mm分离钳，较开放手术容易原位保留。对于无法原位保留的甲状旁腺，剪成1mm×1mm×1mm组织，自体移植到胸锁乳突肌内或胸大肌内。

9. 淋巴漏　淋巴管为单层上皮细胞，在处理中央区与侧区术后可能发生淋巴漏，对于较大的淋巴管术中应用缝线结扎。术后出现淋巴漏后，须禁食、应用生长抑素，采用弹力绷带加压包扎，观察引流情况好转后即可，对于情况无改善患者，则需要内镜下探查手术治疗。

10. 气管食管损伤　此类并发症较为少见，处理不当容易导致严重的全身皮下气肿及感染，通常由于操作失误、牵拉腺体及组织不当，造成超声刀损伤气管、食管。对于轻微的损伤，行内镜下缝合，如果损伤较大无法缝合，应中转开放手术，防止发生更严重的并发症。

11. 喉上神经损伤　喉上神经损伤率较喉返神经损伤少见，关键在于处理甲状腺上极要紧贴甲状腺操作，超声刀功能面朝向甲状腺。

12. 胸壁、锁骨挤压伤　床旁机械臂系统缺乏力反馈系统，术者于控制台上的操作不慎易损伤患者胸壁及锁骨，但是由于机械臂系统具有自动报警装置，一旦出现对胸壁的轻度挤压后，机械臂系统会自动停止工作，待助手调整器械后方可继续操作。

六、术式评价

内镜下甲状腺手术现已在临床得到较广泛的开展，但受器械活动度的限制、术者手部潜在的震颤、手眼配合的不协调、视觉盲区及视觉疲劳等因素的影响制约了其进一步发展，其适应证仍较局限，难以开展较复杂的甲状腺手术。2007年，Kang等首次将达芬奇机器人应用于甲状腺外科，开拓了机器人甲状腺手术的新领域。

进行达芬奇机器人甲状腺手术前，必须先进行达芬奇机器人手术系统的操作培训，并进行相关理论和技术的解剖学和动物实验性手术研究，掌握操作所需的关键技术，如：皮下隧道的建立，甲状腺术区空间的创建，甲状腺的解剖分离方法，喉返神经、甲状旁腺、气管、食管等重要结构的解剖与保护，颈侧区的解剖层次，甲状腺血管、淋巴管的分离与凝闭，引流管的放置等。与传统甲状腺手术相比，达芬奇机器人甲状腺手术的学习曲线短，技术相对易于掌握。在机器人高清3D内镜、灵活精准机械臂的协助下，可更易避免喉返神经及甲状旁腺等重要解剖结构的损伤，从而减少并发症的发生。

进行机器人甲状腺手术仍需要遵循肿瘤学的治疗原则，规范甲状腺手术及淋巴结清扫的范围，同时注意标本取出方式及标本取出后术区及隧道的处理，尽量降低肿瘤复发与种植的可能。

BABA入路机器人甲状腺手术与胸前乳晕径路相比，在甲状腺腺叶切除及淋巴结清扫方面差异无统计学意义，但手术切口更加隐蔽，外观较术前无明显变化，减轻了患者术后康复过程中的社会心理压力，提高患者生活质量，且美容效果更好。目前经随访观察，患者均对美容效果感到满意。该手术尤其适合于年轻及瘢痕体质的患者。

尽管目前达芬奇机器人手术的术前准备及手术时间相对较长，费用较高，早期开展时还需严格掌握手术适应证，但已有研究显示，随着达芬奇机器人手术经验的积累，团队合作的默契，手术适应证可逐步得到拓展，手术时间也会不断缩短。相信达芬奇机器人甲状腺手术将会在甲状腺微创外科领域得到广泛应用。

（倪高峰　朱见　王丹　贺青卿）

■ 参考文献：

[1] 王平. 完全腔镜治疗甲状腺疾病的适应证及手术技巧［J］. 中国普外基础与临床杂志，2013（09）：971-975.

[2] 贺青卿，庄大勇，郑鲁明，等. 全甲状腺切除加功能性颈淋巴结清扫治疗甲状腺乳头状癌172例［J］. 中华普通外科杂志，2010，25（8）：611-615.

[3] 周鹏，贺青卿，庄大勇，等. Harmonicfocus超声刀在开放性甲状腺手术中的应用［J］. 山东大学耳鼻喉眼学报，2012，26（4）：52-54.

[4] 贺青卿，赵国伟，庄大勇，等. 甲状腺/甲状旁腺术中Focus超声刀规范化应用［J］. 山东大学耳鼻喉眼学报，2013，27（6）：1-5.

[5] 贺青卿，周鹏，庄大勇，等. 经腋窝与胸前径路da Vinci Si机器人甲状腺腺叶切除二例［J］. 国际外科学杂志，2014，41（2）：104-107，147.

[6] 贺青卿，庄大勇，范子义，等. 单腋窝和胸前径路达芬奇机器人猪甲状腺切除的对照研究［J］. 中华内分泌外科杂志，2014（4）：328-331.

[7] 庄大勇，贺青卿，范子义，等. 腋-胸径路达芬奇机器人甲状腺腺叶切除1例［J］. 山东大学耳鼻喉眼学报，2014（2）：38-40.

[8] 朱见，贺青卿．机器人甲状腺全切加颈淋巴清扫的过去、现在与未来［J］．腹腔镜外科杂志，2014，19（4）：248-251.

[9] 范林军，姜军，马银斌，等．达芬奇机器人辅助的腔镜甲状腺瘤切除1例［J］．第三军医大学学报，2014，36（16）：1669,1673.

[10] 贺青卿，朱见，范子义，等．达芬奇机器人腋乳径路与传统开放手术治疗甲状腺微小癌的对照研究［J］．中华外科杂志，2016，54（1）：51-55.

[11] 倪高峰，朱见，庄大勇，等．达芬奇机器人在甲状腺手术中的应用体会［J］．医学与哲学，2015，36（22）：47-50.

[12] 田文．应重视甲状腺全切除术中并发症的预防［J］．中华外科杂志，2015，53（3）：161-163.

[13] 贺青卿，董学峰，于芳．甲状腺乳头状癌淋巴转移的特点及临床处理策略［J］．中华内分泌外科杂志，2015，9（1）：1-3.

[14] WANG P, LI Z Y, XU S M. Endoscopic thyroidectomy through anterior chest and breast approach for papillary thyroid microcarcinoma［J］. Zhonghua Wai Ke Za Zhi, 2008, 46（19）: 1480-1482.

[15] KANG S, JEONG J J, YUN J, et al. Robot-assisted endoscopic surgery for thyroid cancer: experience with the first 100 patients［J］. Surg Endosc, 2009, 23（11）: 2399-2406.

[16] LEE J, NAH K Y, KIM R M, et al. Differences in postoperative outcomes, function, and cosmesis: open versus robotic thyroidectomy［J］. Surg Endosc, 2010, 24（12）: 3186-3194.

[17] LEE K E, KIM E, KOO D H, et al. Robotic thyroidectomy by bilateral axillo-breast approach: review of 1 026 cases and surgical completeness［J］. Surg Endosc, 2013, 27（8）: 2955-2962.

[18] YOO H, CHAE B J, PARK H S, et al. Comparison of surgical outcomes between endoscopic and robotic thyroidectomy［J］. J Surg Oncol, 2012, 105（7）: 705-708.

[19] KIM H Y, D'AJELLO F, WOO S U, et al. Robotic thyroid surgery using bilateral axillo-breast approach: personal initial experience over two years［J］. Minerva Chir, 2012, 67（1）: 39-48.

[20] TAE K, JI Y B, CHO S H, et al. Early surgical outcomes of robotic thyroidectomy by a gasless unilateral axillo-breast or axillary approach for papillary thyroid carcinoma: 2 years' experience［J］. Head Neck, 2012, 34（5）: 617-625.

[21] RYU H R, LEE J, PARK J H, et al. A comparison of postoperative pain after conventional open thyroidectomy and transaxillary single-incision robotic thyroidectomy: a prospective study［J］. Ann Surg Oncol, 2013, 20（7）: 2279-2284.

[22] YI O, YOON J H, LEE Y M, et al. Technical and oncologic safety of robotic thyroid surgery［J］. Ann Surg Oncol, 2013, 20（6）: 1927-1933.

[23] SI N, NR J, RP T. A comparative North American experience of robotic thyroidectomy in a thyroid cancer population［J］. Langenbecks Arch Surg, 2013（398）: 1069-1074.

[24] HOLSINGER F C, CHUNG W Y. Robotic thyroidectomy［J］. Otolaryngol Clin North Am, 2014, 47

（3）：373-378.

[25] KIM W W, JUNG J H, PARK H Y. A single surgeon's experience and surgical outcomes of 300 robotic thyroid surgeries using a bilateral axillo-breast approach [J]. J Surg Oncol, 2015, 111（2）：135-140.

[26] BARLEHNER E, BENHIDJEB T. Cervical scarless endoscopic thyroidectomy: axillo-bilateral-breast approach (ABBA) [J]. Surg Endosc, 2008, 22（1）：154-157.

[27] LANG B H, WONG C K, TSANG J S, et al. A systematic review and meta-analysis evaluating completeness and outcomes of robotic thyroidectomy [J]. Laryngoscope, 2015, 125（2）：509-518.

[28] KIM S J, LEE K E, MYONG J P, et al. Prospective study of sensation in anterior chest areas before and after a bilateral axillo-breast approach for endoscopic/robotic thyroid surgery [J]. World J Surg, 2013, 37（5）：1147-1153.

[29] BAN E J, YOO J Y, KIM W W, et al. Surgical complications after robotic thyroidectomy for thyroid carcinoma: a single center experience with 3 000 patients [J]. Surg Endosc, 2014, 28（9）：2555-2563.

[30] HE Q, ZHU J, ZHUANG D, et al. Robotic total parathyroidectomy by the axillo-bilateral-breast approach for secondary hyperparathyroidism: a feasibility study [J]. J Laparoendosc Adv Surg Tech A, 2015, 25（4）：311-313.

[31] LEE S G, LEE J, KIM M J, et al. Long-term oncologic outcome of robotic versus open total thyroidectomy in PTC: a case-matched retrospective study [J]. Surg Endosc, 2016, 30（8）：3474-3479.

[32] LEE H Y, LEE J Y, DIONIGI G, et al. The efficacy of intraoperative neuromonitoring during robotic thyroidectomy: a prospective, randomized case-control evaluation [J]. J Laparoendosc Adv Surg Tech A, 2015, 25（11）：908-914.

第十四章

免注气经腋下入路机器人辅助下的甲状腺手术

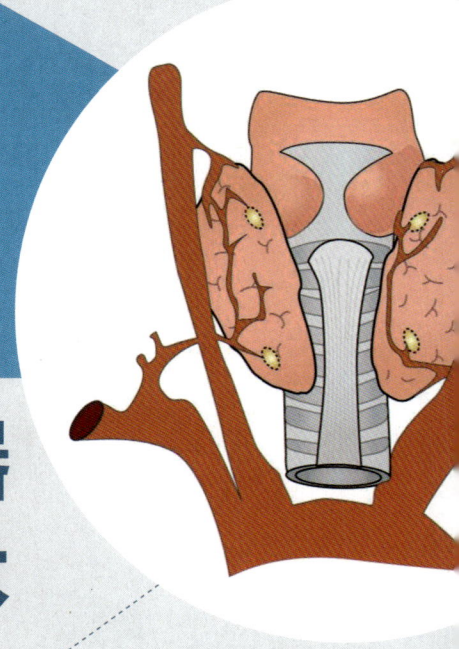

右腋下入路机器人辅助下甲状腺全切+双中央区清扫

随着内镜甲状腺手术的应用推广，手术者设计出了不同的内镜手术入路和方式，其在甲状腺良性病变及早期甲状腺癌中的应用取得了令人满意的效果。而传统内镜手术，2D的视野导致深度感知欠佳，笨拙而活动维度有限的手术器械，在一定程度上限制了手术操作的灵活性和准确性。达芬奇机器人在临床上的应用，3D的视野及多关节手术器械一定程度上改善了内镜手术医生的操作体验。目前已有报道的机器人辅助下甲状腺手术同样包含注气和免注气两种手术方式。已报道的免注气手术方式有Kang S W等人介绍的腋下入路、Youn Y K等人介绍的双侧腋下乳腺入路及Tae K等人介绍的腋下/腋下乳腺入路（图14-0-1）；注气手术方式有胸前乳晕和腋胸入路。本章介绍腋下入路免注气的机器人甲状腺手术。

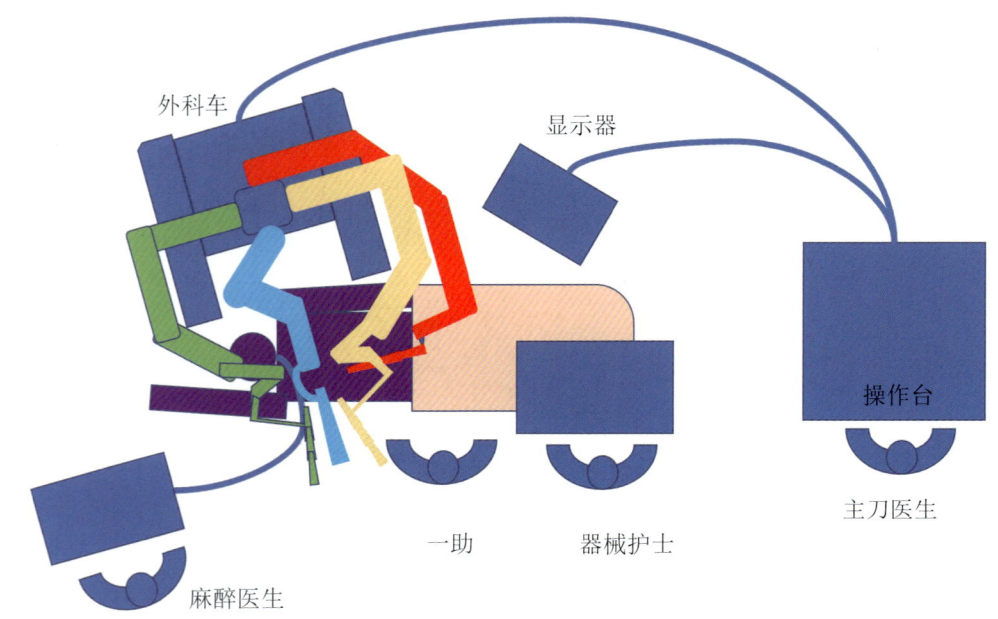

图14-0-1　腋下入路机器人甲状腺手术

一、手术适应证和禁忌证

1. 适应证

（1）良性结节，直径<5~6cm。

（2）分化型甲状腺乳头状癌。

1）原发灶直径<3~4cm，包括：①原发灶为T1、部分T2病例。②探索性适应证：部分T_3病例（可有少许包膜外、颈前带状肌侵犯，直径<3~4cm）。

2）较小的中央区或颈侧区淋巴结转移（N1a，N1b）。

2. 相对适应证

（1）较大结节的Graves病。

（2）较大结节的桥本氏甲状腺炎。

（3）伴腺外侵犯的双侧分化型甲状腺癌。
（4）高体重指数（BMI）患者。
（5）有乳腺手术史。

3. 禁忌证

（1）范围较大的腺外侵犯，气管、RLN、喉、食管受累。
（2）较大的中央区或颈侧区淋巴结转移。
（3）低分化或未分化癌。
（4）较大的胸骨后甲状腺肿。

二、术前准备

全身常规体检和生化检查，甲状腺功能检查，甲状腺增强CT检查，B超检查，FNAC等。

三、手术步骤

1. 体位 全身麻醉成功后，患者取仰卧位，肩下垫一软枕，颈部稍过伸。病变侧上肢上举固定，使腋窝至颈部距离最短（图14-0-2）。

2. 创建手术操作空间 于腋下胸大肌外侧缘做40~60mm的切口，切开皮肤及皮下组织，于胸大肌表面、锁骨前自腋窝至颈前游离颈阔肌皮瓣，至暴露胸锁乳突肌内侧缘，自胸骨头与锁骨头间分离，进入颈动脉鞘区。自颈前带状肌向下游离颈动脉鞘，于颈前带状肌与甲状腺腺体间游离至对侧内1/3腺体暴露为止。外牵拉器上提牵拉以维持操作空间（为操作方便，牵拉器上提4cm以上，牵拉叶片距甲状腺前表面1cm以上）（图14-0-3）。

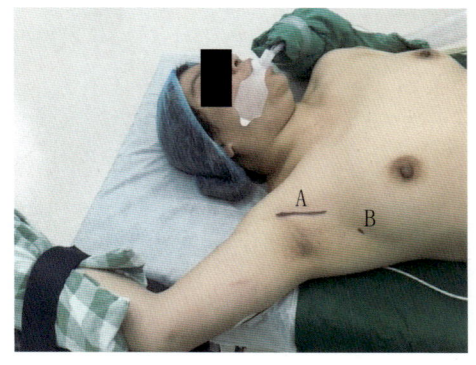

图14-0-2 患者体位和皮肤切口

切口位于胸大肌外侧沿腋窝皮肤褶皱处（A），另可于切口下方5cm处（B）置入Trocar。

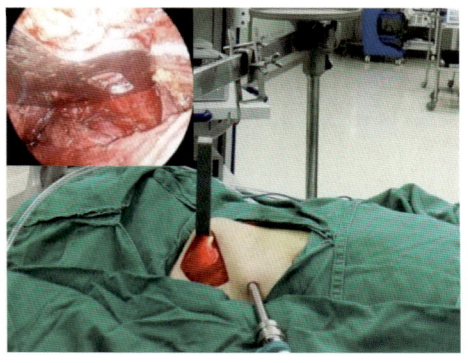

图14-0-3 创建手术操作空间

牵拉器拉钩需高于甲状腺前表面1cm以上，以提供足够大的操作空间供机器人手术器械移动操作。

3. 机器人工作台对接及仪器装配　腋下入路机器人手术早期使用双切口入路行甲状腺切除术，随着手术医生经验的积累和技巧的日渐成熟，腋下单切口也能满足手术操作需要。

双切口入路，第二切口可选择在乳头向上2cm并向内侧6~8cm处胸前区。机器的摆放如图14-0-4所示。手术操作需要使用4个机械臂。3个机械臂自腋窝切口处进入术区——中央机械臂为30°双通道内镜、右侧机械臂为超声刀弯剪、左侧机械臂为Maryland双极钳；第四机械臂为强力抓钳，自胸前内侧第二切口进入。为避免手术器械缠绕，适当的置入角度十分重要。尤其是摄像头的机械臂需置于腋窝切口的中心，且从切口外至切口内呈自下而上的方向，前端位于牵拉器的下方。超声刀及Maryland双极钳机械臂，以相反的角度（自上而下）置入切口中，使机器人的机械臂的3个外关节呈倒三角角度（图14-0-4）。

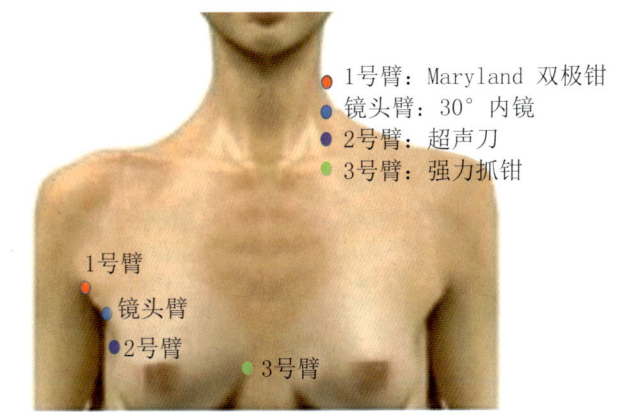

图14-0-4　双切口入路机器人手术器械置入术区位置

对腋窝单切口手术，以右侧为例，内镜摄像系统仍位于切口中央，方向与双切口相同。强力抓钳位于内镜的左侧，超声刀弯剪位于摄像头的右侧，Maryland双极钳可位于摄像头的右下侧或通过切口下方5cm处Trocar置入（图14-0-5）。

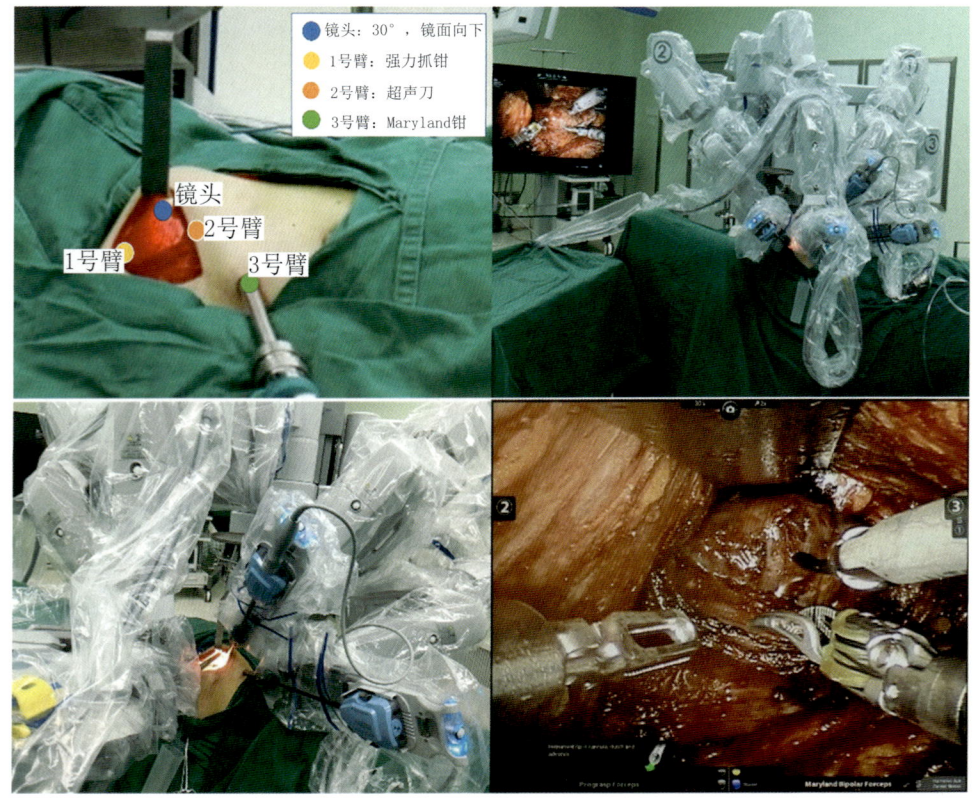

图14-0-5　机器人手术器械经腋窝切口置入术区示意图

4. 甲状腺腺叶切除及中央区清扫的操作步骤

（1）处理上极，使用超声刀离断甲状腺上动、静脉各分支，显露环甲间隙，保护喉上神经喉外支，分离腺体，辨别和原位保护上甲状旁腺（图14-0-6）。

（2）钳夹腺体下极，向上提起，分离周围脂肪和淋巴血管组织，暴露并保护下甲状旁腺，超声刀离断甲状腺下静脉和甲状腺中静脉（图14-0-7）。

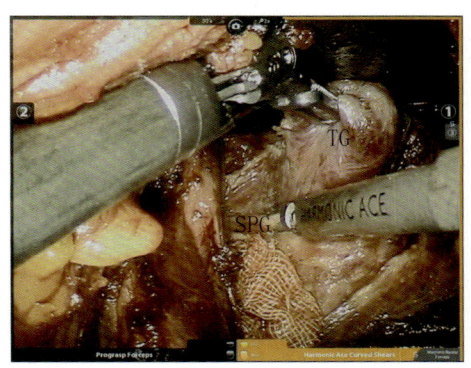

图14-0-6　紧贴甲状腺表面处理甲状腺上动脉各分支，注意保留上甲状旁腺

（TG：甲状腺；SPG：上甲状旁腺）

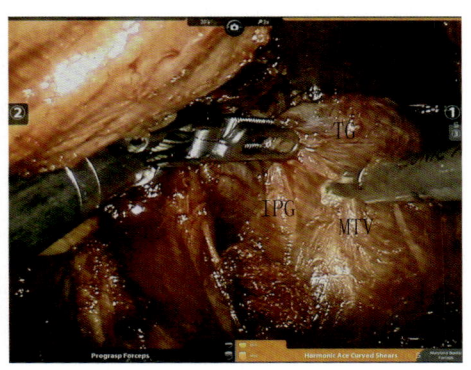

图14-0-7　紧贴甲状腺表面处理甲状腺中静脉及下静脉，注意保留下甲状旁腺

（TG：甲状腺；IPG：下甲状旁腺）

（3）辨认和保护喉返神经，可采用神经监测仪定位喉返神经（图14-0-8），紧贴甲状腺离断甲状腺下动脉各分支，小心分离Berry's韧带，切除腺叶。

（4）对于需行中央区清扫的患者，将喉返神经解剖并予以保护（图14-0-9），注意辨识并保护下甲状旁腺，清扫喉前、气管食管沟、气管前及右侧喉返神经后方脂肪及淋巴组织（图14-0-10）。

5. 缝合伤口与留置引流管　术中切除的组织可通过腋下切口中取出。仔细止血后，缝合腋下切口并留置一条引流管，术后12～14天拆线（图14-0-11）。

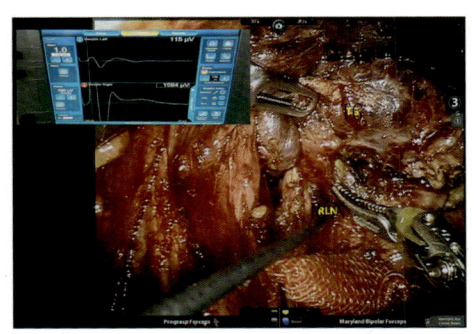

图14-0-8　神经监测仪定位喉返神经并予以解剖保护

（TG：甲状腺；RLN：喉返神经）

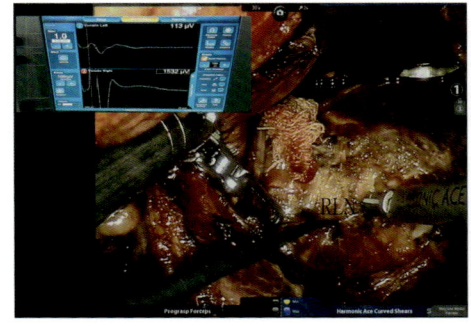

图14-0-9　解剖喉返神经并行中央区清扫

（RLN：喉返神经）

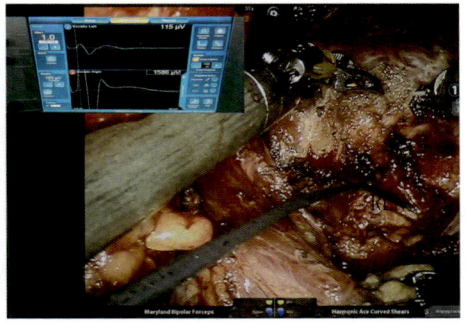

图14-0-10　完成中央区清扫后检测喉返神经信号是否完好

（RLN：喉返神经）

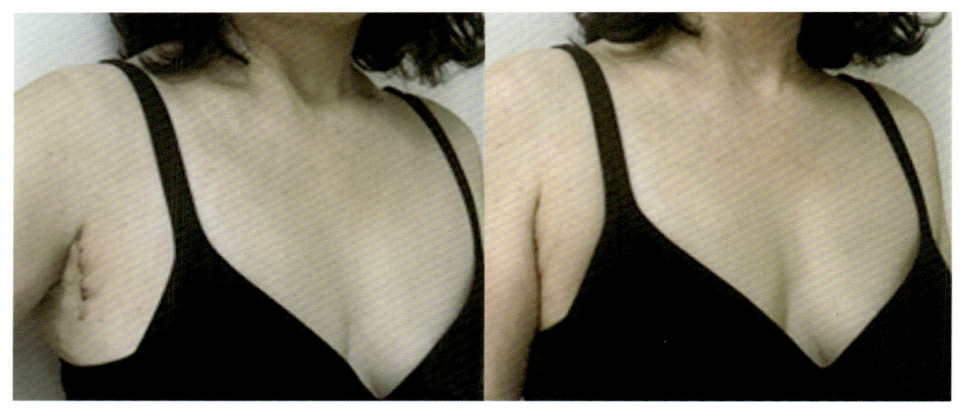

图14-0-11　术后腋下瘢痕隐蔽

四、术后处理

详见第九章第一节相关内容。

五、手术并发症

机器人内镜手术术后可能出现的并发症与常规内镜手术类似，包括出血、切口感染、甲状旁腺损伤、喉返神经损伤、喉上神经损伤、气管损伤和麻醉或手术入路相关的并发症等。

六、术式评价

临床研究相关数据显示，在良性甲状腺疾病中，内镜下甲状腺手术可取得与开放手术类似的治疗效果，而在早期分化型甲状腺癌中，目前虽未见其与开放手术的远期治疗效果比较的相关报道，但相关研究显示术后近期疗效两者相当，而内镜下甲状腺手术相较于传统开放手术，美容效果更佳。

与其他专科类似，内镜手术的相应弊端也限制了其在甲状腺手术中的应用，狭小深入的手术操作空间，手术器械容易相互碰触、挤占操作空间，2D的视野，触感缺失，这些都额外消耗操作者的体力和脑力。达芬奇机器人的应用，很大程度上弥补了传统内镜技术的不足，3D的视野提供了良好的深度感知。操作者通过工作台可同时操作3个或3个以上机械臂，独立完成视野调整、牵拉、对牵拉及解剖分离操作，对助手依赖程度降低。多关节手术器械，在相对狭小深入的操作空间里面，活动更为自如。相较于传统内镜下甲状腺手术，达芬奇机器人多关节手术器械大大降低了自腋窝入路进入手术区域处理对侧病变的操作难度，更好地保障了手术切除的彻底性，减少了对侧行第二切口的概率。机器人配备的手震过滤系统可有效提高操作精准程度，配合内镜放大的视野或许能进一步降低甲状旁腺及喉返神经损伤的机会。

关于机器人甲状腺手术的安全性，来自韩国的一个报道总结了3 000例免注气腋下入路机器人甲状腺切除术术后并发症发生情况（表14-0-1）。发生率最高的是暂时性低钙血症，随后是术腔积液和暂时性喉返神经损伤。因术后血肿需要再次手术者在经腋下入路机器人甲状腺切除术中较常规甲状腺切除术低（0.1% vs 0.1%～1.5%）。研究者认为由于经腋下入路无注气甲状腺切除术需要广泛的操作空间，术中及术后出血可容易疏散，因而因血肿形成导致呼吸道压迫的比例极低。

表14-0-1　机器人内镜下甲状腺切除术术后并发症

并发症	总数	非甲状腺全切除	甲状腺全切除	P值
低钙血症				
暂时性	408/1 090（37.43）	0	408/1 090（37.43）	－
永久性	12/1 090（1.10）	0	12/1 090（1.10）	－
喉返神经损伤				
暂时性	37（1.23）	16（0.84）	21（1.93）	0.361
永久性	8（0.27）	5（0.26）	3（0.28）	0.604
术腔积液	52（1.73）	24（1.26）	28（2.57）	0.007
血肿形成				
保守治疗	9（0.3）	6（0.31）	3（0.28）	0.575
再次手术	2（0.07）	2（0.10）	0	0.537
乳糜漏	11（0.37）	5（0.26）	6（0.55）	0.222
气管损伤	6（0.2）	5（0.26）	1（0.09）	0.427
霍纳综合征	1（0.03）	0	1（0.09）	0.36
颈动脉损伤	1（0.03）	0	1（0.09）	0.36
头臂静脉损伤	1（0.03）	0	1（0.09）	0.36
与机器人甲状腺切除术 相关新的并发症				
牵拉伤	4（0.13）	3（0.16）	1（0.09）	1.000
腋窝皮瓣穿孔	3（0.10）	2（0.10）	1（0.09）	1.000

注：括号外为发生例数，括号内为百分数（%）。

韩国Ho Yoo等人的研究比较了常规内镜和机器人内镜下甲状腺切除术的手术并发症及疗效，在小样本量的条件下进行统计，未发现明显差异。

机器人内镜下甲状腺切除术切除的彻底性：Lee等人比较了458例甲状腺乳头状微小癌的手术治疗效果，发现在甲状腺全切除术后甲状腺球蛋白水平两组患者相当。术后全身扫描未见异常碘摄取，颈部超声检查未见肿瘤复发。由于开放组患者双侧病变及中央区淋巴结多发转移的比例更高，中央区淋巴结清扫切除淋巴结数，开放组较机器人内镜下手术组更多。在与常规内镜下甲状腺切除术患者的比较研究中，机器人内镜下甲状腺切除术术后血清甲状腺球蛋白水平与常规内镜下甲状腺切除组相当。

目前来说，机器人内镜下甲状腺手术不足之处在于费用昂贵。韩国相关研究统计报道，机器人内镜下甲状腺手术平均费用是常规内镜手术费用的8～9倍；目前多数研究报道手术时间较常规内镜手术时间更长，但随着经验的积累，手术时间也呈现逐渐缩短的趋势。另外，即使有机器人多关节器械辅助，经腋下入路行甲状腺对侧腺叶切除仍有一定难度，对手术经验仍有较高要求。

（黄晓明　林沛亮　梁发雅）

参考文献

[1] 梁发雅，韩萍，蔡谦，等．经腋下入路机器人辅助甲状腺手术的初步经验[J]．临床耳鼻咽喉头颈外科杂志，2018，32（14）：1051-1055．

[2] 黄晓明．机器人辅助下咽喉头颈外科手术的进展[J]．临床耳鼻咽喉头颈外科杂志，2018，32（14）：1043-1047．

[3] 谭卓，葛明华，王可敬．颈部低位切口在头颈恶性肿瘤颈淋巴结清扫术中的应用［J］．肿瘤学杂志，2008，14（5）：410-412．

[4] KANG S W，JEONG J J，YUN J S，et al．Robot-assisted endoscopic surgery for thyroid cancer：experience with the first 100 patients［J］．Surg Endosc，2009，23（11）：2399-2406．

[5] TAE K，JI Y B，JEONG J H，et al．Robotic thyroidectomy by a gasless unilateral axillo-breast or axillary approach：our early experiences［J］．Surg Endosc，2011，25（1）：221-228．

[6] TAE K，JI Y B，CHO S H，et al．Early surgical outcomes of robotic thyroidectomy by a gasless unilateral axillo-breast or axillary approach for papillary thyroid carcinoma：2 years' experience［J］．Head Neck，2012，34（5）：617-625．

[7] LEE K E，CHOI J Y，YOUN Y K．Bilateral axillo-breast approach robotic thyroidectomy［J］．Surg Laparosc Endosc Percutan Tech，2011，21（4）：230-236．

[8] RYU H R，KANG S W，LEE S H，et al．Feasibility and safety of a new robotic thyroidectomy through a gasless，transaxillary single-incision approach［J］．J Am Coll Surg，2010，211（3）：e13-e19．

[9] LALLEMANT B，CHAMBON G，GALY-BERNADOY C，et al．Transaxillary robotic thyroid surgery：a preliminary European experience［J］．Eur Thyroid J，2013，2（2）：110-115．

[10] AGARWAL S，SABARETNAM M，RITESH A，et al．Feasibility and safety of a new robotic thyroidectomy through a gasless，transaxillary single-incision approach［J］．J Am Coll Surg，2011，212（6）：1097-1098．

[11] KANG S W，CHUNG W Y．Transaxillary single-incision robotic neck dissection for metastatic thyroid cancer

［J］. Gland Surg, 2015, 4（5）: 388-396.

[12] KANG S W, JEONG J J, YUN J S, et al. Gasless endoscopic thyroidectomy using trans-axillary approach: surgical outcome of 581 patients［J］. Endocr J, 2009, 56（3）: 361-369.

[13] LOMBARDI C P, RAFFAELLI M, PRINCI P, et al. Minimally invasive video-assisted functional lateral neck dissection for metastatic papillary thyroid carcinoma［J］. Am J Surg, 2007, 193（1）: 114-118.

[14] LEE S, RYU H R, PARK J H, et al. Early surgical outcomes comparison between robotic and conventional open thyroid surgery for papillary thyroid microcarcinoma［J］. Surgery, 2012, 151（5）: 724-730.

[15] YOO H, CHAE B J, PARK H S, et al. Comparison of surgical outcomes between endoscopic and robotic thyroidectomy［J］. Journal of Surgical Oncology, 2012, 105（7）: 705-708.

第十五章

内镜下原发性甲状腺功能亢进症手术

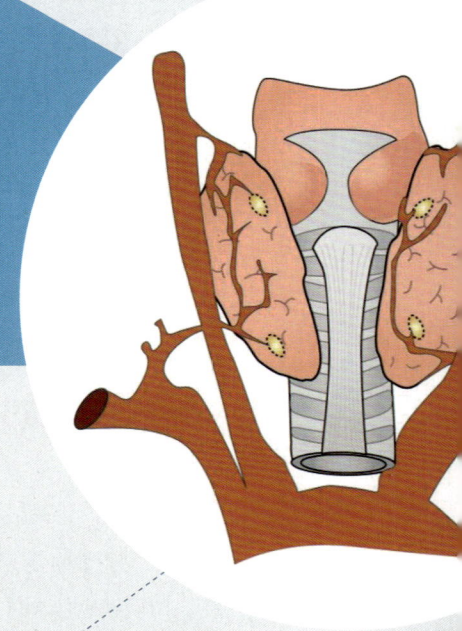

甲状腺功能亢进症（以下简称"甲亢"）是由各种原因引起循环中甲状腺素异常增加而出现以全身代谢亢进为主要特征的疾病总称。按引起甲亢的原因可分为：原发性、继发性和高功能腺瘤3类。原发性甲亢（Primary hyperthyroidism）最为常见，约占全部甲亢的80%。抗甲状腺素药物是甲亢的首选治疗方案。对于内科治疗无效的患者，手术作为治疗方案之一，它能避免[131]I的辐射暴露以及抗甲状腺素药物的副作用。但是，传统开放手术需要在颈部做一领式切口，会在颈部留下较长的瘢痕，从而影响术后美观。

1997年内镜外科技术首先应用于甲状腺外科，随着技术的发展，这一技术推广至甲亢的手术治疗，包括颈前小切口（Miccoli切口）、胸前入路、腋下入路、胸前乳晕入路、腋胸入路等，现以胸前入路为例介绍内镜下甲亢手术。

一、手术适应证和禁忌证

1．适应证

（1）甲状腺Ⅰ°～Ⅱ°肿大者。

（2）服用抗甲状腺素药物18个月后无效或停药后复发且不接受[131]I治疗者。

（3）对抗甲状腺素药物有副作用者。

（4）腺体产生局部压迫症状者。

（5）对美容有要求者。

（6）自愿接受该手术方法者。

2．禁忌证

（1）颈部放疗史。

（2）甲亢术后复发者。

（3）有严重凝血功能障碍者。

（4）严重心血管、内分泌、呼吸等系统合并症者。

二、术前准备

1．基础代谢率测定　需在完全安静、空腹时进行。可根据脉压和脉率计算，或用基础代谢率测定器测定。后者较可靠，前者较简便。常用公式为：（脉率+脉压）−111（脉压单位：mmHg）。正常范围为±10%；+20%～30%为轻度甲亢；+30%～60%为中度甲亢；+60%以上为重度甲亢。

2．口服碘剂　通常在术前2周给予患者5~10滴卢戈氏液（Lugol's sol），每天3次。碘剂仅用于术前准备和甲亢危象，以减少腺体充血和抑制激素释放。因碘剂抑制激素释放（Wolff-Chaikoff效应）为短暂性效应，故长期大量服用会导致甲亢复发且加重，甚至影响抗甲状腺药物作用。

3．抗甲状腺素药物　适用于服用碘剂症状减轻不显著者。通常使用硫脲类如丙基硫氧嘧啶，该药能使甲状腺肿大和动脉性充血，增加手术风险和困难，故术前2周停药加用碘剂，待腺体缩小、变硬后手术。

4. 普萘洛尔（心得安） 主张单用普萘洛尔或与碘剂合用作术前准备。普萘洛尔能选择性阻断各靶器官组织上β受体对儿茶酚胺的敏感性，抑制肾上腺素的效应从而改善甲亢的症状，同时用药后不引起腺体充血，缩短准备时间，有利于手术操作，对硫脲类药物效果不好或反应严重者可改用此药。剂量为每6h口服给药1次，每次20～60mg。因其半衰期不到8h，故最末一次服药需在术前1～2h，术后继续口服普萘洛尔4～7天。

5. 术前准备标准 甲状腺功能（T_3、T_4）正常；基础代谢率控制在0～20%；脉率<80次/分；触诊甲状腺变小、质地变硬。

6. 术前检查 除常规甲状腺手术术前检查以外，还应包括：①颈部超声和CT，以估计腺体大小及了解气管有无移位或受压；②详细检查心脏有无扩大、杂音或心律不齐等；③纤维喉镜检查，确定声带功能。

三、麻醉与体位

采用全身麻醉，取自然仰卧位，肩下不垫枕，消毒和铺巾同传统甲状腺手术（图15-0-1）。

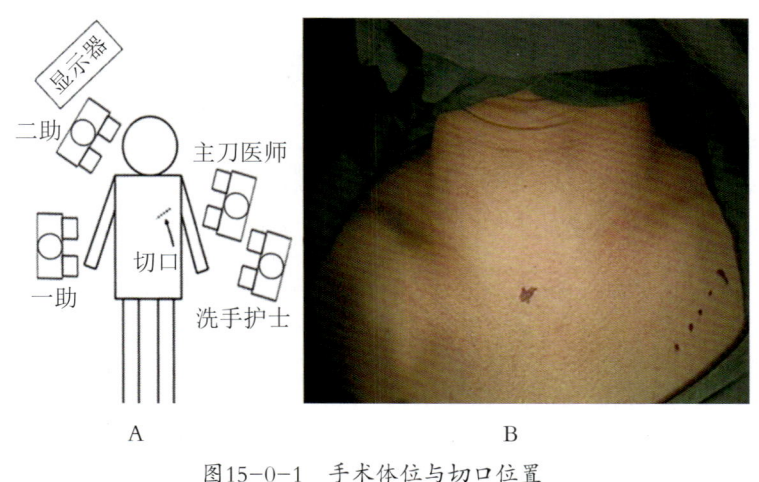

图15-0-1 手术体位与切口位置
A. 手术体位。B. 切口位置。

四、手术步骤

以经胸前入路无注气内镜辅助下甲亢手术为例，介绍手术步骤。

1. 切口选择 取腺体较大侧前胸壁切口，距同侧锁骨下缘3～5cm处切开皮肤3～4cm，切口内侧端距胸骨正中线5～8cm。对术前腺体评估体积>80mL者，或者估计单侧切口无法完成、对侧腺叶残留较多者，可采用双侧前胸壁切口。

2. 手术空间的建立 切开皮肤，于颈阔肌下游离皮瓣，上达甲状软骨近喉结处和肩胛舌骨肌上腹，下达胸骨柄，内侧为同侧颈前带状肌或颈正中线。用拉钩将皮瓣提起形成手术操作空间（图15-0-2）。

3. 显露甲状腺叶 于胸锁乳突肌内侧缘与颈前带状肌间切开颈深筋膜，解离胸骨舌骨肌后显露胸骨甲状肌，再用超声刀沿肌纤维走行方向剖开，显露该侧腺体。

4. 甲状腺血管的处理 将腺叶下极往上提起，仔细解离甲状腺假被膜，用超声刀处理甲状腺中静脉、甲状腺下静脉，断离甲状腺下动脉各终末分支（图15-0-3），

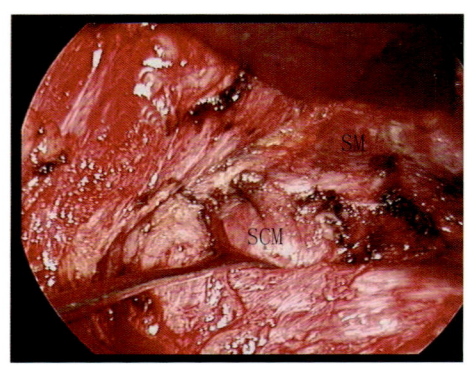

图15-0-2 手术空间建立
（SM：颈前带状肌；SCM：胸锁乳突肌内侧缘）

将上极与环甲肌分离，解离上极侧面的假被膜，紧贴上极离断上极血管。解离气管的前面和侧面筋膜，用抓钳将腺体往内提起，用超声刀解离周围组织，中线离断甲状腺峡部。

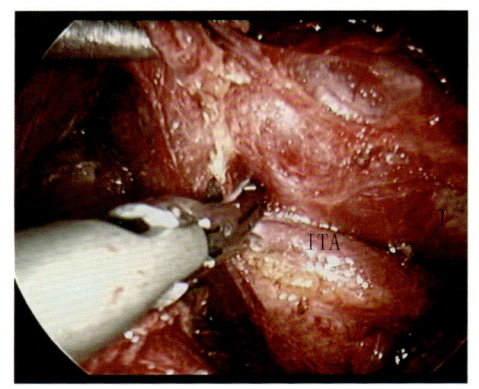

图15-0-3 处理甲状腺下极血管
（ITA：甲状腺下极血管）

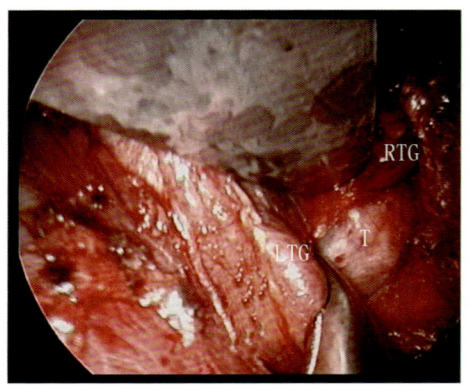

图15-0-4 处理对侧甲状腺腺叶
（LTG：左侧甲状腺；RTG：右侧甲状腺；T：气管）

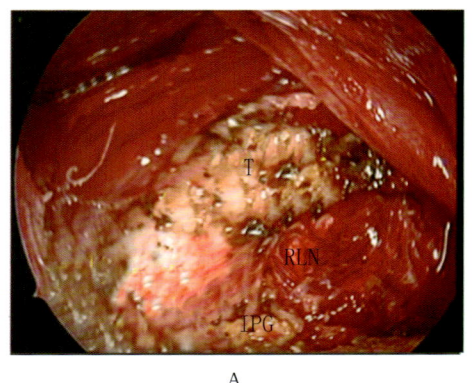

A

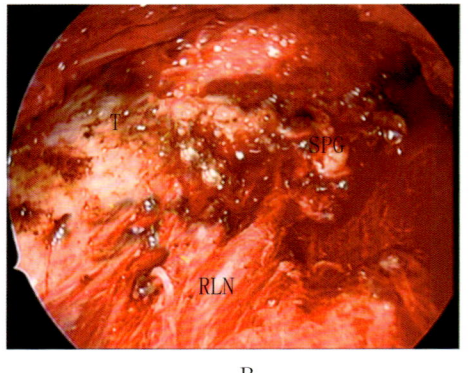

B

图15-0-5 完整切除甲状腺腺叶，原位保留下甲状旁腺（A）和上甲状旁腺（B）及喉返神经
（RLN：喉返神经；SPG：上甲状旁腺；IPG：下甲状旁腺；T：气管）

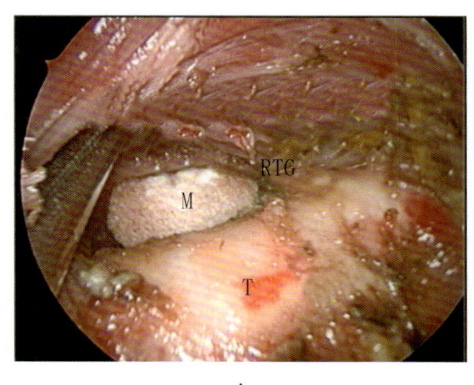 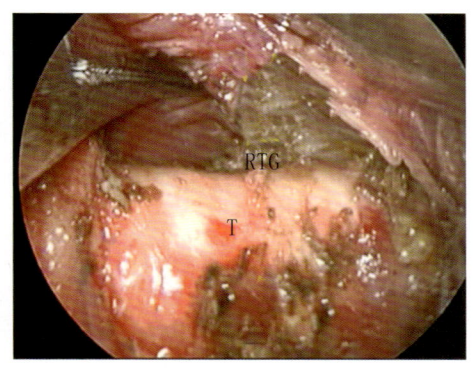

图15-0-6 泡沫模型测量残存甲状腺
A. 1g泡沫模型与残余腺体体积比较。B. 确定的残余腺体体积。
（M：模型；RTG：残余甲状腺）

5. 甲状腺一侧腺叶全切除术及对侧腺叶次全或近全切除术或甲状腺全切除术　切除甲状腺一侧腺叶及峡部。注意保护喉返神经和上、下甲状旁腺。全切侧应常规显露喉返神经。充分解离对侧甲状腺峡部气管前筋膜，以及腺体外侧真假被膜之间的间隙，使腺体充分游离（图15-0-4）。以类似方法妥善处理上下极血管，完成对侧腺体大部分切除（图15-0-5）。若有锥状叶将一并切除。术中可根据1g泡沫模型测量残存甲状腺，如切除过少则需要进一步切除，以免术后甲亢复发（图15-0-6）。对于体积＞80mL的腺体，为了正确估计残余腺体，保证手术疗效，建议于对侧前胸外侧做一平行切口，同法完成对侧甲状腺切除术。取出标本并冲洗创面后，从手术切口中将剪有侧孔的引流管置于腺体切面处。

五、术后处理

1. 术后当日应密切注意患者呼吸、体温、血压的变化，预防甲亢危象的发生。如脉率过快，可使用利血平肌内注射。
2. 麻醉完全清醒后回病房，患者取卧位，24h心电监护。
3. 记录切口引流量。24～48h拔除引流管。
4. 患者术后需要继续服用复方碘化钾溶液1周，每次10滴，每天3次。

六、并发症的处理

1. 术后呼吸困难和窒息　多发生在术后48h内，是术后最危急的并发症。常见原因有：①术后出血，压迫气管；②喉头水肿；③气管塌陷；④双侧喉返神经损伤。临床表现为进行性呼吸困难，此时需立即行床旁抢救，及时剪开缝线，清除血肿。若无改善，则应立即行气管插管或气管切开，待情况好转后再行进一步处理。

2. 喉返神经损伤　一侧神经损伤大都引起声嘶，而双侧神经损伤有可能导致呼吸困难，需立即做气管切开。暂时性损伤经术后嗓音康复训练，一般可在3~6个月逐渐恢复。

3. 低钙血症　血钙浓度下降至2.0mmol/L以下，严重者可降至1.0~1.5mmol/L（正常值2.25~2.75mmol/L）。常表现为头面部及手足麻木感或强直感。严重者可有面部和手足伴有疼痛的持续性痉挛，每天发作多次，持续10~20min以上，甚至出现喉和膈肌痉挛，引起窒息死亡。故出现手足抽搐症状后需限制肉类食用（肉类含磷高，影响钙的吸收）。症状较轻者可口服葡萄糖酸钙2~4g，每日3次；症状较重或长期不能恢复者，可加服用维生素D_3，每日5万~10万U，以促进钙在肠道中吸收。抽搐发作时，立即静脉注射10%葡萄糖酸钙10~20mL。

4. 甲状腺危象　是甲亢的严重并发症。主要因术前准备不够、甲亢症状未能很好控制及手术应激导致甲状腺素过量释放引起的爆发性肾上腺素能兴奋现象。临床表现为：高热（T＞39℃）、脉速（P＞120次/min），同时出现烦躁、谵妄、大汗、呕吐等症状，若不及时干预，则迅速发展至昏迷、虚脱、休克甚至死亡，死亡率20%~30%。治疗包括：

（1）肾上腺素能阻滞剂　利血平1~2mg肌内注射，或普萘洛尔5mg加入5%葡萄糖溶液100mL中静脉滴注以降低周围组织对肾上腺素的反应。

（2）碘剂　口服复方碘化钾溶液，首次3~5mL，或紧急时用10%碘化钠5~10mL加入10%葡萄糖溶液500mL中静脉滴注以降低血液中甲状腺素水平。

（3）氢化可的松　每日200~400mg，分次静脉滴注，以拮抗过多甲状腺素的反应。

（4）镇静剂　每6~8h肌内注射苯巴比妥钠100mg。

（5）降温　用物理降温或退热剂、冬眠药物等方法将患者体温控制在37℃左右。

（6）静脉输入大量葡萄糖溶液以补充能量，同时予以吸氧，以减轻组织缺氧。

（7）伴有心力衰竭者，需加用洋地黄制剂。

七、术式评价

传统开放甲亢手术所致的颈部瘢痕，往往会给患者造成一定的精神心理负担。为了将切口转移到隐蔽部位，使颈部无手术瘢痕，一些学者使用内镜开展甲亢的手术治疗。常用术式为颈前小切口（Miccoli切口）、胸前乳晕及腋下等多种入路，根据有无注气可分为注气和无注气术式，每种手术入路都在手术安全性、美容性和微创性方面具有各自的优势。Miccoli切口入路的缺点是在颈部仍留下手术瘢痕以及对较大的腺体处理有困难，优点是最低限度减少周围组织受损，且能在不增加新切口的前提下中转开放手术。而经胸前乳晕和腋下入路的最大优点是在颈部无瘢痕，美容效果较好，其中腋下入路隐蔽性最好。因为切口远离甲状腺，对术者内镜技术水平要求较高，手术时间较长。经胸前入路无注气内镜辅助下甲状腺手术介于上述术式之间，它融合了传统手术和内镜辅助手术的优点：手术路径较短，可通过手指接触腺体；操作简便，学习曲线较短；相比腋下及胸前乳晕入路，分离皮瓣较少，手术创伤相对较小，术后胸前区不适和皮肤麻木感及吞咽不适发生率较低；无注气相关并发症；同时又满足了颈部无手术瘢痕的要求。它的主要缺点是对于体积＞80mL的腺体需要做双侧切口。

由于内镜手术入路和操作空间的限制，手术难度较传统手术方式明显增大，因此，术前准备显得尤为重要。术前常规服用碘剂，使甲状腺体积缩小，质地变硬，动脉性充血减轻，为手术创造有利条件。甲状腺B超检查和甲状腺CT增强扫描以确定甲状腺大小，为充分评估内镜甲状腺手术的可行性提供了依据。Yamamoto建议甲状腺体积＜100mL可选择胸前乳晕入路内镜手术，而Sasaki认为甲状腺体积＞60mL时，应当选择开放手术，因为甲状腺体积过大会显著增加内镜甲状腺手术难度。笔者的体会是术前评估腺体体积＜100mL的甲亢患者，只要进行充分的术前准备，采取腺体分次切除，双侧胸前切口等手术策略，尽管手术时间会有一定的延长，手术也是安全可行的。由于切口位于前胸，可被日常着装所遮蔽，术后美容效果好。

内镜下甲亢手术的难点和关键点是如何预防出血和止血。甲亢的腺体供血丰富，血管粗大，出血量势必较一般甲状腺手术多，对此，笔者的经验是：术中应循甲状腺真假被膜疏松结缔组织间游离甲状腺，以减少出血，保证手术视野的清晰。首先处理上、下极血管，可减少出血。下极的血管可先逐条分离出Ⅱ级血管，然后再用超声刀切断，切忌进行大块组织切割。处理上极血管时应使用超声刀慢档烧灼血管两次后再离断。对于较大的腺体，可分次切割，避免空间狭小造成的操作困难。术毕前需检查手术创面止血是否彻底，尤其是颈前带状肌和颈前肌皮瓣上缘。术中一旦出现无法止血的情况，应立即中转开放手术。根据文献报道，内镜的中转开放率为2.1%～5.6%，而在笔者的临床实践中，未出现有中转开放手术的案例。

合理的甲状腺残留量是预防甲亢复发的关键，笔者以腺体残留量＜1g为标准。手术方式可以选择双侧甲状腺腺叶全切除术，或手术入路侧全切除术，对侧次全或近全切除术，切除对侧甲状腺时可根据1g泡沫模型测量残存甲状腺。早年Sasaki等学者主张行甲状腺次全切除术（残留3～6g腺体）以达到一部分患者术后甲状腺功能恢复正常且减少并发症的目的，但其报道的甲亢复发率相对较高（7.1%～13.5%）。而根据2015年美国ATA（American Thyroid Association）指南中的建议：甲亢患者建议行双侧腺叶全切除术或近全切除术以避免复发。近年来，Hyungju Kwon等学者报道利用内镜或机器人辅助下甲状腺全切除术治疗甲亢，术后患者无复发，且并发症发生率与开放手术无明显差异。

术后主要并发症是喉返神经损伤和低钙血症。

（1）对于喉返神经的识别和保护　解剖甲状腺下动脉及其分支时需紧贴甲状腺被膜并辨认及保护喉返神经，也可在环甲肌后外侧的喉返神经入喉处寻找。一旦识别喉返神经，术中应当仔细解离至喉返神经入喉处，解离同时保护好神经，如超声刀的保护头面向神经侧，切忌盲目钳夹组织，并用纱布覆盖神经，以免神经受热损伤。此外，操作宜轻巧，防止神经牵拉或挫伤。

（2）预防低钙血症　笔者建议血管化原位保留甲状旁腺，力求将甲状旁腺的供血血管与腺体原位保留。

此外，根据其他学者的文献报道，颈前小切口入路的复发率为0～9.2%，并发症发生率为10.3%；腋下入路（全切）复发率为0，并发症发生率为6.8%；胸前乳晕入路（次全切）复发率为

2.7%～12.6%，并发症发生率为0～8.6%。上述结果与传统术式报道无明显差异（复发率0～18%，并发症发生率0～22%）。

总之，内镜下甲状腺切除术对于原发性甲亢是一种安全、有效、美容的外科治疗手段（图15-0-7），笔者认为这种术式可作为部分甲亢患者手术治疗的选择。

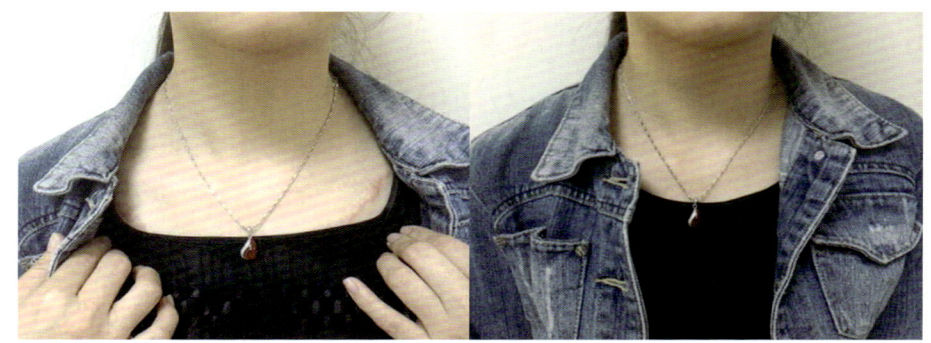

图 15-0-7　术后瘢痕可被衣服遮盖

（洪　云　余诗桐　黄晓明）

■ **参考文献**

[1] MAEDA S, AHMAD T A, MINAMI S, et al. Video-assisted total thyroidectomy [J]. Int Surg, 2001, 86（3）: 195-197.

[2] KANDIL E, NOURELDINE S, ABDEL K M, et al. Initial experience using robot-assisted transaxillary thyroidectomy for Graves' disease [J]. J Visc Surg, 2011, 148（6）: e447-e451.

[3] LI Z Y, WANG P, WANG Y, et al. Endoscopic thyroidectomy via breast approach for patients with Graves' disease [J]. World J Surg, 2010, 34（9）: 2228-2232.

[4] KWON H, KOO D H, CHOI J Y, et al. Bilateral axillo-breast approach robotic thyroidectomy for Graves' disease: an initial experience in a single institute [J]. 2013, 37（7）: 1576-1581.

[5] HONG Y, YU S T, CAI Q, et al. The experience of gasless endoscopic-assisted thyroidectomy via the anterior chest approach for Graves' disease [J]. Eur Arch Otorhinolaryngol, 2016, 273（10）: 3401-3406.

[6] YAMAMOTO M, SASAKI A, ASAHI H, et al. Endoscopic subtotal thyroidectomy for patients with Graves' disease [J]. Surg Today, 2001, 31（1）: 1-4.

[7] MAEDA S, SHIMIZU K, MINAMI S, et al. Video-assisted neck surgery for thyroid and parathyroid diseases [J]. Biomed Pharmacother, 2002, 56（Suppl 1）: 92s-95s.

[8] SASAKI A, NITTA H, OTSUKA K, et al. Endoscopic subtotal thyroidectomy: the procedure of choice for

Graves' disease?[J]. World J Surg, 2009, 33(1): 67-71.

[9] BAHN R S, BURCH H B, COOPER D S, et al. Hyperthyroidism and other causes of thyrotoxicosis: management guidelines of the American Thyroid Association and American Association of Clinical Endocrinologists[J]. Thyroid, 2011, 21(6): 593-646.

[10] MAEDA S, UGA T, HAYASHIDA N, et al. Video-assisted subtotal or near-total thyroidectomy for Graves' disease[J]. Br J Surg, 2006, 93(1): 61-66.

[11] ALESINA P F, SINGAPOREWALLA R M, ECKSTEIN A, et al. Is minimally invasive, video-assisted thyroidectomy feasible in Graves' disease?[J]. Surgery, 2011, 149(4): 556-560.

[12] FEROCI F, RETTORI M, BORRELLI A, et al. A systematic review and meta-analysis of total thyroidectomy versus bilateral subtotal thyroidectomy for Graves' disease[J]. Surgery, 2014, 155(3): 529-540.

第十六章

早期分化型甲状腺癌的内镜手术

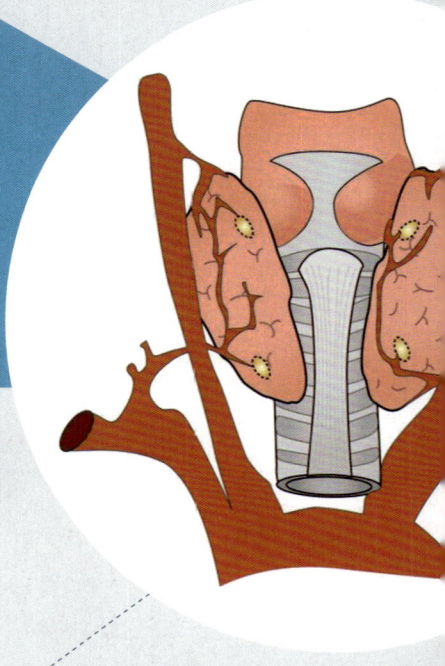

经胸前入路腔镜下
右甲状腺癌扩大
根治术

内镜下甲状腺手术始于20世纪末，各种内镜下甲状腺手术方式用于甲状腺良性病变取得成功，随着技术的进步其手术适应证亦有了较大的拓展及延伸。目前有关内镜下甲状腺手术治疗早期甲状腺乳头状癌（papillary thyroid carcinoma，PTC）的报道包括了颈前小切口、胸前、胸前乳晕入路及腋下入路内镜下甲状腺手术等，结果显示该类手术近期疗效满意，下面进行介绍。

第一节 颈前小切口入路内镜下甲状腺癌手术

一、手术适应证和禁忌证

1. 适应证
（1）早期低危组PTC（T1或肿瘤直径＜3cm的T2患者）。
（2）术前淋巴结评估为cN0。
（3）术前甲状腺功能未见异常。
（4）无伴甲状腺炎。
（5）无远处转移。
2. 相对适应证　中危组T1分化型甲状腺癌。
3. 禁忌证
（1）术前淋巴结评估为cN+。
（2）术前甲状腺功能异常。
（3）有颈部手术史。
（4）有颈部放疗史。
（5）局部感染、炎症或烧伤。

二、手术步骤

（一）原发灶手术

1. 切口　在颈前正中锁骨连线上一横指或皮肤皱褶处取1.5～3.0cm切口，切开皮肤和颈阔肌。
2. 分离皮瓣建立手术空间　先于颈阔肌深面、颈浅静脉的浅面分离皮瓣，向上可至环甲膜水平，向下至胸骨切迹上，两侧至胸锁乳突肌前缘，用小拉钩悬吊维持手术空间，切开颈中线，直达甲状腺表面（图16-1-1）。
3. 离断甲状腺峡部　于甲状腺峡部下方分离，暴露气管表面，然后沿气管表面向上分离峡部并用超声刀离断（图16-1-2）。

4. 分离甲状腺下极及侧面　沿真假被膜之间钝性分离颈前肌至甲状腺被膜，用小拉钩将颈前肌拉向外侧，显露甲状腺侧面。紧贴腺体离断甲状腺中静脉，将甲状腺叶向上提起，紧贴腺体离断甲状腺下静脉各分支，原位保留下甲状旁腺（图16-1-3）。

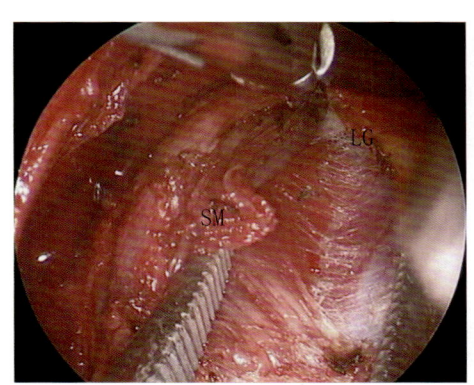

图16-1-1　建立手术空间
（SM：带状肌）

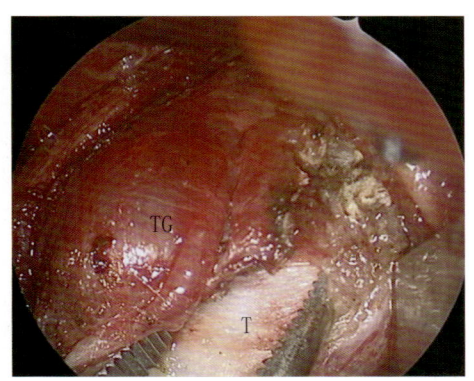

图16-1-2　离断甲状腺峡部
（TG：甲状腺；T：气管）

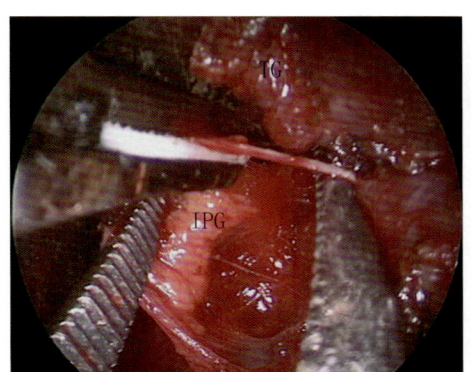

图16-1-3　离断甲状腺中静脉及下静脉各
　　　　　分支，原位保留下甲状旁腺
（TG：甲状腺；IPG：下甲状旁腺）

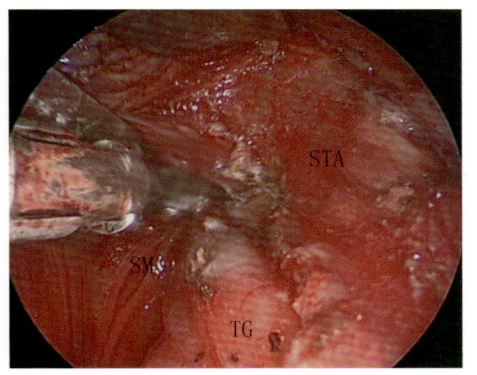

图16-1-4　甲状腺上极处理，将甲状腺上
　　　　　动、静脉远端分支离断
（TG：甲状腺；SM：带状肌；STA：
甲状腺上动脉）

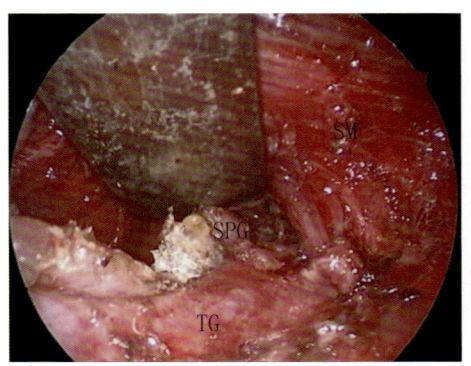

图16-1-5　注意原位保留上甲状旁腺，避
　　　　　免损伤其血供
（SM：带状肌；SPG：上甲状旁
腺；TG：甲状腺）

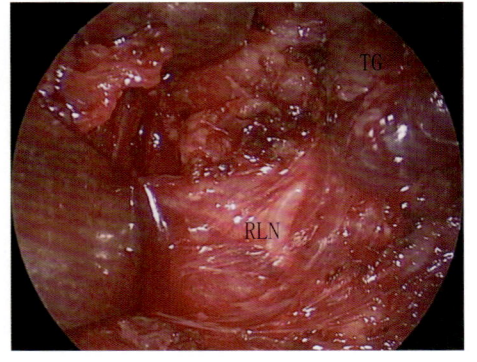

图16-1-6　内镜下采用囊内技术仔细解离
　　　　　其侧后面，显露甲状腺下动脉，紧贴腺体
　　　　　用超声刀离断甲状腺下动脉各终末分支，
　　　　　注意避免损伤喉返神经和下甲状旁腺。
（TG：甲状腺；RLN：喉返神经）

5. 甲状腺上极处理　拉钩向上、向外牵开胸骨甲状肌，这样就容易完全游离上极的外侧面，将上极与环甲肌分离，显露环甲间隙，此时注意保护或识别喉上神经。将腺体向内、向下牵拉，辨认上极动、静脉后，用超声刀紧贴腺体逐一将甲状腺上动、静脉远端分支离断，注意原位保留上甲状旁腺，避免损伤其血供（图16-1-4，图16-1-5）。

6. 喉返神经及Berry's韧带的处理　向内、向前牵拉甲状腺，0°或30°内镜下采用囊内技术仔细解离其侧后面，显露甲状腺下动脉，解剖并保护喉返神经，紧贴腺体用超声刀离断甲状腺下动脉各终末分支和Berry's韧带，完全切除腺叶及峡部（图16-1-6）。

7. 用生理盐水冲洗术腔，置入一根胶管术腔引流，逐层缝合伤口并固定胶管。

（二）同侧中央区清扫

解剖喉返神经，暴露其颈部全长。辨识甲状旁腺组织，保护好喉返神经和甲状旁腺，沿气管食管沟和气管前将软组织切除，内侧为气管和食管侧壁，外侧为颈动脉鞘，上至环状软骨，下至胸骨切迹和锁骨上缘，注意保护颈总动脉（图16-1-7）。

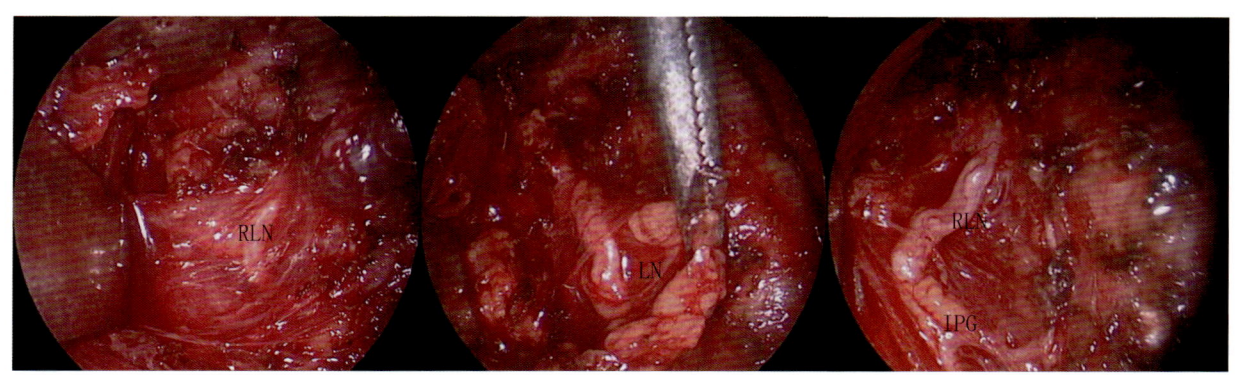

图16-1-7　同侧中央区清扫
（RLN：喉返神经；LN：淋巴结；IPG：下甲状旁腺）

三、术式评价

颈前小切口手术免注气，径路最短，操作方便，可同期处理双侧腺叶及中央区，目前认为可应用于部分低危组或中危组分化型甲状腺癌，尤其是PTC。

Miccoli等报道了颈前小切口内镜下手术治疗低-中危组PTC患者171例与开放组50例PTC患者，结果显示：术前、术后^{131}I摄取率两组间无差异，随访3.6±1.5年（1~8年）sTg、sTSH、复发率等，两组间差异无统计学意义。同时分析了两组患者的术后并发症：永久性甲状旁腺功能减退（内镜组3.5%、开放组6.1%）和喉返神经麻痹发生率（内镜组2.9%、开放组2.0%），两组间差异无统计学意义。最近的821例颈前小切口内镜下PTC手术结果显示，该术式的中转开放手术率为1%，中转开放的原因是术中发现肿瘤侵犯气管后壁、中央区有超声检查未能发现的转移淋巴结、食管侵犯及颈前带状肌侵犯。平均手术时间为41min，术后单侧喉返神经麻痹发生率为1.2%，永久性甲状旁腺功能低下发生率为0.4%。Del Rio P等的前瞻性对照研究结果表明，颈前小切口内镜下手术治疗局限性的T1PTC的5年局部控制率与传统手术相当，因此，颈前小切口内镜下手术治疗低危组、中危组PTC可达到与传统手术相当效果。此外，国内Fan Y等的早期经验认为进行中央区淋巴结清扫时需延长切口，笔者的经验表明通过颈前小切口内镜下完成中央区淋巴结清扫安全可行。如患者需同期进行侧颈淋巴结择区性清扫术，可延长颈前切口在内镜下辅助进行操作。颈前小切口内镜下手术具有安全有效、操作简便、术后疼痛轻、美观效果好等优点，同时顺延切口即可中转开放手术，可为早期PTC患者提供一种选择，但该术式不足之处在于颈前会遗留一个小瘢痕。

第二节 锁骨下入路内镜下甲状腺癌手术

一、手术适应证和禁忌证

1. 适应证
（1）术前细针穿刺细胞病理结果或术中冰冻病理结果诊断为低危组PTC。
（2）术前淋巴结评估为cN0。
（3）术前甲状腺功能未见异常。
（4）无伴甲状腺炎。
（5）无远处转移。

2. 禁忌证
（1）术前淋巴结评估为cN+。
（2）术前甲状腺功能异常。
（3）有颈部手术史。
（4）有颈部放疗史。
（5）局部感染、炎症或烧伤。

二、手术步骤

（一）原发灶手术

1. 麻醉与体位　采用气管内插管全麻或局麻下施行手术。患者取仰卧位，肩下不需垫枕，术者站在切口侧，助手站在对侧和头位。

2. 切口　切口位于肿瘤较大的一侧锁骨下缘，内侧距胸前正中线3~5cm，切开皮肤及颈阔肌，切口长4~5cm。

3. 建立手术空间　在内镜下，切开皮肤和皮下组织后，用电刀于颈阔肌下分离皮瓣，并使用甲状腺拉钩和较长的L形拉钩悬吊肌皮瓣（可选用扁桃体开口器上的拉钩）建立手术空间。分离范围：上近甲状软骨下缘、下至胸骨柄、内至颈中线、外至切口外缘向上垂直线。

4. 暴露甲状腺　分离手术侧颈前带状肌与胸锁乳突肌之间的颈深筋膜，显露胸骨甲状肌并用超声刀沿肌纤维走向纵行解离，暴露甲状腺。

5. 离断甲状腺上动、静脉　紧贴甲状腺表面离断甲状腺上动、静脉各级分支，注意原位保留上甲状旁腺血供（图16-2-1）。

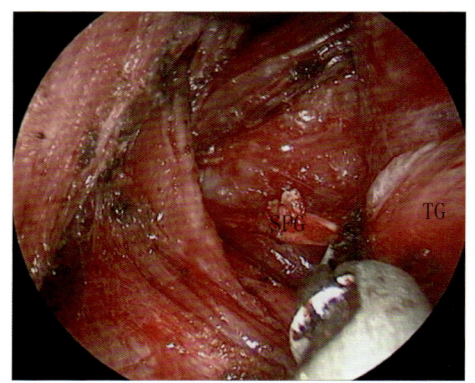

图16-2-1　使用超声刀离断甲状腺上动、静脉，保护上甲状旁腺
（SPG：上甲状腺旁腺；TG：甲状腺）

6. 离断甲状腺下静脉和中静脉　紧贴甲状腺表面离断甲状腺下静脉和甲状腺中静脉，保护下甲状旁腺血供（图16-2-2至图16-2-4）。

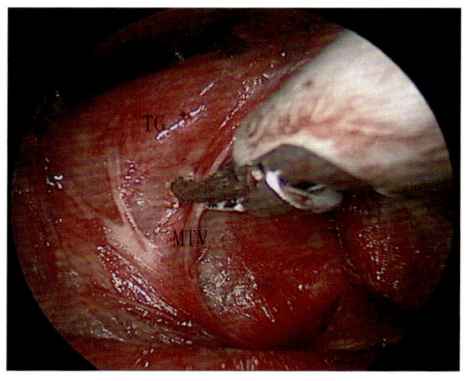

图16-2-2　超声刀离断甲状腺下静脉和甲状腺中静脉
（TG：甲状腺；MTV：甲状腺中静脉）

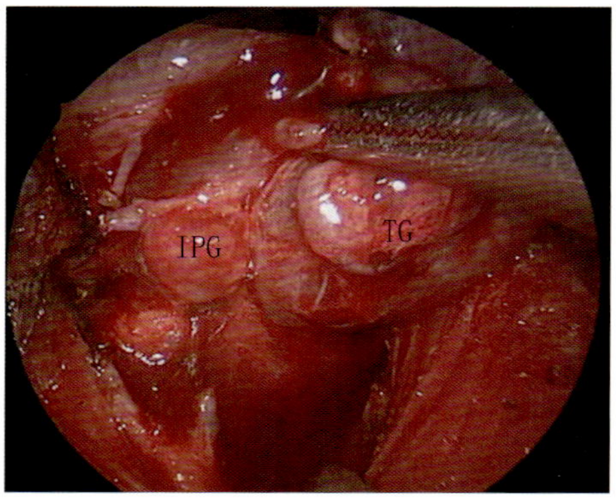

图16-2-3　向上提起腺体下极，分离周围脂肪、淋巴、血管组织，暴露下甲状旁腺
（TG：甲状腺；IPG：下甲状旁腺）

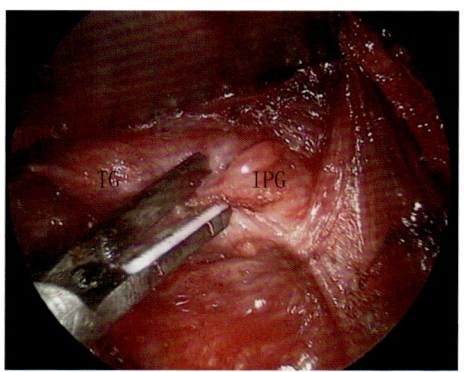

图16-2-4　分离腺体，辨别和保护下甲状旁腺
（TG：甲状腺；IPG：下甲状旁腺）

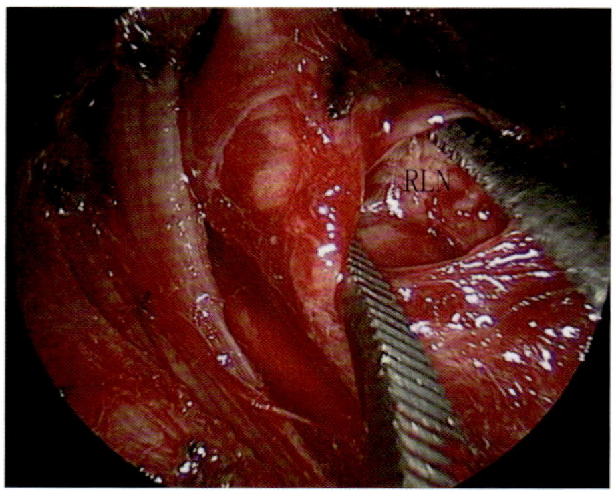

图16-2-5　分离腺体，辨别和保护喉返神经
（RNL：喉返神经）

7. 离断甲状腺峡部　在气管表面离断甲状腺峡部。

8. 离断Berry's韧带　在甲状腺背侧定位并解剖喉返神经予以保护，紧贴甲状腺表面离断甲状腺下动脉各级分支，离断Berry's韧带，完整切除患侧甲状腺腺叶及峡部（图16-2-5）。如为双侧病变，则完成一侧病变的切除后，沿对侧腺体表面将其与颈前带状肌分离，然后将对侧腺体向切口侧牵拉，充分暴露病变部位，采用超声刀进行切割，切除病变组织。

9. 术后放置引流管。

（二）中央区清扫

沿喉返神经走行向下解剖予以保护，同时辨识并保护下甲状旁腺，注意保护颈总动脉，清扫气管食管沟和气管前软组织，内侧为气管和食管侧壁，外侧为颈动脉鞘，上至环状软骨，下至胸骨切迹和锁骨上缘，如清扫过程中误切下甲状旁腺，需及时进行自体种植（图16-2-6）。

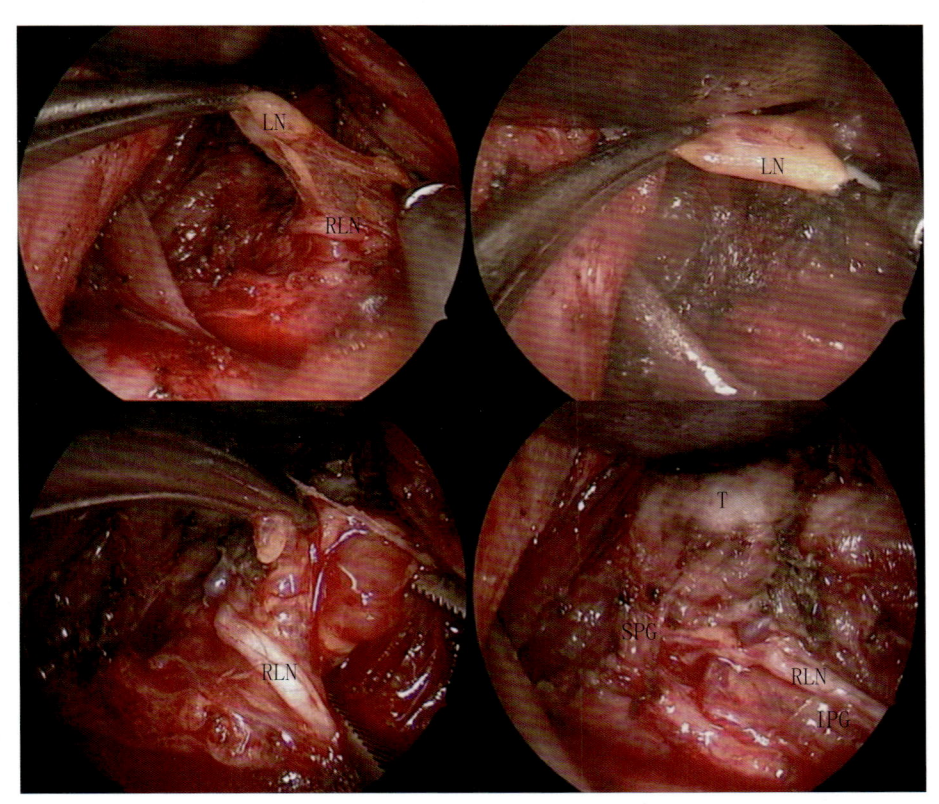

图16-2-6　中央区清扫过程
（LN：淋巴结；RLN：喉返神经；SPG：上甲状旁腺；T：气管；IPG：下甲状旁腺）

三、术式评价

锁骨下入路甲状腺手术最先由日本学者Shimizu提出采用悬吊的方法，颈部有3~4个小切口，笔者在此基础上进行了改良，仅于锁骨下缘处做切口，切口内侧距胸前正中线≥3~5cm，切口长4~

6cm，必要时可做适当延长。这样做的优点有：手术操作的空间得以扩大，切口更接近甲状腺，有利于暴露腺体；操作方式接近传统的侧方入路手术，易于分辨和保护喉返神经和甲状旁腺；一些部位可以在直视下操作，甚至可以采用手指触摸，术者易控制手术操作。锁骨下入路可对甲状腺癌的患者进行腺叶切除及中央区颈淋巴结清扫或择区性颈淋巴结清扫处理。目前，笔者认为锁骨下入路甲状腺癌手术的适应证为低危组PTC。Shimizu早期的研究结果发现锁骨下入路内镜手术治疗PTC较传统手术出血量少，但手术时间长，随着经验的积累，手术时间可进一步降低。与胸前入路相比锁骨下入路的手术切口隐蔽性稍差，但和传统手术入路相比，在对人体外观影响方面有较大的优势，普通的着装不会暴露手术切口，因此美容评分方面锁骨下入路内镜组明显好于传统组。笔者的经验认为这一入路可由内镜辅助下锁骨下入路替代，避免颈部遗留瘢痕。

第三节　胸前入路内镜下甲状腺癌手术

一、手术适应证和禁忌证

1. 适应证

（1）术前细针穿刺细胞病理结果或术中冰冻病理结果诊断为低危组T1PTC。

（2）术前淋巴结评估为cN0。

（3）术前甲状腺功能未见异常。

（4）无伴甲状腺炎。

（5）无远处转移。

2. 禁忌证

（1）术前淋巴结评估为cN+。

（2）术前甲状腺功能异常。

（3）有颈部手术史。

（4）有颈部放疗史。

（5）局部感染、炎症或烧伤。

二、手术步骤

（一）原发灶手术

1. 切口　于锁骨下缘3~5cm处，切口内侧距胸前正中线5~8cm，切开皮肤及颈阔肌，切口长度3~4cm；或在前胸壁锁骨中线，锁骨下缘至少二横指处做长3~4cm的斜切口，切开皮肤和皮下组织；若有皮肤皱褶可将切口取在此处。

2. 内镜下分离皮瓣与建立手术空间　从切口置入手术的操作器械，如置入拉钩或悬吊装置，以及直径5mm或10mm的0°或30°内镜，长度24cm。用电刀或电钩锐性分离颈阔肌皮瓣，自切口向甲状腺方向向上、向内分离，上达环状软骨上缘或甲状软骨水平，内侧超越胸锁乳突肌内缘，或近颈白线，外侧以切口外侧与甲状软骨板中下连线为界，应注意解剖层次，仔细解离。最后，在颈前带状肌表面通过牵拉颈阔肌皮瓣建立起手术空间。

3. 内镜下甲状腺叶切除的操作步骤

（1）分离手术侧颈前带状肌与胸锁乳突肌之间的颈深筋膜，游离胸骨舌骨肌，然后分别用拉钩牵拉胸骨舌骨肌往内上方向与胸锁乳突肌往外下方向，暴露胸骨甲状肌，顺肌纤维走行方向用超声刀剖开之，暴露甲状腺。

（2）处理上极　往上抬起颈前肌，解离甲状腺上极，将腺体向内下牵拉，辨认上极动、静脉后，逐一将甲状腺上动、静脉远端分支离断，注意保护上甲状旁腺（图16-3-1，图16-3-2）。

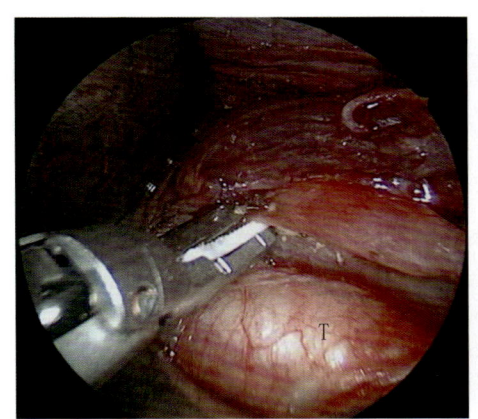

图16-3-1　使用超声刀离断甲状腺上动、静脉
（T：气管）

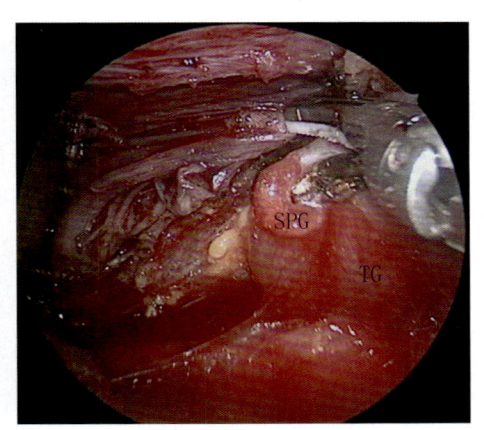

图16-3-2　分离腺体，辨别和保护上甲状旁腺
（SPG：上甲状旁腺；TG：甲状腺）

（3）处理外侧　仔细分离甲状腺中静脉，用超声刀离断。

（4）处理下极　分离下极，暴露甲状腺下极血管，用抓钳将腺体向内侧牵拉，用超声刀凝切甲状腺下静脉的分支，保护好下甲状旁腺（图16-3-3）。

（5）离断峡部　用超声刀切断峡部，注意避免损伤气管。

（6）喉返神经的解剖及保护，完整切除腺叶及峡部　用超声刀处理甲状腺下动脉时，紧贴甲状腺被膜处理其分支，此时，注意辨认和保护喉返神经（图16-3-4）；再用超声刀处理甲状腺背面及侧面，小心分离悬韧带，将腺体与气管解离，切除腺叶及峡部。手术顺序的先后依据肿瘤的部位不同而有所变化。

（7）对侧腺叶的处理　经同一切口采用囊内解离技术进行对侧腺叶次全切除术。

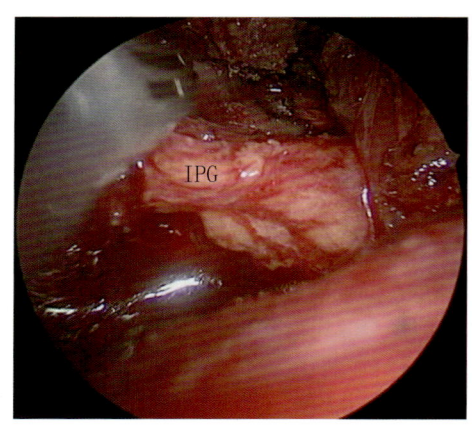 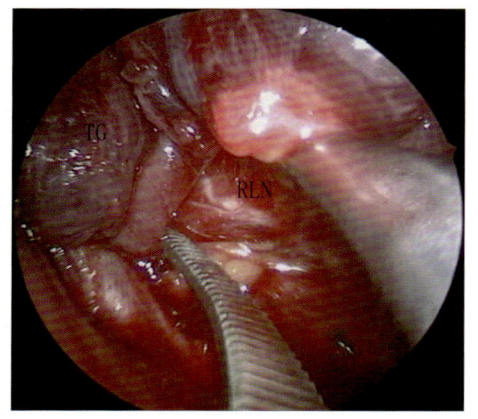

图16-3-3 向上提起腺体下极，分离周围脂肪、淋巴、血管组织，暴露下甲状旁腺（IPG：下甲状旁腺）

图16-3-4 分离腺体，辨别和保护喉返神经（TG：甲状腺；RLN：喉返神经）

4. 缝合伤口与留置引流管 切除甲状腺叶后，仔细检查术野有无出血，之后用可吸收线缝合带状肌，缝合或以黏合带封闭伤口，并留置胶管引流。

（二）中央区清扫

经胸前切口于内镜下解剖喉返神经并予以保护。注意辨识并保护下甲状旁腺，有条件的单位也可采用超高清内镜或纳米碳来识别。清扫内容包括喉前、气管食管沟、气管前及右侧喉返神经后方脂肪和淋巴组织（图16-3-5）。

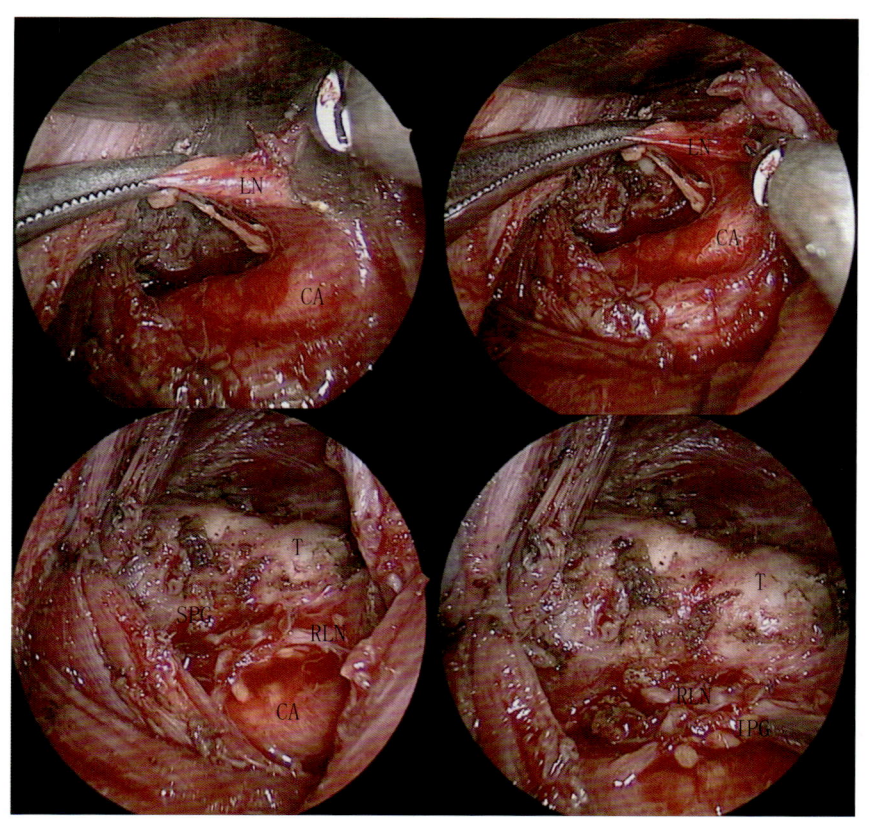

图16-3-5 中央区清扫
（LN：淋巴结；CA：癌组织；T：气管；RLN：喉返神经；SPG：上甲状旁腺；IPG：下甲状旁腺）

三、术式评价

笔者团队的初步研究结果显示胸前入路PTC手术近期疗效可靠,278例患者的肿瘤大小为12.6±6.8mm,清扫淋巴结个数为5.13±2.78,术后暂时性喉返神经麻痹发生率为1.4%,永久性喉返神经麻痹发生率为0.3%,暂时性甲状旁腺功能低下发生率为1.1%,无永久性甲状旁腺功能低下。在5年随访中,无1例患者出现原发灶复发和死亡,其中1例患者在术后2年出现侧颈淋巴结转移,再经原切口行择区性淋巴结清扫术。笔者认为这一术式术后美容效果好(图16-3-6),有助于改善患者的生活质量,但其确切疗效和临床应用价值还有待于进一步远期疗效的评价及大样本、多中心的前瞻性随机对照研究。根据笔者的初步经验,只要选择合适的病例,目前是选择T1且无包膜外侵犯或腺体外侵犯的病例,经胸前入路无注气内镜下治疗早期PTC手术是可行和安全有效的。

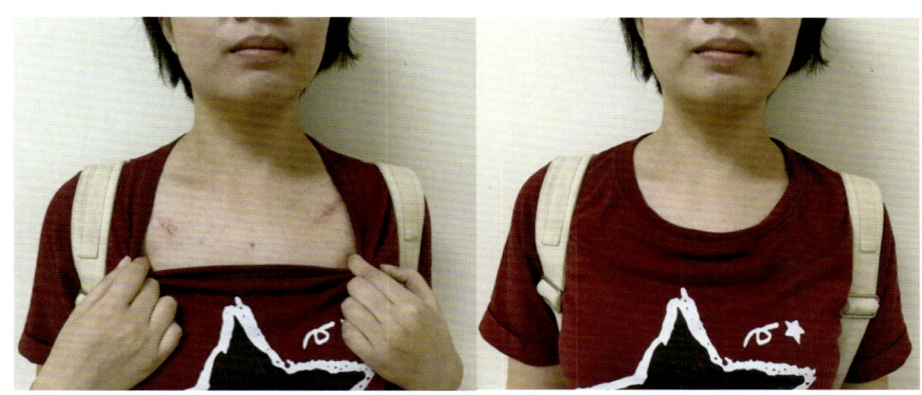

图16-3-6 双侧胸前入路双侧甲状腺全切+Ⅵ区清扫术后

第四节 腋下入路内镜下甲状腺癌手术

一、手术适应证和禁忌证

1. 适应证

(1)低危甲状腺微小乳头状癌(papillary thyroid microcarcinoma,PTMC)。

(2)无包膜外侵犯。

(3)无颈部淋巴结转移。

(4)无远处转移。

2. 禁忌证

（1）肿瘤包膜外侵犯。

（2）侧颈多个淋巴结转移或淋巴结包膜外侵犯。

（3）远处转移。

二、手术步骤

（一）原发灶手术

1. 切口　于腋下做长50mm左右的手术切口，切开皮肤及皮下组织（图16-4-1）。

2. 内镜下分离皮瓣与建立手术空间　在胸大肌表浅面和颈阔肌之间分离皮瓣，直至近胸锁乳突肌前缘，上至环状软骨水平，下至胸骨柄水平，此步骤可用电刀或电凝钩完成，同时于皮瓣下置入牵引器维持手术进路空间（图16-4-2）。

3. 内镜下甲状腺叶切除的操作步骤

（1）内镜经腋下切口置入，用悬吊器械维持手术空间。将胸锁乳突肌前缘和胸骨舌骨肌分离，注意保护好颈动脉鞘（图16-4-3），拉钩提起颈前带状肌，游离胸骨甲状肌外缘，显露胸骨甲状肌之后，用超声刀纵行解离之，将其往中间牵拉，以建立足够手术间隙和暴露甲状腺，此时见术侧腺叶（图16-4-4）。

（2）处理上极，使用超声刀离断甲状腺上动、静脉各分支（图16-4-5），显露环甲间隙，保护喉上神经喉外支，分离腺体，辨别和原位保护上甲状旁腺（图16-4-6）。

（3）钳夹腺体下极，向上提起，分离周围脂肪、淋巴和血管组织，暴露并保护下甲状旁腺（图16-4-7），超声刀离断甲状腺下静脉和甲状腺中静脉（图16-4-8）。

（4）超声刀切断峡部，将甲状腺腺体从气管上分离，切除腺叶（图16-4-9）。

（5）切记在整个手术过程中要注意保护喉返神经，避免热损伤，术者使用的内镜器械与周围重要神经组织和气管之间至少距离3~5mm。

（6）缝合伤口与留置引流管　术中切除组织可通过

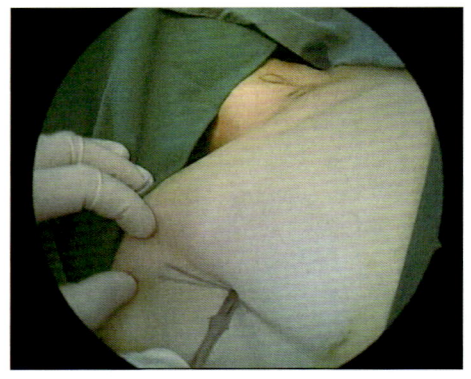

图16-4-1　腋下入路切口

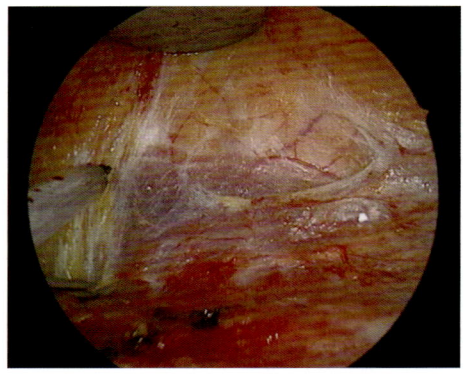

图16-4-2　内镜下分离皮瓣与建立手术空间

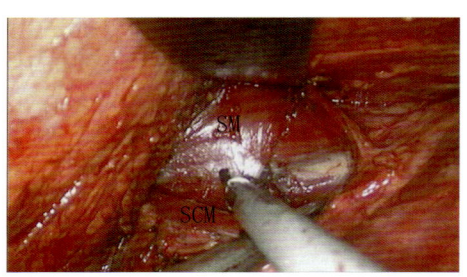

图16-4-3　将胸锁乳突肌前缘和胸骨舌骨肌分离，同时向外侧牵拉胸锁乳突肌，或于胸骨头和锁骨头之间分离胸锁乳突肌
（SM：带状肌；SCM：胸锁乳突肌）

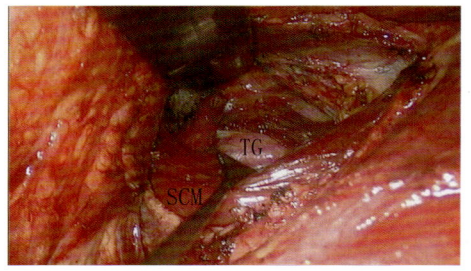

图16-4-4　显露胸骨甲状肌并用超声刀纵行解离之，将其往中间牵拉，以建立足够手术间隙和暴露甲状腺
（TG：甲状腺；SCM：胸锁乳突肌）

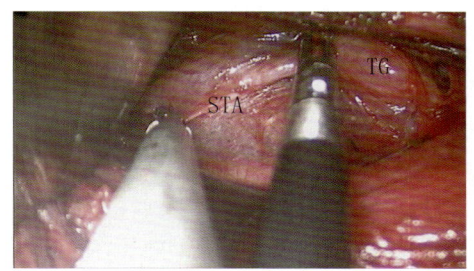

图16-4-5 使用超声刀离断甲状腺上动、静脉
（STA：甲状腺上动脉；TG：甲状腺）

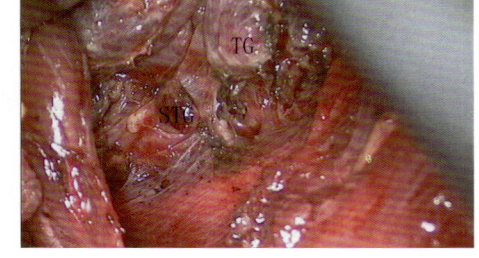

图16-4-6 分离腺体，辨别和保护上甲状旁腺及喉返神经
（TG：甲状腺；SPG：上甲状旁腺）

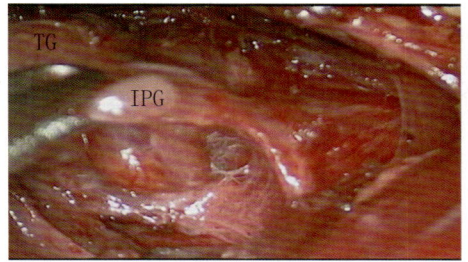

图16-4-7 向上提起腺体下极，分离周围脂肪、淋巴和血管组织，暴露下甲状旁腺
（TG：甲状腺；IPG：下甲状旁腺）

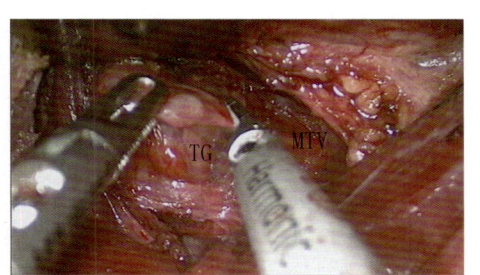

图16-4-8 超声刀离断甲状腺下静脉和甲状腺中静脉
（TG：甲状腺；MTV：甲状腺中静脉）

腋下切口中取出，行冰冻切片病理检查。仔细止血后，缝合腋下切口并留置一条引流管。

（二）中央区清扫

经腋下切口于内镜下解剖喉返神经并予以保护。注意辨识并保护下甲状旁腺组织，清扫喉前、气管食管沟、气管前及右侧喉返神经后方脂肪和淋巴组织（图16-4-10）。

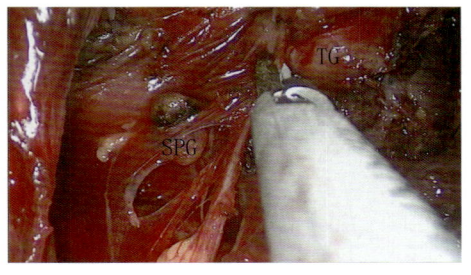

图16-4-9 紧贴腺体离断Berry's韧带并于气管表面离断甲状腺峡部，完整切除左侧腺叶
（SPG：上甲状腺；TG：甲状腺）

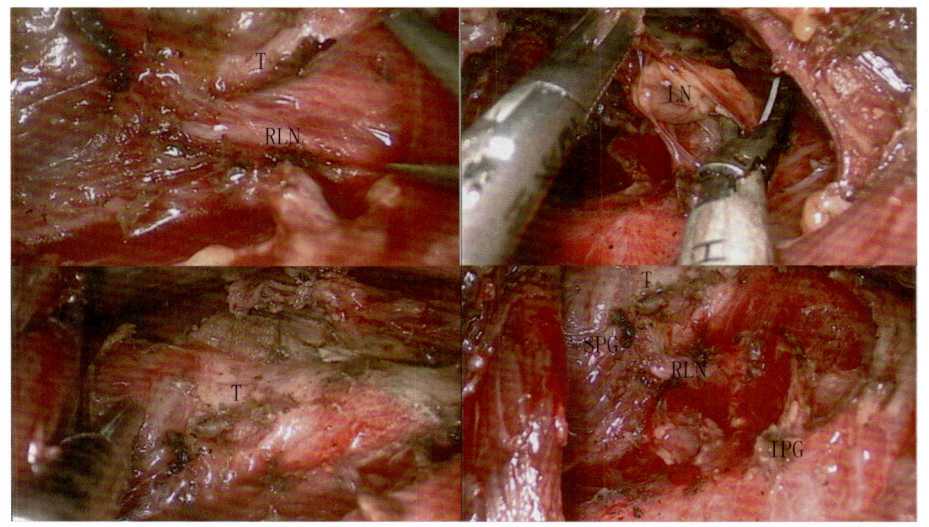

图16-4-10 中央区清扫
（T：气管；LN：淋巴结；RLN：喉返神经；IPG：下甲状旁腺；SPG：上甲状旁腺）

三、术式评价

笔者认为，在早期开展无注气腋下入路甲状腺癌手术时，需严格把握适应证，肿瘤为单侧腺叶单发者最佳，此外，术者必须具备内镜下甲状旁腺原位保留技术、喉返神经解剖保护技术及颈淋巴结清扫的技术，方可保证手术治疗的质量。

腋下入路内镜下甲状腺癌手术在韩国开展较为广泛，Kang SW等介绍410例甲状腺恶性肿瘤腋下入路手术，除初期30例患者外，其余所有患者都行预防性单侧中央区淋巴结清扫术，其中27.3%患者出现中央区淋巴结转移，3.1%患者出现颈侧区淋巴结转移，平均随访时间为22.5个月（9~82个月），所有肿瘤病例均未出现复发。Jeong JJ的一项无注气腋下入路与传统入路治疗甲状腺微小乳头状腺癌的研究表明，随访近5年腋下入路组无一例肿瘤复发，且术后美观效果好，因此认为无注气腋下入路甲状腺手术可作为治疗甲状腺微小乳头状腺癌的新术式。笔者对105例腋下入路甲状腺乳头状癌术式的患者资料进行初步统计，结果也表明无注气腋下入路内镜下甲状腺手术与传统手术相比，虽然手术时间和术后引流量增加，但并不增加患者术后住院时间、术后疼痛及手术并发症，且美观效果更佳。此外，与传统手术相比，内镜组清扫淋巴结个数及阳性率无明显差异，术后随访4年两组患者均无复发，结果与韩国学者报道类似。

此外，有研究报道腋下入路内镜辅助甲状腺手术与传统开放手术比较，两者手术的安全性、有效性相当。腋下入路甲状腺手术的优点：美容效果好，术后生活质量好；避免注气相关并发症；可同期行CCND、SND或MRND。而缺点主要是：处理对侧上极腺体及淋巴结较困难；皮瓣分离范围较大；手术时间偏长。

第五节　机器人辅助下腋下入路内镜下甲状腺癌手术

一、手术适应证和禁忌证

1. 适应证
（1）分化型甲状腺癌。
（2）肿瘤直径≤4cm。
（3）微侵犯前包膜和带状肌。

2. 禁忌证
（1）肿瘤侵犯邻近器官（喉返神经、气管、食管）。
（2）颈侧多发淋巴结转移或淋巴结包膜外侵犯。

二、手术步骤

（一）原发灶手术

1. 切口　于腋下做长约50mm左右的手术切口，切开皮肤及皮下组织。

2. 内镜下分离皮瓣与建立手术空间　在胸大肌表浅面和颈阔肌之间分离皮瓣，直至近胸锁乳突肌前缘，上至环状软骨水平，下至胸骨柄水平，此步骤可用电刀或电凝钩完成，同时于皮瓣下置入牵引器维持手术进路空间。

3. 将胸锁乳突肌前缘和胸骨舌骨肌分离，注意保护好颈动脉鞘，拉钩提起颈前带状肌，游离胸骨甲状肌外缘，显露胸骨甲状肌之后，用超声刀纵行解离之，将其往中间牵拉，以建立足够手术间隙和暴露甲状腺，此时见术侧腺叶。

4. 用悬吊器械维持手术空间，机器人外科车从对侧进入，镜头套管位于切口正中，1号臂及3号臂套管位于切口左侧，2号臂套管位于切口右侧，1号臂置入窗钳，2号臂置入超声刀，3号臂置入马里兰双极电凝钳。手术者在外科操控台操作，助手经切口协助操作。

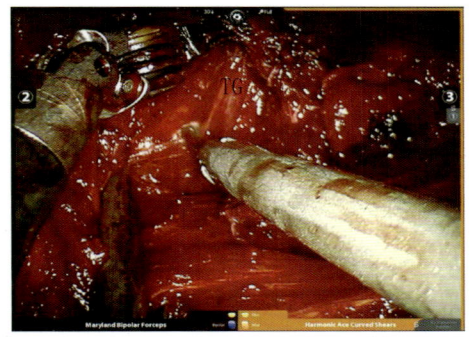

图16-5-1　紧贴甲状腺处理甲状腺上动脉分支
（TG：甲状腺）

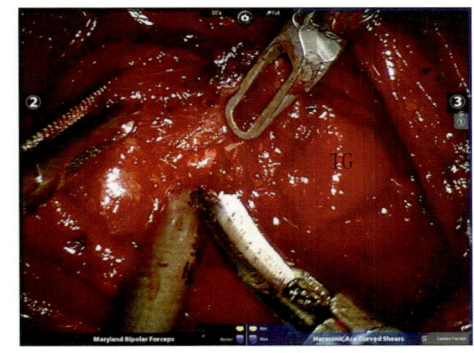

图16-5-2　分离保护上甲状旁腺

（1）处理上极，使用超声刀离断甲状腺上动、静脉各分支（图16-5-1），显露环甲间隙，保护喉上神经喉外支，分离腺体，辨别和原位保护上甲状旁腺（图16-5-2）。

（2）钳夹腺体下极，向上提起，分离周围脂肪、淋巴和血管组织，暴露并保护下甲状旁腺，超声刀离断甲状腺下静脉和甲状腺中静脉（图16-5-3）。

（3）超声刀切断峡部，将甲状腺腺体从气管上分离，切除腺叶（图16-5-4）。

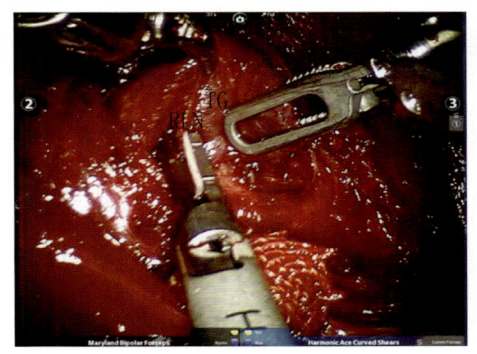

图16-5-3　离断甲状腺中静脉
（TG：甲状腺；RLN：喉返神经）

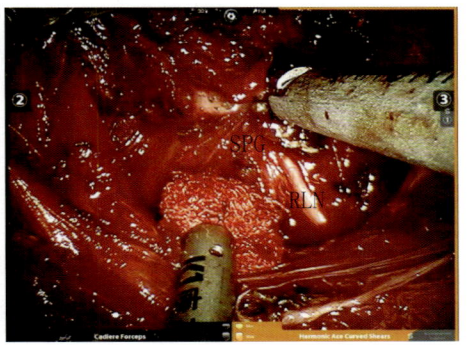

图16-5-4　处理甲状腺悬韧带，切除甲状腺叶
（SPG：上甲状旁腺；RLN：喉返神经）

（4）切记在整个手术过程中，注意保护喉返神经，可用神经监测仪定位喉返神经（图16-5-5），同时需要注意避免热损伤，术者使用的内镜器械与周围重要神经组织和气管之间至少距离3~5mm。

（5）缝合伤口与留置引流管　术中切除的组织可从腋下切口取出。仔细止血后，缝合腋下切口，留置一条引流管。

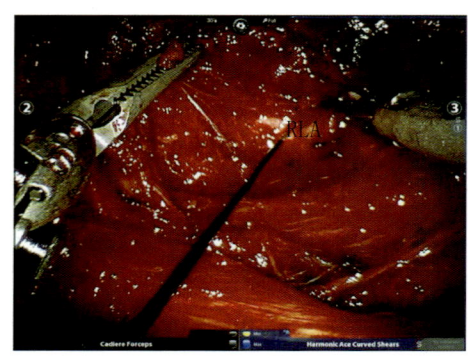

图16-5-5　神经监测仪定位喉返神经
（RLN：喉返神经）

（二）中央区清扫

经腋下切口于机器人辅助下解剖喉返神经并予以保护。注意辨识并保护下甲状旁腺组织，清扫喉前、气管食管沟、气管前及右侧喉返神经后方脂肪和淋巴组织（图16-5-6）。

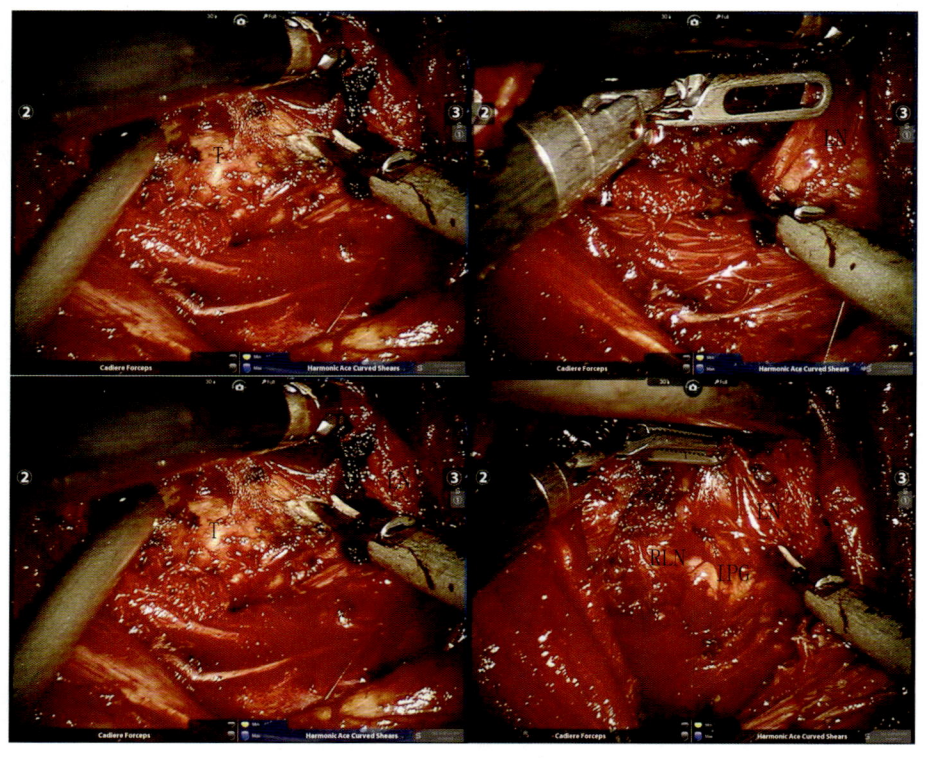

图16-5-6　中央区清扫
（T：气管；LN：淋巴结；RLN：喉返神经；IPG：下甲状旁腺；SPG：上甲状旁腺）

三、术式评价

随着科技的进步，机器人系统的应用使内镜微创外科得到了新的发展，其优点在于能为术者提供放大10~15倍的高清3D立体图像，使术者获得更佳的视觉信息，而拥有7个自由度的机械仿真手腕利于在狭小的空间内完成常规内镜器械所不能完成的动作。此外，实时滤除手部颤抖能使得手术操作更加精准稳定。

2009年韩国学者Kang SW等将机器人技术拓展至甲状腺恶性肿瘤中，采用的是达芬奇S系统和Si系统，提出了免注气腋下入路机器人PTC手术，但这一术式需辅助胸前壁小切口放置3号机械臂。Lee S等比较了580例免注气腋下入路机器人PTC手术与570例内镜手术，发现两组的手术时间无明显差异，但机器人组的甲状腺全切比例更大，肿瘤腺体外侵犯和中央区淋巴结转移比例更高，清扫的中央区淋巴结更多。而与开放组相比的研究中，发现选择机器人手术的患者平均年龄更小、女性比例更多、手术时间更长、完成甲状腺全切及中央区淋巴结清扫的患者比例较少且清扫的淋巴结个数更少，但两组手术疗效相当。2018年延世大学Severance医院报道了单中心病例超过5 000例，其中4 804例为甲状腺癌，并认为机器人系统的应用可将手术适应证拓展至肿瘤直径≤4cm并伴有前包膜和带状肌微侵犯的PTC，将手术范围从单侧甲状腺叶切除逐步扩大到甲状腺全切除/近全切除及双中央区淋巴结清扫术（central compartment neck dissection，CCND），但对于肿瘤侵犯邻近器官，如喉返神经、气管、食管等，或颈侧多发淋巴结转移或淋巴结包膜外侵犯，仍为单侧腋下入路机器人手术的禁忌证。此外，新一代达芬奇手术Xi系统由于机械臂更长，四个臂均可相互切换镜头等功能，可进一步缩短腋下入路机器人甲状腺手术的时间。

Kim MJ报道了5 000例腋下机器人甲状腺手术并发症，结果如下：低钙血症（暂时性48.1%，永久性1.3%），喉返神经麻痹（暂时性2.5%，永久性0.4%），血清肿1.5%，血肿0.4%，气管损伤0.1%，乳糜漏0.6%，Horner's综合征0.1%，血管损伤0.04%。Kandil E等分析了144个研究共4 878例腋下入路机器人手术并发症，提示机器人手术与传统开放或内镜手术的术后并发症无差异。

Lee S等报道腋下入路570例传统内镜甲状腺手术与580例机器人手术比较的结果：两组患者临床指标提示机器人组年龄较大、女性较少、手术时间较长、完成甲状腺全切及中央区淋巴结清扫的患者较多及清扫出的淋巴结个数更多。两组并发症的比较发现内镜组暂时性低钙血症发生率较低，其他无差异。比较两组手术疗效、术后复发情况（1年后）、术后血清Tg（ng/mL）水平经RAI治疗后摄碘率异常情况，两组间差异无统计学意义（P=0.854）。

笔者所在的中心在前期开展免注气腋下内镜PTMC手术的基础上，在国内首先开展免注气腋下入路机器人PTC手术，前期开展的212例患者中，103例原发灶进行单侧腺叶及峡部切除，109例行甲状腺全切除，清扫出的中央区淋巴结个数与传统开放手术相当。与传统手术相比，暂时性喉返神经损伤、永久性喉返神经损伤、暂时性甲状旁腺功能低下及永久性甲状旁腺功能低下的并发症发生率，两组差异无统计学意义。机器人组的术后美观评分高于开放组，且术后术区疼痛评分与开放组相当，不增加患者的主观不适。但需要注意的是，接受腋下入路机器人的患者可能出现胸前区的感觉异常，可能与分离皮瓣建腔过程中锁骨上神经的受损有关。笔者既往开展胸前入路内镜手术的经验表明，如手术中注意保护锁骨上神经可有助于降低这一并发症的发生率。

对于颈侧少量淋巴结转移且无包膜外侵犯的cN1b患者，如有美观需求，单侧腋下入路机器人手术可完成同侧的Ⅱa~Vb区的改良根治性颈淋巴结清扫术（modified radical neck dissection，MRND）。但腋下入路在处理Ⅱb区及Va区仍困难，而腋下联合耳后入路机器人手术处理侧颈区淋巴结，以弥补腋下入路的不足。因此，为了满足更多患者的需求并保证治疗质量，临床上开展腋下入路机器人手术还需掌握耳后入路颈侧区淋巴结清扫的技术，并根据患者的具体情况进行个体化选择。

第六节 腋胸入路内镜下甲状腺癌手术

一、手术适应证和禁忌证

1. 适应证
（1）低危组分化型甲状腺癌，肿瘤直径≤3cm。
（2）无包膜外侵犯。
（3）无颈部淋巴结转移；无远处转移。
2. 禁忌证
（1）晚期PTC。
（2）肿瘤位于背侧。
（3）颈部手术史。
（4）乳腺肿瘤史。

二、手术步骤

1. 麻醉　采用全身麻醉，建立下肢静脉通道。
2. 体位　患者仰卧位，枕部垫头圈，保持颈部适度的过伸位，双上臂内收并固定于两侧。消毒范围：上至下唇缘，下至脐水平，两侧至腋后线。
3. 切口设计　充分考虑患者乳腺大小对切口的影响，结合坐位与仰卧位设计切口。
4. 注射膨胀液　将生理盐水500mL、罗哌卡因40mg、肾上腺素1mg配制成膨胀液，以切口为注射点沿隧道路径向甲状腺术区注射，注入间隙为皮下与深筋膜浅层，注射器边进针边注入膨胀液，注射量100~250ml，注入过程中须仔细观察皮肤情况，避免注入过深或过浅。
5. 切口　取右侧乳晕1~2点位12mm弧形切口，左侧乳晕11~12点位8mm弧形切口，右侧腋前线皱襞处8mm或5mm切口，左侧腋前线皱襞处5mm切口。根据患者具体情况，可以酌情选择相应规格器械。
6. 创建皮下隧道　分离棒以30°角向前下方经切口进入皮下组织与深筋膜浅层的间隙，向胸锁关节方向潜行，钝性分离皮下1~2次，深度要适当，分离棒潜行在适当的间隙是避免隧道出血的关键之一。

皮下隧道创建完毕后，采用纱布条、吸引器，将隧道内多余的肿胀液排出。将Trocar直接经皮下潜行穿刺直至胸骨上窝会师。经右侧乳晕处切口置入12mm Trocar，接入镜头臂并充入CO_2气体（压力维持在7~8mmHg，1mmHg=0.133kPa，流量10~15L/min），在其监视下，双侧乳晕切口、腋窝切口置入5mm或8mm Trocar。

7. 建立手术空间　术者坐在无菌区外的外科医师操控台前用内镜观察术区，超声刀及分离钳在颈阔肌深面游离皮下疏松结缔组织建立操作空间，分离范围上至环状软骨上缘水平，外侧为胸锁乳突肌内侧缘。超声刀分离过程中，遵循"避浅就深"的原则，贴近"天花板"的操作易造成皮肤淤血、坏死以及皮肤电灼伤，严重影响手术的美容效果。

8. 甲状腺腺叶切除

（1）切开颈白线　确认两侧胸锁乳突肌，找到颈白线。超声刀自上而下切开颈前肌显露甲状腺，上至甲状软骨上缘，下至胸骨柄上缘。

（2）确认气管，切开峡部　分离钳显露甲状腺后，超声刀优先处理甲状腺最下血管，显露并确认气管后，超声刀逐步凝切甲状腺峡部。

（3）处理甲状腺下极　分离钳分离甲状腺外侧颈前肌群，将颈前肌群牵向外侧，充分显露甲状腺腺叶，无创抓钳将甲状腺下极上提，分离钳精细解剖甲状腺下动、静脉血管及分支后，超声刀凝闭甲状腺下极血管，操作紧靠甲状腺腺体，在甲状腺真假被膜间隙内操作，仔细分离、辨认下甲状旁腺并小心保护，注意观察下极旁腺血运情况。

（4）切断甲状腺中静脉　继续将甲状腺向气管方向牵引，分离钳向外侧牵开颈前肌群，解剖显露甲状腺中静脉后，超声刀凝闭切断。

（5）游离甲状腺上极　抓钳将峡部腺体向外下牵拉，自环甲间隙中分离，超声刀沿甲状软骨下外侧缘切开甲状腺悬韧带。注意紧靠甲状腺腺体操作，勿损伤喉外肌，游离至甲状腺腺体上缘后仔细解剖分离甲状腺上动脉前支，超声刀完整钳夹后超声刀"防波堤"凝闭，上极继续向下牵拉，紧靠甲状腺腺体分离，上极背面可见上甲状旁腺，分离钳精细分离上甲状旁腺与甲状腺腺体间隙，此处多有小血管分布，超声刀凝闭切断，避免出血影响手术视野。

（6）显露保护喉返神经，抓钳将甲状腺向内侧牵引，分离钳仔细分离甲状腺下极血管分支，超声刀仔细辨认后凝闭，紧靠腺体操作至喉返神经入喉处。分离钳在此处仔细分离、解剖喉返神经直至全程显露至入喉处。

（7）切断Berry's韧带，仔细辨认解剖出喉返神经，避开3mm以上后，紧靠甲状腺腺体，超声刀切断Berry's韧带。

（8）取出甲状腺，将切除腺体置入标本袋，钳夹标本袋口缘后，向外牵拉，将标本置入标本袋取出体外。仔细检查切除的甲状腺腺体，确保腺体表面无甲状旁腺组织。

9. 中央区淋巴结清扫

（1）清扫气管前方淋巴结　抓钳夹持胸骨柄上缘淋巴脂肪组织，向头侧方向牵拉，超声刀与气管前靠近健侧凝断淋巴、脂肪组织，分离钳继续向下游离至胸腺，并向患侧牵拉，超声刀完整切除患侧中央区淋巴、脂肪组织，包括部分胸腺组织。注意胸腺内可能存在变异的下甲状旁腺，仔细辨别并保护，同时注意甲状腺下极血管，超声刀及分离钳应仔细解剖、凝闭。

（2）清扫左侧气管食管沟淋巴结　抓钳将淋巴脂肪组织向气管方向牵拉，于颈总动脉前方切开颈动脉鞘，向内侧牵拉脂肪结缔组织，分离钳自喉返神经入喉处向甲状腺下极方向仔细解剖并保护喉返神经，自上而下、由外而内，整块切除左侧气管食管沟脂肪结缔组织。

（3）清扫右侧气管食管沟淋巴结　方法同清扫左侧气管食管沟淋巴结。

（4）清扫喉前淋巴结　抓钳将锥状叶向上方牵拉，自甲状软骨表面自下而上切除，两侧环甲肌前方由外向内操作，锥状叶与喉前淋巴结一并切除。

（5）取出标本　标本袋自Trocar内取出切除的淋巴、脂肪组织，仔细寻找清扫的淋巴、脂肪组织内有无甲状旁腺，对于可疑的甲状旁腺组织，切取少许送检快速冰冻病理，病理证实为甲状旁腺后，将甲状旁腺切成1mm×1mm×1mm组织，自体移植到胸锁乳突肌或胸大肌内。

10．冲洗　用50mL注射器抽取蒸馏水500~1000mL，由外而内、自下而上反复冲洗隧道及手术创面，防止隧道种植转移。

11．关闭切口，放置引流管　4-0带针可吸收线，长度10~15cm，持针器自上而下间断缝合颈白线。留置引流管，4-0可吸收线间断缝合皮下，固定引流管，连续缝合皮内，连接负压引流球，无菌纱布包扎切口。

三、术式评价

Yeo-kyu Youn总结512例经注气腋胸入路内镜甲状腺手术患者的术式如下：甲状腺全切术226例（44.1%），甲状腺全切+中央区淋巴结清扫术82例（16%），甲状腺全切+中央区淋巴结清扫术+侧颈淋巴结清扫术24例（4.7%），甲状腺近全切除术19例（3.7%），甲状腺次全切除术51例（10%），一侧腺叶切除术110例（21.5%）。术后并发症：甲状腺全切、近全切及次全切除的患者暂时性低钙血症125/402（31.1%），永久性低钙血症17/402（4.2%）。512例患者中暂时性喉返神经损伤104/512（20.3%），永久性喉返神经损伤9/512（1.8%），术后即时出血2/512（0.4%），迟发出血1/512（0.2%），气管损伤4/512（0.8%），食管损伤1/512（0.2%），切口感染8/512（1.6%），Horner's综合征4/512（0.8%），术中颈前皮瓣损伤1/512（0.2%），气胸2/512（0.4%），皮肤烧伤1/512（0.2%），术后病理示甲状腺乳头状癌375例，甲状腺滤泡状癌22例，甲状腺良性肿瘤106例，随访57.1±17.6月，发现8例甲状腺乳头状癌复发，复发率为2%。

第七节 胸乳入路内镜下甲状腺癌手术

一、手术适应证和禁忌证

1. 适应证
(1) 年龄<45岁。
(2) 肿瘤直径<3cm 的PTC，未侵犯邻近器官。
(3) 广泛淋巴结肿大，且肿大淋巴结无融合固定。
(4) 上纵隔和对侧无淋巴结肿大。
(5) 患者本人有强烈的美容愿望。

2. 禁忌证
(1) 淋巴结广泛转移或融合固定。
(2) 转移淋巴结累及颈总动脉或者颈内静脉。
(3) 转移淋巴结直径>2cm，或者转移淋巴结有囊性成分。
(4) 淋巴结转移位于锁骨平面以下。

二、手术步骤

1. 体位　"人"字位，仰卧，肩部垫枕，枕部垫头圈，保持颈部过伸位，但不能过度，在颈部与腰部分别放置相应的软垫，保证颈椎与腰椎的前曲，减少术后头晕及颈部、腰部的酸胀与疼痛不适。双下肢外展成角45°～60°，绷带妥善固定。双臂内收于身体两侧，固定。消毒范围上达下唇，外至上臂中部及腋中线，下至脐水平，双下肢、腹部均需铺满无菌单。

2. 胸乳入路穿刺口位置

(1) 中间切口位于两乳头之间，中线偏右侧约1横指处，相当于右侧乳腺的内侧缘，约12mm，用以插入10mm Trocar，此处入镜头，由一助操作。此切口可根据患者特殊需要适当下移，但患者如果体型较为修长，会导致皮下隧道过长，不利于手术操作。

(2) 两侧切口分别位于左右乳晕边缘，左侧位于10～11点钟位置，右侧位于1～2点钟位置，长度均约6mm，插入5mm Trocar，置入手术器械，由术者操作。如果患者乳房较为丰满，可选择加长Trocar。若是男性患者，切口应该相应上移，相当于第三、第四肋间水平，避开胸骨前方，并选择横行的切口，以便清扫中央区淋巴结。如果胸壁原来有瘢痕，也可以选择原瘢痕进行手术。切口选择，不能靠近胸骨上窝与锁骨，太近不利于操作；太远，尤其是男性，不便于处理甲状腺下极或者清扫中央区淋巴结。

3. 手术空间的建立　先将少许膨胀液注入3个切口处的皮下组织内，中央切口处可注入30mL

左右。切开中央处切口，用特殊注水器将膨胀液注入皮下组织与肌筋膜之间的间隙后，向前潜行注射，边进针边注射，至胸骨前，不要进入颈部。注射深度位于肌筋膜表面效果最好，此间隙较为疏松且血管网最少，不易出血。同时，观察皮肤需膨胀、隆起，如果注射深度过浅，皮肤出现"橘皮征"；如果过深，显示胸大肌的外形。

将剥离棒以30°角向前下方刺入皮下组织与肌筋膜之间的间隙后，对准右侧胸锁关节，向前水平潜行分离一次；后退距切口4~5cm处（在胸骨柄附近），再向左侧胸锁关节方向潜行推进1次，钝性分离2次就足够。用大弯血管钳探入中央切口至隧道分叉处，适当钝性撑开皮下隧道，以便Trocar进入及标本取出。用纱布卷沿胸前壁中央由上至下滚动，将隧道处皮下膨胀液自切口挤出，吸引器吸引，以免影响电凝钩及超声刀分离，且防止形成较多的水雾，影响手术视野。

置入10mm Trocar，开启CO_2气体，流量至中等6L/min，压力调至6~8mmHg。在充气的情况下，10mm Trocar应沿着隧道转动进入，切忌反复进入或者暴力进入，容易形成假道，如果两隧道口中央组织较多，Trocar置5mm转换帽，用电凝钩或者超声刀进行"盲切"，切开中央过多的组织。"盲切"时须在充气的条件下，避免过深损伤胸大肌或者过浅损伤皮肤。

左侧乳晕边缘10~11点钟方向切开皮肤，蚊氏血管钳撑开皮下组织后，将带芯5mm Trocar沿切口与右侧胸锁关节连线刺入皮下组织与乳腺表面之间的间隙潜行。深度同样不能过浅，亦不能过深刺入乳腺组织。在乳房区域，宜略浅，以免伤及乳腺组织引起出血等并发症，越过乳腺组织后宜略深，以免术后皮肤红肿淤斑，不利于美容，严重者可能发生皮肤破溃。出口应在鼻孔状隧道口近端。

置入右侧Trocar时，全乳晕入路右侧切口位于右乳晕11~12点钟方向，方向对准左侧胸锁关节，胸乳入路右侧切口位于右侧乳晕1点钟方向，方向对准左侧胸锁关节。

伸入吸引器向上顶住皮瓣帮助建腔，同时适当吸引清除手术中产生的烟雾，避免镜头模糊，利于电凝钩及超声刀的分离皮瓣建腔，层次刚好位于胸前壁筋膜表面，此层面血管少，不易出血，在内镜下呈现"上白下白"的表现。进入第二个Trocar后，进气流量就可以升到6~10L。建立手术空间期间，建议左手持吸引器，往上抬皮瓣，同时进行适当吸引，这样既能维持空间，又能及时吸除烟雾或者水雾，减少清洗镜头的次数，明显缩短建立空间的时间。

沿胸前壁胸大肌筋膜表面分离至颈部，由于胸锁乳突肌与颈阔肌间存在疏松的间隙，利于找到正确的层次，所以先显露两侧的胸锁乳突肌，继续沿肌筋膜表面向两侧分离。颈部中央由于血管增多，将电凝钩分离改为超声刀分离，以防皮肤受损。在手术过程中，由于颈部操作空间有限，从10mm Trocar充CO_2，同时要开放双侧5mm Trocar气阀排除烟雾或者水雾，以保持镜头的清晰，有利于手术。建腔范围呈倒梯形，上至甲状软骨上缘，外侧接近胸锁乳突肌外侧缘，下至胸骨角。分离深度达肌筋膜，应保留完整肌筋膜，达到"上黄（皮下脂肪）下红（肌层）"的效果，同时将颈前静脉留在下面，这样才能最大程度减少出血。胸骨上窝的脂肪要留在皮瓣下面，以免术后脂肪缺血机化，在胸骨上窝处形成硬结，影响患者舒适度和美观度。分离深度采用"宁深勿浅"的原则，过浅会造成皮肤淤青或坏死，影响美容效果，违反内镜手术初衷。

4. 切开颈白线　要纵行依次切开白线，不宜在一处深入。左手换用无创抓钳协助超声刀由下至上充分切开带状肌颈白线至甲状腺，下至胸骨切迹，上至甲状软骨上缘。也可以利用电凝钩切开颈白线。

5. 切开峡部　右手改用可弯分离器剥离甲状腺，显露甲状腺峡部后，仍换用超声刀于峡部近健侧，先处理甲状腺最下血管，显露峡部下方的气管（气管是腔镜甲状腺的"航标"），从下而上逐步离断甲状腺峡部，完全暴露气管。切开峡部时注意连同气管前筋膜一并夹持切开，否则容易出血，在寻找峡部下端气管前壁时，采用"压"（感受气管的距离）、"分"（适度分离气管前脂肪）、"断"（超声刀进入分离的间隙，切断峡部）三者交替进行，直至切断峡部。在使用超声刀时，超声刀功能刀头要避免与气管接近。

6. 置入拉钩　在患侧胸锁乳突肌外侧缘，环状软骨水平处用18G粗针刺穿皮肤后，穿入专用拉钩，向外牵拉带状肌。置入拉钩的方向尽量水平位牵拉，便于显露更大的空间。应避免尖头刺伤组织，要注意旋转移动方向，只能背向尖头旋转。拉钩数量可根据术中需要增减，中央区需要备2只，外侧区清扫要备3~4只。

7. 游离甲状腺上极　无创抓钳夹持峡部向外侧并略向下牵引，超声刀钝锐结合分离甲状腺叶与带状肌，暴露甲状腺叶前部。超声刀沿甲状软骨下缘切开甲状腺悬韧带，暴露环甲间隙，超声刀功能刀头远离环甲肌一侧，避免损伤环甲肌。

8. 处理上极血管　处理甲状腺上极血管，向内下牵引，沿甲状腺上极分离骨骼化甲状腺上动脉前支，分次凝闭并切割之。后支常常显露困难，可以仅做凝闭暂时不切断，留作后面处理，为妥善保留喉上神经外支，以神经监护探针探查，将血管凝闭后再以超声刀切断。首先处理上动脉有利于减少术中可能的出血。

9. 切断甲状腺中静脉　继续将甲状腺向内侧牵引，拉钩牵开带状肌，显露甲状腺中静脉，超声刀分次凝闭后切断。

10. 游离甲状腺下极　夹持甲状腺中极向内上牵引，沿甲状腺下极使用超声刀凝闭切断甲状腺下动脉的2~3级分支及伴行静脉，将甲状腺逐渐向上翻起。

11. 显露喉返神经并保护　将甲状腺向上方牵引，继续切断甲状腺下血管分支至接近喉返神经入喉处。右手换分离钳或吸引器仔细轻柔分离，并不时以神经检测探针探查，寻找并显露喉返神经，此处可能会发现下甲状旁腺，注意保护甲状旁腺的血供，以及避免超声刀的热灼伤。置入干纱条带（蓝色，剪至8cm左右），可置于喉返神经表面保护神经，避免超声刀的热灼伤。逐渐分离显露喉返神经至入喉处。

12. 显露并保留上甲状旁腺　向上方牵拉甲状腺，通常在喉返神经入喉处的外上方可显露上甲状旁腺，应妥善保护，仔细分离并保留血供。另外，向外上牵拉甲状腺，此时可显露甲状腺上动脉后支，尽可能在其分支离断而保留其主干，确保上位甲状旁腺的血供位置。

13. 离断Berry's韧带　Berry's韧带中常有一支入喉的穿支血管，仔细分离予以凝闭切断。

14. 全切除甲状腺腺叶　注意在分离过程中，应避免超声刀功能刀头一侧对着喉返神经，且在超声刀工作时确保距离喉返神经3mm以上。胸乳入路可清楚显露双侧喉返神经，有利于预防喉返神经损伤。由于腔镜具有视野清晰、局部放大作用，对于手术中的血管、神经以及其他重要解剖组织和结构具有很好的分辨能力，可以较清晰显露喉返神经。

15. 对侧甲状腺叶切除　同法行对侧甲状腺切除，注意保护甲状旁腺和喉返神经。左侧喉返神经靠内侧较深，右侧喉返神经偏外、偏浅。此处常可见下甲状旁腺，沿甲状旁腺周围分离，并保护甲状旁腺血供。注意：喉返神经往往位于下位旁腺的深面，甲状旁腺和喉返神经互为标志。

16. 标本取出及观察　中央切口处取出10mm Trocar（同步关闭CO_2充气），将标本袋由中间隧道置入术腔，再重置10mm Trocar和镜头并重新注气，将荷包缝合线尾端留于体外，将标本、纱条带装入后，收紧荷包缝线，取出标本袋，仔细检查标本上有无可疑旁腺组织，如发现有可疑甲状旁腺组织，剪取少量送冰冻切片证实，其余置入4℃生理盐水中保存，留作自体移植。切除标本送冰冻切片检查。

17. 冲洗创面及缝合切口　为了避免甲状腺组织碎片种植，术后要彻底冲洗术腔，并即时取出切除的碎块。然后关闭CO_2充气，麻醉师鼓肺，同时关闭器械进入的排气通道，保持负压吸引30s，观察有没有出血。如有出血，及时处理。

18. 留置引流管，关闭术腔并缝合切口。

三、术式评价

对于预后良好的、低危组的PTC，要注重患者术后的精神微创。有瘢痕倾向的患者，尤其是年轻女性且有美容需求的患者是胸乳入路手术的适应证；另外，为了便于标本的完整取出，应该选择肿瘤直径≤2cm的低危组分化型甲状腺癌。PTC的生物学特性各异，术前评估至关重要。根据超声检查（包括超声造影）和/或颈部增强CT，术前可以明确肿瘤及转移淋巴结的大小、位置及其与喉返神经及颈部血管的关系。如果肿瘤位于甲状腺中上部的背侧时，肿瘤很可能侵犯喉返神经，应慎重选择胸乳入路手术。在评估淋巴结转移时，出现以下情况应视为手术禁忌：淋巴结广泛转移或融合固定；转移淋巴结累及颈总动脉或者颈内静脉；转移淋巴结直径＞2cm，或者转移淋巴结有囊性成分；淋巴结转移位于锁骨平面以下等。术中发现与术前诊断或者评估不一致，内镜手术无法完成根治的，应该果断地中转。中转开放手术是内镜手术的安全保证，而不是内镜手术的失败。

此外，在开展内镜手术的初期，尽量不要选择：①合并桥本甲状腺炎的甲状腺癌患者，由于桥本甲状腺炎腺体硬，很难抓提，局部粘连，术中出血较多，RLN入喉处甲状腺分离和切除难度大。②肥胖、颈部比较短的患者及肌肉发达的男性患者，很难完成低位的淋巴结清扫。③ⅡA区明确有淋巴结转移的患者。

随着内镜技术及专用器械的不断进步，以及术者水平的提高，内镜手术的适应证也在不断扩大。颈部和胸部手术史已不是绝对禁忌证，可以利用乳腺癌术后的乳腺再造切口或者乳腺手术后的切口完成内镜手术的空间建立，不影响内镜的顺利实施；开放或者内镜术后的患者同样可以再次完成内镜手术。

（王　平）

第八节 内镜下PTC颈淋巴结清扫术

内镜下各种入路甲状腺癌手术，往往会进行中央区淋巴结清扫术或择区性颈淋巴结清扫术等。详见第二十章及第二十一章。

第九节 总结

近年来，甲状腺癌发病率在世界范围内呈明显上升趋势，也是近年来我国女性恶性肿瘤上升速度最快的肿瘤。由于甲状腺癌预后好，转移淋巴结很少包膜外侵犯，患者多为中青年女性，对功能和外观要求较高。经典的颈部切口术后瘢痕可明显影响外观。与传统手术相比，内镜手术可避免颈部瘢痕，有较佳的美容效果，但在开展内镜手术时，必须遵循肿瘤的治疗原则，避免肿瘤摘除、部分切除、次全切除等不规范的术式。降低肿瘤残留和复发风险。内镜下甲状腺癌手术，患者入选标准的把握和术式最为重要。通常内镜下手术病例的选择和术式应遵循指南，一般认为内镜下手术适用人群为低危组早期甲状腺癌患者。

具有以下特征的患者行全甲状腺切除术目前并无争议，如：颈部辐射史，甲状腺癌相关基因突变（如BRAF、RET/PTC等），超声或细胞学怀疑甲状腺双侧恶性病变等。按照美国ATA的最新指南，对于较小的、单发的、没有外侵的单侧癌灶，同时没有颈部放射史和颈部淋巴转移的患者，原则上行单侧腺叶切除也是足够安全的。相对于单侧腺叶切除而言，甲状腺全切除手术风险如喉返神经损伤、永久性甲状旁腺功能低下和术后出血概率均明显增加。通过对甲状腺外科医生进行专业化培训，熟悉和掌握精细化被膜解剖技术，可以有效减少上述并发症，提高手术质量。

开展内镜下甲状腺癌手术，术者还必须具备经同一入路或加一辅助切口进行内镜下中央区淋巴结清扫术或择区性或改良性颈淋巴结清扫术的能力。对于cN1a患者行Ⅵ区淋巴结清扫已经达成共识，但对于cN0患者是否行预防性Ⅵ区清扫还存在争议，目前多数学者主张在有效保护甲状旁腺和喉返神经情况下，行病灶同侧Ⅵ区淋巴结清扫，前述各种内镜技术均可同期处理Ⅵ区淋巴结。Ⅵ区淋巴结清扫的具体要求包括：①保证足够的清扫范围：上界为舌骨水平，外侧为颈总动脉，下至胸骨切迹或无名动脉以上水平，前为深筋膜的浅层，后为深筋膜的深层（椎前筋膜）。②清扫的淋巴结应包括气管前、气管旁和喉返神经区域的所有淋巴、脂肪组织。注意避免遗漏位于甲状腺峡部前上方、舌骨水平的喉前淋巴结（Delphian淋巴结）。对于Ⅵ区淋巴结转移的患者，建议密切随访颈侧区淋巴结变化，目前并不主张行预防性的颈侧区淋巴结清扫。如肿瘤位于峡部，或单侧甲状腺癌伴有同侧Ⅵ区淋巴结转移的患者，可行双侧Ⅵ区清扫。清扫右侧中央区时，注重右侧喉返神经深面淋巴结清扫，亦有学者将此区称之为ⅥB区，由于颈段食管偏左、右侧喉返神经相对较浅、右颈总动脉从偏左侧的头臂干发出后向右上方斜行并与气管交叉这些解剖特点，在右侧Ⅵ区清扫时易遗漏位于喉返神经深面的淋巴结，尤其在肿瘤外侵、颈侧区淋巴结转移和喉返神经浅面淋巴结转移时，更应该注意对这一区域的清扫。

对于cN1b患者行颈侧区淋巴结清扫已经达成共识，由于没有明确提高的生存获益，大多数研究多不主张对分化型甲状腺癌行预防性颈侧区淋巴结清扫。如术前超声、CT检查无法明确颈侧区淋巴结是否转移时，可游离患侧胸锁乳突肌，在Ⅱ区、Ⅲ区、Ⅳ区颈内静脉后外侧探查活检可疑淋巴结，待术中冰冻病理检查结果再决定是否需要颈侧区淋巴结清扫。有条件的医院，术前可以对颈侧区可疑淋巴结行超声引导下的穿刺细胞学检查。

目前，开展颈侧区清扫，术者必须具备娴熟的内镜技术和颈清扫手术的基础。进行内镜下颈淋巴结清扫时，可按颈部三角区域进行整块切除，杜绝所谓淋巴结摘除术、局部挖除术等不规范术式，保证清扫的彻底性。不仅要保留颈内静脉、副神经和胸锁乳突肌，还要尽量保留颈部感觉神经（耳大神经、锁骨上神经和枕小神经）、肩胛舌骨肌、面静脉、颈外静脉、舌下神经袢等，有助提高患者术后生活质量。

综上所述，内镜手术可选择性应用于甲状腺乳头状微小癌等早期分化型甲状腺癌。通过技术加强、经验积累及内镜器械改进，内镜手术有望成为早期分化型甲状腺癌一种新的治疗方法。

（梁发雅　黄晓明）

■ 参考文献

[1] 梁发雅，蔡谦，韩萍，等．经腋下径路无注气内镜下甲状腺微小乳头状癌手术与传统手术的对照研究［J］．肿瘤预防与治疗，2017，30（2）：92-95，101．

[2] 梁发雅，韩萍，蔡谦，等．经腋下入路机器人辅助甲状腺手术的初步经验［J］．临床耳鼻咽喉头颈外科杂志，2018，32（14）：1051-1055．

[3] 黄晓明，孙伟，洪云，等．胸前入路无注气内镜手术治疗早期甲状腺乳头状癌的初步研究［J］．中华耳鼻咽喉头颈外科杂志，2012，47（7）：571-574．

[4] 洪云，黄晓明，曹海玲，等．经胸前入路无注气腔镜手术在早期甲状腺乳头状癌的应用研究［J］．中国微创外科杂志，2011，16（9）：785-787．

[5] KANG S W, JEONG J J, YUN J S, et al. Gasless endoscopic thyroidectomy using trans-axillary approach: surgical outcome of 581 patients［J］. Endocr J, 2009, 56（3）: 361-369.

[6] LEE H, LEE J, SUNG K Y. Comparative study comparing endoscopic thyroidectomy using the axillary approach and open thyroidectomy for papillary thyroid microcarcinoma［J］. World J Surg Oncol, 2012, 10: 269.

[7] LEE S, RYU H R, PARK J H, et al. Excellence in robotic thyroid surgery: a comparative study of robot-assisted versus conventional endoscopic thyroidectomy in papillary thyroid microcarcinoma patients [J]. Ann Surg, 2011, 253 (6): 1060-1066.

[8] LOMBARDI C P, RAFFAELLI M, DE CREA C, et al. Video-assisted versus conventional total thyroidectomy and central compartment neck dissection for papillary thyroid carcinoma [J]. World J Surg, 2012, 36 (6): 1225-1230.

[9] MICCOLI P, PINCHERA A, MATERAZZI G, et al. Surgical treatment of low-and intermediate-risk papillary thyroid cancer with minimally invasive video-assisted thyroidectomy [J]. J Clin Endocrinol Metab, 2009, 94 (5): 1618-1622.

[10] SHIMIZU K, KITAGAWA W, AKASU H, et al. Endoscopic hemithyroidectomy and prophylactic lymph node dissection for micropapillary carcinoma of the thyroid by using a totally gasless anterior neckskin lifting method [J]. J Surg Oncol, 2001, 77 (3): 217-220.

[11] MICCOLI P, MATTEUCCI V. Video-assisted surgery for thyroid cancer patients [J]. Gland Surg, 2015, 4 (5): 365-367.

[12] DEL RIO P, MAESTRONI U, SIANESI M, et al. Minimally invasive video-assisted thyroidectomy for papillary thyroid cancer: a prospective 5-year follow-up study [J]. Tumori, 2015, 101 (2): 144-147.

[13] HUANG X, SUN W, ZENG L, et al. Gasless Endoscopic Thyroidectomy via an Anterior Chest Approach—A Review of 219 Cases with Benign Tumor [J]. World J Surg, 2011, 35 (6): 1281-1286.

[14] JEONG J J, KANG S, YUN J, et al. Comparative study of endoscopic thyroidectomy versus conventional open thyroidectomy in papillary thyroid microcarcinoma (PTMC) patients [J]. Journal of surgical oncology, 2009, 100 (6): 477-480.

[15] DUNCAN T D, RASHID Q, SPEIGHTS F, et al. Transaxillary Endoscopic Thyroidectomy: An Alternative to Traditional Open Thyroidectomy [J]. Journal of the National Medical Association, 2009, 101 (8): 783-787.

[16] LEE S M, RYU H R M, PARK J H M, et al. Early surgical outcomes comparison between robotic and conventional open thyroid surgery for papillary thyroid microcarcinoma [J]. Surgery, 2012, 151 (5): 724-730.

[17] KANDIL E, HAMMAD A Y, WALVEKAR R R, et al. Robotic Thyroidectomy Versus Nonrobotic Approaches: A Meta-Analysis Examining Surgical Outcomes [Z]. Los Angeles, CA: SAGE Publications, 2016, 23: 317-325.

[18] BAN E J, YOO J Y, KIM W W, et al. Surgical complications after robotic thyroidectomy for thyroid carcinoma: a single center experience with 3 000 patients [J]. Surg Endoscopy, 2014, 28 (9): 2555-2563.

[19] CHUNG Y S, CHOE J, KANG K, et al. Endoscopic Thyroidectomy for Thyroid Malignancies: Comparison

with Conventional Open Thyroidectomy [J]. World J Surg, 2007, 31(12): 2302-2306.

[20] CHOI J Y, LEE K E, CHUNG K, et al. Endoscopic thyroidectomy via bilateral axillo-breast approach (BABA): review of 512 cases in a single institute [J]. Surg Endoscopy, 2012, 26(4): 948-955.

[21] UCHINO S, NOGUCHI S, YAMASHITA H, et al. Modified Radical Neck Dissection for Differentiated Thyroid Cancer: Operative Technique [J]. World Joural of Surgery, 2004, 28(12): 1199-1203.

第十七章

内镜下甲状旁腺手术

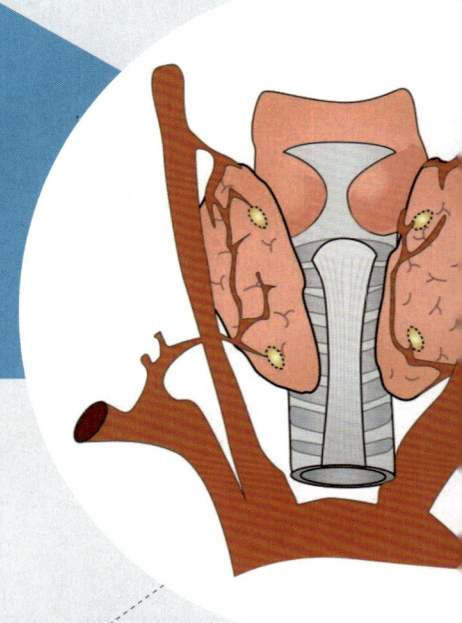

胸前入路内镜下左下甲状旁腺腺瘤手术

甲状旁腺腺瘤是原发性甲状旁腺功能亢进的主要病因，占80%～85%。传统的甲状旁腺切除术通常是在全麻下行一领式切口以暴露双侧甲状旁腺，这是一种安全有效的术式。传统手术切除是治疗甲状旁腺腺瘤主要有效的手段，手术治愈率为95%～98%，手术并发症发生率为1%～2%。

1982年Tibblin等提出了单侧颈部探查手术新概念。随后，Pyterk等术前应用超声定位，局麻下成功施行单侧甲状旁腺探查术。单侧颈部手术切除可达到治愈目的。然而，术前定位甲状旁腺腺体受累的数目十分重要，它是选择手术入路和判断手术切除范围的依据。近年随着术前定位技术的发展与进步，应用高分辨率超声和^{99m}锝甲状旁腺显像等新技术，术前能够发现与定位单个甲状旁腺腺瘤位置，这为开展单侧甲状旁腺切除术提供了保障。加之术中实时快速监测PTH（parathyroid hormone，甲状旁腺激素）技术的应用，以确认手术范围是否足够。因此，单侧甲状旁腺探查术的应用更为广泛，可达到与传统手术相当的效果。研究证实术中PTH水平的显著降低（与术前最高值比较下降＞50%）与术后血钙水平正常密切相关。单侧甲状旁腺切除术是通过在病变腺体上方取一小切口完成，该术式的优势：术后低钙血症发生率低，手术时间和住院时间短，费用低，并可在局麻下手术，且有更佳的美容效果。

随着外科技术的进步，甲状旁腺切除术的手术方式也从之前标准双侧颈部探查术发展到单侧颈部探查术，甚至小切口直接甲状旁腺腺瘤切除术，手术不断向微创化、并发症低的趋势发展。由于内镜技术具有切口小、创伤小、提供更好的术野照明和解剖的放大等优点，应用内镜技术在甲状旁腺手术乃至颈部外科手术已被广泛接受，术后效果也得到提高。自1996年Gagner首先报道内镜下甲状旁腺切除术后，各种内镜下甲状旁腺新技术已有报道，目前微创甲状旁腺切除术有：

（1）微创开放甲状旁腺切除术（minimal invasive open parathyroidectomy，MIOP）。

（2）注气内镜下甲状旁腺切除术　下颈三孔入路、腋下入路和胸前乳晕入路。

（3）免注气内镜辅助下甲状旁腺切除术　颈前小切口或侧颈小切口入路、胸前入路、腋下入路。

为此，本章介绍内镜下甲状旁腺切除术：颈部入路、胸前和腋下入路、胸前乳晕入路。

第一节　颈部入路内镜下甲状旁腺手术

一、手术适应证和禁忌证

1. 适应证

（1）血清钙＞2.75mmol/L或血清游离钙＞1.28mmol/L，同时伴有低磷血症。

（2）PTH明显增高。

（3）影像学检查提示甲状旁腺区占位，腺瘤直径＜3cm。

（4）影像学检查有骨病变或尿路结石。

（5）对无症状的生化型原发性甲状旁腺功能亢进症患者，应根据血清钙的水平决定是否手术治疗，当血清钙＞2.75mmol/L时应手术治疗，相反血清钙＜2.75mmol/L可以随访观察，不急于手术。

2. 禁忌证

（1）多腺体疾病，包括多内分泌肿瘤和家族性甲状旁腺功能亢进。

（2）甲状旁腺癌变可能。

（3）有显著的甲状腺病变，如大的甲状腺结节和甲状腺炎等。

（4）有甲状腺或颈部手术史和颈部放射史；或颈部骨骼及软组织畸形。

（5）异位于胸腔的甲状旁腺瘤。

（6）全身情况差，如凝血功能障碍以及心、肝、肺、肾等主要脏器功能不全。

二、术前准备

1. 术前定位通过B超、CT或核素扫描明确肿瘤部位，尤其是有异位肿瘤者，可以减少术中探查的盲目性，应用高分辨超声或甲状旁腺显影等术前定位证实孤立的甲状旁腺腺瘤。高分辨超声检查提供腺瘤详尽的解剖学信息，包括大小、位置以及其与甲状腺的关系。甲状旁腺显影以及单光子计算机断层显像能够提供腺瘤位置的空间信息和帮助辨别异位腺体；目前在CT或B超引导下的细针穿刺甲状旁腺组织行细胞病理学检查、PTH测定及免疫组化染色，能对甲状旁腺肿瘤进行诊断和准确定位，并可与甲状腺肿块相鉴别。

2. 严重骨质疏松症者在日常的活动及术中搬动时应小心，避免骨折。

3. 泌尿系结石伴梗阻或有肾功能不全者应先手术解除梗阻，改善肾功能。

4. 血清钙＞3.75mmol/L的此类患者可出现高血钙危象，一旦发生高血钙危象，全身状况迅速恶化，可出现多系统症状，如高热、脱水、休克、昏迷和肾功能衰竭等，病死率＞60%。故一经诊断为高血钙危象，必须紧急救治。通过充分补液、利尿，在短时间内使血清钙降至2.7～3.0mmol/L，待全身情况改善后再行手术较为安全。

5. 多发性内分泌瘤（multiple endocrine neoplasia，MEN）患者具有明确的手术指征。对MEN Ⅰ型合并卓-艾综合征时，应先切除有病变的甲状旁腺；对MEN Ⅱ型合并嗜铬细胞瘤者，应先切除嗜铬细胞瘤，再行甲状旁腺肿瘤切除术。

6. 术前应给予低钙、低磷饮食，多饮水。

三、手术步骤

（一）免注气小切口内镜辅助下甲状旁腺切除术

1. 麻醉 少数医生选择局麻下行内镜辅助下甲状旁腺切除术，大多数医生采取全麻方式手术。

2. 体位　患者取仰卧位，颈部轻度伸展。

3. 切口　在胸骨角上方2cm取15~20mm水平切口。

4. 建立手术空间　颈阔肌下分离皮瓣，分离皮瓣后切开颈白线，于中线分离带状肌，用小拉钩牵拉显露一侧甲状腺腺叶，然后用直径5mm的0°内镜自切口伸入术腔，游离甲状腺腺叶后建立手术空间（图17-1-1）。

5. 切除肿瘤　辨别出喉返神经后，用超声刀处理腺瘤的血管蒂后将瘤体切除（图17-1-2，图17-1-3）。当甲状旁腺腺瘤切除后（图17-1-4），术后5min、10min、20min复查PTH水平。若结果提示PTH水平较术前最高水平下降50%以上，无需探查剩余甲状旁腺而结束手术。

6. 分层缝合，并固定引流管。

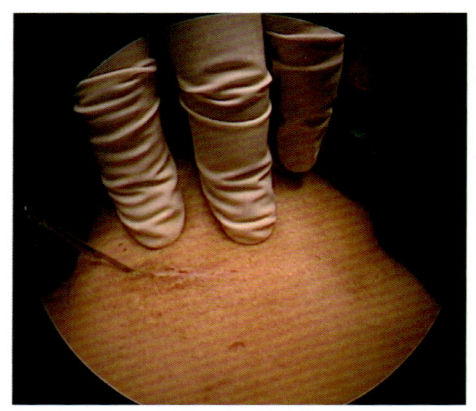

图17-1-1　手术切口

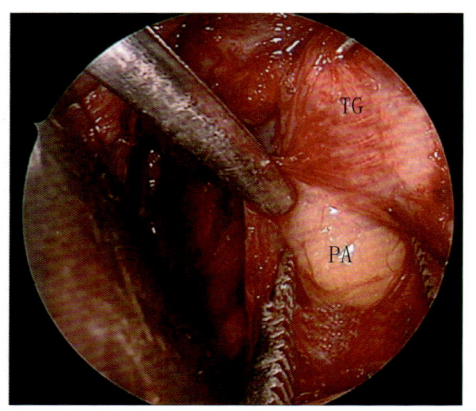

图17-1-2　暴露腺瘤
（TG：甲状腺；PA：甲状旁腺腺瘤）

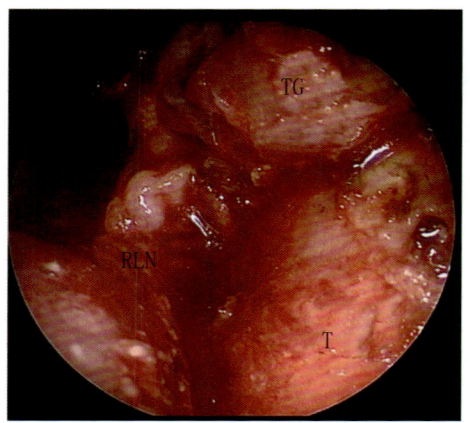

图17-1-3　将肿瘤完整切除并完整保留喉返神经
（TG：甲状腺；T：气管；RLN：喉返神经）

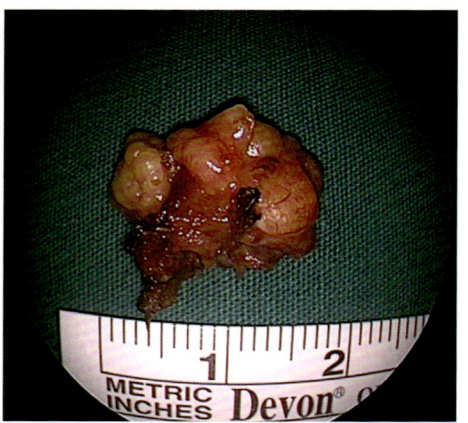

图17-1-4　切除甲状旁腺腺瘤标本

（二）注气颈部入路内镜下甲状旁腺手术

1. 麻醉　全麻。

2. 体位　患者取仰卧位，颈部向后稍延展。

3. 建立注气手术空间　首先在颈阔肌以下、带状肌以上的组织平面沿着一侧胸锁乳突肌前缘建立手术空间，并灌注10mmHg CO_2维持手术操作空间。先钝性分离出初步的手术空间，然后从胸骨角上方的一个5mm切口插入直径5mm的0°内镜。两个3mm的套管针沿着胸锁乳突肌在直视下插入以便置入手术器械，内镜更换为30°内镜（图17-1-5）。

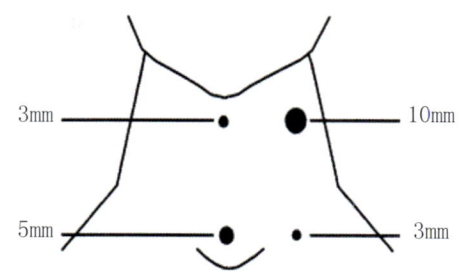

图17-1-5　注气颈部入路切口示意图

4. 切除肿瘤　向前、向内牵拉甲状腺腺叶暴露甲状旁腺，为方便牵拉腺叶，可以先将甲状腺中静脉分离、结扎。若要暴露下极腺体，将另一5mm套管针沿胸锁乳突肌前界在其外上方插入以提供向下至纵隔的视野。将连接颈动脉鞘和甲状腺的筋膜分离开后，甲状旁腺腺瘤就得以暴露，处理腺瘤的供血血管。识别和保护好喉返神经，切除肿瘤。

5. 分层缝合，并固定引流管。

Henry等人报道沿胸锁乳突肌前界作侧颈入路完成内镜手术。患者全麻完成后，在胸骨角上方3～4cm的胸锁乳突肌前界做一个12～15mm横切口。通过此切口，将连接带状肌后部和颈动脉鞘的筋膜仔细分离以暴露周围甲状腺空间。一旦建立足够空间，沿着胸锁乳突肌第一切口的上下方3cm分别插入两个2.5mm套管针。将一个12mm套管针插入第一个切口，然后在其周围作荷包缝合以防气体外漏。向术腔内注入CO_2并维持至8mmHg，再用一个10mm的0°内镜行单侧颈部探查术。当发现腺瘤后，在直视下将其血管蒂周围彻底游离并将腺瘤切除。在一侧的甲状旁腺和喉返神经完全暴露后将12mm套管针移除，切除的标本可从切口处取出，而且可以用血管夹将血管蒂结扎。

Yeung等报道其利用一个11mm的套管针插入胸骨上切迹，在其上方沿双侧胸锁乳突肌插入另外两个5mm套管针。

Cougard等报道了相似的技术，他们在一些多腺体疾病的病例中，利用0° 5mm内镜和两个侧方的3mm套管针完成了双侧颈部探查术。

四、术后处理

1. 患者术后取平卧位，清醒后改半卧位。
2. 床旁备气管切开包。
3. 术后6h持续低流量吸氧，测血压、脉搏，术后6h可进食流质饮食。
4. 术后观察引流液的色、量，颈部皮肤有无肿胀、保持引流管通畅。
5. 术后第一天复查血钙、血甲状旁腺素，若低于正常值，需予以补钙治疗并监测血钙水平。
6. 此外，观察有无呼吸困难、声音嘶哑和手足麻木、抽搐等情况。

五、并发症的防治

1. 暂时性低钙血症　一般术后24h内血清钙水平降至正常或出现低钙血症，术后1周内最明显，可以持续数周或数月。当出现手足麻木或抽搐时，应静脉注射10%葡萄糖酸钙10~20mL或将其加入5%葡萄糖液内慢慢滴注。如仍不能控制症状，可加用1α-$(OH)D_3$ 0.25~0.5μg/d，加服骨化三醇，期间监测血清钙水平。

2. 低镁血症　补充钙剂不能控制手足搐搦时，应考虑低镁血症。轻度低镁血症肌内注射10%硫酸镁10mL，每天2~4次，共3~4天；严重低镁血症静脉滴注硫酸镁，第1天5g，第2天、3天改为2g，期间需监测血清镁。

3. 高钙血症持续和复发　术后1年内血钙再度升高为高钙血症持续，术后1年以上再次出现高钙血症称为高钙血症复发。高钙血症持续和高钙血症复发约占初次手术病例的5%，其中高钙血症持续占大多数；高钙血症复发较为少见，排除其他原因引起的高钙血症后，可以再次手术，但术前定位非常重要，因为大多数病例是异位甲状旁腺腺瘤所引发的。

4. 内镜甲状旁腺手术也可发生传统开放手术的并发症，如出血和喉返神经损伤。术中正确应用超声刀有效离断甲状旁腺周围血管和相关甲状腺血管是预防出血的关键；在喉返神经区域操作时或显露喉返神经时操作尽量轻柔精细，钳夹组织不宜过多，超声刀功能头背向喉返神经，且两者间安全距离应有3~5mm，以避免热损伤等。

5. CO_2注气并发症　注气内镜手术可能会出现皮下气肿、高碳酸血症、心动过速等并发症。一般认为术中将CO_2灌注压控制在6mmHg以下可以避免注气相关的并发症。

六、术式评价

内镜新技术必须至少达到与传统甲状旁腺手术一样的效果，即复发率低、并发症少，才能成为可行的手术方法。一般认为，对于单个腺体病变的患者单侧入路更为精准，减少了手术创伤范围。定位技术已被广泛采用，能仔细筛选出病变部位，利于手术切除。回顾性对照研究和前瞻性随机研究表明，单侧颈部探查术结合术中PTH水平监测是有效的外科治疗手段，它具有更好的术后美容效果、缩短手术时间和减轻患者术后疼痛，从而减少创伤，降低术后低钙血症的发生率。

1997年Miccoli等报道颈前小切口内镜辅助下甲状旁腺切除术，相比完全内镜下手术，其更受外科医生青睐。文献报道共692例病例行内镜辅助下甲状旁腺切除术，仅有5.3%在局麻下完成手术。平均手术时间是72min，中转手术率为11%，手术无效率为1.2%（8/692）。暂时性喉返神经损伤有13例（1.8%）。中转手术原因与完全内镜手术相似，包括定位失败（33%）、多腺体病变（33%）、其他技术问题（16%）、术中PTH监测问题（装置失灵或结果偏低等）（8%）、异位甲状旁腺（3.3%）、癌变（3.3%）和甲状旁腺显影结果假阳性（3.3%）。手术无效的原因有：4例出现术中PTH监测结果的假阴性；1例多个腺体病变；有3例行双侧开放手术后仍原因不明。平均住院时间为1.8天。喉返神经损伤发生率1.8%，其中9名患者是暂时性损伤，2名结果不明。术后暂时性低钙血症发生率4%，其他并发症发病率为0.5%。

这一内镜手术技术除了出色的疗效外，具有重复性和安全性好、操作简单、不需特殊器械等优势。

内镜技术的应用可以让术者获得较为充分的解剖视野，内镜放大作用利于仔细辨别喉返神经使得甲状旁腺腺瘤能够完整切除，降低神经损伤风险；内镜技术的另一优势在于能够安全处理深处或异位甲状旁腺，然而开放微创手术需要作一较大切口以达到术野的充分暴露。特别是定位和切除纵隔异位腺瘤，它占原发性甲状旁腺功能亢进发病率的1%~2%。而对于位于前纵隔的腺瘤，胸腔镜或者内镜下颈部入路都可以解决这些问题。

有学者认为内镜辅助下甲状旁腺切除术结合了开放微创手术和完全内镜术式的优点，可通过位于颈部中央的切口完成双侧颈部探查，也便于中转开放手术，简便、可行、有效、安全，美容效果令人满意。

（林伟亮　余诗桐　黄晓明）

第二节　无注气胸前和腋下入路内镜下甲状旁腺手术

内镜下甲状旁腺手术能明显缩小颈部手术切口或将其隐藏在身体的隐蔽部位，从而降低或免除颈部手术瘢痕对美观的影响，最大限度地消除患者对手术的顾虑。近年来，内镜下甲状旁腺手术的临床应用日益广泛，根据手术路径不同，可分为完全内镜下甲状旁腺手术和内镜辅助下甲状旁腺手术。前者通过CO_2气腔制造操作空间，后者通过悬吊法建立操作空间。

颈部无瘢痕的内镜甲状旁腺手术包括注气和无注气两种方式，而无注气术式包括胸前以及腋窝2种路径。

一、手术适应证和禁忌证

1. 适应证　内镜甲状旁腺手术的适应证目前尚无统一标准，如同其他腔镜外科手术一样，其适应证范围随着术者技术水平的提高和手术器械的改进而不断拓展。目前较为公认的适应证为：定性诊断为原发性甲状旁腺功能亢进症，并经准确定位，直径在1.5~4.0cm的单个甲状旁腺腺瘤。

2. 禁忌证
（1）患者既往有颈部手术史或放射治疗史。
（2）甲状旁腺腺瘤直径>4.0cm。

(3) 甲状旁腺癌。

(4) 多发性内分泌瘤病，病变的甲状旁腺异位于锁骨下或纵隔等部位。

(5) 伴发甲状腺功能亢进或较大的结节性甲状腺肿，甲状腺癌。

(6) 凝血功能障碍。

(7) 严重心、肺功能不全者。

二、术前准备

同本章"第一节　颈部入路内镜下甲状旁腺手术"。

三、手术步骤

（一）胸前入路内镜下甲状旁腺手术

Shimizu、Maeda和Okido实施了内镜辅助下甲状旁腺切除术，其切口取于锁骨下3cm。在切口侧方作一5mm切口以便使用内镜，然后通过牵拉提升颈部的方法维持手术空间。Usui报道利用特制拉钩和克氏针作为牵引装置完成无注气内镜手术。

前胸入路的手术可以避免颈部遗留手术瘢痕，该注气术式是在锁骨下界下方3cm做一5mm切口，在胸大肌浅面分离，向术腔内注气至4mmHg并维持，之后用一直径5mm的30°内镜插入患侧。另取2个5mm的套管针，其中一个置于胸骨角下方，另一置于一侧锁骨下方，内镜下分离颈阔肌皮瓣，自前胸开始建立手术空间。Kitano等人报道了类似的无注气术式，具体是通过前胸入路利用牵拉提升颈部的方法建立手术空间。

笔者也开展了胸前无注气内镜下甲状旁腺手术，既可避免Shimizu的锁骨下入路的缺点（颈前皮瓣要穿钢丝和手术侧颈部遗留小切口），又可避免注气相关并发症，具体手术步骤如下：

1. 麻醉　全麻。

2. 体位　肩下不垫枕，患者取自然仰卧位，颈部向后稍延展。

3. 切口　于患侧锁骨下缘至少3～5cm，切口内侧距胸正中线5～8cm，切口由内往外切开皮肤及颈阔肌，切口长度3.5～4cm。

4. 分离皮瓣，建立手术空间（图17-2-1）　从手术切口置入主要的操作器械，如置入拉钩和直径5mm或10mm的0°内镜（长度24cm）。用电刀锐性分离颈阔肌皮瓣，自切口向甲状腺方向向上向内分离，上达环状软骨上缘或甲状软骨水平，内侧超越胸锁乳突肌内缘，或

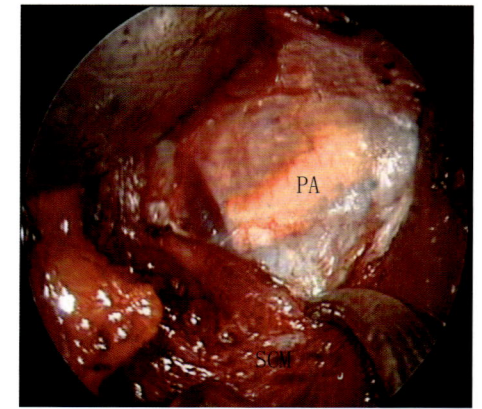

图17-2-1　建立手术空间
（PA：甲状旁腺腺癌；SCM：胸锁乳突肌）

近颈白线,外侧以切口外侧与甲状软骨板中下连线为界,仔细解离。最后,在颈前带状肌表面通过牵拉颈阔肌皮瓣建立起手术空间。

5. 切除肿瘤 依据术前定位,手术中不难发现甲状旁腺腺瘤。甲状旁腺腺瘤红褐色样肿大。如不能确认腺瘤时,应做术中病理冰冻切片检查,以证实诊断。探查甲状旁腺时,要求术野暴露清楚,操作轻柔,止血彻底,切忌盲目触摸和胡乱解剖(图17-2-2)。寻找甲状旁腺时要注意与脂肪组织、淋巴结和甲状腺结节区别。

将肿瘤游离完成后,在其背侧探查并保护好喉返神经(图17-2-3),取出肿瘤并用超声刀切断甲状旁腺血管蒂,以完整切除肿瘤。如果肿瘤在上纵隔内,注意保留或切除部分胸腺,分离时勿伤及邻近大血管。若囊肿较大,宜先穿刺抽液。切忌用钳夹方式处理肿瘤,以免破坏囊壁导致甲状旁腺种植,术后高钙血症复发(图17-2-4)。

切除肿瘤后10min左右可颈内静脉或外周静脉采血测定PTH,如果PTH下降至术前值的50%以下提示肿瘤切除完全。

6. 分层缝合,并固定引流管(图17-2-5)。

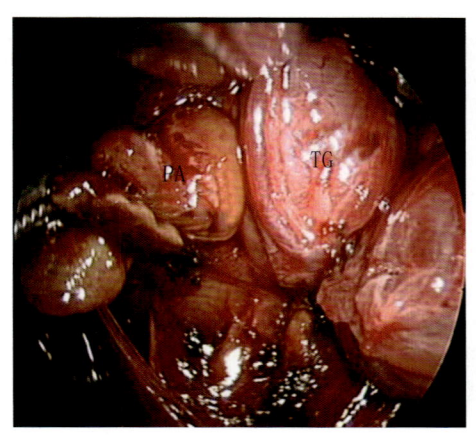

图17-2-2 分离显露甲状旁腺腺瘤
(PA:甲状旁腺腺瘤;TG:甲状腺)

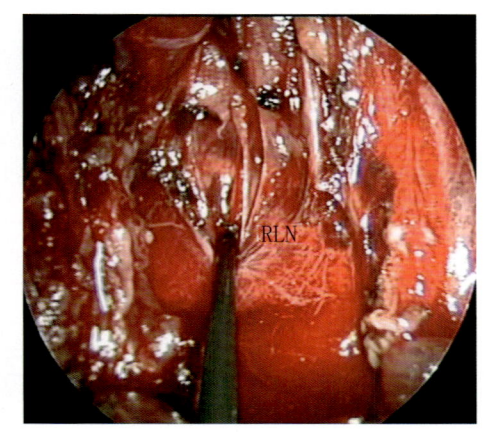

图17-2-3 解剖保护喉返神经
(RLN:喉返神经)

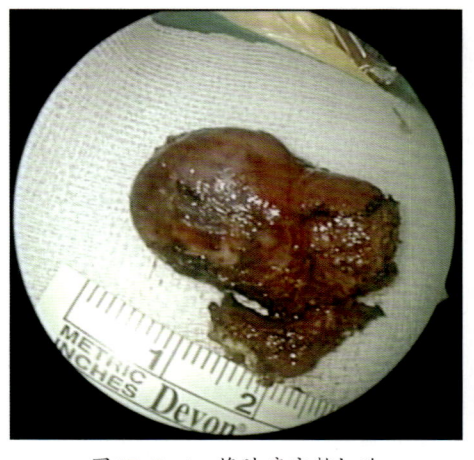

图17-2-4 将肿瘤完整切除

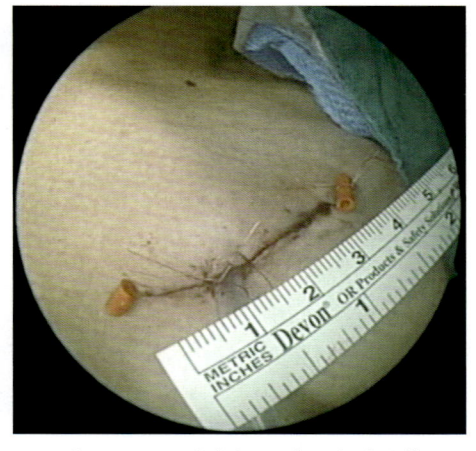

图17-2-5 缝合切口并固定引流管

（二）腋下入路内镜下甲状旁腺手术

腋下入路内镜下甲状旁腺手术分为注气和非注气术式，笔者主要采用非注气术式，该术式首先由Takami和Ikeda报道。患者全麻后取仰卧位，头轻度后仰以暴露颈部，同时一侧手臂上抬完全暴露腋窝。做一3cm切口以便在颈阔肌和胸大肌之间建立手术空间并将肿瘤完整切除（图17-2-6至图17-2-8）。

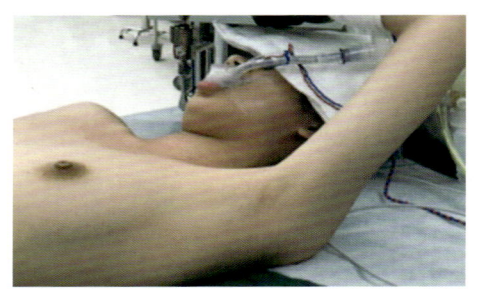

图17-2-6　腋下入路手术体位

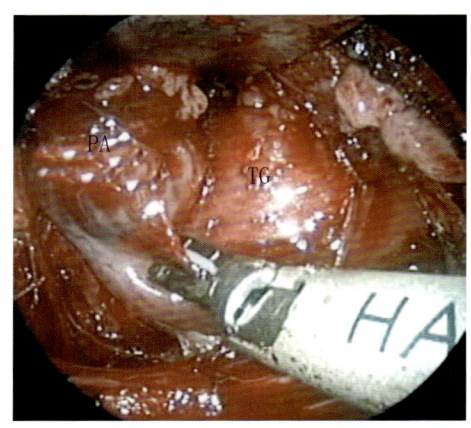

图17-2-7　显露甲状旁腺腺瘤
（PA：甲状旁腺腺瘤；TG：甲状腺）

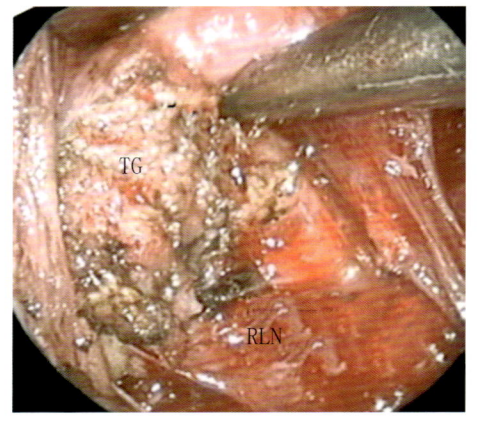

图17-2-8　完整切除腺瘤并保护喉返神经
（TG：甲状腺；RLN：喉返神经）

四、并发症的防治

同本章"第一节　颈部入路内镜下甲状旁腺手术"。

五、术式评价

文献报道361例腋下入路甲状旁腺切除术均在全麻下完成，平均手术时间为（单侧）144min，平均中转开放手术率约14.7%。中转手术的原因有：无法暴露、识别病变（50%）、多个病变（18%）、术前定位失败（10%）、非典型或过大的腺瘤（8%）、异位甲状旁腺（5%）、术中PTH水平检测假阴性（3%）、甲状腺癌（2%）、出血（2%）和颈部过短（2%）。仅有1例（0.3%）手术无效（由于诊断错误）。喉返神经损伤率较低，仅发生1例（0.3%）。其他并发症包括2例切口血肿和1例皮下气肿。

内镜手术也有一些缺点，包括需要全身麻醉、手术时间长、需要特别的器材，如采用注气术式，需要CO_2注气等。因为内镜技术的复杂性和较长的学习曲线，所以许多外科医生不接受这种术式。腋窝和前胸入路的新技术主要见于亚洲。因为该术式需要分离较多皮瓣以达到颈部，增加了手术的时间。总之，外科医师开展内镜下甲状旁腺切除术的经验有限，需要更多的临床实践来证实。对于甲状旁腺位于深处甚至异位甲状旁腺的患者，内镜下甲状旁腺切除术是更好的选择。

随着定位诊断的水平提高，现在越来越多的选择单侧探查。探查甲状旁腺时，要求术野暴露清楚，操作轻柔，止血彻底，切忌盲目触摸和胡乱解剖。

应在甲状腺后背侧做解剖，以显露气管，并确认喉返神经和甲状腺下动脉。在此过程中，肿大的甲状腺会影响术野暴露；术者应熟悉甲状旁腺的解剖，上甲状旁腺的位置较固定，通常位于喉返神经入喉处周围，但有时可异位于气管食管沟、食管后、颈动脉鞘和甲状腺实质内等部位。下甲状旁腺的位置多变，一般位于甲状腺下动脉与喉返神经交叉点的周围，但有时可异位于前上纵隔和颈动静脉之间等部位；80%~90%的甲状旁腺血供来源于甲状腺下动脉，沿着甲状腺下动脉分支探查有利于寻找；寻找甲状旁腺时要与脂肪组织、淋巴结和甲状腺结节区别。

检测外周血PTH对评价手术成功与否和减少手术失误均有指导意义。以切除可疑甲状旁腺肿瘤后血PTH是否下降50%为标准，决定是否进一步切除同侧另一甲状旁腺和对侧甲状旁腺，以免漏诊双甲状旁腺腺瘤或误诊甲状旁腺增生。术中快速PTH测定增加了单侧探查的可行性，缩短了手术时间，提高了手术成功率。

内镜辅助下甲状旁腺切除术对于大多数外科医生更具有吸引力，容易上手这一特点使得它被广泛接受。对于外科医生来说掌握这些入路的技术十分重要，以便实现手术方式的个体化。

注气术式和无注气术式各有优缺点：①注气术式的优点是术中放大的视野帮助辨识重要结构，切口隐蔽、美观；不足之处是手术时间较开放手术长，可发生CO_2注气相关并发症。②无注气术式的优点是分离皮瓣解剖层次明确、创伤小，保留术中术者指触感，避免CO_2注气相关并发症；不足之处是胸前切口位置不如胸乳入路及腋下入路隐蔽，但较胸前切口开放手术美观，且对位于对侧上极的病变处理较难，需做经胸前或腋下双侧切口。

内镜下甲状旁腺手术的优势为微创和美观。随着先进有效的定位技术的发展与应用，内镜技术的进步和术者操作水平的提高，内镜下甲状旁腺切除术将更安全、有效、可行，将更广泛地被临床所接受。

（黄晓明　余诗桐）

第三节　胸前乳晕入路内镜下甲状旁腺手术

一、手术适应证和禁忌证

1. 适应证

（1）甲状旁腺瘤。

（2）甲状旁腺增生。

（3）甲状旁腺癌。

2. 相对适应证　以往腺瘤＞4cm，颈部手术史以及合并甲状腺癌。

3. 禁忌证

（1）甲状旁腺癌并淋巴结多发转移。

（2）颈部畸形。

（3）严重心、肺、肝、肾等主要脏器功能不全。

二、术前准备

1. 甲状旁腺腺瘤和/或甲状旁腺功能亢进症患者的术前定位检查　包括颈部B超或CT检查或核素扫描等，对个别病例可能需行经食管内镜超声甲状旁腺定位。

2. 术前定性检查　包括血钙、血磷测定和PTH测定等。

3. 对于部分甲状旁腺功能亢进症患者，术前应警惕高钙血症导致的心肌敏感性增高，适当应用皮质激素降低血钙，有重症高钙血症的患者须行血液过滤。

4. 其他术前准备同内镜下甲状腺手术切除术。

三、手术步骤

1. 麻醉、体位及穿刺口位置同"第十一章　胸前乳晕入路的内镜下甲状腺手术"。

2. 分离颈前区皮瓣，建立操作空间，参照"第十一章　胸前乳晕入路的内镜下甲状腺手术"（图17-3-1）。

3. 打开颈白线，置入右侧拉钩，拉开右侧带状肌，参照"第十一章　胸前乳晕入路的内镜下甲状腺手术"（图17-3-2）。

4. 显露右下甲状旁腺腺瘤　无创操作钳提起右侧甲状腺，向左上方牵拉，凝闭切断最下血管，游离下极，向内侧翻起，显露右下甲状旁腺腺瘤（图17-3-3）。

5. 分离右下甲状旁腺腺瘤　紧贴甲状旁腺腺瘤操作，离断甲状旁腺腺瘤周围血管（图17-3-4）。

6. 显露旁腺腺瘤背侧喉返神经　甲状旁腺腺瘤的手

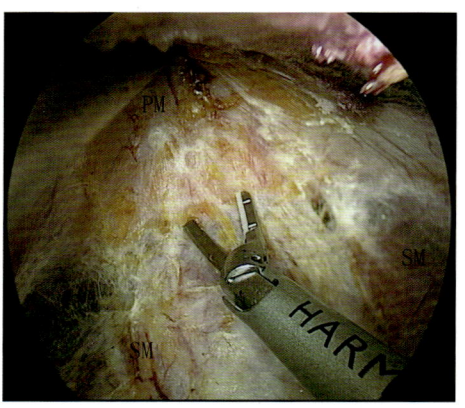

图17-3-1　分离颈前皮瓣，建立操作空间
（PM：颈阔肌；SM：颈前带状肌）

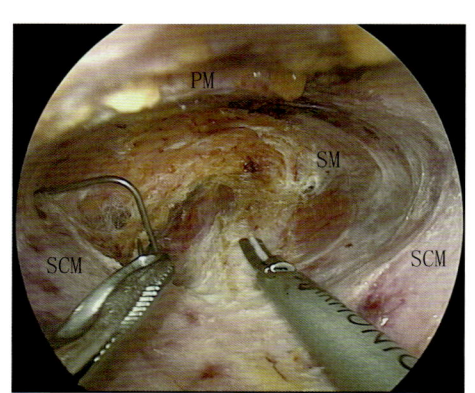

图17-3-2　打开颈白线
（PM：颈阔肌；SM：颈前带状肌；SCM：胸锁乳突肌）

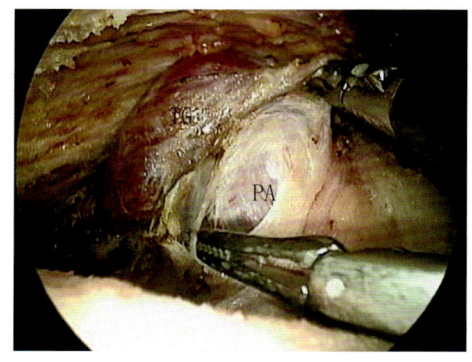

图17-3-3　显露右下甲状旁腺腺瘤
（TG：甲状腺；PA：甲状旁腺腺瘤）

术,显露与保护喉返神经是关键;分离钳分离旁腺背侧的喉返神经,注意判断喉返神经位置,避免损伤喉返神经。注意:少数下位甲状旁腺腺瘤位于喉返神经后方(图17-3-5)。

7. 离断旁腺腺瘤血管　旁腺腺瘤周边血管用超声刀凝闭后离断,对于较大的血管,如甲状腺下动脉,可在血管走行方向扩大凝闭范围后在近瘤体处离断(图17-3-6)。

8. 切除右下甲状旁腺腺瘤,装入标本袋后取出(图17-3-7)。

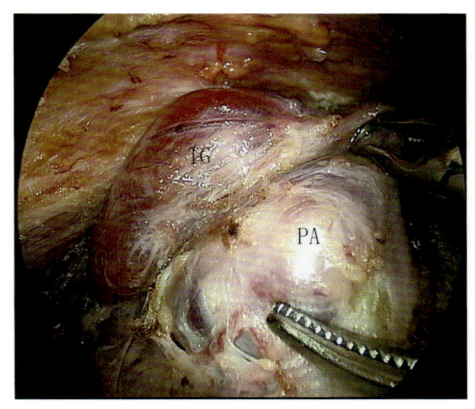

图17-3-4　分离右下甲状旁腺腺瘤
(TG:甲状腺;PA:甲状旁腺腺瘤)

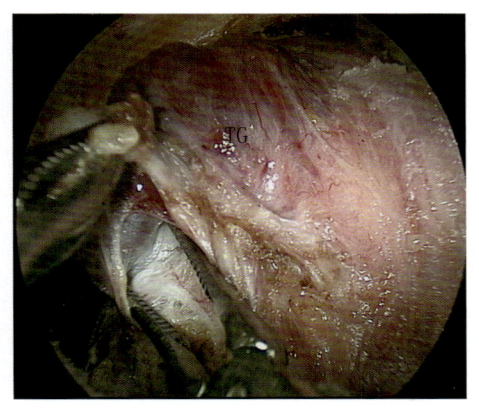

图17-3-5　分离喉返神经
(TG:甲状腺;PA:甲状旁腺腺瘤)

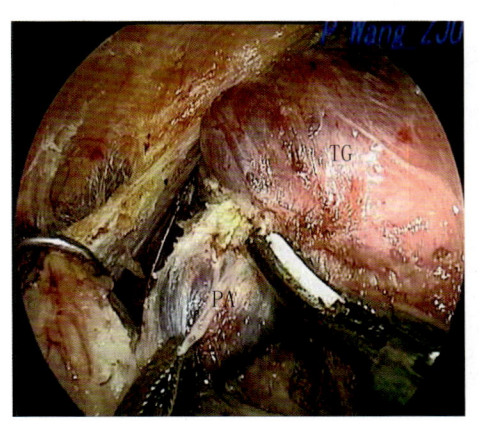

图17-3-6　完整切除甲状旁腺腺瘤
(TG:甲状腺;PA:甲状旁腺腺瘤)

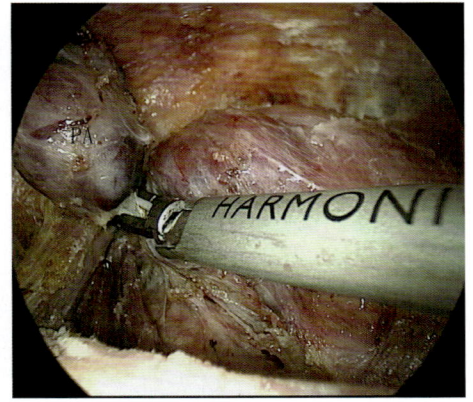

图17-3-7　切除甲状旁腺腺瘤后,装入标本袋取出
(PA:甲状旁腺腺瘤)

四、术后处理

同"第十一章　胸前乳晕入路的内镜下甲状腺手术"。

五、并发症的防治

同"第十一章　胸前乳晕入路的内镜下甲状腺手术"。

六、术式评价

内镜下甲状旁腺手术目前有多种入路，其中完全内镜下甲状旁腺手术的突出优点是美容效果好，术中内镜的放大作用更有利于预防术中喉返神经的损伤以及避免术中探查其他旁腺的情况，其缺点是手术时间较开放手术长、镜下操作技术要求高及术中可能合并与CO_2气腔有关的并发症。

（王　平）

参考文献

[1] SOSA J A, POWE N R, LEVINE M A, et al. Profile of a clinical practice: Thresholds for surgery and surgical outcomes for patients with primary hyperparathyroidism: a national survey of endocrine surgeons [J]. J Clin Endocrinol Metab, 1998, 83（8）: 2658-2665.

[2] KAPLAN E L, YASHIRO T, SALTI G. Primary hyperparathyroidism in the 1990s. Choice of surgical procedures for this disease [J]. Ann Surg, 1992, 215（4）: 300-317.

[3] WANG C A. Surgical management of primary hyperparathyroidism [J]. Curr Probl Surg, 1985; 22（11）: 1-50.

[4] CHAPUIS Y, FULLA Y, BONNICHON P, et al. Values of ultrasonography, sestamibi scintigraphy, and intraoperative measurement of l-84 PTH for unilateral neck exploration of primary hyperparathyroidism [J]. World J Surg, 1996, 20（7）: 835-840.

[5] GAGNER M, INABNET W B. Minimally invasive endocrine surgery [M]. Philadelphia: Lippincott Williams & Wilkins, 2002.

[6] HABER R S, KIM C K, INABNET W B. Ultrasonography for preoperative localization of enlarged parathyroid glands in primary hyerparathyroidism: comparison with（99m）technetium sestamibi scintigraphy [J]. Clin Endocrinol（Oxf）, 2002, 57（2）: 241-249.

[7] DENHAM D W, NORMAN J. Cost-effectiveness of preoperative sestamibi scan for primary hyperparathyroidism is dependent solely upon the surgeon's choice of operative procedure [J]. J Am Coll Surg, 1998, 186（3）: 293-305.

[8] IRVIN G R, DEMBROW V D, PRUDHOMME D L. Clinical usefulness of an intraoperative "quick parathyroid hormone" assay [J]. Surgery, 1993, 114（6）: 1019-1023.

[9] INABNET W B, FULLA Y, RICHARD B, et al. Unilateral neck exploration under local anesthesia: the approach of choice for asymptomatic primary hyperparathyroidisim [J]. Surgery, 199, 126（6）: 1004-1010.

[10] CHAPUIS Y, ICARD P, FULLA Y, et al. Parathyroid adenomectomy under local anesthesia with inta-operaive monitoring of UcAMP and/or 1-84 PTH [J]. World J Surg, 1992, 16（4）: 570-575.

[11] GARNER S C, LEIGHT G J. Initial experience with intraoperative PTH determinations in the surgical

management of 130 consecutive cases of primary hyperparathyroidism [J]. Surgery, 199, 126 (6): 1132-1138.

[12] BOGGS J E, IRVIN G R, CARNEIRO D M, et al. The evolution of parathyroidectomy failurs [J], Surgery, 1999, 126 (6): 998-1003.

[13] RUSSELL C F, LAIRD J D, FERGUSON W R. Scan-directed unilateral cervical exploration for parathyroid adenoma: a legitimate approach? [J]. World J Surg, 1990, 14 (3): 406-409.

[14] LUCAS R J, WELSH R J, GLOVER J L. Unilateral neck exploration for primary hyperparathyroidism [J]. Arch Surg, 1990, 125 (8): 982-985.

[15] RYAN J J, EISENBERG B, PADO K M, et al. Efficacy of selective unilateral exploration in hyperparathyroidism based on localization tests [J]. Arch Surg, 1997, 132 (8): 886-891.

[16] DUH Q Y, UDEN P, CLARK O H. Unilateral neck exploration for primary hyperparathyroidism: analysis of a controversy using a mathematical model [J]. World J Surg, 1992, 16 (4): 654-662.

[17] IRVIN G R, PRUDHOMME D L, DERISO G T, et al. A new approach to parathyroidectomy [J] Ann Surg, 1994, 219 (5): 574-581.

[18] NORMAN J, CHHEDA H. Minimally invasive parathyroidectomy facilitated by intraoperative nuclear mapping [J]. Surgery, 1997, 122 (6): 998-1004.

[19] CHEN H, SOKOLL L J, UDELSMAN R. Outpatient minimally invasive parathyroidectomy: a combination of sestamibi-SPECT localization, cervical block anesthesia, and intraoperative parathyroid hormone assay [J]. Surgery, 1999, 126 (6): 1016-1022.

[20] RA S, J S, ME T. Minimal-access parathyroid surgery using intraoperative parathyroid hormone assay [J]. Laryngoscope, 1998, 108 (10): 1497-1503.

[21] GAGNER M. Endoscopic subtotal parathyroidectomy in patients with primary hyperparathyroidism [J]. Br J Surg, 1996, 83 (6): 875.

[22] YEUNG G H. Endoscopic surgery of the neck: a new frontier [J]. Surg Laparosc Endosc, 1998, 8 (3): 227-232.

[23] HENRY J F, DEFECHEREUX T, GRAMATICA L, et al. Minimally invasive videoscopic parathyroidectomy by lateral approach [J]. Langenbecks Arch Surg, 1999, 384 (3): 298-301.

[24] IKEDA Y, TAKAMI H, NIIMI M, et al. Endoscopic thyroidectomy and parathyroidectomy by the axillary approach. A preliminary report [J]. Surg Endosc, 2002, 16 (1): 92-95.

[25] IKEDA Y, TAKAMI H, NIIMI M, et al. Endoscopic total parathyroidectomy by the anterior chest approach for renal hyperparathyroidism [J]. Surg Endosc, 2002, 16 (2): 320-322.

[26] BRUNT L M, JONES D B, WU J S, et al. Experimental development of an endoscopic approach to neck exploration and parathyroidectomy [J]. Surgery, 1997, 122 (5): 893-901.

[27] NORMAN J, ALBRINK M H. Minimally invasive videoscopic parathyroidectomy: a feasibility study in dogs and humans [J]. J Laparoendosc Adv Surg Tech A, 1997, 7 (5): 301-306.

[28] KITANO H, FUJIMURA M, HIRANO M, et al. Endoscopic surgery for a parathyroid functioning adenoma resection with the neck region-lifing method [J]. Otolaryngol Head Neck Surg, 2000, 123（4）: 465-466.

[29] USUI Y, SASAKI T, KIMURA K, et al. Gasless endoscopic thyroid and parathyroid surgery using a new retractor [J]. Surg Today, 2001, 31（10）: 939-941.

[30] COUGARD P, GOUDET P, BILOSI M, et al. Videoendoscopic approach for parathyroid adenomas: results of a prospective study of 100 patients [J]. Ann Chir, 2001, 126（4）: 314-319.

[31] INABNET W B, ROGULA T. Endoscopic parathyroidectomy: is there a role? [J]. Problems in General Surgery, 2003, 20（3）: 38-43.

[32] MICCOLI P, PINCHERA A, CECCHINI G, et al. Minimally invasive, video-assisted parathyroid surgery for primary hyperparathyroidism [J]. J Endocrinol Invest, 1997, 20（7）: 429-430.

[33] LORENZ K, MICCOLI P, MONCHIK J M, et al. Minimally invasive video-assisted parathyroidectomy: multiinstitutional study [J]. World J Surg, 2001, 25（6）: 704-707.

[34] LO C Y, CHAN W F, LUK J M. Minimally invasive endoscopic-assisted parathyroidectomy for primary hyperparathyroidism [J]. SurgEndosc, 2003, 17（12）: 1932-1936.

[35] DRALLE H, LORENZ K, NGUYEN-THANH P. Minimally invasive video-assisted parathyroidectomy selective approach to localized single gland adenoma [J]. Langenbecks Arch Surg, 1999, 384（6）: 556-562.

[36] HALLFELDT K K J, TRUPKA A, GALLWAS J, et al. Minimally invasive video-assisted parathyroidectomy and intraoperative parathyroid hormone monitoring [J]. Surg Endos, 2002, 16（12）: 1759-1763.

[37] MOURAD M, NGONGANG C, SAAB N, et al. Video-assisted neck exploration for primary and secondary hyperparathyroidism: initial experience [J]. Surgical endoscopy, 2001, 15（10）: 1112.

[38] GAUGER P G, REEVE T S, DELBRIDGE L W. Endoscopically assisted, minimally invasive parathyroidectomy [J]. Br J Surg, 1999, 86（12）: 1563-1566.

[39] MAEDA S, SHIMIZU K, MINAMI S, et al. Video-assisted neck surgery for thyroid and parathyroid diseases [J]. Biomed Pharmacother, 2002, 56（Suppl 1）: 92s-95s.

[40] OKIDO M, SHIMIZU S, KUROKI S, et al. Video-assisted parathyroidectomy for primary hyperparathyroidism [J]. Surg Endosc, 2001, 15（10）: 1120-1123.

[41] SHIMIZU K, KITAGAWA W, AKASU H, et al. Video-assisted endoscopic thyroid and parathyroid surgery using a gasless method of anterior neck skin lifting: a review of 130 cases [J]. Surg Today, 2002, 32（10）: 862-868.

[42] BERTI P, MATERAZZI G, PICONE A, et al. Limits and drawbacks of video-assisted parathyroidectomy [J]. Br J Surg, 2003, 90（6）: 743-747.

[43] LORENZ K, PHUONG N, DRALLE H. Diversification of minimally invasive parathyroidectomy for primary hyperparathyroidism: minimally invasive video-assisted prathyroidectomy and minimally invasive open videoscopically magnified parathyroidectomy with local anesthesia [J]. World J Surg, 2002, 26（8）: 1066-1070.

[44] YEUNG G H, NG J W. The technique of endoscopic exploration for parathyroid adenoma of the neck [J]. The Australian and New Zealand journal of surgery, 1998, 68（2）: 147.

[45] HENRY J O, IACOBONE M, MIRALLIE E, et al. Indications and results of video-assisted parathyroidectomy by a lateral approach in patients with primary hyperparathyroidism [J]. Surgery, 2001, 130（6）: 999-1004.

[46] INABNET Ⅲ W B, DAKIN G F, HABER R S, et al. Targeted parathyroidectomy in the era of intraoperative parathormone monitoring [J]. World J Surg, 2002, 26（8）: 921-925.

[47] UDELSMAN R. Six hundred fifty-six consecutive explorations for primary hyperparathyroidism [J]. Ann Surg, 2002, 235（5）: 665-670, 670-672.

[48] BERGENFELZ A, LINDBLOM P, TIBBLIN S, et al. Unilateral versus bilateral neck exploration for primary hyperparathyroidism: a prospective randomized controlled trial [J]. Annals of surgery, 2002, 236（5）: 543-551.

[49] SMIT P C, BOREL RINKES I H, VAN DALEN A, et al. Direct, minimally invasive adenomectomy for primary hyperparathyroidism: an alternative to conventional neck exploration? [J]. Annals of surgery, 2000, 231（4）: 559-565.

[50] SHABTAI M, BEN-HAIM M, MUNTZ Y, et al. 140 consecutive cases of minimally invasive, radio-guided parathyroidectomy [J]. Surg Endosc, 2003, 17（5）: 688-691.

[51] DILLAVOU E D, COHN H E. Minimally invasive parathyroidectomy: 101 consecutive cases from a single surgeon [J]. J Am Coll Surg, 2003, 197（1）: 1-7.

[52] PRINZ R A, LONCHYNA V, CARNAILLE B, et al. Thoracoscopic excision of enlarged mediastinal parathyroid glands [J]. Surgery, 1994, 116（6）: 999.

[53] INABNET W B, CHU C A. Transcervical endoscopic-assisted mediastinal parathyroidectomy with intraoperative parathyroid hormone monitoring [J]. Surg Endosc, 2003, 17（10）: 1678.

[54] NG W T. Continuing evolution of the truly minimally invasive parathyroidectomy [J]. Arch Surg, 2003, 138（9）: 1024.

[55] RB W. The parathyroid glands. [J]. The History of Endocrine Surgery, 1990: 217-235.

[56] BLOCK G A, MARTIN K J, DE FRANCISCO A L M, et al. Cinacalcet for Secondary Hyperparathyroidism in Patients Receiving Hemodialysis [J]. N Engl J Med, 2004, 350（15）: 1516-1525.

[57] ALHARTHI A A, KAMAL N M, ABUKHATWAH M W, et al. Cinacalcet in pediatric and adolescent chronic kidney disease: a single-center experience [J]. Medicine (Baltimore), 2015, 94（2）: e401.

[58] TANAKA M, LTOH K, MATSUSHITA K, et al. Efficacy of percutaneous ethanol injection therapy for secondary hyperparathyroidism in patients on hemodialysis as evaluated by parathyroid hormone levels according to K/DOQI guidelines [J]. Ther Apher Dial, 2005, 9（1）: 48-52.

[59] KOIWA F, HASEGAWA T, TANAKA R, et al. Indication and efficacy of PEIT in the management of secondary hyperparathyroidism [J]. NDT Plus, 2008, 1（Suppl 3）: i14-i17.

[60] CHEN H H, LU K C, LIN C J, et al. Role of the parathyroid gland vascularization index in predicting

percutaneous ethanol injection efficacy in refractory uremic hyperparathyroidism [J]. Nephron Clin Pract, 2011, 117（2）: c120-c126.

[61] IGLESIAS P, DÍEZ J J. Current treatments in the management of patients with primary hyperparathyroidism [J] Postgrad Med J, 2009, 85（999）: 15-23.

[62] KANG J, FAN Y, GUO B, et al. Trans-areola single-site endoscopic parathyroidectomy: report of one case [J]. Surg Innov, 2013, 20（6）: 16-20.

[63] LEE K E, KIM H Y, PARK W S, et al. Postauricular and axillary approach endoscopic neck surgery: a new technique [J] World J Surg, 2009, 33（4）: 767-772.

[64] MICCOLI P, BERTI P, MATERAZZI G, et al. Results of video-assisted parathyroidectomy: single institution's six-year experience [J]. World J Surg, 2004, 28（12）: 1216-1218.

[65] ALESINA P F, HINRICHS J, KRIBBEN A, et al. Minimally invasive video-assisted parathyroidectomy (MIVAP) for secondary hyperparathyroidism: report of initial experience [J]. Am J Surg, 2010, 199（6）: 851-855.

[66] ALESINA P F, SINGAPORE WALLA R M, WALZ M K VIDE-ASSISTED BILATERAL NECK EXPLORATION IN PATIENTS WITH PRIMARY HYPERPARATHYROIDISM AND FAILED LOCALIZATION SUDIES [J]. World J Surg, 2010, 34（10）: 2344-2349.

[67] DOBRINJA C, STENNER E, TREVISAN G, et al. Minimally invasive video-assisted parathyroidectomy and intraoperative parathyroid hormone monitoring [J]. I l Giormale di chirurgia, 2010 31（6-7）; 319.

[68] CASSERLY P, TIMON C. Minimally invasive video-assisted parathyroidectomy [J]. Laryngoscope, 2009, 119（5）: 880-882.

[69] DEL R P BEZER L, PALLADINO S, et al. Operative time and postoperative pain following minimally invasive video-assisted prathyroidectomy [J]. G Chir, 2010, 31（4）: 155-158.

[70] PRADES J, ASANAU A, TIMOSHENKO A P, et al. Endoscopic parathyroidectomy in primary hyperparathyroidism [J]. Eur Arch Otorhinolaryngol, 2011, 268（6）: 893-897.

[71] PRADES J M, GAVID M, TIMOSHENKO A T, et al. Endoscopic surgery of the parathyroid glands: Methods and principles [J]. European Annals of Otorhinolaryngology, Head and Neck Diseases, 2013, 130（3）: 157-160.

[72] NOURELDINE S I, LEWING N. Tufano R P et al. The role of the robotic-assisted transaxillary gasless approach for the removal of parathyroid adenomas [J]. ORL J Otorhinolaryngol Relat Spes, 2014, 76（1）: 19-24.

第十八章

内镜下腮腺浅叶部分切除手术

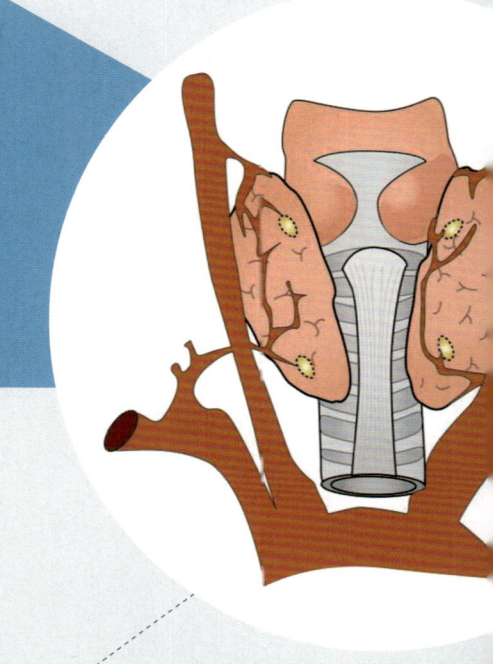

耳后入路内镜下腮腺浅叶部分切除术

传统腮腺手术采用S形或Y形切口已十分成熟，但缺点是术后遗留较大的手术瘢痕。为此，笔者将分别介绍内镜辅助下经耳后腮腺浅叶部分切除术，包括面神经总干法及面神经下颌缘支解剖法。一般认为，面神经下颌缘支位置表浅，解剖变异小，易于解剖分离，易于寻找。因此，对于位于面神经总干或非下颌缘支处及附近的肿瘤，采用面神经下颌缘支逆行解剖法手术；但当肿瘤位于下颌缘支表面，而且瘤体较大以致分离解剖下颌缘困难时，则应采用面神经总干解剖法。

第一节 面神经总干解剖法：耳后小切口的内镜下腮腺浅叶部分切除术

一、手术适应证和禁忌证

1. 适应证
（1）腮腺腺淋巴瘤特别是病变为单发的病例。
（2）腮腺部良性肿瘤如多形性腺瘤，直径≤3.0cm。
2. 禁忌证
（1）腮腺肿瘤位于腮腺深叶。
（2）腮腺恶性肿瘤。

二、术前准备

1. 术前仔细询问病史及做临床体检，初步明确病变性质。腮腺区占位性病变病理类型具有多样性。术前应做必要的检查，如B超、CT和MRI等，有条件的可以做FNAC，明确肿块的性质和部位，以确定手术方案。若术前无法明确诊断，术中可同期送冰冻病理检查，以明确肿块性质，选择合适的术式。
2. 皮肤按常规准备。

三、手术步骤

1. 麻醉和体位　采用气管内插管全麻或局麻下施行手术。手术体位以平卧位头偏向健侧为宜。

2. 切口　自耳垂下或前绕过耳垂沿耳后沟切开，继而向下达乳突尖后下（图18-1-1）。

3. 翻瓣与建立手术空间　按切口设计，切开皮肤、皮下组织，达颈深筋膜浅层表面，将皮肤及皮下组织瓣向前剥离、翻起，至腮腺咬肌筋膜浅层表面之上继续翻瓣。翻瓣时不宜翻起过多，需注意防止损伤面神经分支，用小拉钩维持手术空间（图18-1-2）。

4. 显露面神经主干　沿腮腺后缘与乳突和胸锁乳突肌之间进行分离，并显露二腹肌后腹。在乳突尖之上约1.0cm处，即二腹肌后腹与外耳道软骨所成夹角向深部仔细做钝性分离，一般从乳突表面算，在深度约1.0cm处，可以找到面神经总干（图18-1-3）。分离的方向要与面神经总干走行一致，以免损伤面神经，同时向深部分离寻找面神经总干时，其深度绝不可超过茎突平面。

5. 分离面神经主干　沿总干表面细心地分离并剖开腮腺组织，即可暴露颞面支和颈面支两大主干（图18-1-4）。应该注意，面神经分叉除常见的二叉型外，尚有三叉型、四叉型、五叉型以及干线型等类型。

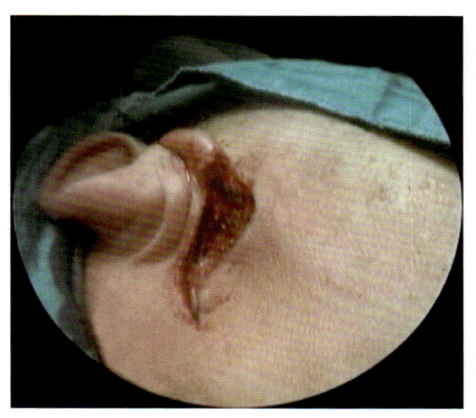

图18-1-1　耳后小切口入路的手术切口

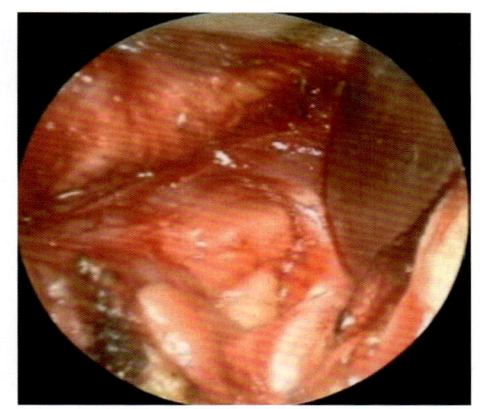

图18-1-2　手术空间的建立

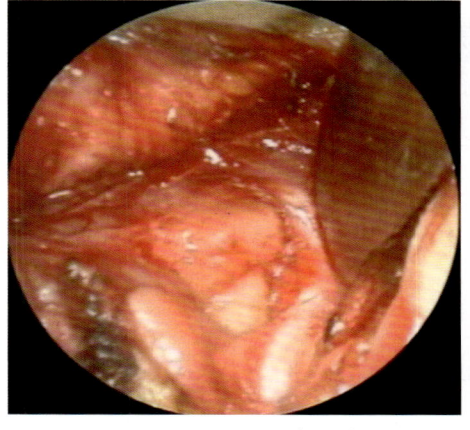

图18-1-3　显露面神经总干

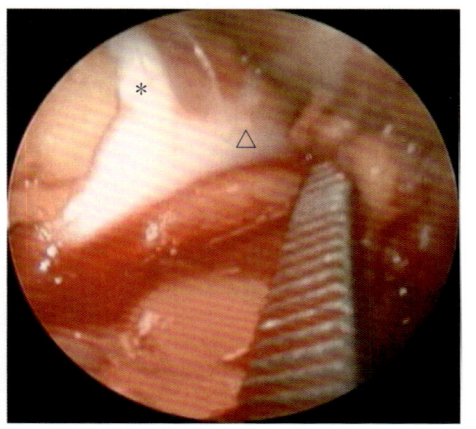

图18-1-4　面神经主分支
（*：面神经颞面支，△：面神经颈面支）

6. 分离面神经主分支及切除腮腺浅叶　分别向远心端小心解剖出各分支（图18-1-5）。在分离解剖面神经的同时，逐步将腮腺浅叶分别剖开、剥离，直至腮腺浅叶完全分离。因此，解剖面神经时要特别小心，以免损伤面神经分支。在正常情况下，面神经的外面有一层完整的神经膜，与腮腺并不粘连，也不难分离，但遇病理性粘连时，则分离困难，需特别注意在分离腮腺与解剖面神经的过程中，要谨慎操作勿夹伤面神经。

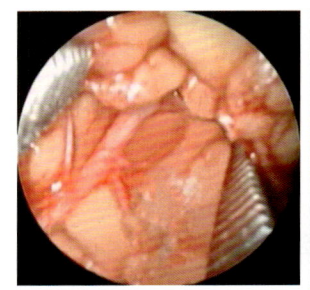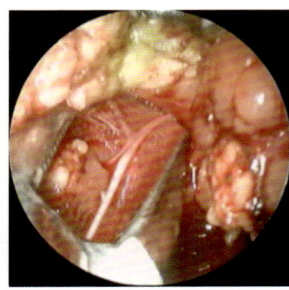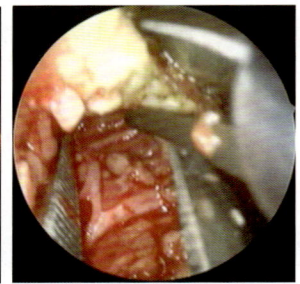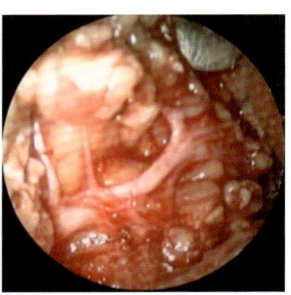

图18-1-5　面神经解剖

7. 切口处理　常规冲洗、止血后，分层缝合切口，放置引流条或负压管引流（图18-1-6）。最后加压包扎，消除死腔。

8. 术后随访　术后耳后小切口愈合良好，切口瘢痕隐蔽于耳垂下方及耳后沟（图18-1-7）。

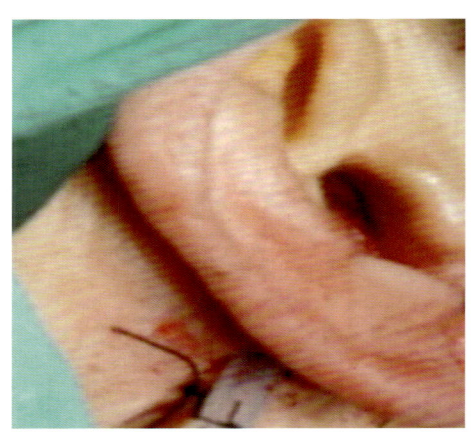 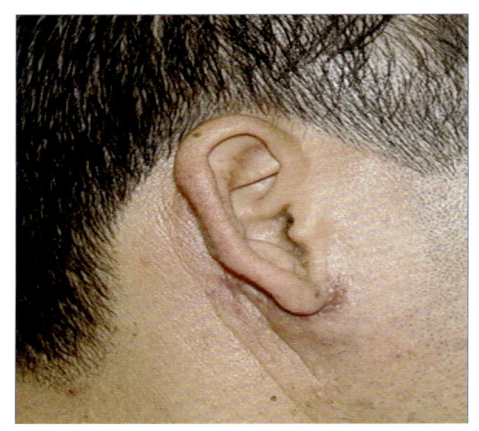

图18-1-6　缝合切口　　　　　　　图18-1-7　术后2个月手术切口

四、术后处理

1. 术后24~48h拔除引流管。
2. 术后7天拆线。拆线后须继续包扎3天。
3. 应用抗生素预防感染。
4. 酌情使用抑制唾液分泌的药物。

五、并发症的防治

1. 面神经麻痹或轻瘫　手术中分离面神经时操作应轻柔，内镜辅助下手术注意建立有效空间，避免楔形空间操作，以避免神经的挫伤。同时用分离钳循面神经走向在其浅面分离后，再用超声刀逐步离断腺体组织，以免面神经热损伤。手术解离面神经时保持其两侧及深面的血供。轻微暂时性面神经损伤，一般3~6个月均能恢复正常。若创伤过大，过度牵拉，可以发生全部或某一分支的神经瘫痪，但一般给予积极治疗也能恢复，少数病例可能遗留轻度后遗症。若万一切断面神经做端端吻合者，功能恢复时期稍长些，一般8~12个月。术后有面神经麻痹征象者，可予营养神经和扩血管类药，也可采用超短波加离子导入及电刺激疗法。

2. 涎瘘　腮腺是一个多突起的腺体，良性肿瘤主张浅叶部分切除术，残留的腺体仍有分泌作用，注意术后加压包扎。如术后在拆线时或在术后2周检查发现手术区皮下积存唾液，即有肿胀及波动感，可穿刺抽吸后或在原切口低位做一小切口置一橡皮引流条，继续加压包扎，一般2~3周即愈。预防的方法是缝扎好残留腺组织断面，同时术后对手术区加压包扎也很重要，可以防止涎瘘。

3. 耳垂麻木　耳大神经在胸锁乳突肌后缘浅面向前上行，分前后两支；前支在腮腺下缘进入腺体，支配下颌角区域皮肤，手术中有时不可避免地将其切断；后支从腮腺后下进入腺体，在腮腺咀嚼肌筋膜深面腺实质内上行，支配外耳廓下1/2区域。肿物若非贴近耳垂可分离保存，切断后则致耳垂麻木。

4. 味觉出汗综合征（Frey's syndrome）　腮腺术后这一并发症发生率较高。发生的原因是支配腮腺唾液分泌的副交感神经切断后再生长入汗腺，以致在进食或闻到异味时原手术区某一区域皮肤出现潮红或汗珠，大多在术后半年至一年左右出现此现象。尚无有效治疗方法，一般采用抗胆碱能制剂如3%的毛果芸香碱软膏、含20%氯化铝的乙醇液等局部涂抹，但只有短期效果且有不良反应如口干、眼干、视物模糊等。此外，于中耳内壁做鼓室丛神经切除术（tympanic neurectomy），切除副交感神经，但手术复杂，有效率达85%左右。除此，尚有用黏膜补片或组织瓣，如胸锁乳突肌瓣、肌筋膜瓣填塞术区以阻断副交感神经再生长入汗腺。

第二节　面神经下颌缘支逆行解剖法：双切口内镜下腮腺浅叶部分切除术

一、手术适应证和禁忌证

同本章第一节"手术适应证和禁忌证"。

二、术前准备

同本章第一节"术前准备"。

三、手术步骤

1. 切口 第一切口：取肿瘤侧下颌角后下一横指约1.5cm或颈侧皮肤皱褶处；第二切口：于同侧耳垂后下沿耳后沟做一相平行切口（图18-2-1）。

2. 分瓣与建立手术空间 于第一切口颈阔肌下与腮腺嚼肌筋膜浅层表面之间锐性分离，并与第二切口分离皮瓣相通，且用小拉钩维持手术空间（图18-2-2）。

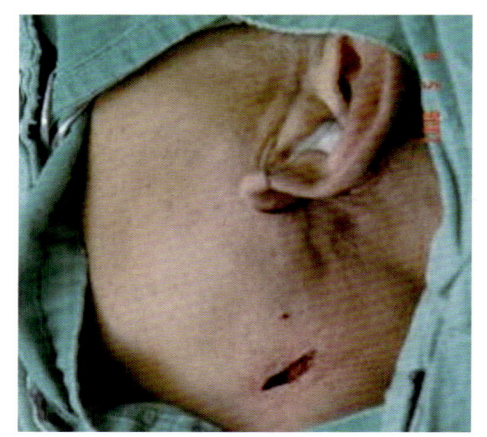
图18-2-1 第二切口

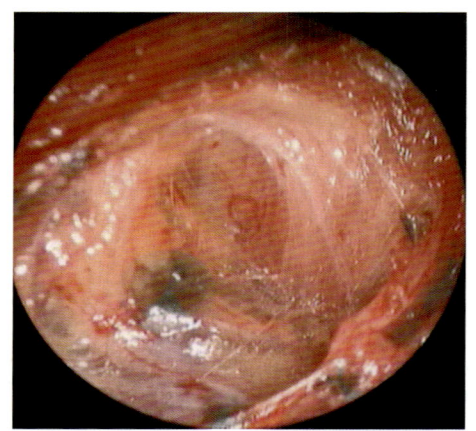
图18-2-2 建立手术空间

3. 显露面神经下颌缘支 翻起皮瓣后，在下颌角上方1cm范围内，以钝性分离方法，将嚼肌表面一层菲薄的结缔组织细心分离，在下颌缘支与颌外动脉交叉处，易于找到下颌缘支（图18-2-3）。此外，尚可在下颌角下后方于颈阔肌与颈深筋膜浅层之间钝性分离，显露面后静脉后，向上剥离少许，在腮腺下极的外上方，寻找横越面后静脉之面神经下颌缘支。

4. 分离面神经主干和分支 暴露下颌缘支后，沿该分支向近心端逆行分离，可见面神经干逐渐变粗，进入腮腺"峡部"后继续逆行分离，即可显露面神经总干（图18-2-4）。

5. 腮腺浅叶切除 同本章第一节"面神经总干解剖法"（图18-2-5）。

6. 切口处理 同本章第一节"面神经总干解剖法"（图18-2-6）。

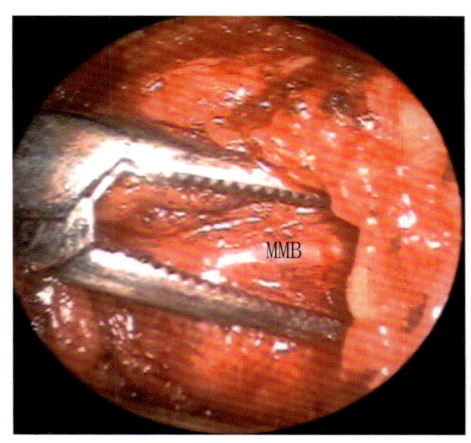

图18-2-3　显露面神经下颌缘支
（MMB：下颌缘支）

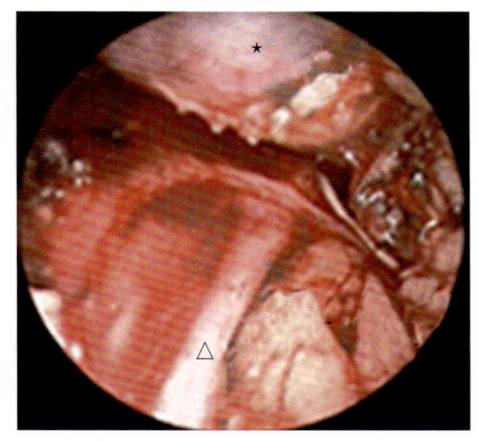

图18-2-4　显露面神经总干
（★：肿物，△：面神经颈面干）

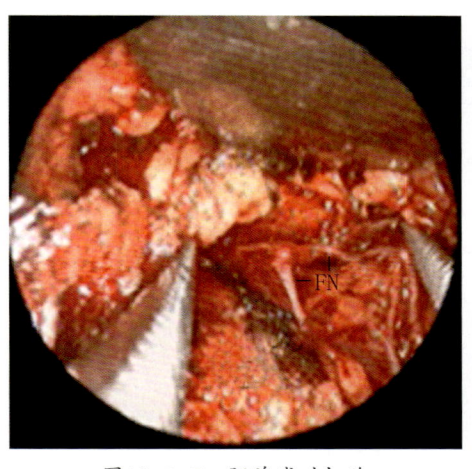

图18-2-5　腮腺浅叶切除
（FN：面神经）

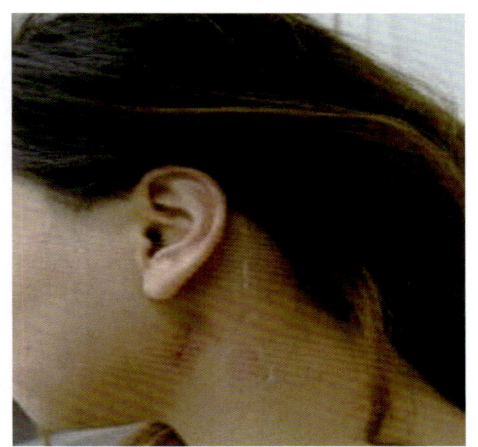

图18-2-6　术后切口

四、术后处理

同本章第一节"术后处理"。

五、并发症的防治

同本章第一节"并发症的防治"。

第三节 面神经下颌缘支逆行解剖法：耳后入路内镜下腮腺浅叶部分切除术

一、手术适应证和禁忌证

同本章第一节"手术适应证和禁忌证"。

二、术前准备

同本章第一节"术前准备"。

三、手术步骤

1. 麻醉和体位 采用气管内插管全麻或局麻下施行手术。手术体位以平卧位头偏向健侧为宜。
2. 切口 自耳垂下或前绕过耳垂沿耳后沟切开，继而向下达乳突尖后下（图18-3-1）。
3. 翻瓣与建立手术空间 按切口设计，切开皮肤、皮下组织，达颈深筋膜浅层表面，将皮肤及皮下组织瓣向前剥离、翻起，至腮腺咬肌筋膜浅层表面之上继续翻瓣，用小拉钩维持手术空间（图18-3-2）。

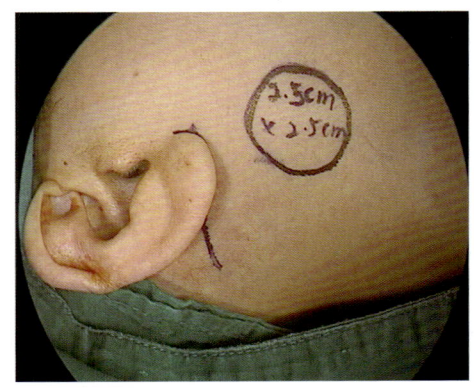
图18-3-1 耳后切口入路的切口

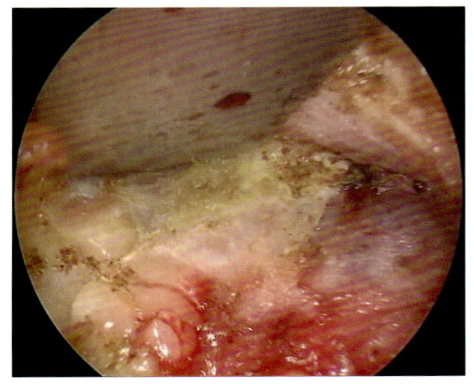
图18-3-2 建立手术空间

4. 显露面神经下颌缘支 翻起皮瓣后，在下颌角下后方于颈阔肌与颈深筋膜浅层之间钝性分离，显露面后静脉后（图18-3-3），向上剥离少许，在腮腺下极的外上方，寻找横越面后静脉之面神经下颌缘支（图18-3-4）。
5. 分离面神经主干和分支 暴露下颌缘支后，沿该分支向近心端逆行分离，可见面神经干逐渐变粗，进入腮腺"峡部"后继续做逆行分离，即可显露面神经总干（图18-3-5）。

6. 腮腺浅叶切除　同面神经总干解剖法（图18-3-6）。

7. 术腔冲洗，切口处理　同面神经总干解剖法（图18-3-7，图18-3-8）。

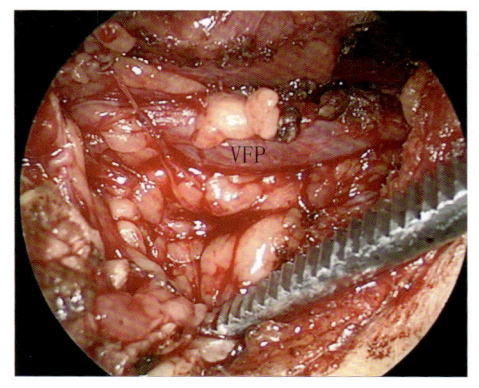

图18-3-3　显露面后静脉
（VFP：面后静脉）

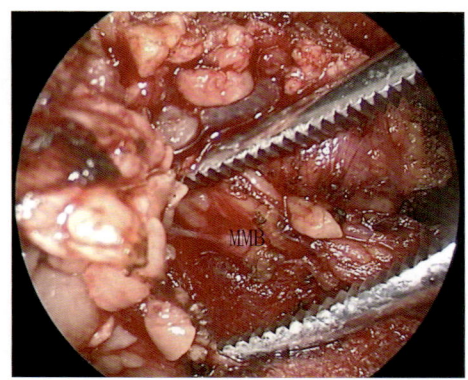

图18-3-4　面神经下颌缘支
（MMB：下颌缘支）

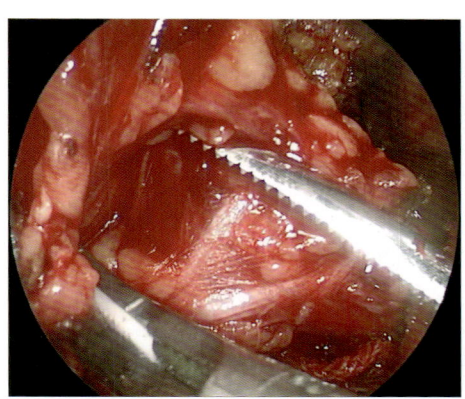

图18-3-5　显露面神经总干

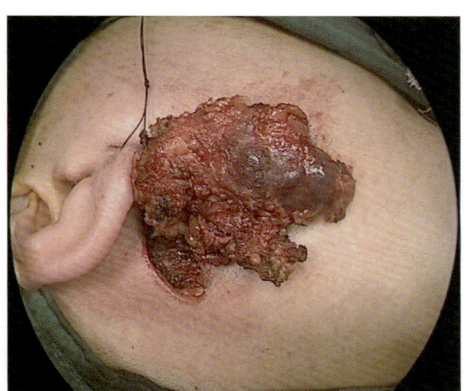

图18-3-6　切除腮腺浅叶

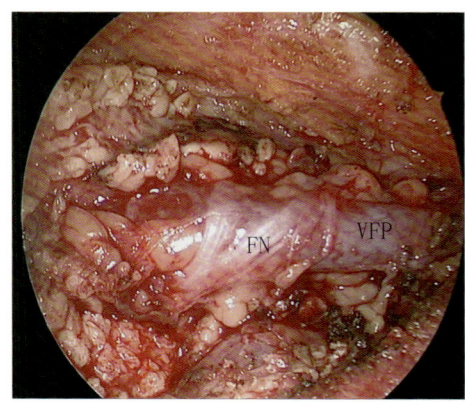

图18-3-7　腮腺浅叶切除后术腔
（FN：面神经；VFP：面后静脉）

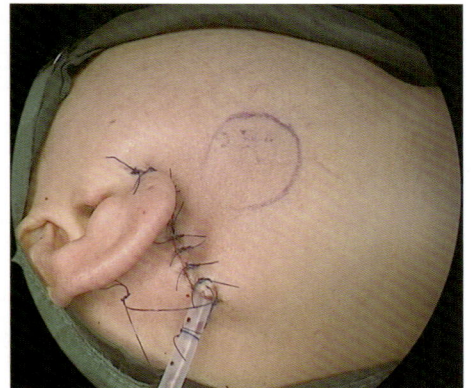

图18-3-8　术后切口

四、术后处理

同本章第一节"术后处理"。

五、并发症的防治

同本章第一节"并发症的防治"。

六、术式评价

腮腺良性肿瘤手术的原则是主张行腮腺浅叶部分切除术，即可以在确认肿瘤外1.0cm附近正常腺体组织进行切除，并同时解离相关1~2个面神经分支，无必要对这些病例进行全面解剖面神经和全腮腺的切除，该术式不影响手术疗效，且有助于减少术后味觉出汗综合征等并发症以改善生活质量。传统腮腺手术安全、有效，不足之处是遗留较明显手术瘢痕。内镜辅助下腮腺浅叶部分切除术具有安全、有效、微创、美观的优点。

内镜技术适合于腮腺良性肿瘤（≤3.0cm）。手术入路选择应根据肿瘤位置而定，一般肿瘤位于面神经总干附近，宜选择逆行法解剖面神经的内镜技术，若肿瘤位于腮腺尾叶，宜选择顺行法的内镜技术。内镜辅助下逆行法解剖面神经分支行腮腺浅叶部分切除术的不足之处是，术后侧位平视仅可见下颌角一小瘢痕，比较而言，耳后入路美观效果更佳。此外，这些入路便于中转手术。若手术中需中转手术，可以将耳后小切口顺沿切开或双平行切口连接切开则成传统开放切口，不需另取切口。

如何确保安全有效的解剖面神经是直接影响内镜下腮腺手术成功的关键技术。采用顺行法及逆向法解剖面神经经实践证明安全可行。在内镜下利用传统腮腺手术的解剖定位标志，术中容易识别面神经总干及分支；此外，术中要将整个腮腺后份与胸锁乳突肌前缘解离，使腮腺能向前掀起，这有利于手术的显露和操作；最后，一定要在面神经浅面操作，边分边撑边解离，避免形成楔形手术空间，确保有足够的空间解离组织，以免损伤面神经总干及其分支。

术中注意维持清晰的术野，减少出血。应用高频超声刀止血可靠，可获得精确安全的剥离，便于直接离断腺体和处理知名血管，能从容有效地控制出血、渗血，使手术在不间断中顺利进行，从而减少出血和缩短手术时间。

笔者认为内镜辅助下腮腺浅叶部分切除适用于腮腺浅叶≤3cm的良性肿瘤，其疗效可靠、安全可行且美观效果好，为临床腮腺良性肿瘤的治疗提供了一种新的手术方式。

（黄晓明）

■ **参考文献**

[1] 黄晓明，孙伟，郑亿庆，等. 无注气内镜辅助下腮腺浅叶部分切除术［J］. 中华耳鼻咽喉头颈外科杂志. 2009，44（6）：512-513.

[2] 孙伟，黄晓明，郑亿庆，等. 内镜辅助下腮腺浅叶部分切除术与传统腮腺浅叶部分切除术的比较研究［J］. 中华整形外科杂志，2009，25（4）：241-244.

[3] XM H，W S，X L，et al. Endosope-assisted partial-superficial parotidectomy through a concealed post auricular skin incision［J］. Surg Endosc，2009，23（7）：1614-1619.

[4] HUANG H, HUANG X, ZHENG Y, et al. A comparison between endoscope-assisted partial parotidectomy and conventional partial parotidectomy［J］. Otolaryngol Head Neck Surg，2009，140（1）：70-75.

[5] SUN W，XU Y，ZHENG Y，et al. Endoscope-assisted partial-superficial parotidectomy through two small skin incisions［J］. Acta Otolaryngol，2009，129（12）：1493-1497.

第十九章

内镜下颌下腺手术

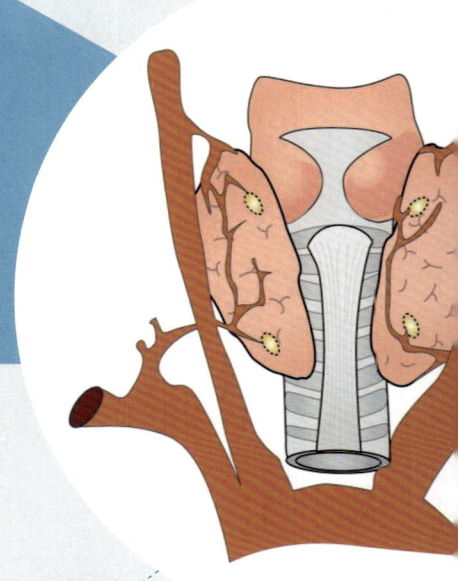

第一节 小切口内镜下颌下腺手术

一、手术适应证和禁忌证

1. 适应证

（1）慢性颌下腺炎、颌下腺结石。

（2）颌下腺良性肿瘤如颌下腺多形性腺瘤，直径≤3.0cm。术前应常规行CT了解颌下腺及肿瘤的大小以及包膜是否完整，有无对周围组织侵犯。

2. 禁忌证

（1）颌下腺的恶性肿瘤。

（2）良性肿瘤过大无法建立有效的手术空间。

二、术前准备

1. 影像学评估　如颌下腺超声、MRI检查，明确颌下腺病变的大小和范围。
2. 常规颈部备皮。

三、手术步骤

1. 麻醉与体位　采用气管内插管全麻或局麻下施行手术。手术体位采用平卧位无需垫肩。
2. 颌下切口　下颌骨下缘1.5cm颈部皮肤或自然皱褶处做一2～2.5 cm的切口（图19-1-1）。
3. 翻瓣与建立手术空间　按切口设计，切开皮肤、皮下组织、颈阔肌，在颈阔肌深面掀翻皮瓣，显露整个颌下区（图19-1-2），由于切口较小，翻皮瓣须在内镜下进行。翻瓣时向上不宜翻起

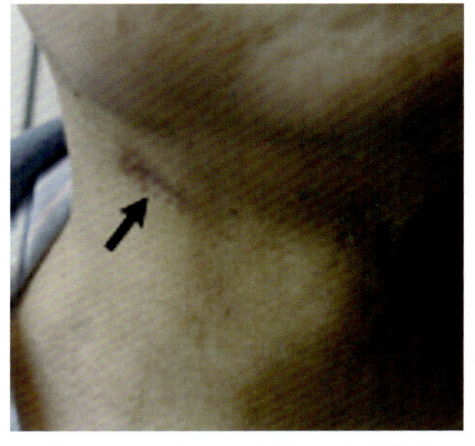

图19-1-1　箭头示颌下切口术后情况

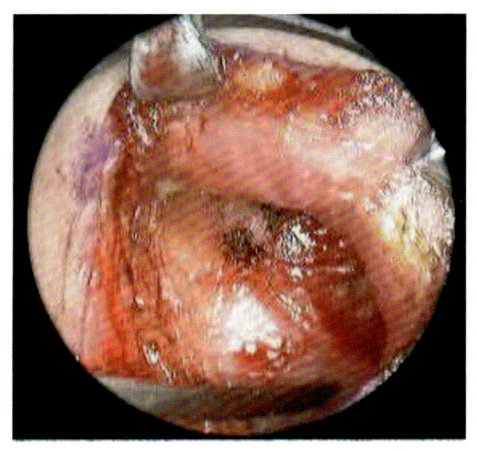

图19-1-2　翻瓣后术腔情况

过多,需注意防止损伤面神经下颌缘支,用小拉钩维持手术空间。

4. 超声刀处理颌下腺血管　沿腺体表面向下方作钝性分离,显露面前静脉近心端,超声刀离断,继而将颌下腺下缘从二腹肌浅面分离出来。仔细分离腺体的后部,将腺体向前拉开,在腺体后上深面与二腹肌后腹前缘之间找到颌外动脉近心端,靠近腺体将血管凝闭切断,必要时用丝线结扎。接着于下颌骨下缘,紧贴颌下腺上缘,找寻颌外动脉和面前静脉远心端,同理超声刀凝闭切断血管,并钝性分离颌下腺上缘,将其游离(图19-1-3)。

5. 显露舌下神经及舌神经　舌下神经一般位于二腹肌深面,手术在二腹肌以上平面,一般不会损伤。游离颌下腺前面深部时,可以显露颌下腺导管、舌神经和颌下神经节,离断颌下神经节通向颌下腺的分泌支,即可推开舌神经。舌神经于镜下呈银白色(图19-1-4),较易与颌下腺导管区别。

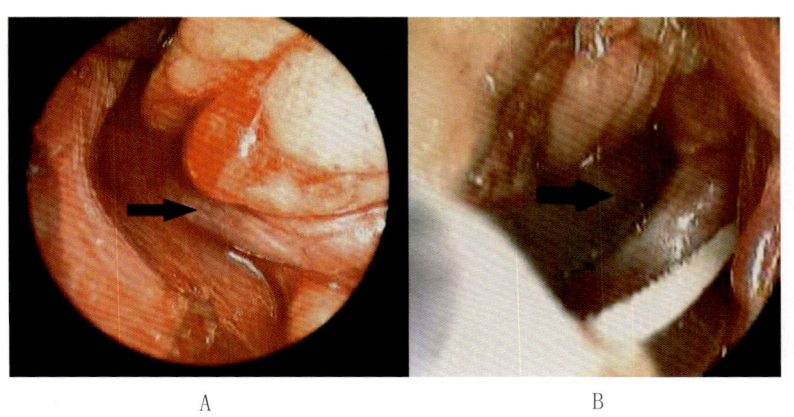

图19-1-3　颌下腺血管

A. 箭头示镜下显露面动脉近心端情况。B. 箭头示超声刀处理面静脉近心端情况。

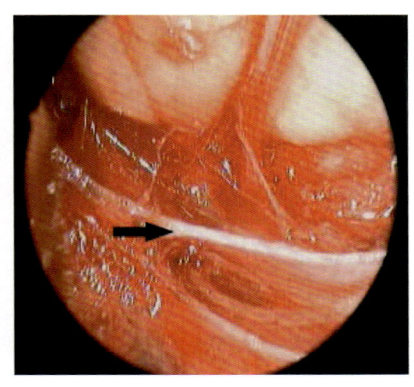

图19-1-4　箭头示镜下显露舌神经,呈银白色

6. 完整切除颌下腺及肿瘤　在处理完颌下腺的近心端和远心端血管后,可沿颌下腺及肿瘤包膜用超声刀逐一与周围组织离断,将颌下腺游离,最后处理颌下腺前面深部的颌下腺导管,并将肿瘤和颌下腺完整切除(图19-1-5)。

7. 伤口处理　常规冲洗、止血后,分层缝合伤口,放置引流条或负压管引流(图19-1-6)。最后加压包扎,消除死腔。

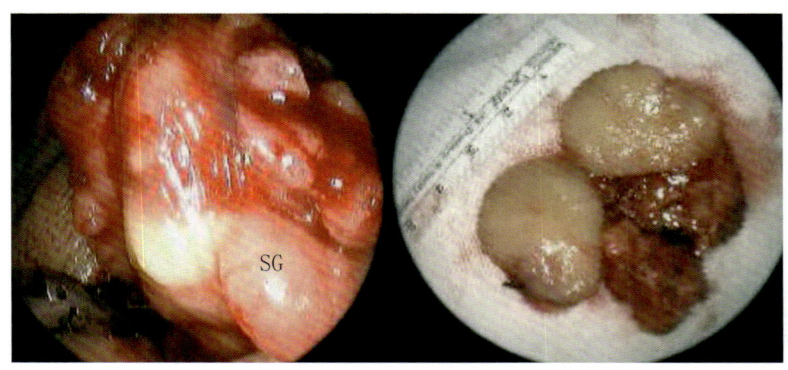

图19-1-5　超声刀完整切除颌下腺及肿瘤的情况
(SG:颌下腺)

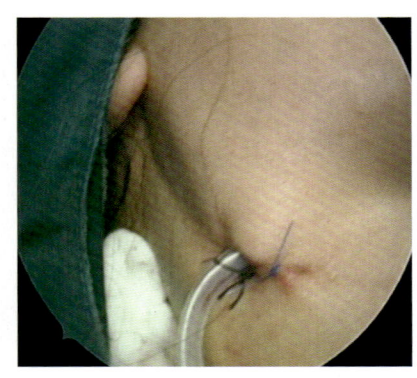

图19-1-6　术后切口放置引流情况

四、术后处理

1. 观察上呼吸道是否通畅　术后口底、咽侧壁肿胀、口咽部分泌物积存以及颌下区不适当的加压包扎都可影响呼吸道通畅，甚至导致呼吸道梗阻，因此应密切观察，及时处理。
2. 注意伤口出血情况　观察引流的多少、伤口的渗血情况、口底的肿胀情况及颈部皮下肿胀和淤血情况，必要时探查止血。
3. 预防感染　酌情使用抗生素，预防伤口感染。
4. 引流管于术后24～48h拔除。
5. 术后6～7天拆线。

五、并发症的防治

1. 舌神经的损伤　术后如发现舌感觉功能障碍，考虑是舌神经损伤所致。一般在术中注意辨别舌神经和舌下导管，避免误损伤舌神经。切忌术中出血时盲目钳夹或切除导管。
2. 面神经下颌缘支损伤　内镜下小切口手术因不需过度翻瓣，可以最大限度地避免此类并发症。
3. 术中、术后出血　主要为颌外动脉和面前静脉出血所致。术中用超声刀凝闭血管比较可靠，但近心端血管如果较粗，可以加以结扎。术后如发现渗血较多，应及时探查止血。
4. 上呼吸道梗阻　术中出血及术后口底肿胀都有可能导致呼吸道梗阻，应及时处理。
5. 伤口感染　术后采用负压管消灭术后无效腔可以减少术后感染。

六、术式评价

传统的颌下腺切除术于颈侧做一6～8cm的手术切口，术后颈侧遗留较长瘢痕，影响美观。内镜小切口颌下腺切除术改良了手术切口，借助内镜的辅助，既能达到如传统手术一样的效果，又在术后外观上获得了较大的改善。

小切口手术的完成必须借助内镜和超声刀才能完成，而内镜和超声刀的使用又给传统的颌下腺切除术带来了独特的优势。例如内镜的使用，使得翻瓣可以不超过下颌骨下缘，可以最大程度避免损伤面神经的下颌缘支。此外，内镜独特的放大照明作用，有助于显露舌神经，将它与颌下腺导管区分开来，从而避免损伤舌神经。而超声刀的特性在控制出血和避免损伤周围组织和神经方面也有很大的作用。

尽管如此，现阶段小切口颌下腺手术还是有它的适应证，主要局限在颌下腺炎、颌下腺结石及颌下腺良性肿瘤。颌下腺恶性肿瘤属于禁忌。而良性肿瘤如果肿瘤＞3cm，手术空间的建立受限，不利于内镜手术，此项属于相对禁忌，但随着建立手术空间的器械开发，也可以完成手术。

总之，无注气小切口颌下腺切除术具有以下优势：手术操作简单，安全、术后美观好，加之内镜的放大作用，有助于减少神经损伤的手术并发症。唯一美中不足的是仍留有颈部小瘢痕。但是，该技术用于颌下腺良性肿瘤和颌下腺炎的治疗是可行的，可成为颌下腺手术的选择之一。

第二节 经口底内镜下颌下腺手术

一、手术适应证和禁忌证

1. 适应证
（1）颌下腺良性病变，颌下腺病损的长径<4cm为宜，以避免肿物体积太大影响手术操作。
（2）反复感染的慢性颌下腺炎病例应慎重选择。
2. 禁忌证　张口受限、下颌骨发育不全（小下颌畸形）、下颌牙齿严重内倾、舌体活动受限者或腺体内肿物较大者均使手术空间缩小，影响术中颌下腺暴露和口内操作，不宜选择。

二、术前准备

术前口腔洁牙和漱口，保持口腔洁净。手术时，颈部和口腔常规消毒铺巾。

三、手术步骤

1. 麻醉与体位　经口气管插管，并固定于健侧口角位置。患者仰卧体位、垫肩。主刀位于头位，助手位于主刀左右两侧。
2. 切口　置入弓形开口器，用4号丝线缝穿术侧舌体前1/3，将其牵拉向对侧（图19-2-1）。用1∶100 000肾上腺素生理盐水稀释液浸润注射口底黏膜，减少口内切口出血。沿颌下腺导管开口至磨牙后区作弧形切口，切口下颌骨侧保留1cm的黏膜，以利术毕口底缝合。
3. 舌下腺及颌下腺导管处理　助手置入内镜辅助照明和显像。首先辨认保留或切除舌下腺（图19-2-2），内镜下辨认颌下腺导管，呈灰白色、管状、有腔隙，将其游离、追溯至下颌舌骨肌表面；辨认舌神经，呈银白色，表面见血管纹，由后外上向前内下绕过颌下腺导管穿入舌体，进入颌下腺深叶实质（图19-2-3）。在两者交界处结扎切断导管。
4. 颌下腺切除　在舌神经深面，下颌舌骨肌的浅面结扎切断由外下至前上斜行的舌深动、静脉（图19-2-4）。钳夹颌下腺深叶，向前牵拉下颌舌骨肌，充分暴露颌下腺浅叶，内镜下显露并结扎切断下颌下神经节的颌下腺分泌支。助手经颈部指压颌下三角，将颌下腺浅叶向口内推压，充分游离颌下腺前侧、内侧、外侧（图19-2-5）。

5. 面动、静脉处理　游离颌下腺后外侧时，内镜下仔细辨认面动脉和面前静脉，如颌下腺仅由面动脉分支滋养，则直接使用超声刀钳夹、凝闭、切断；如面动脉主干直接穿行腺体，则应在面动脉近心端双重凝闭或结扎后，再切断；面前静脉直接凝闭切断即可。分离颌下腺浅叶外下侧时，借助内镜辨认、保护深面的舌下神经。

6. 术腔关闭　完整切除颌下腺（图19-2-6）后，应用双合诊和内镜检查腺体是否残留，术腔充分止血、放置胶管经口底引流，逐层关闭。

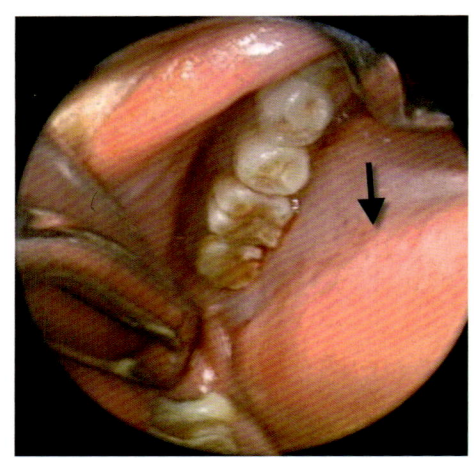

图19-2-1　置入弓形开口器，同时将舌体（箭头示）向健侧（右侧）牵拉，显露口底

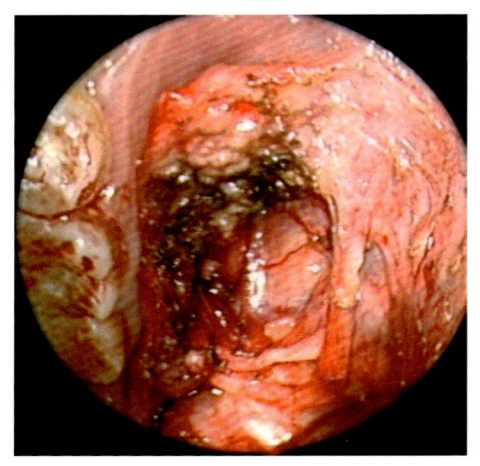

图19-2-2　内镜辅助下切除舌下腺，显露舌下腺导管和舌神经

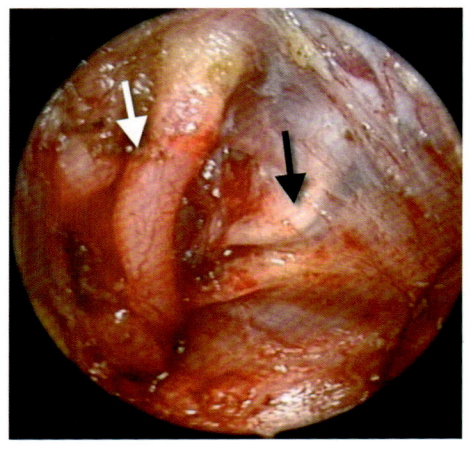

图19-2-3　内镜辅助下辨认、追溯颌下腺导管（白箭头示）和舌神经（黑箭头示）

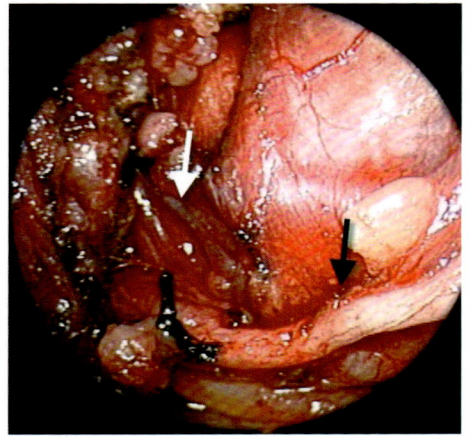

图19-2-4　内镜辅助下结扎切除颌下腺导管，显露深面的舌深动、静脉（白箭头示）和邻近的舌神经（黑箭头示）

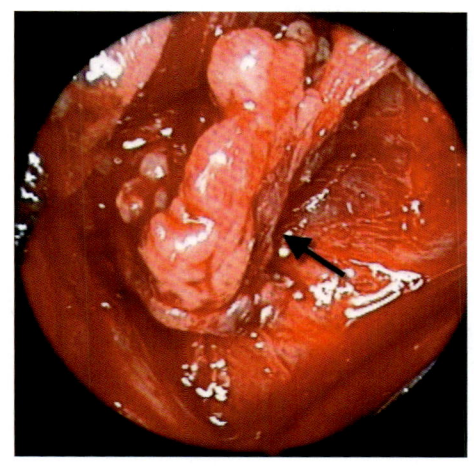

图19-2-5　内镜辅助下锐性游离颌下腺浅叶（箭头示）的内、外侧缘

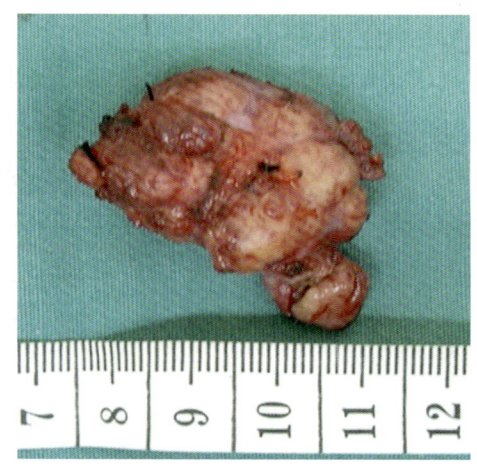

图19-2-6　内镜辅助完整切除的颌下腺

四、术后处理

术后颈部颌下区加压24h，术后1天拔除引流管，常规漱口并使用抗生素5~7天，1周拆线。

五、并发症的防治

术中注意以下细节，可显著降低内镜辅助经口入路的并发症。

1. 良好的暴露是内镜辅助经口入路术式成功的关键，术中可通过向健侧牵拉舌体、前拉下颌舌骨肌、颈外推压以及内镜辅助照明等方法，创立手术空间，充分显露颌下区解剖结构，避免盲目操作。

2. 舌神经斜行跨越口底，与颌下腺导管缠绕，关系密切，术中尽量避免牵拉和压迫，以减少术后的舌体麻木；舌下神经走行在颌下腺的外下方深面，紧贴腺体分离，可以避免损伤。

3. 颌下腺血管极的精细处理可以预防术后出血，面动、静脉位于颌下腺的后上方，术中可借助内镜的辅助照明和放大作用加以辨认，如有血管直接穿越颌下腺实质，需结扎、切断；如仅有分支进入颌下腺，可用超声刀直接凝闭、离断。

4. 经口入路术后切口直接暴露于口腔，围手术期应注意口腔护理和抗感染治疗以预防继发感染。

六、术式评价

经颈入路是颌下腺良性疾病的传统术式，适用于慢性颌下腺炎、颌下腺结石、颌下腺良性肿瘤等。但是，术后上颈部不可避免地遗留较长（6~8cm）的手术瘢痕，严重影响美观。随着社会生活水平的提高，在疾病治愈的同时，更多的患者对颈部美容提出了更高的要求。为此，许多学者尝试不同的手术入路切除颌下腺，如：颏下入路、舌骨水平入路、颈侧小切口内镜辅助入路，以期减少术后瘢痕对美观的影响。尽管上述术式在一定程度上缩短了切口长度，或采用了较为隐蔽的切口，但依然是经颈入路的改良，术后上颈部不可避免地遗留永久性瘢痕，且不能被衣物遮盖，美容效果欠佳。

经人体自然腔隙的手术入路是当前内镜微创、美容外科发展的方向。2009年，Benhidje等首次报道了影像辅助下经自然腔隙（经口入路）的甲状腺切除术。显然，经口入路颌下腺切除术符合这一现代美容外科的趋势。

随着内镜技术的发展、内镜技巧的积累、超声刀的应用以及术者对颌下口底解剖的熟悉，非内镜经口入路术腔显露欠佳的问题得到了良好的解决。在内镜和超声刀的使用中，笔者体会到内镜辅助经口入路兼具以下优点：①内镜的照明作用相当于视觉的延伸，有利口内深在术野的显露。②内镜的局部放大作用有利舌神经和颌下腺导管的鉴别，尤其有助颌下腺血管极的显露和精细处理。③内镜的监视成像系统还有利于助手的手术配合、教学以及临床资料的存档。此外，高频超声刀良好的止血效果，可使内镜显露更加清晰，同时避免有限手术操作空间内繁缛的缝绑、结扎。

当然，内镜辅助经口入路也有其局限性。传统的经颈入路对舌神经的影响较为轻微，术后舌神经麻木的概率为3%~12%。而内镜辅助经口入路，由于术野暴露的需要，常压迫和牵拉舌神经，术后患者会发生不同程度的暂时性舌神经麻木，发生率为25%~57%，但大多在14~30天后恢复。经颈入路，除非是术中损伤舌下神经，一般不会发生舌体运动障碍。但由于牵拉和压迫的因素，经口入路术后口底肌群和舌肌肿胀，常导致舌体活动受限和构音含糊，发生率高达70.1%，多数在2周后缓解。笔者的研究中，术后有2例（16.6%）出现暂时性的患侧舌体麻木和舌体运动障碍，1~3个月后完全缓解。颌下腺血管极的处理是经口入路的难点之一，术中操作不慎，可引起较难处理的出血。Hoog等报道2例术后出血，均在全麻下止血，1例需中转为颈部开放切口。笔者的研究没有出血并发症。此外，由于内镜的使用，需要助手持镜，因此需要相对固定的手术团队配合协作。

掌握手术适应证是内镜辅助经口入路术式顺利开展的前提。目前该术式只适合颌下腺良性病变。术前应通过病史、查体、影像学（CT或MRI）排除恶性病损，有条件的单位，术前应行细针穿刺细胞学或细针穿刺组织学活检明确病理。需特别提醒的是，反复感染的慢性颌下腺炎病例应慎重选择。长期反复的炎症感染常常导致腺体与周围邻近组织瘢痕粘连，经口入路时腺体的外下侧分离难度较大，即使协助颈外推压，也难以向口内移动。Kauffman等报道一例慢性颌下腺炎并涎石的患者，术中中转为经颈入路。因此，在开展此术式时，术前必须进行有效沟通，让对美容期望值较高的患者充分理解有中转手术的可能，术中遇到炎症粘连严重时，应果断中转，避免盲目操作。针对慢性颌下腺炎病例术中腺体分离和面动脉处理难度较大的特点，笔者对内镜手术加以改良，在上颈部下颌角下，颈纹内辅以2cm小切口，通过内镜下结扎、离断面动脉近心端，随后再经口内顺利切除颌下腺，这一操作很大程度减少了经口底内镜颌下腺手术的出血风险，当然上颈部留有小切口的瑕疵。

手术空间也是术前评估的关键。张口受限、下颌骨发育不全（小下颌畸形）、下颌牙齿严重内倾、舌体活动受限者或腺体内肿物较大者均使手术空间缩小，影响术中颌下腺暴露和口内操作，不宜选择。本研究所有病例的选择均考虑了上述影响因素。此外，尽管已有的经口入路术式文献对颌下腺病损的具体大小没有明确的描述，但是根据笔者的体会，颌下腺病损的长径应<4cm为宜，以避免肿物体积太大影响手术操作。

综上所述，基于颌下腺病损的性质、患者的意愿、内镜技术的可应用性、手术医生的技巧和经验等因素，对颌下腺良性病损，内镜辅助经口入路颌下腺切除术不仅术腔可视化良好，而且解决了颈部遗留永久性瘢痕和面神经下颌缘支损伤的问题，方法可行，美容效果确切，是一种可供临床借鉴的美容微创术式。

（罗小宁　黄晓明）

第三节　耳后入路的内镜下颌下腺手术

一、手术适应证和禁忌证

1. 适应证　此术式只适合颌下腺良性病损，包括慢性颌下腺炎、颌下腺结石（图19-3-1）、颌下腺良性肿瘤、多涎症等。

肿物的体积必然影响有限手术空间内的内镜操作，部分学者认为颌下腺肿物直径<5cm，可采用耳后发际入路切除。然而，颌下腺常见良性病损有慢性炎症和良性肿瘤之分，根据颌下腺肿物的性质对其长径加以细化，以利适应证的掌握。如为慢性颌下腺炎，腺体长径宜<7cm；如为良性肿瘤，瘤体长径宜<4cm。

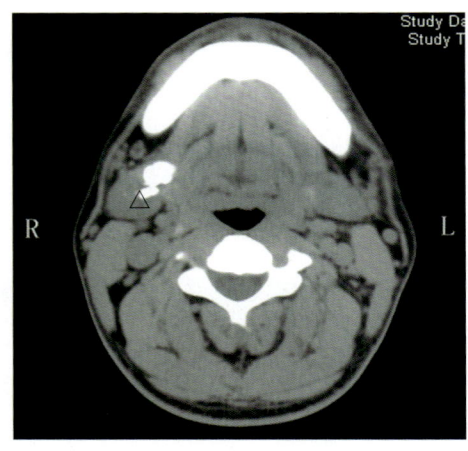

图19-3-1　轴位CT示右颌下腺肿大、腺体和导管内涎石（△示）

2. 禁忌证
(1) 颈部放射治疗史、手术史。
(2) 颌下腺恶性肿瘤。

二、术前准备

术前，耳后发际线以后、以上3cm区域备皮。经口插管全麻后，患者仰卧、垫肩、头偏健侧，颈部伸展。

三、手术步骤

耳后乳突区和颈面部常规消毒铺巾。主刀位于患侧，一助和二助位于头位和对侧。影像显示系统摆放于主刀斜对面。除皮肤切开、耳后发际皮肤翻瓣和切口缝合外，其余操作均在内镜辅助下进行。

1. 切口设计（图19-3-2） 切口设计于耳后沟和发际内，呈倒"U"形，长度约为11cm。切口始于耳后沟的耳垂根部，在耳后沟中点或上1/3处平滑转向枕部发际内，于发际内0.5cm向下延伸，平枕部发际下缘。

2. 手术空间的建立、维持 在耳后发际区SMAS与颈深筋膜浅层之间锐性分离，注意辨认、保护位于胸锁乳突肌中上部浅面由后至前排列的枕小神经、耳大神经和颈外静脉（图19-3-3）。在胸锁乳突肌上部前缘前方和下颌角后方，辨认颈阔肌后部侧缘，于其深面锐性游离，建立一直径3.0～4.0cm、直达颌下腺后缘的皮下隧道。置入妇科阴式拉钩悬吊，维持恒定、适当的内镜手术空间。

3. 颌下腺切除 分离腺体浅面后下缘的面静脉，超声刀凝闭、切断，向上牵拉，保护其浅面的面神经下颌缘支（图19-3-4）。如面静脉不妨碍手术操作，可予保留。钝性游离颌下腺后内侧缘，于二腹肌后腹前缘深面辨认、追溯面动脉，如颌下腺仅为面动脉分支滋养，则直接使用超声刀钳夹、凝闭、切断分支；如面动脉主干直接穿行腺体，则面动脉的近心端和远心端均予双重结扎后再切断（图19-3-5）。紧贴腺体包膜向前、上向、下向分离，在腺体前缘下颌舌骨肌浅面分离腺体浅部，

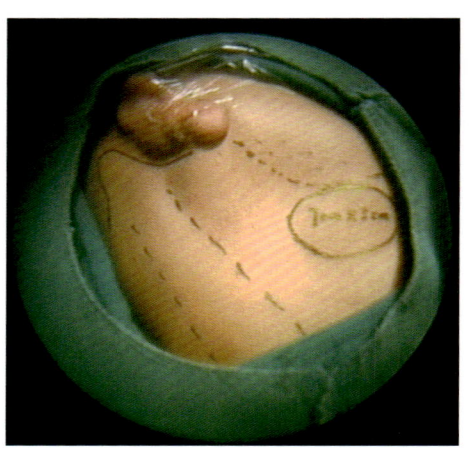

图19-3-2 耳后发际切口设计（实线所示）及毗邻解剖位置

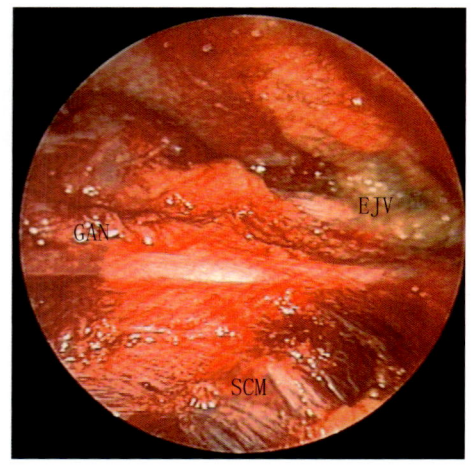

图19-3-3 内镜显露胸锁乳突肌上部浅面的耳大神经主干和颈外静脉
（GAN：耳大神经；EJV：颈外静脉；SCM：胸锁乳突肌）

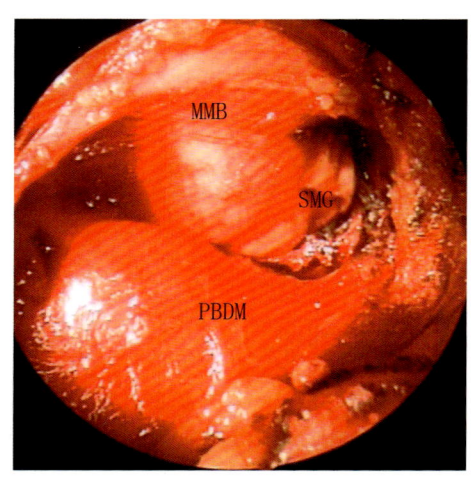

图19-3-4 内镜显露颌下腺浅面上缘的面神经下颌缘支及后下缘的二腹肌后腹
（MMB：下颌缘支；SMG：颌下腺；PBDM：二腹肌后腹）

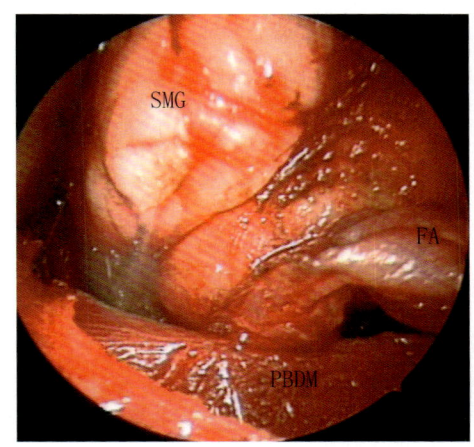

图19-3-5 内镜显露颌下腺后下缘的二腹肌后腹、面动脉

（FA：面动脉；SMG：颌下腺；PBDM：二腹肌后腹）

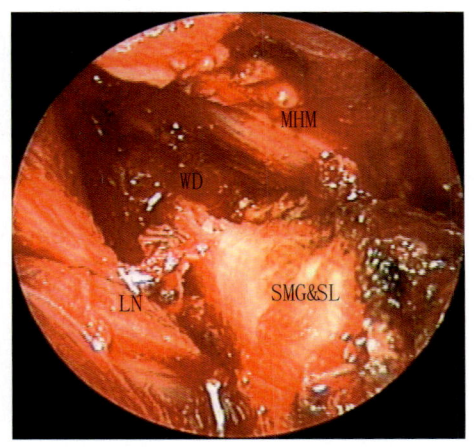

图19-3-6 内镜显露下颌舌骨肌深面颌下腺深部、舌神经、颌下腺导管及管内涎石

（MHM：下颌舌骨肌；LN：舌神经；WD：颌下腺导管；SMG：颌下腺；SL：涎石）

将该肌后缘牵拉向前，同时将腺体向外下牵拉，钝性游离其内侧面，显露、凝闭、切断舌神经下颌下神经节的颌下腺分泌支。于腺体前下方显露和游离颌下腺导管，注意辨认保护分别位于导管上下方的舌神经和舌下神经（图19-3-6），追溯导管至舌下腺处，凝闭、切断，将腺体经隧道取出。

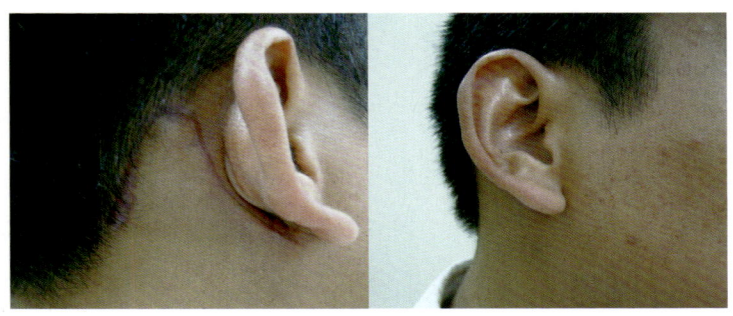

图19-3-7 术后3个月正、侧面观，切口隐蔽

术中，拉钩根据需要适时调整，以利暴露，同时使用超声刀凝闭、切断颌下腺的其他微细血管，如颌下腺后缘内上的颌下腺静脉、前下缘的颏下动、静脉，减少术中出血。

术毕冲洗术腔、彻底止血，复位耳后发际皮瓣，放置负压引流，切口对位美容缝合。

4. 术后3个月随访 术后切口愈合良好，位于耳后沟至发际前缘，较隐蔽（图19-3-7）。

四、术后处理

术后常规放置负压引流；术后24~48h，引流量<10mL/d时拔出引流管；术后6~7天拆线，术后24h内预防性使用抗生素1次。

五、并发症的防治

1. 与皮瓣分离相关的并发症 耳后发际区皮瓣如果设计厚度太薄，或皮瓣游离缘两边夹角太小（<45°），则皮瓣远端皮肤可能发生坏死或淤紫；发际内切口设计时，应顺应毛囊方向，避免损伤毛囊导致的术后切口局部脱发；切口设计和皮瓣分离时，还应注意层次和范围，避免损伤胸锁乳突肌上部浅面走行的颈外静脉、耳大神经和枕小神经引起的枕部、耳垂麻木和出血。

2. 神经损伤　面神经下颌缘支麻痹是经颈入路颌下腺切除术最常见的并发症，Milton等报道经颈入路暂时性下颌缘支麻痹的发生率为11%，永久性为7%。在笔者的对照研究中，术后暂时性下颌缘支麻痹内镜组1例（6.7%）、传统组2例（11.8%），均在3个月内缓解。在预防下颌缘支损伤方面，耳后入路内镜下颌下腺手术相对有优势：首先，切口远离颌下区，避免了传统颌下切口对下颌缘支的直接损伤；其次，耳后发际入路的操作视野便于在腮腺前下缘沿下颌角直接证实下颌缘支，或者在颌下腺浅面后下缘辨认面静脉，结扎离断后向上牵拉使下颌缘支远离术区；再者，耳后发际入路维持颌下区手术空间时，拉钩呈前后位提拉颌下区皮瓣，避免了经颈入路呈头尾位牵拉皮瓣时对下颌骨下缘附近下颌缘支的直接挤压。

传统经颈入路术后舌神经麻痹的发生率为3%~12%，舌下神经麻痹的发生率为1%~2.9%。耳后入路内镜下颌下腺手术的内镜照明和放大作用有效地避免了视觉盲区，有利于舌神经与颌下腺导管、舌下神经与面动脉的鉴别和精细处理。在笔者开展的研究中，无舌神经和舌下神经损伤并发症。

另外，还需警惕超声刀的热损伤副效应。处理颌下腺导管和面静脉时，刀头工作面应远离舌神经、舌下神经和面神经下颌缘支，距离保持5mm以上。使用过程中，可通过蒸馏水降温刀头、分次凝闭切断组织以及调整合理的工作强度等细节和技巧避免热传导。

3. 术中、术后出血　面动、静脉的处理不妥是导致颌下腺手术出血的主要原因。耳后发际入路采用由后至前的操作顺序，面静脉和面动脉的近心端位于手术空间的近侧，便于直接识别。与此同时，根据面动、静脉与颌下腺的解剖关系，对多数没有穿行腺体的面动脉和不妨碍操作的面静脉均予以保留，避免了血管离断后残端结扎或凝闭不牢引起的出血。对于穿行腺体的面动脉，其近心端和远心端均应双重结扎或钛夹夹闭后，再离断。另外，术中使用超声刀紧贴腺体包膜逐一凝闭切断进出腺体的细小分支可减少弥漫性出血。此外，耳后发际皮瓣的分离，应注意避免颈外静脉的损伤。

六、术式评价

（一）与传统术式比较

经颈入路是外科治疗颌下腺良性病损的经典术式，具有显露清晰、操作方便、易于扩展等特点。然而，即使将切口藏匿于皮纹，或者采用精细缝合，术后上颈部可视区不可避免地遗留手术瘢痕（6~8cm），影响美观和生活质量。基于颈部无瘢痕、充分显露和病灶完整切除的目的，笔者团队成功开展了耳后入路内镜下颌下腺手术，切口设计在远离颈部的耳后发际隐蔽区域，术后无论正面观还是侧面观，切口瘢痕完全隐藏于耳后沟皱褶和发际内，即使发生瘢痕增生或局部脱发，也可完全被耳郭和头发掩盖。此术式尤其适合美容要求较高的年轻女性及瘢痕体质患者。在笔者的研究中，尽管内镜组的切口（11.47 ± 1.11 cm）长于传统组（6.19 ± 0.86 cm）（$P<0.001$），但是，切口良好的隐蔽性使内镜组的美容评分（9.02 ± 0.64 分）显著高于传统组（5.68 ± 1.13 分）（$P<0.001$），术后美容效果确切。

耳后入路内镜下颌下腺手术的不足在于术时相对较长。根据笔者的研究，内镜组（64.33 ± 7.29 min）手术耗时显著多于传统组（54.71 ± 6.49 min）（$P<0.001$），手术时间延长与耳后发际区皮瓣分离、颌下区手术空间建立、以及内镜使用有关。随着术者经验的积累、手术技巧的掌握、内镜器械的改进，手术时间将逐步缩短。这一观点，已在内镜甲状腺外科的研究中得到验证。在术中出血、疼痛评分、术后并发症等方面，耳后入路内镜下颌下腺手术与传统术式比较，无明显差异。

（二）与其他术式比较

回顾已有的文献，笔者根据手术切口的隐蔽程度分为相对隐蔽入路和完全隐蔽入路两类，相对隐蔽入路包括：颏下舌骨水平入路、颈侧小切口入路内镜辅助术式、CO_2注气颈部入路（锁骨上、上颈部）内镜术式。完全隐蔽入路包括：经口入路（非内镜和内镜）、耳后发际入路、经口和耳后发际联合入路。

颏下舌骨水平入路和内镜辅助颈侧小切口入路，切口相对隐蔽、便于中转扩展，但颈部可视区依然遗留永久性瘢痕。内镜CO_2注气颈部入路，切口也相对隐蔽，但不利中转，而且还容易发生皮下广泛分离所致的创伤及CO_2注气并发症。

经口入路或者内镜辅助经口入路，完全符合颈部无瘢痕的要求，并且降低了面神经下颌缘支损伤的风险，但是又带来面动脉近心端处理困难、暂时性舌神经麻痹、舌体口底肌群运动障碍和口内伤口感染等新问题。需要中转时，还需在上颈部增添手术切口。Kauffman等报道了1例慢性颌下腺炎并涎石的患者，由经口入路中转为传统经颈入路。

非内镜耳后发际入路美容效果理想，但是面临术腔深在、颌下腺前缘导管和血管极操作困难等问题。经口和耳后发际联合入路，美容效果确切，但也兼具了上述两个切口的不足。

与上述手术入路比较，耳后入路内镜下颌下腺手术切口完全隐蔽，美容效果确切；采用无注气建腔，避免了注气并发症；内镜的照明、放大作用有利于深在术腔的显露和重要解剖结构处理（颌下腺导管的完整切除和颌下腺血管极的处理）；超声刀的使用使有限手术空间内的操作成为可能，既简化环节，又减少术中出血；便于中转为兼顾暴露与美容的改良面部除皱切口。

综上所述，基于颌下腺病损的性质大小、患者的意愿、内镜的可应用性、术者的经验技巧、开展单位的设备条件等因素，对颌下腺良性病损，耳后入路内镜下颌下腺手术安全、可行。与传统经颈入路比较，优点是切口隐蔽、美容效果确切、术腔可视化良好、无明显术后并发症，是一种可供临床借鉴的美容术式。

（陈良嗣　黄晓明）

第四节 锁骨下入路的内镜下颌下腺手术

一、手术适应证和禁忌证

1. 适应证

（1）慢性颌下腺炎、颌下腺结石。

（2）颌下腺良性肿瘤如颌下腺多形性腺瘤，直径≤3.0cm。

2. 禁忌证

（1）颌下腺的恶性肿瘤。

（2）良性肿瘤过大无法建立有效的手术空间。

二、术前准备

术前应常规行CT以了解颌下腺及肿瘤的大小以及包膜是否完整，有无周围组织侵犯。采用气管内插管全麻或局麻下施行手术。手术体位采用平卧位头偏向健侧。

三、手术步骤

1. 切口　于锁骨下1.5cm中点做一14mm切口，此切口两边各做一个约12mm大小的切口。

2. 翻瓣与建立手术空间　翻瓣同传统手术，在颈阔肌下进行，向上翻至下颌骨水平，完整暴露颌下腺。手术空间的建立采用CO_2注气，中间为注气孔，两边切口分别置入Trocar，以放置手术牵拉钳及超声刀。

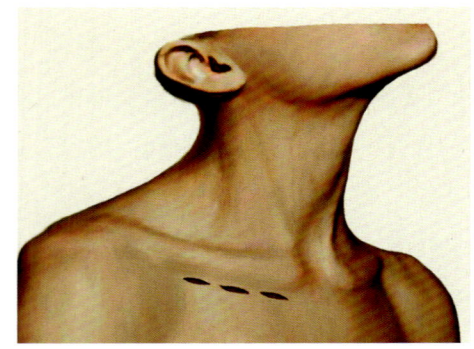

图19-4-1　锁骨下3个小切口

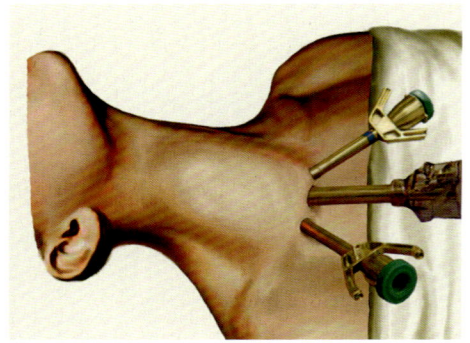

图19-4-2　注气建立手术空间

3. 超声刀处理颌下腺血管　沿腺体表面向下方作钝性分离，显露面前静脉近心端，超声刀离断，继而将颌下腺下缘从二腹肌浅面分离出来。仔细分离腺体的后部，将腺体向前拉开，在腺体后上深面与二腹肌后腹前缘之间找到颌外动脉近心端,银夹夹闭血管并切断。接着于下颌骨下缘,紧贴颌下腺上缘,找寻颌外动脉和面前静脉远心端,超声刀凝闭切断血管,并钝性分离颌下腺上缘,将其游离。

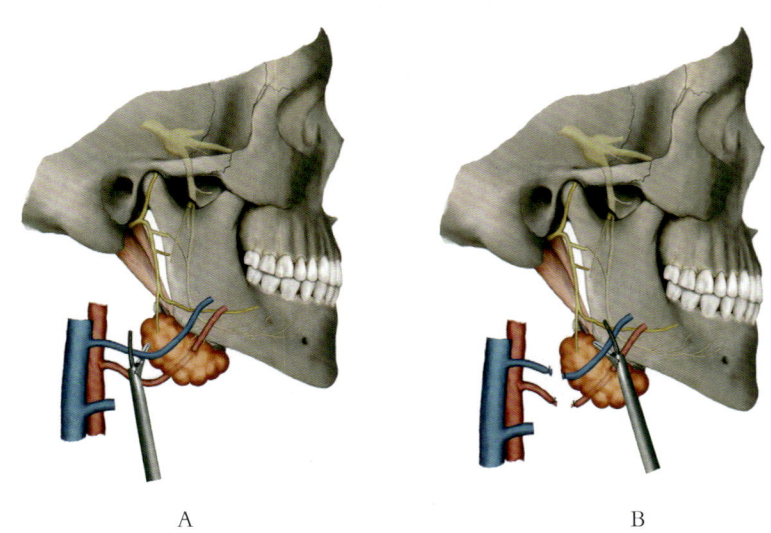

图19-4-3 术中面动脉的处理
A. 超声刀处理面动脉近心端 B. 超声刀处理面动脉远心端

4. 显露舌下神经及舌神经　舌下神经一般位于二腹肌深面,手术在二腹肌以上平面,一般不会损伤。游离颌下腺前面深部时,可以显露颌下腺导管、舌神经和颌下神经节,离断颌下神经节通向颌下腺的分泌支,即可推开舌神经。舌神经于镜下呈银白色,较易与颌下腺导管区别。

5. 完整切除颌下腺及肿瘤　在处理完颌下腺的近心端、远心端血管后,可沿颌下腺及肿瘤包膜用超声刀逐一与周围组织离断,将颌下腺游离(图19-4-5),最后处理颌下腺前面深部的颌下腺导管,并将肿瘤和颌下腺完整切除。

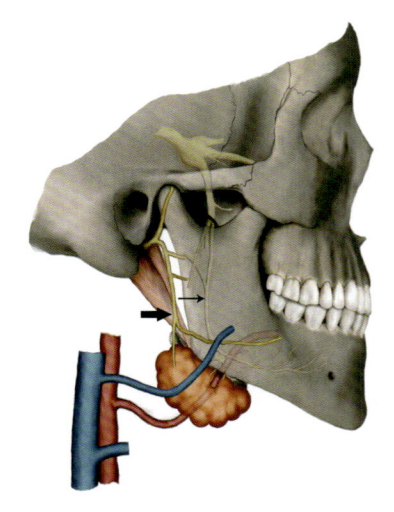 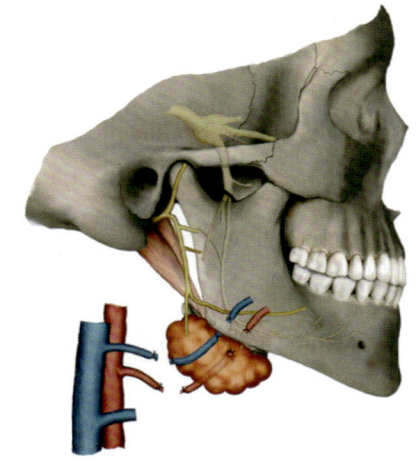

图19-4-4　面神经下颌缘支(粗箭头示)　　图19-4-5　颌下腺被超声刀完全游离后的
　　　　　和舌神经(细箭头示)　　　　　　　　　　　　情况

6. 伤口处理 拔出Trocar，伤口放气。常规冲洗、止血后，分层缝合伤口，放置负压管引流（图19-4-6）。最后加压包扎，消除死腔。

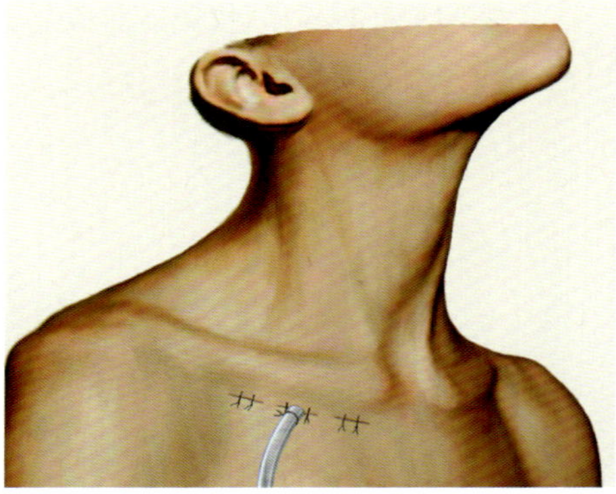

四、术后处理

同本章第一节"小切口内镜下颌下腺手术"。

五、并发症的防治

同本章第一节"小切口内镜下颌下腺手术"。

图19-4-6 术后切口放置引流管的情况

六、术式评价

锁骨下入路颌下腺手术较小切口颌下腺手术的切口更低更隐蔽，但由于经过的路径较长，因此无法采用机械牵拉的方法建立手术空间，需采用CO_2注气的方法维持手术空间。Terris等还将机器人手术用于锁下入路的颌下腺手术，获得了成功。机器人手术定位更准确，手术更精细，研究表明它比传统手术方法在手术时间上还略有缩短。因此笔者认为锁下入路虽然路径较长，但作为颌下腺手术的选择之一是可行的。

（罗小宁 黄晓明）

第五节 经胸前入路内镜下颌下腺切除术

一、手术适应证和禁忌证

1. 适应证
（1）慢性下颌下腺炎。
（2）下颌下腺腺体及腺体导管处结石。
（3）下颌下腺良性肿瘤≤3cm，如混合瘤。

2. 禁忌证
（1）急性炎症期。

(2)颌下腺恶性肿瘤。

(3)既往手术史者。

二、术前准备

1. 术前影像学检查,明确手术指征。

2. 全麻患者术前禁食,并应用镇静剂,如鲁米那等。

三、手术步骤

1. 麻醉与体位　采用全麻,经鼻腔或口腔插管,患者取仰卧位,头偏向健侧。

2. 切口　于右侧锁骨下两横指,距离正中线约5cm处沿皮纹行一长约4cm切口。

3. 建立手术操作空间　切开皮肤、皮下组织及颈阔肌,0°内镜下于颈阔肌与颈深筋膜浅层之间疏松组织分离。分离范围上至下颌骨下缘,外侧至胸锁乳突肌外缘,内侧至颌下正中部,用特制拉钩将颈阔肌皮瓣向上方提拉形成手术空间(图19-5-1)。

4. 显露并分离颌下腺　自胸锁乳突肌前缘切开颈深筋膜,解剖并显露颌下腺下级,紧贴被膜分离腺体下部和后部(图19-5-2)。

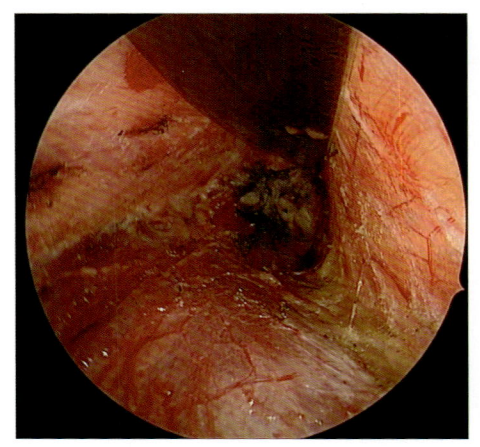
图19-5-1　手术操作空间的建立

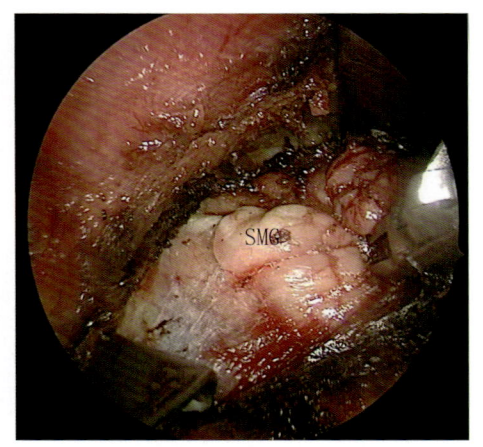
图19-5-2　分离颌下腺后下部
（SMG：颌下腺）

5. 处理颌下腺血管　将颌下腺下缘从二腹肌浅面分离出来。仔细分离腺体的后部,将腺体向前拉开,在腺体后上深面与二腹肌后腹前缘之间找到颌外动脉近心端,银夹夹闭血管近心端并切断。接着于下颌骨下缘,紧贴颌下腺上缘,找寻颌外动脉和面前静脉远心端,超声刀凝闭切断血管(图19-5-3),并钝性分离颌下腺上缘,将其游离。沿腺体表面向下方作钝性分离,显露面前静脉近心端,用超声刀处理或可吸收生物夹夹闭。

6. 显露舌下神经及舌神经 游离颌下腺前面深部时，于二腹肌后腹及茎突舌骨肌前缘找到并保护舌下神经（图19-5-4）。向前方牵拉腺体，可以显露颌下腺导管、舌神经和颌下神经节，紧贴下颌下神经节切断该分泌支（图19-5-5）。

7. 完整切除颌下腺及肿瘤 在处理完颌下腺的近心端、远心端血管后，可沿颌下腺及肿瘤包膜用超声刀逐一与周围组织离断，将颌下腺游离，最后处理颌下腺前面深部的颌下腺导管（图19-5-6），逐步分离并摘除腺体（图19-5-7）。

8. 术腔处理 生理盐水冲洗创面，充分止血（图19-5-8），面动脉近心端使用两个LT400钛夹双重结扎（图19-5-9）或缝扎。术腔留置引流管一条，逐层缝合颈阔肌、皮下组织及皮肤，术毕。

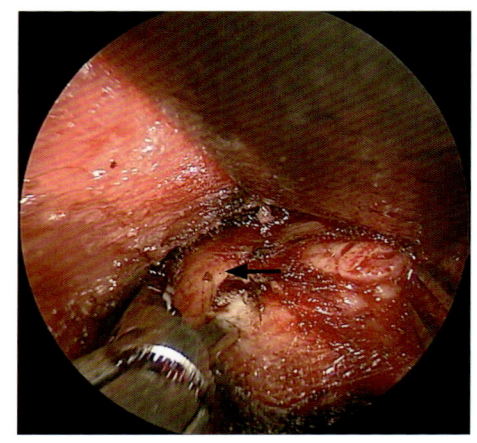

图19-5-3 凝闭面动、静脉近心端（箭头示面动脉）

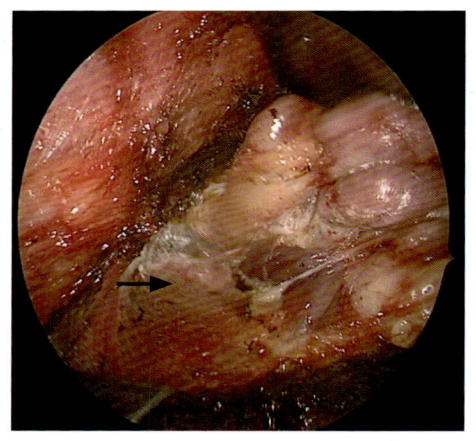

图19-5-4 寻找并保护舌下神经（箭头示舌下神经）

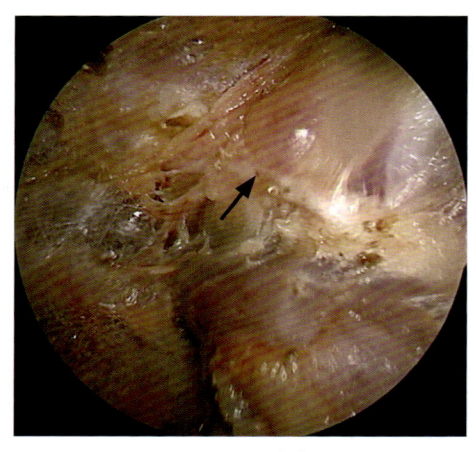

图19-5-5 显露凝切舌神经进入颌下腺的分泌支（箭头示舌神经）

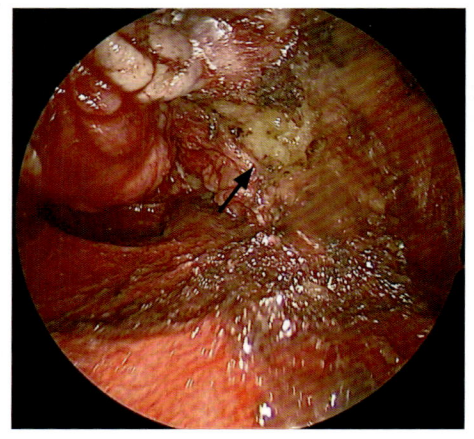

图19-5-6 颌下腺导管（如箭头示）

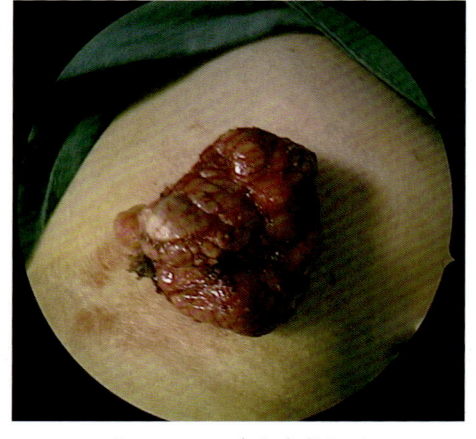

图19-5-7 腺体完整切除

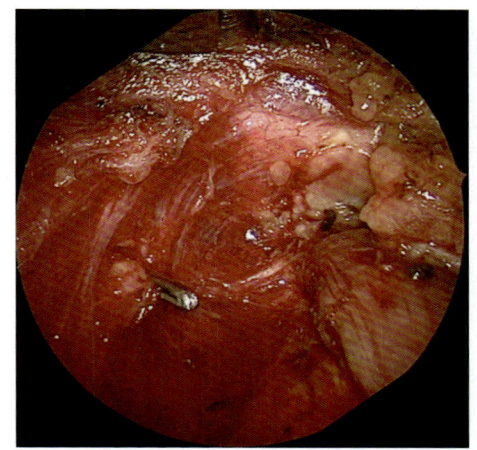 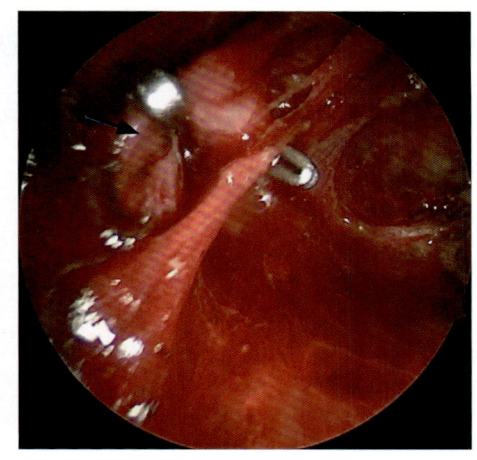

图19-5-8　术腔术后观　　　图19-5-9　面动脉近心端双重结扎（箭头示面动脉近心端）

四、术后处理

1．半流质饮食2～3天。
2．术后24～48h拔除引流管。
3．术后7天拆线。

五、并发症的防治

1．术后出血、血肿　多因术中止血不彻底、面动脉近心端凝闭不全所致，需行血肿探查、清除术。预防：术中应仔细止血，严密结扎面动脉近心端，配合全身应用止血药。
2．口角歪斜、舌体麻木　多因术中损伤面神经下颌缘支及舌神经。

六、术式评价

经胸前入路内镜下颌下腺切除术切口长度较传统缩短，且切口外移，位于胸前外侧隐蔽部位，衣物或饰品覆盖即可掩饰，更具美容效果，患者满意度高。手术前提是建立手术空间，使用超声刀在颈阔肌与颈深筋膜浅层之间疏松组织分离，分离范围：上至下颌骨下缘，外侧分别至胸锁乳突肌外侧缘之间，前至颈正中线，完成颈部皮下间隙的手术操作空间，拉钩悬吊颈阔肌皮瓣即可维持手术空间，术中有效操作空间较内镜辅助手术大，便于较大肿物的切除。由于内镜系统的放大作用，更有利于重要结构的辨认和保护，其中舌神经、舌下神经在内镜的放大下呈白色扁平状，更容易识别。术中重视颌外动脉和面前静脉处理和下颌缘支的保护。该术式安全可靠，可成为颌下腺疾病的选择术式之一。

第六节 经胸前入路机器人辅助颌下腺切除术

一、手术适应证和禁忌证

同本章第五节"经胸前入路内镜下颌下腺切除术"。

二、术前准备

同本章第五节"经胸前入路内镜下颌下腺切除术"。

三、手术步骤

1. 麻醉和体位　麻醉方法为全麻，经鼻腔或口腔插管，患者取仰卧位，头偏向健侧。
2. 切口　胸前入路内镜甲状腺手术切口（图19-6-1）。
3. 建立手术操作空间　切开皮肤、皮下组织及颈阔肌，于颈阔肌与颈深筋膜浅层之间疏松组织分离。分离范围上至下颌骨下缘，外侧至胸锁乳突肌外缘，内侧至颌下正中部，用特制拉钩将颈阔肌皮瓣向上方提拉形成手术空间。操作臂对接各套管，1号臂置入超声刀，2号臂置入Cardiere抓钳（图19-6-2）。手术者在外科操控台操控，助手经切口协助操作。

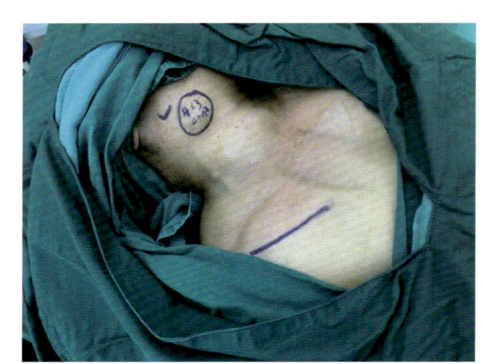

图19-6-1　手术切口

4. 显露并分离颌下腺　紧贴颌下腺上缘和下颌骨下缘内侧面作钝性分离，寻找颌外动脉和面前静脉，hemlock夹夹闭面动脉近心端和远心端，沿腺体表面作钝性分离，超声刀凝闭面前静脉近心端，将颌下腺下缘从二腹肌分离出来，继而分离腺体前部，使其与下颌舌骨肌浅面分离，仔细分离腺体后部，再将腺体向前牵拉，自胸锁乳突肌前缘切开颈深筋膜，解剖并显露颌下腺下级，紧贴被膜分离腺体下部和后部（图19-6-3）。

5. 处理颌下腺血管　将颌下腺下缘从二腹肌浅面分离出来。仔细分离腺体的后部，将腺体向前拉开，在腺体后上深面与二腹肌后腹前缘之间找到颌外动脉近心端，银夹夹闭血管近心端并切断（图19-6-4）。接着于下颌骨下缘，紧贴颌下腺上缘，找寻颌外动脉和面前静脉远心端，超声刀凝闭切断血管，并钝性分离颌下腺上缘，将其游离。沿腺体表面向下方作钝性分离，显露面前静脉近心端，用超声刀处理或可吸收生物夹夹闭。

6. 处理颌下腺导管，切除腺体　将下颌舌骨肌后缘向前拉开，将腺体牵向后下方，暴露颌下腺深部，分离出颌下腺导管，舌神经和颌下神经节，剪断颌下神经节的分泌支，推开舌神经，在近口底处将颌下腺导管夹闭，完整切除颌下腺（图19-6-5）。

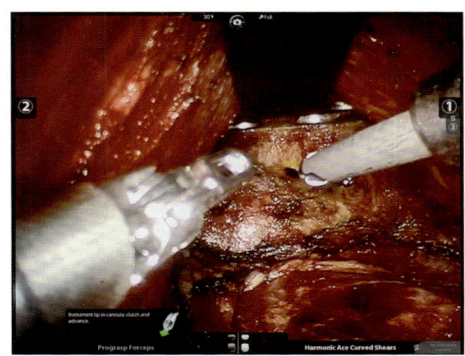

图19-6-2　手术操作空间的建立

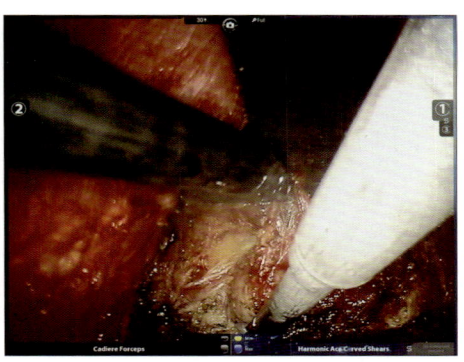

图19-6-3　分离颌下腺后下部

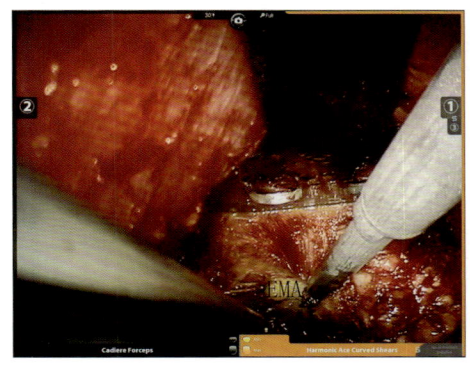

图19-6-4　凝闭颌外动脉近心端
（EMA：颌外动脉）

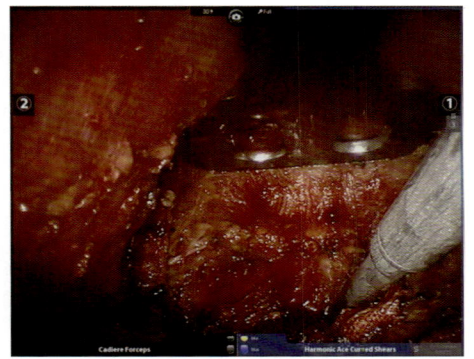

图19-6-5　术腔术后观

四、术后处理

同本章第五节"经胸前入路内镜下颌下腺切除术"。

五、并发症的防治

同本章第五节"经胸前入路内镜下颌下腺切除术"。

六、术式评价

经胸前入路机器人辅助下颌下腺切除术切口长度较传统缩短，且切口外移，位于胸前外侧等隐蔽部位，衣物或饰品覆盖即可掩饰，更具美容效果，患者满意度高。同内镜辅助术式一样，手术前提是建立手术空间，使用超声刀在颈阔肌与颈深筋膜浅层之间疏松组织分离，分离范围：上至下颌骨下缘，外侧分别至胸锁乳突肌外侧缘之间，前至颈正中线，完成颈部皮下间隙的手术操作空间，拉钩悬吊颈阔肌皮瓣即可维持手术空间，术中有效操作空间较内镜辅助手术大，便于较大肿物的切除。借助于机器人系统3D内镜系统的放大作用，更有利于术者辨认和保护重要结构，如舌神经、舌下神经等。术中亦应重视颌外动脉和面前静脉处理及下颌缘支的保护。该术式安全可靠，可成为颌下腺疾病的可供选择术式之一。

（韩 萍 黄晓明）

■ 参考文献

[1] 郑义庆，罗小宁，黄晓明，等. 无注气内镜下小切口颌下腺切除术［J］. 中国内镜杂志，2009，15（2）：201-203.

[2] 郑义庆，黄晓明，罗小宁，等. 内镜下小切口下颌下腺切除术和传统手术的对照［J］. 中国耳鼻咽喉头颈外科，2009，16（5）：246-250.

[3] 宋新汉，陈良嗣，张思毅，等. 内镜辅助耳后发际入路上颈良性肿物切除术［J］. 中国内镜杂志，2011，17（4）：365-369.

[4] 宋新汉，陈良嗣，张思毅，等. 内镜辅助耳后发际入路颌下腺切除术与传统术式的对照研究［J］. 中华耳鼻咽喉头颈外科杂志，2011，46（7）：561-565.

[5] 陈良嗣，黄晓明，张思毅. 内镜辅助经口入路颌下腺切除的初步经验［J］. 中华耳鼻咽喉头颈外科杂志，2011，46：149-151.

[6] 孙坚. 下颌下腺切除术手术切口的探讨［J］. 中国口腔颌面外科杂志，2008，6（3）：210-211.

[7] 李春林，陈小东，彭兵，等. 内镜甲状腺手术：甲状腺外科的新前沿［J］. 中华外科杂志，2008，46（5）：389-391.

[8] 高力，胡莹，肖贵洲. 小切口内镜辅助下下颌下腺摘除术六例报告［J］. 中华整形外科杂志，2005，21：154-155.

[9] 刘涛，彭福森，杜友红，等. 全腔镜下经锁骨下径路颌下腺腺叶切除［J］，临床耳鼻咽喉头颈外科杂志，2016，30（6）：471-473.

[10] GUERRISSI J O, TABORDA G. Endoscopic excision of the submandibular gland by an intraoral approach［J］. J Craniofac Surg, 2001, 12（3）: 299-303.

[11] HUANG H Z, HUANG Z Q, ZHAO X P, et al. Intraoral submandibular gland excision and how to deal with external maxillary artery［J］. Zhonghua Er Bi Yan Hou Tou Jing Wai Ke Za Zhi, 2006, 41（7）: 514-516.

[12] MONFARED A, SAENZ Y, TERRIS DJ. Endoscopic resection of the submandibular gland in a porcine model［J］. Laryngoscope, 2002, 112（6）: 1089-1093.

[13] GUYOT L, DUROURE F, RICHARD O, et al. Submandibular gland endoscopic resection: a cadaveric study [J]. Int J Oral Maxillofac Surg, 2005, 34 (4): 407-410.

[14] CHEN M K, SU C C, TSAI Y L, et al. Minimally invasive endoscopic resection of the submandibular gland: a new approach [J]. Head Neck, 2006, 28 (11): 1014-1017.

[15] HONG K H, KIM Y K. Intraoral removal of the submandibular gland: a new surgical approach [J]. Otolaryngol Head Neck Surg, 2000, 122 (6): 798-802.

[16] WEBER S M, WAX M K, KIM J H. Transoral excision of the submandibular gland [J]. Otolaryngol Head Neck Surg, 2007, 137 (2): 343-345.

[17] HONG K H, YANG Y S. Surgical results of the intraoral removal of the submandibular gland [J]. Otolaryngol Head Neck Surg, 2008; 139 (4): 530-534.

[18] KAUFFMAN R M, NETTERVILLE J L, BURKEY B B. Transoral excision of the submandibular gland: techniques and results of nine cases [J]. Laryngoscope, 2009, 119: 502-507.

[19] DOWNTON D, QVIST G. Intraoral excision of the submandibular gland [J]. Proceedings of the Royal Society of Medicine, 1960, 53: 543-544.

[20] ROH J L. Removal of the submandibular gland by a submental approach: a prospective, randomized, controlled study [J]. Oral Oncol, 2008, 44 (3): 295-300.

[21] BENHIDJEB T, WILHELM T, HARLAAR J, et al. Natural orifice surgery on thyroid gland: totally transoral video-assisted thyroidectomy (TOVAT): report of first experimental results of a new surgical method [J]. Surg Endosc, 2009, 23 (5): 1119-1120.

[22] MILTON C M, THOMAS B M, BIKERTON R C. Morbidity study of submandibular gland excision [J]. Ann R Coll Surg Engl, 1986, 68 (3): 148-150.

[23] TERRIS D J, HAUS B M, GOURIN C G. Endoscopic neck surgery: resection of the submandibular gland in a cadaver model [J]. Laryngoscope 2004, 114 (3): 407-410.

[24] ROH J L. Removal of the submandibular gland by a retroauricular approach [J]. Arch Otolaryngol Head Neck Surg, 2006, 132 (7): 783-787.

[25] CHEN W L, YANG Z H, WANG Y J, et al. Removal of the submandibular gland using a combined retroauricular and transoral approach [J]. J Oral Maxillofac Surg, 2009, 67 (3): 522-527.

[26] ROH J L. Retroauricular hairline incision for removal of upper neck masses [J]. Laryngoscope, 2005, 115 (12): 2161-2166.

[27] SONG C M, JUNG Y H, SUNG M W, et al. Endoscopic resection of the submandibular gland via a hairline incision: a new surgical approach [J]. The Laryngoscope, 2010, 120 (5): 970-974.

[28] MAEDA S, SHIMIZU K, MINAMI S, et al. video-assisted neck surgery for thyroid and parathyroid diseases [J]. Biomedicime & Pharmacotherapy, 2002, 56 (Suppl 1): 92s-95s.

[29] BEAHM D D, PELEAZ L, NUSS D W, et al. Surgical approaches to the submandibular gland: a review of

literature [J]. Int J Surg, 2009, 7（6）: 503-509.

[30] TEBBLE N J, ADAMS R, THOMAS D W, et al. Anxiety and self-consciousness in patients with facial lacerations one week and six months later [J]. Br J Oral Maxillofac Surg, 2006, 44（6）: 520-5.

[31] BAEK C H, JEONG H S. Endoscope-assisted submandibular sialadenectomy: a new minimally invasive approach to the submandibular gland [J]. Am J Otolaryngol, 2006, 27（5）: 306-309.

[32] HAMZA Y, KHALIL R. Video-assisted submandibular resection: two-step technique [J]. Surg Endosc, 2009, 23（12）: 2785-2789.

[33] KESSLER P A, BUMILLER L, KROCZEK A, et al. Minimally invasive neck surgery. Surgical feasibility and physiological effects of carbon dioxide insufflation in a unilateral subplatysmal approach [J]. Int J Oral Maxillofac Surg, 2009, 38（7）: 766-772.

[34] GUERRISSI J O, TABORDA G. Endoscopic excision of the submandibular gland by an intraoral approach [J]. J Craniofac Surg, 2001, 12（3）: 299-303.

[35] BAKER D C. Facelift with submandibular gland and digastric muscle resection: radical neck rhytidectomy [J]. Aesthetic Surg J, 2006, 26（1）: 85-92.

第二十章
内镜下颈部囊肿手术

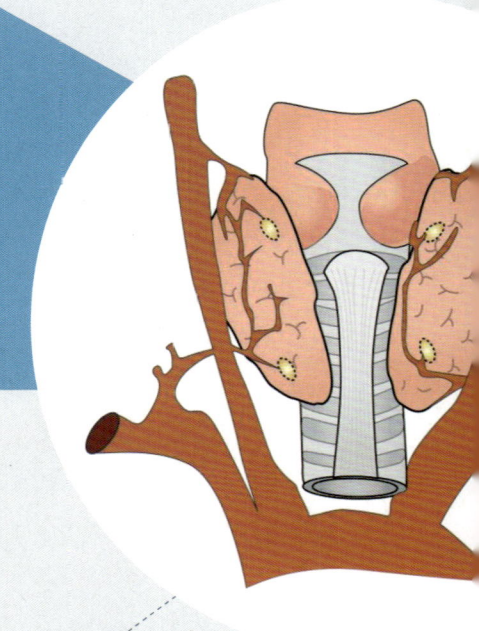

耳后入路内镜下
第二鳃裂囊肿切除

胸前入路内镜下
囊肿水瘤手术

第一节 内镜辅助下甲状舌管囊肿摘除术

胚胎第6周开始，甲状舌管逐渐退化、消失。如果退化或消失不全，就可能沿甲状舌管经过的部位形成囊肿或瘘管，称为甲状舌管囊肿或瘘管，囊肿较瘘管多见，且大多数位于甲状舌骨膜部位正中或偏向一侧。甲状舌管开始退化时，左右两侧软骨性舌骨开始融合，因此，甲状舌管可能位于舌骨的腹侧或背侧，在切除囊肿或瘘管时，常要将舌骨中段1/3切除。甲状舌管囊肿临床上表现为囊性肿物，其发病较早，成人中也并不少见。成人发病前多有上呼吸道感染史，可发生于甲状舌管即舌盲孔（位于舌背中后1/3交界处）至甲状腺峡部的任何部位。

甲状舌管囊肿的主要治疗方式为手术，传统手术切口位于颈前正中隆起处皮肤，长4~5cm，应用内镜技术可以改善术后美观。笔者开展了两种内镜下甲状舌管囊肿切除术式，包括颏下小切口入路和经唇下前庭入路。

一、手术适应证和禁忌证

1. 适应证　经临床触诊、B超等检查确诊的甲状舌管囊肿，不伴急性感染者，囊肿、瘘管边界较清晰，与周围软组织粘连不明显的患者。

2. 禁忌证

（1）术前查体囊肿与颈部皮肤紧密粘连，破溃及瘘管形成。

（2）反复感染者或有手术史或切开排脓者。

二、经颏下小切口入路

（一）术前准备

术前应复习病史及临床检查以明确诊断。位于舌骨平面以上者，应与皮样（或表皮样）囊肿相鉴别，后者无囊液，双合诊呈"面团样"感觉。位于舌骨平面以下者有时易与甲状腺锥状叶腺瘤相混淆，临床鉴别困难时需行甲状腺核素扫描鉴别。B超检查发现甲状舌管囊肿中有囊液，具有重要鉴别意义。

（二）手术步骤

1. 麻醉与体位　经气管插管全身麻醉后，患者仰卧位，肩下垫枕，常规消毒铺巾。

2. 切口　于舌骨上方、颈正中颏下皮肤处沿皮肤纹理切开，切口长1.5~2.0cm（图20-1-1）。

3. 建立手术空间　切开皮肤、皮下及颈阔肌后，分离颈阔肌皮瓣，小拉钩提起皮瓣，显露术野（图20-1-2）。

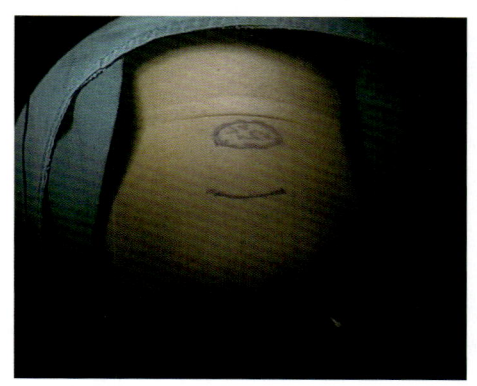

图20-1-1 颌下小切口入路手术切口

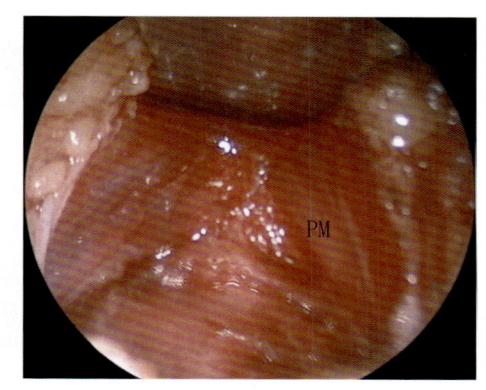

图20-1-2 手术空间的建立
（PM：颈阔肌）

4. 分离、切除囊肿 沿中线分开胸骨舌骨肌与甲状舌骨肌，暴露囊肿，超声刀分离囊肿与周围组织，将瘘管及囊肿游离至舌骨下（图20-1-3）。于舌骨中段左右各1.0cm处切开游离附着肌肉及骨膜，用骨剪剪断两侧舌骨体，使其与囊肿或瘘相连，如果可见明显瘘管，镜下追踪瘘管走向及终止部位（舌盲孔水平），予以切除（图20-1-4）；如未发现明显瘘管，则向舌盲孔方向柱状切除部分舌骨后上肌群至舌基底，以防复发。将囊肿及瘘管连同舌骨体完整取出，缝合舌骨上下肌群。分离过程中避免穿通深面的甲状舌骨膜和损伤其外侧的喉上神经。

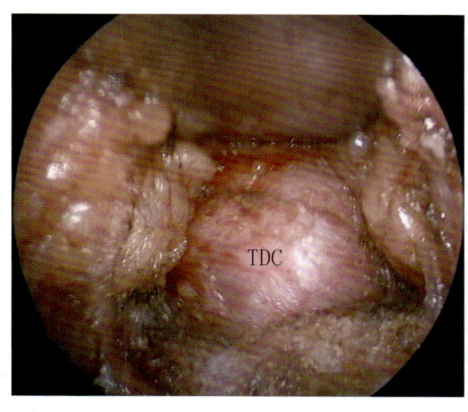

图20-1-3 甲状舌管囊肿的显露
（TDC：甲状舌管囊肿）

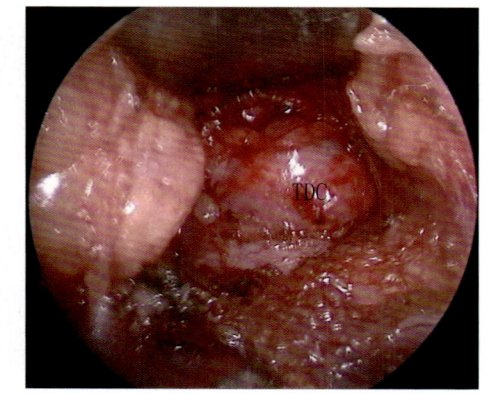

图20-1-4 甲状舌管囊肿的分离
（TDC：甲状舌管囊肿）

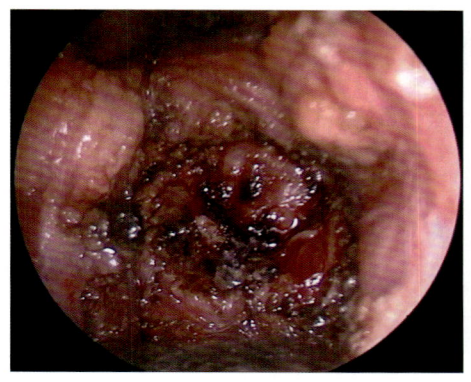

图20-1-5 甲状舌管囊肿切除后术腔

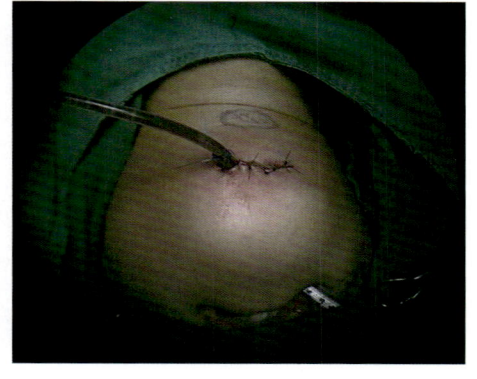

图20-1-6 甲状舌管囊肿切除后切口处理

5. 缝合　彻底止血后，生理盐水冲洗术腔，未见瘘管及囊肿残留（图20-1-5），放置负压引流管，逐层关闭切口（图20-1-6）。

（三）术后处理

1. 半流质饮食2~3天。
2. 术后24~48h拆除引流管。
3. 术后7天拆线。

（四）并发症的防治

1. 术后出血、血肿　多因术中止血不彻底、肌肉残端渗血所致，需行血肿清除术。术中预防是关键，术中应止血彻底，严密缝扎肌肉残端。
2. 术后感染　如发生感染，应在充分引流后予以加压，配合全身应用抗菌药物。
3. 口咽瘘　多因缝合不严，遗留死腔，引流不畅，造成积液感染。口咽部伤口缝合不严或裂开造成口咽瘘；口咽瘘需进行鼻饲，保持口腔卫生，必要时可在控制感染后进行手术探查，重新严密缝合。

（五）术式评价

传统甲状舌管囊肿采用Sistrunk术式于囊肿最隆起部位横行切开颈部皮肤，两端超过囊肿范围，术后颈前遗留较明显的手术瘢痕，影响患者外观形象。近些年来，随着内镜在颈部手术中越来越多的应用，并取得满意的手术效果和明显的美容效果，少数学者开始探索内镜下甲状舌管囊肿切除术式。SANJEEV和胡友主等分别从腋下和乳晕入路，采用纯内镜技术，注入CO_2维持手术空间，进行囊肿切除。有介绍经胸骨切迹上方弧形切开皮肤采用无注气的内镜辅助技术，拉钩提吊，建立手术空间，置入内镜及超声刀，进行甲状舌管囊肿切除。从腋下和乳晕入路的纯内镜手术操作虽然切口隐蔽，颈部无瘢痕遗留，美容效果较好，但是切口距离囊肿远，建立手术空间时对周围组织损伤大；欠缺合适配套的手术器械，使用超声刀或腹腔手术的拉钩剪切除舌骨体，操作时较不方便；采用CO_2注气维持空间，不仅增加了高碳酸血症、呼吸性酸中毒、皮下气肿和气体栓塞等并发症的发生率，还提高了手术费用。

该术式手术解离范围是从颈部正中颏下直至囊肿，两侧宽度暴露囊肿即可，且采用拉钩维持手术空间，避免了注气引起的相关并发症。颏下的小切口位置隐蔽，在患者头部处于自然体位时很难被发现，且手术操作距离短，使用常规外科手术器械即可完成手术。甲状舌管囊肿切除术的关键是完整切除瘘管和中间部分舌骨体，颏下入路在操作过程中充分暴露了舌盲孔和舌骨之间的组织，内镜下瘘管走向清晰可见，且术中向下牵拉程度较轻，便于完整切除，降低瘘管残留的可能性，严密缝合预防咽瘘。此外颏下入路的切口距离舌骨很近，切除舌骨体时使用小骨剪即可，因此该术式操作简便、安全、创伤小，与传统手术相近。

三、经唇下前庭入路

（一）术前准备

1. 常规的术前检查，如超声或CT，评估囊肿位置。
2. 术前一天嘱患者使用抗生素漱口液含漱。

（二）手术步骤

1. 麻醉与体位　经气管插管全身麻醉后，患者仰卧位，头下垫枕，常规消毒铺巾，Ⅲ型安尔碘消毒口腔黏膜。
2. 切口　牵拉下唇，暴露唇下前庭，取正中切口，长3~5cm（图20-1-7）。
3. 建立手术空间　沿下颌骨膜表面、颏下肌的浅面分离皮瓣至舌骨上肌群，避免损伤颏下神经，用长拉钩向上提拉皮瓣，建立手术空间（图20-1-8）。

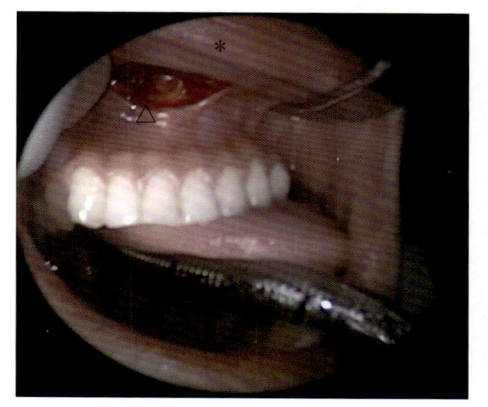
图20-1-7　手术切口的暴露
（△：切口；*：下唇）

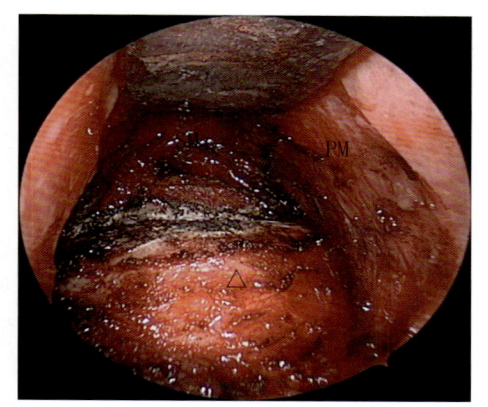
图20-1-8　手术空间的建立
（PM：颈阔肌；△：下颌骨）

4. 显露囊肿　内镜下暴露舌骨，向下方分离至囊肿下缘水平，显露囊肿（图20-1-9）。
5. 切除囊肿及中段舌骨　用骨剪剪断舌骨体中段1/3，长约1cm，将舌骨中份和囊肿（+瘘管）一并提起（图20-1-10），追踪分离至舌盲孔，于基底部结扎。
6. 完整切除囊肿（+瘘管）　将切除的囊肿（+瘘管）连同舌骨体完整取出（图20-1-11，图20-1-12）。
7. 彻底止血，冲洗术腔，缝合切口，固定引流管（图20-1-13）。
8. 术后口内切口完全愈合，隐蔽于前庭黏膜反褶处（图20-1-14）。

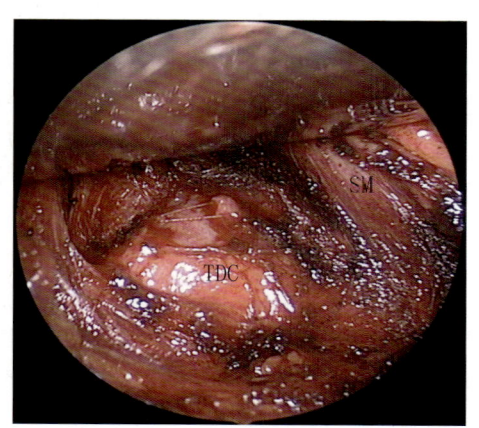
图20-1-9　甲状舌管囊肿的显露
（TDC：甲状舌管囊肿；SM：带状肌）

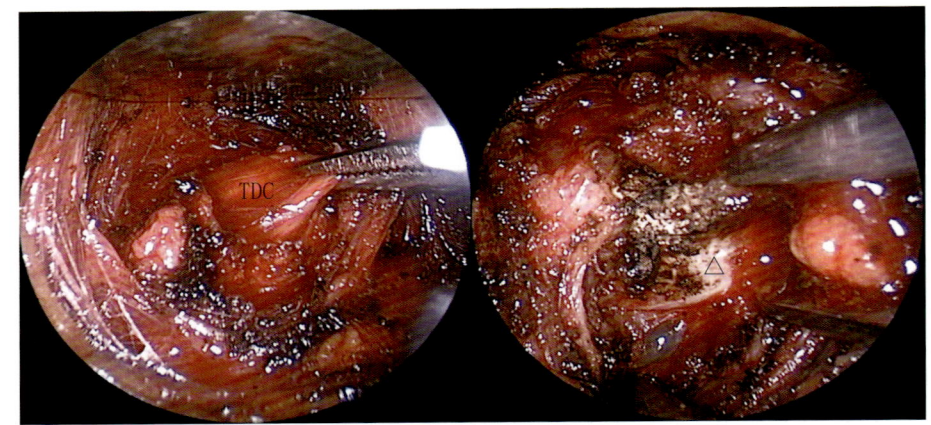

图20-1-10　甲状舌管囊肿的分离及舌骨中段的切除
（TDC：甲状舌管囊肿，△：舌骨中段）

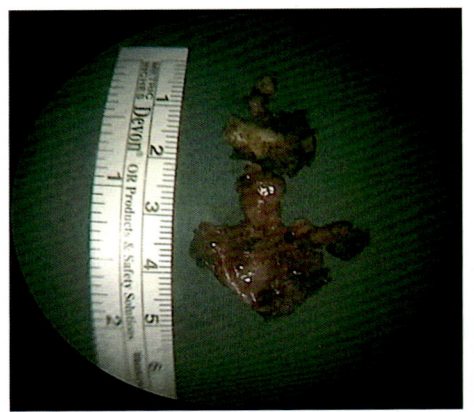

图20-1-11　甲状舌管囊肿切除后大体观

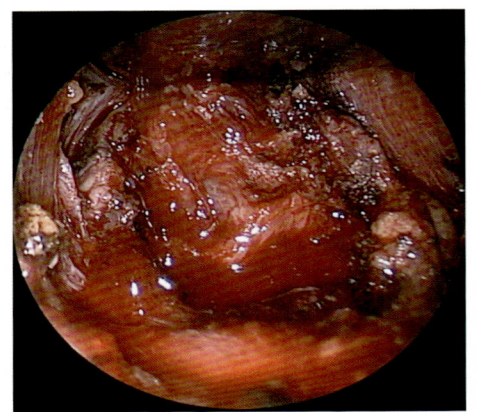

图20-1-12　甲状舌管囊肿切除术后术腔
（★：舌骨残端，△：下颌骨）

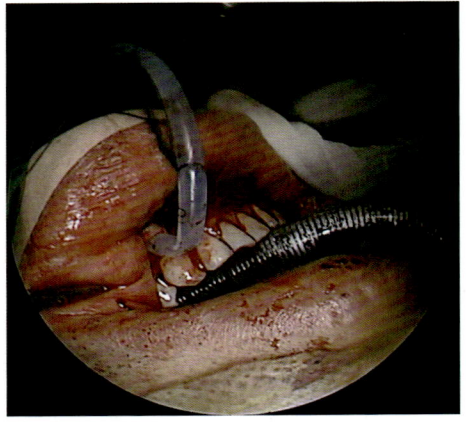

图20-1-13　术后切口留引流管

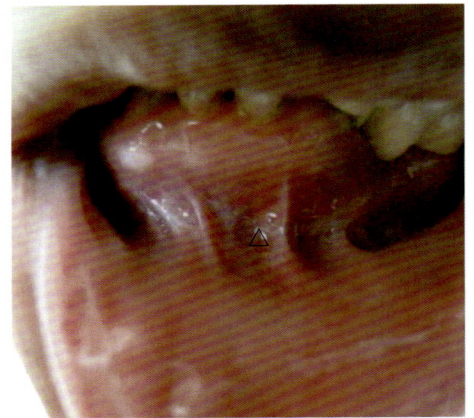

图20-1-14　术后1月切口外观
（△：切口）

（三）术后处理

1. 半流质饮食2～3天，术后使用硼酸溶液漱口。
2. 应用抗生素预防感染。

3. 术后24~48h拆除引流管。
4. 术后5~7天拆除口内切口缝线。

（四）并发症的防治

1. 术腔感染　因切口位于口内，切口由传统的Ⅰ类切口变为Ⅱ类切口，应使用抗生素预防感染。
2. 其他，如皮下积血、血清肿、皮下积气及呛咳少见。术中应注意解剖层次，避免过深损伤甲状舌骨膜和喉上神经。

（五）术式评价

传统的甲状舌管囊肿手术需采用颈前隆起处皮肤作切口，缺点是术后遗留明显手术瘢痕，Woo SH等报道了经舌系带处做切口行甲状舌管囊肿切除术。而Nakajo A等使用内镜辅助下唇下前庭切口行甲状腺切除术，手术安全可行。因此，根据甲状舌管囊肿的常见部位及上颈部的解剖特点，借助内镜技术探讨使用口内唇下前庭入路切除甲状舌管囊肿。使用拉钩上提建立足够的手术操作空间，易于暴露并完整切除囊肿，入路直接，视野清晰，具有有效性及安全性。

唇下前庭入路手术切口隐蔽，位于口内，避免在颈部遗留明显的手术瘢痕，美观效果佳，尤其对于儿童及女性患者。然而，手术由传统手术的Ⅰ类切口变为Ⅱ类切口，增加发生感染的可能性，而且手术时间较传统手术及颈部小切口手术时间长，操作有一定难度。

第二节　内镜下第二鳃裂囊肿切除术

颈部的先天性囊肿或瘘管绝大多数起源于第二鳃裂，经颈入路是外科治疗第二鳃裂囊肿的经典术式，具有显露清晰、操作方便的特点。但是，术后上颈部会不可避免地遗留4~6cm的手术瘢痕，影响美观，导致患者产生社交心理障碍。随着患者对颈部美容需求的增长，许多学者尝试不同的入路，以期减少或避免术后切口瘢痕。

已有关于经耳后入路（RAHI）行上颈部肿物切除的报道，如第二鳃裂囊肿、颌下腺切除术，腮腺切除及颈清扫术等，此入路可提供较美观的效果。这种切口始于耳后沟底部，逐渐上行至耳后沟中上1/3，然后沿发际线旁0.5~1cm处转向下。Roh JL等对患者术后的切口主观满意度进行了调查，行RAHI手术的患者的切口瘢痕评分为8.9±0.7，而传统经颈入路患者的切口瘢痕评分为4.5±2.7，所以，RAHI的美观效果优于传统经颈入路手术，尤其是对于对外观要求较高的患者。但是RAHI手术的切口长度为11.8±1.2cm，不短于传统手术切口长度（6.2±2.7cm）。RAHI将切口改在变为隐蔽的耳后沟及发迹处，但这种切口仍然较长且较清晰，对患者的创伤大，因此仍不能满足患者的要求。

为此，本节将介绍经上颈小切口、耳后及枕后发际入路内镜辅助下第二鳃裂囊肿切除术。

一、手术适应证和禁忌证

1. 适应证　经临床触诊、B超、穿刺涂片等检查确诊的鳃裂囊肿。内镜手术应局限于第二鳃裂囊肿边界较清晰，与周围软组织粘连不明显的患者（图20-2-1），不伴急性炎症。

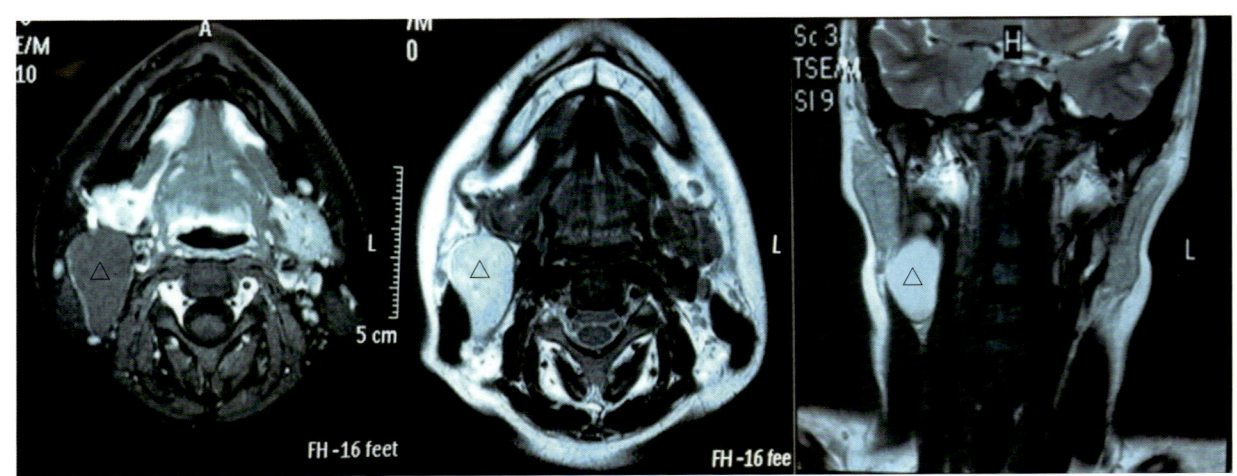

图20-2-1　术前第二鳃裂囊肿影像学资料
（△：鳃裂囊肿）

2. 禁忌证　囊肿处于急性感染期或复发，术前颈部手术或放疗史，囊肿边界不清、与皮下组织粘连明显者，既往感染有切开排脓者。

二、经上颈部小切口入路

（一）术前准备

1. 术前应复习病史及临床检查以明确诊断。鳃裂瘘术前应行瘘管X线造影检查或MRI结合造影检查，探明瘘管长度及其走向。
2. 常规准备颈部皮肤。

（二）手术步骤

1. 麻醉与体位　采用气管内插管全麻，患者取自然仰卧位，肩下垫枕，头偏向健侧。
2. 切口　位于患侧上颈侧部皮肤皱褶处，长2.5～3.0cm（图20-2-2）。
3. 建立手术空间　沿切口切开皮肤及皮下组织、颈阔肌，使用电刀于颈阔肌下分离皮瓣，用长拉钩悬吊颈阔肌皮瓣并维持手术空间。囊肿剥离范围以超过囊肿边缘为准（图20-2-3）。
4. 显露囊肿　沿胸锁乳突肌前缘切开颈深筋膜浅层，游离其前缘及深面颈前带状肌，分离牵拉胸锁乳突肌显露囊肿，注意囊肿与颈内静脉和动脉关系密切（图20-2-4）。

5. 完整切除囊肿 用超声刀紧贴囊肿包膜由上往下分离，应谨慎分离囊肿与周围软组织（图20-2-5），并注意辨别和保护重要神经血管，如颈总动脉、颈内静脉及迷走神经或副神经，逐步分离并完整暴露囊肿。

6. 缝合切口、固定引流管 经切口取出标本后，生理盐水冲洗术腔（图20-2-6），彻底止血，置入引流管并固定（图20-2-7），逐层缝合皮下组织及皮肤。

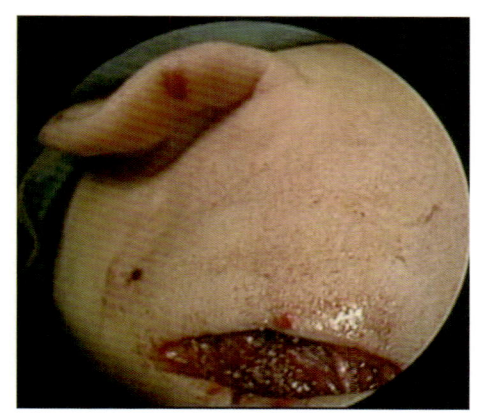

图20-2-2 手术切口的选择

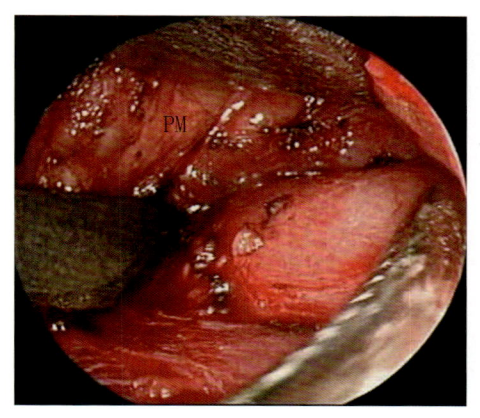

图20-2-3 手术空间的建立
（PM：颈阔肌）

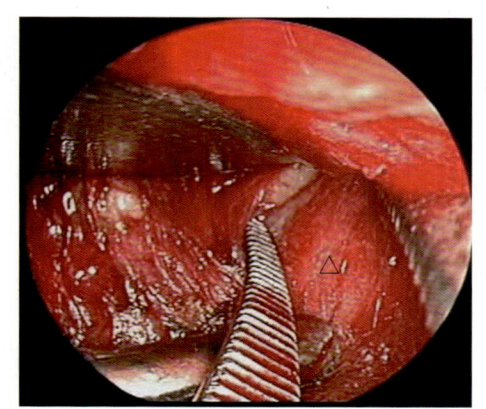

图20-2-4 鳃裂囊肿的显露
（△：鳃裂囊肿）

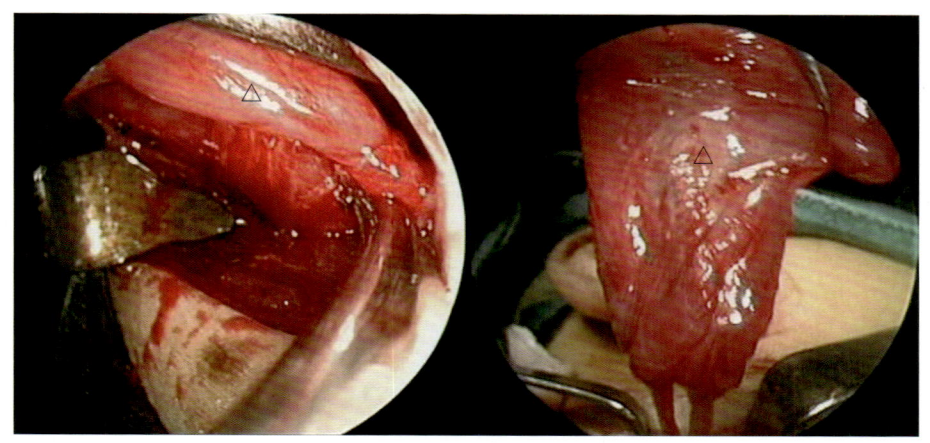

图20-2-5 鳃裂囊肿的分离
（△：鳃裂囊肿）

7. 随访术后1月患者侧面观（图20-2-8）。

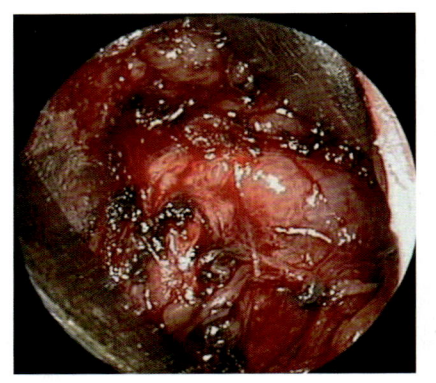 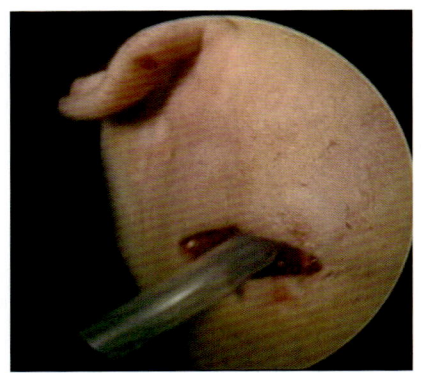 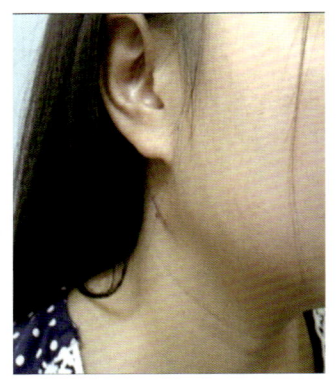

图20-2-6 鳃裂囊肿切除后术腔　　　图20-2-7 切口的处理　　　图20-2-8 术后1个月切口外观

（三）术后处理

1. 术后24~48h拆除引流管。
2. 术后7天拆线。

（四）并发症的防治

1. 术中出血、血肿　多因术中止血不彻底、肌肉残端渗血所致，需行血肿清除术。术中预防是关键，术中应止血彻底，严密缝扎肌肉残端。
2. 术后感染　如发生感染，应在充分引流后予以加压，配合应用全身抗菌药物。

（五）术式评价

经颈入路是外科治疗第二鳃裂囊肿的经典术式，切口位于囊肿隆起处，具有显露清晰、操作方便的特点，但是，术后上颈部会不可避免地遗留4~6cm的手术瘢痕，影响美观，导致患者产生社交心理障碍。随着患者对颈部美容需求的增长，许多学者尝试不同的入路，以期减少或避免术后切口瘢痕。Matsui等利用内镜的优点设计了肿物旁顺皮纹的小切口，改善术后的外观，笔者对该术式的体会是，也可将切口设计在上颈部皮纹处，术野显露与传统手术切口类似，手术关键是要建立有效的手术空间，借助内镜技术及显示器放大作用，可以更好地辨别耳大神经、副神经、颈动脉鞘等结构，减少术后并发症；切口较传统手术切口短，术后美观效果好。另外，术中可适当放出囊液，减小囊肿体积，利于释放手术空间便于操作。

三、经耳后入路

（一）术前准备

1. 术前应复习病史及临床检查以明确诊断。鳃裂瘘术前应行瘘管X线造影检查或MRI结合造影检查，探明瘘管长度及其走向。
2. 患侧耳后区发际线备皮。

（二）手术步骤

1. 麻醉与体位　采用气管内插管全麻，患者取自然仰卧位，肩下垫枕，头偏向健侧。

2. 切口　始于耳后沟的耳垂根部，在耳后沟上1/3处平滑转向发际内，于发际内0.5~1.0cm向下延伸。

3. 建立手术空间　于颈阔肌下方游离皮瓣，注意避免损伤耳大神经和颈外静脉，分离范围应超出囊肿边界。

4. 显露囊肿　于胸锁乳突肌前缘切开颈深筋膜浅层，注意解剖层次及周围重要组织结构（图20-2-9）。

5. 切除囊肿　向外侧牵拉胸锁乳突肌，暴露深面囊肿，见囊肿与颈动脉鞘、副神经关系密切，充分游离并切除囊肿，保护颈动脉鞘及副神经。

6. 缝合切口、固定引流管　囊肿完全分离摘除后，生理盐水冲洗术腔，检查无出血点（图20-2-10），放置引流管，切口分层缝合。

7. 术后伤口情况（图20-2-11）。

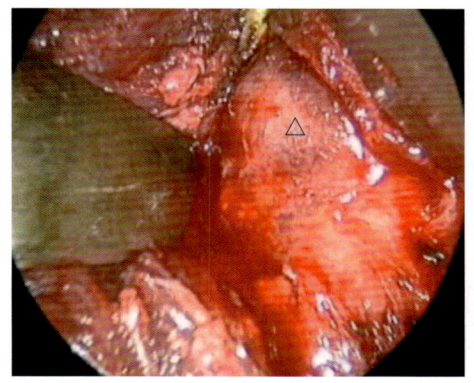
图20-2-9　囊肿的显露
（△：囊肿）

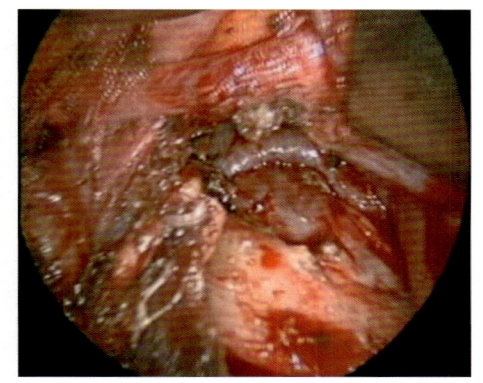
图20-2-10　囊肿切除后术腔

（三）术后处理

1. 术后48~72h拆除引流管。
2. 注意切口清洁，及时清除污垢。
3. 术后7~10天拆线。

（四）并发症的防治

同本节"经上颈部小切口入路"。

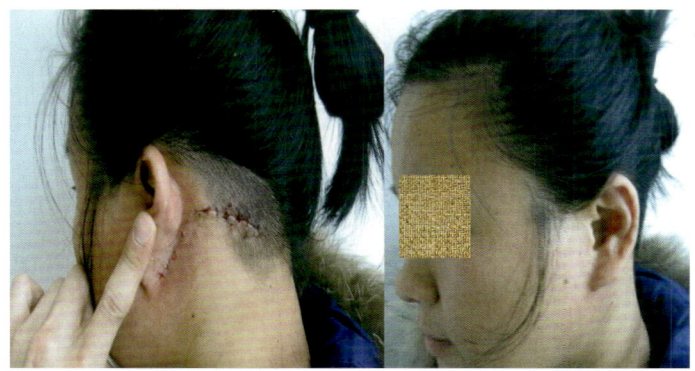
图20-2-11　术后1周切口外观

（五）术式评价

开展经耳后发际入路内镜辅助的第二鳃裂囊肿切除术应注意以下几点：①手术空间的建立是内

镜手术得以实施的前提，由于上颈部没有自然腔隙，手术空间依赖潜行分离耳后发际和上颈部皮瓣后牵拉、悬吊维持。②拉钩提拉皮瓣维持恒定的手术空间也是此术式的重要环节，保持适中力度。③熟悉颈部解剖和相关手术解剖标志的识别也尤为关键。与传统经颈入路解剖标志不同，由于入路的改变及内镜的介入，术者不仅要从不同角度与方位重新熟悉和识别重要的解剖标志（如耳大神经、颈外静脉、颈阔肌、胸锁乳突肌、面前静脉等），还需适应内镜的纵深视野。

传统经颈入路或RAHI手术中较常发生耳周区麻木，可能是由于损伤了耳大神经。手术医生应熟悉颈部的解剖结构，注意解剖层次，往往可以保护好耳大神经，同时在颈动脉三角区分离皮瓣时注意保护好重要的神经/血管，在此前提下完整切除囊肿，从而保证手术的有效性和安全性。

作为一种新的手术方法，此方法尚不能应用于所有第二鳃裂囊肿的患者。适应证的选择很重要，建议术前行MRI检查，以了解囊肿与周围组织结构的关系。目前笔者认为内镜辅助下手术只适用于囊肿壁相对完整、无瘘管、与周围组织无明显粘连的患者。处于急性感染期或怀疑有恶变可能的患者应为手术禁忌。既往有反复感染者，颈部手术史或放疗史者也不宜行此术式。

总的来说，经耳后发际入路手术术式改良了传统的RAHI切口，缩短切口长度，可避开耳大神经及面神经下颌缘支的走行位置，减少术后耳周麻木及口角歪斜的发生；切口位于耳廓后方，较为隐蔽，避免颈部遗留手术瘢痕，美观效果好。

四、经枕后发际入路

（一）术前准备

1. 术前应复习病史及临床检查以明确诊断。鳃裂瘘术前应行瘘道X线造影检查或MRI结合造影检查，探明瘘管长度及其走向。

2. 患侧耳后区发际线备皮。

（二）手术步骤

1. 麻醉与体位　采用气管内插管全麻。患者取自然仰卧位，肩下垫枕，头偏向健侧。

2. 切口　枕后发际内1cm处取4～5cm切口（图20-2-12）。

3. 分离皮瓣，建立手术空间　切开头皮及皮下组织至颈阔肌，于颈阔肌下分离皮瓣，注意避免损伤耳大神经及颈外静脉，分离范围为超过囊肿边缘，用拉钩维持手术空间（图20-2-13）。

4. 显露囊肿　沿切口向下方分离，分离的范围根据囊肿所在部位及大小决定；于胸锁乳突肌前缘切开颈深筋

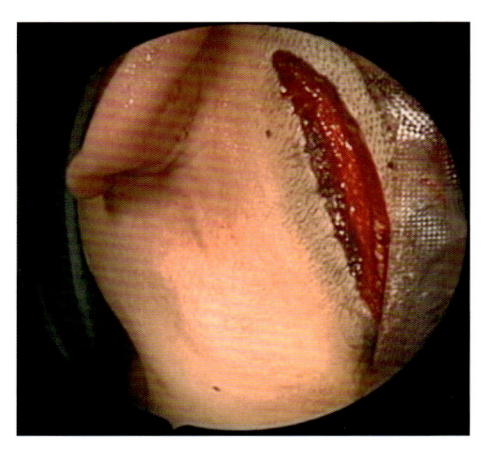

图20-2-12　切口的选择

膜，分离胸锁乳突肌前缘并将其拉向后外侧，显露囊肿（图20-2-14）。

5. 切除囊肿 从囊肿上段或下段开始，将其周围的副神经、颈动脉、颈内静脉、迷走神经及面总静脉分离，再向下方分离（图20-2-15），切除并取出囊肿（图20-2-16）。

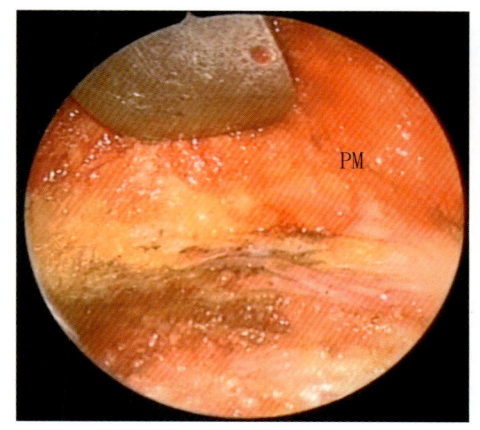

图20-2-13 手术空间的建立
（PM：颈阔肌）

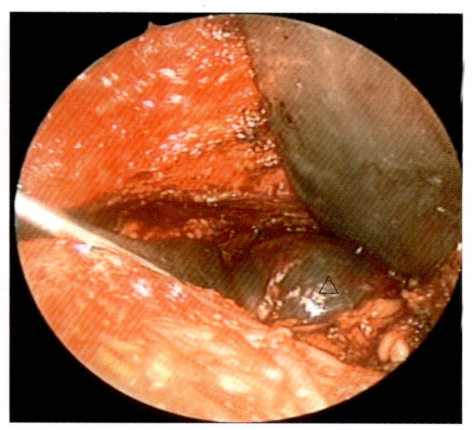

图20-2-14 囊肿的显露
（△：囊肿）

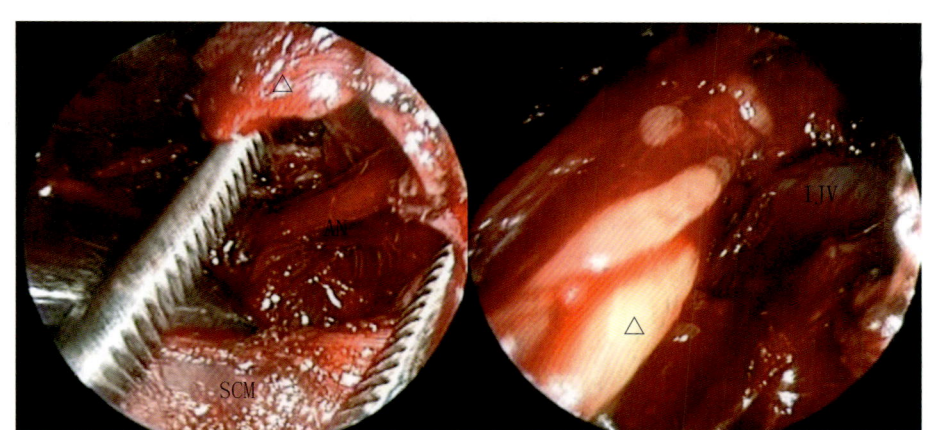

图20-2-15 囊肿的分离
（SCM：胸锁乳突肌，AN：副神经，△：囊肿，IJV：颈内静脉）

6. 缝合切口、固定引流管 囊肿完全分离摘除后，生理盐水冲洗术腔（图20-2-17），检查无出血点，放置引流管，切口分层缝合（图20-2-18）。应注意保护其上方的副神经及二腹肌深部的舌下神经。

（三）术后处理

1. 术后24~48h拆除引流管。
2. 术后10~12天拆线。

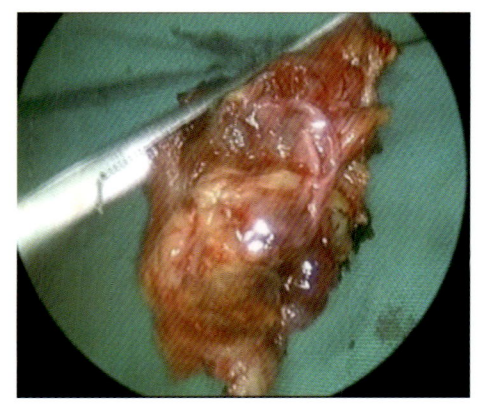

图20-2-16 囊肿外观

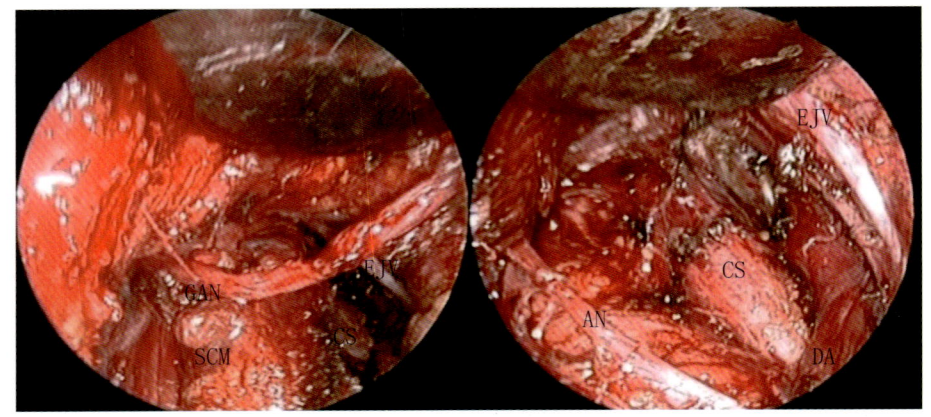

图20-2-17 囊肿切除后术腔
（GAN：耳大神经，SCM：胸锁乳突肌，EJV：颈外静脉，CS：颈动脉鞘，AN：副神经，DA：二腹肌前腹）

（四）并发症的防治

皮下积血、血清肿和局部皮肤感觉异常。术中应注意辨别、保护耳大神经、颈丛皮支、副神经及颈动脉鞘。

（五）术式评价

经枕后发际入路第二鳃裂囊肿切除术，旨在借助内镜技术将传统的颈部切口转移到枕后发际内，形成发际内短直切口，避免颈部遗留手术瘢痕，术后毛发自然生长可遮蔽手术瘢痕，美观效果

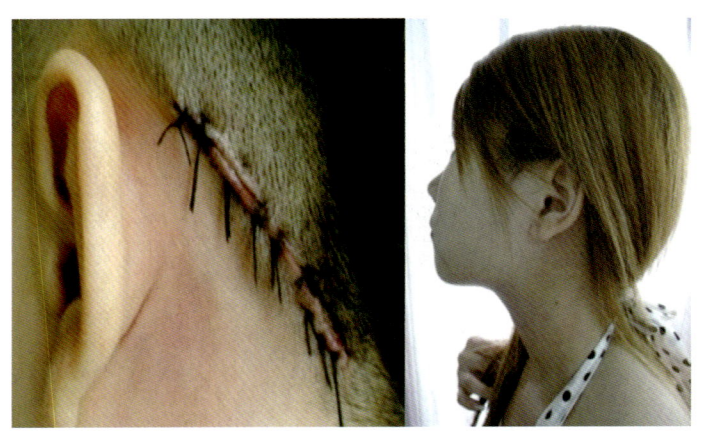

图20-2-18 术后切口外观

好。术中关键技术与前节耳后入路一致，同时，该术式切口避开耳大神经及面神经下颌缘支的走行部位，减少术后耳周麻木及口角歪斜的发生，提高该疾病手术的安全性。然而，该术式仍不能应用于所有第二鳃裂囊肿病例，根据术前影像学资料选择合适的患者，对于急性感染期、怀疑有恶变及反复感染者，该术式实施的难度增加，建议行传统的经颈入路切除。

第三节 经胸前内镜辅助下第二鳃裂瘘管切除

第二鳃裂瘘管临床上较常见外瘘口多位于胸锁乳突肌前缘的中、下1/3交界处。瘘管自外瘘口穿通颈阔肌沿颈动脉鞘上行，穿过颈内、颈外动脉之间经舌咽神经、茎突咽肌和舌下神经的浅面，到

达扁桃体窝上部（内瘘口位于此处）。常用切口有两种：一种是在外瘘口周围做一横向梭形切口，再于舌骨水平做与第一切口平行的另一横切口；另一种切口是在外瘘口做一与胸锁乳突肌前缘平行的梭形切口，沿胸锁乳突肌前缘向上延至乳突尖部。上述两种切口均能很好地暴露瘘管，有利于分离及完整切除，然而，颈部遗留明显的手术瘢痕，影响患者外观。内镜技术可以解决这一问题，现介绍经胸前入路内镜辅助下第二鳃裂瘘管切除手术。

一、手术适应证和禁忌证

1. 适应证　根据术前影像学结果，内镜手术应局限于第二鳃裂瘘管边界较清晰，与周围软组织粘连不明显的患者（如图20-3-1）。

2. 禁忌证　囊肿处于急性感染期或复发，术前颈部手术史或放疗史，囊肿边界不清、与皮下组织粘连明显者。

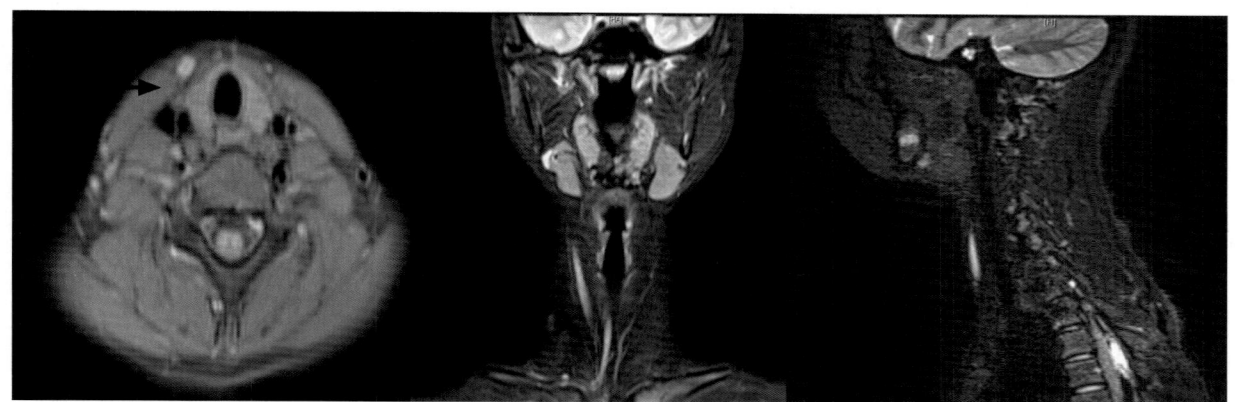

图20-3-1　第二鳃裂瘘管患者术前影像学资料
（箭头示瘘管）

二、术前准备

术前行影像学评估，建议行MRI检查，明确瘘管走行；如有条件，可行瘘管造影检查。

三、手术步骤

1. 麻醉与体位　采用气管内插管全麻。患者取自然仰卧位，肩下垫枕，头偏向健侧。

2. 切口　切口位于病变同侧锁骨下1cm，距离正中线约5cm处，长约3cm（图20-3-2）。

3. 建立手术空间　切开皮肤、皮下及颈阔肌，0°内镜下，于颈阔肌下分离皮瓣，沿胸锁乳突肌前缘切开颈深筋膜浅层，游离胸锁乳突前缘并向后外侧牵拉，暴露瘘管下极（图20-3-3）。

4. 分离瘘管　于外瘘口周围做一0.5~1.0cm梭形切口，沿着瘘管分离周围皮肤及皮下，将瘘管

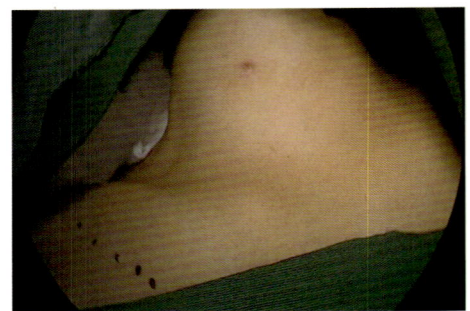

图20-3-2 手术切口

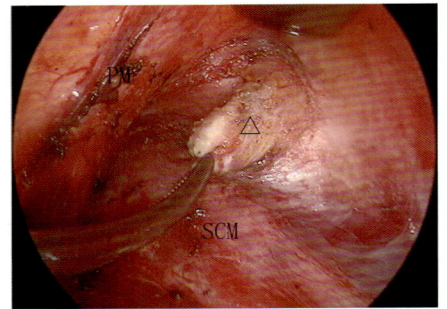

图20-3-3 手术空间的建立及瘘管下极的显露
（PM：颈阔肌，SCM：胸锁乳突肌，△：瘘管下极）

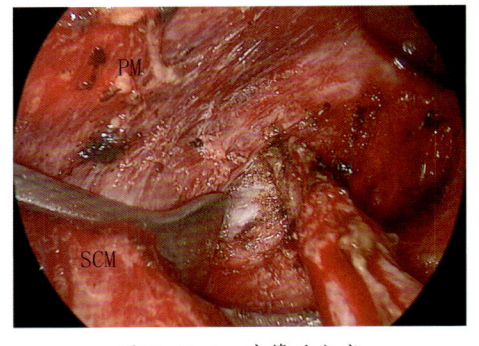

图20-3-4 瘘管的分离
（PM：颈阔肌，SCM：胸锁乳突肌）

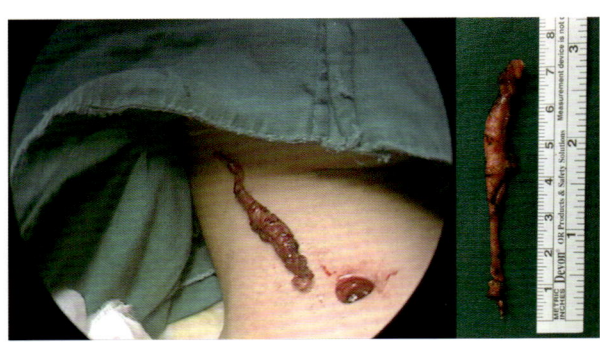

图20-3-5 瘘管的分离

推入皮下，有利于瘘管的定位和分离。分离瘘管下极并夹持，自下向上分离，直至将瘘管全程游离至瘘管末端或内口（图20-3-4，图20-3-5），注意保护颈动脉鞘内容物、舌下神经、舌咽神经、喉上神经。若有外瘘口，如瘘管在咽上及咽中缩肌之间通向咽部，将瘘管分离切除后应将缺损的咽部黏膜用丝线缝合，并加固内瘘口附近的咽肌。

5. 注意切口，固定引流管　术腔彻底止血（图20-3-6），冲洗术野，放置引流管1根，关闭术腔，固定引流管，逐层缝合颈阔肌、皮下组织及皮肤，术毕（图20-3-7）。

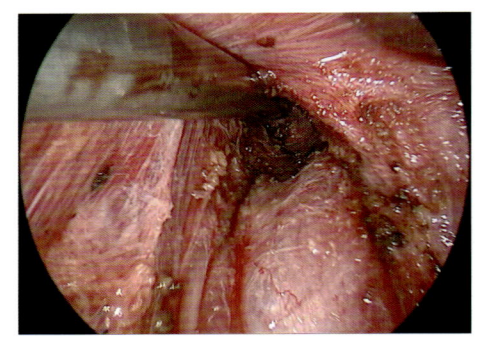

图20-3-6 瘘管切除术后术腔

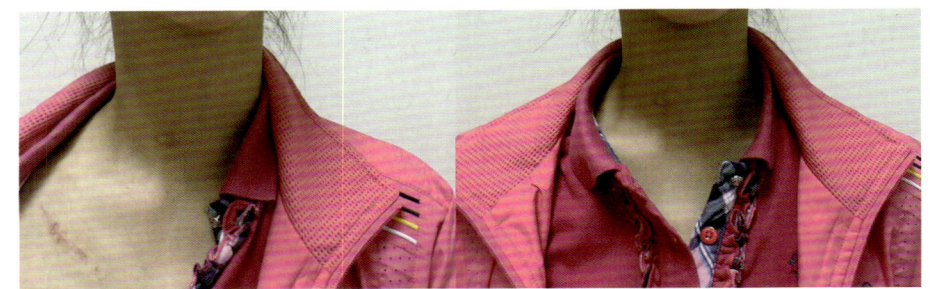

图20-3-7 术后1个月切口外观

四、术后处理

1. 术后24～48h拆除引流管。
2. 术后10～12天拆线。
3. 术前感染者，围手术期需使用双联抗生素。

五、并发症的防治

感染、皮下积血、血清肿和局部皮肤感觉异常。术中应注意辨别、保护耳大神经、颈丛皮支、副神经及颈动脉鞘。围手术期使用抗生素。

六、术式评价

内镜技术用于鳃源性瘘管切除手术，仅限于术前影像学检查边界清楚且有美观需求的患者，对于反复炎症、有颈部手术史及放疗史的患者，仍建议按传统切口进行手术。术中可于瘘管外口环切，找到瘘管管道后，根据瘘管走向，于颈阔肌皮瓣下方潜行分离，直至内口或盲端。如若通向扁桃体，应同期将患侧扁桃体切除。借助内镜技术及显示器放大作用，可以更好地辨别、分离瘘管并保护颈动脉鞘等重要结构，减少术后并发症；切口较传统手术切口隐蔽，避免颈部遗留明显的手术瘢痕，术后美观效果好。

第四节 内镜下囊状水瘤切除术

淋巴管瘤是早期淋巴管组织发育畸形以及内皮细胞异常增生所致，属脉管畸形，而非真性肿瘤，好发于唇、颊、舌及颈部。90%淋巴管瘤发生在2岁以下的儿童，成人较少。根据其临床特征、组织学结构可分为毛细管型淋巴管瘤、海绵状淋巴管瘤和囊状淋巴管瘤3类。

囊状淋巴管瘤又称为囊状水瘤，约占54.6%，壁薄，其内充满淡黄色水样液体。50%～65%的囊状水瘤出生时即有，可沿血管周围生长，进程缓慢，迅速增大多因囊肿感染、出血或淋巴引流区域的感染所致，极少数病例可自行消退。临床上多表现为颈部隆起，巨大者可影响呼吸、吞咽和发音，最大影响是对邻近组织器官的推压，也可因感染等因素造成呼吸循环衰竭甚至死亡，多需尽早治疗。目前治疗方式包括硬化剂注射、激素、穿刺抽液和手术，前三者通常用于单房囊肿及年老体弱难以耐受手术的患者，但疗效较差，目前大多数学者仍主张以手术治疗为主。

传统手术需从囊肿处皮肤皱褶做切口，长度以超出肿瘤范围为准，径路简单，直达囊肿所在部位，既可直视下操作利于避免损伤周围组织器官，又可充分显露全部囊肿便于完整切除，其缺点在于手术创伤大，术后颈部遗留明显手术瘢痕。对于年轻女性、小儿患者或瘢痕体质患者来说，严重影响美观，并可造成一定的心理负担。为此，Dutta S等2008年首先报道内镜下经腋窝径路切除颈部肿物（甲状舌管囊肿、甲状旁腺腺瘤、淋巴管瘤等）共5例：行同侧腋窝内3个小切口，借助CO_2注气技术维持手术空间，术后美观效果较传统手术明显改善。但使用CO_2注气方式维持手术空间可能引起一系列并发症，如室上性心动过速、广泛皮下气肿、高碳酸血症等。为避免此类并发症的发生，国外有学者采用无注气的内镜技术进行颈部微创手术，笔者在成功开展内镜辅助下甲状腺和腮腺手术的工作基础之上，又将这一内镜技术应用于颈部囊状水瘤切除。

一、手术适应证和禁忌证

1. 适应证　囊状性水瘤一经确诊，如全身情况允许，应尽早手术。手术年龄以2岁以上为宜，根据术前影像学结果，内镜手术应局限于单房型淋巴管瘤、边界较清晰、与周围软组织粘连不明显的患者（图20-4-1）。

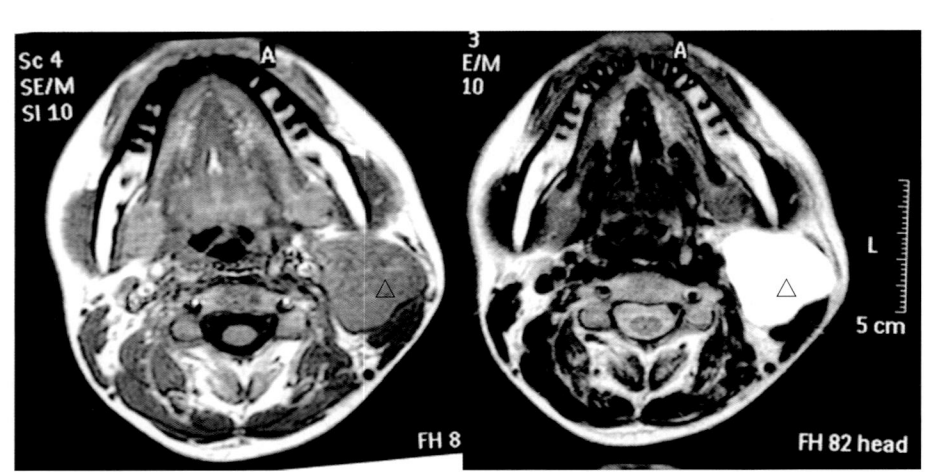

图20-4-1　术前囊状水瘤影像学资料
（△：囊状水瘤）

2. 禁忌证　术前查体囊肿与颈部皮肤紧密粘连；急性炎症期；术前有颈部手术史、放疗史等。

二、术前准备

1. 全身系统检查，评估患儿对手术的耐受性。
2. 请麻醉科会诊，较大的囊状水瘤，可能出现插管困难，术前应做好气管切开准备。
3. 配血备用。

三、手术步骤

1. 麻醉与体位　采用气管内插管全麻。患者取自然仰卧位，肩下垫枕，头偏向健侧。

2. 切口选择　根据颈部囊状水瘤的范围及部位，选择不同的切口入路，以暴露囊肿，切口入路分为3种：

（1）胸前入路　适用于下颈部囊状水瘤，切口长4~5cm，位于患侧锁骨下3~5cm，其内侧距离前正中线5~8cm（图20-4-2）。

（2）上颈部入路　适用于上颈部囊状水瘤，切口位于患侧上颈侧部皮肤皱褶处，长3~4cm。

（3）联合入路　范围较大、累及全颈的囊状水瘤，即联合使用胸前和上颈部小切口。

3. 建立手术空间　沿切口切开皮肤及皮下组织、颈阔肌，使用电刀于颈阔肌下分离皮瓣，用长拉钩悬吊颈阔肌皮瓣并维持手术空间。囊肿剥离范围以超过肿瘤边缘为准，前方越过胸锁乳突肌前缘，后界为胸锁乳突肌后缘（图20-4-3）。

4. 显露囊肿　沿胸锁乳突肌前缘切开颈深筋膜浅层，游离其前缘及深面颈前带状肌，分离牵拉胸锁乳突肌暴露囊肿（图20-4-4）；囊状水瘤位于深面的颈动脉鞘内，与颈内静脉和动脉关系密切。

5. 分离囊肿　用超声刀紧贴囊肿包膜分离，应谨慎分离囊肿与周围软组织（图20-4-5），并注意辨别和保护重要神经血管，如颈总动脉、颈内静脉及迷走神经（图20-4-6）。若囊肿位于上颈部时应先游离暴露囊肿上极，于囊肿表面由上往下进行解离；若囊肿位于下颈部时，解剖应先显露囊肿下极，由下往上分离并凝闭囊肿的营养血管，减少出血，避免损伤重要血管、神经。

6. 缝合切口、固定引流管　经切口取出标本后，用生理盐水冲洗术腔检查有无出血（图20-4-7），置入引流管并固定，逐层缝合皮下组织及皮肤（图20-4-8）。

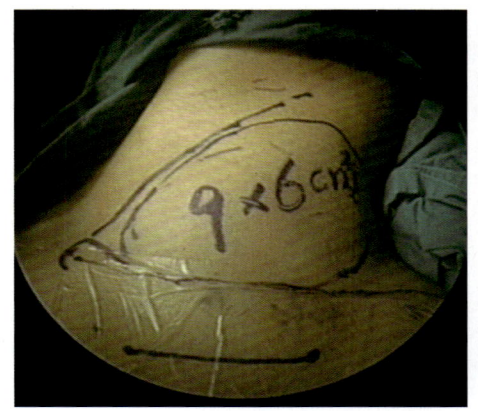

图20-4-2　囊肿的体表投影及切口选择

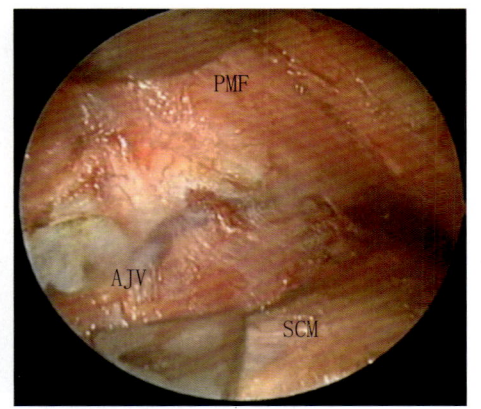

图20-4-3　手术空间的建立
（PMF：颈阔肌皮瓣，AJV：颈前静脉，SCM：胸锁乳突肌）

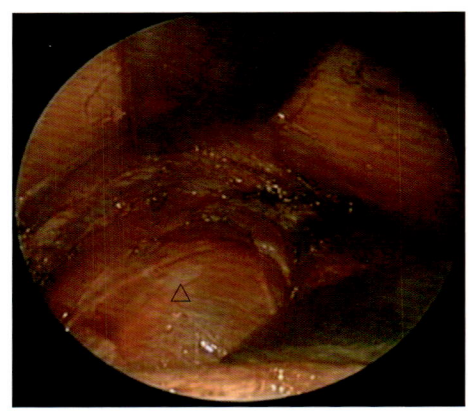

图20-4-4　囊状水瘤的显露
（△：囊状水瘤）

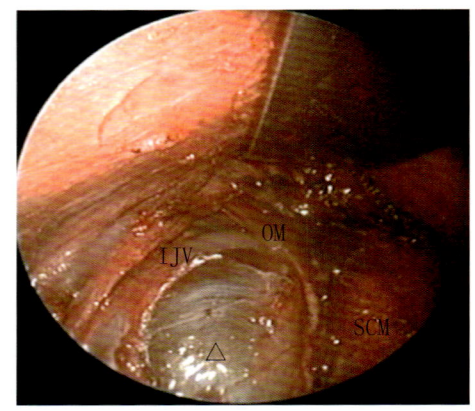

图20-4-5　囊状水瘤的分离
（IJV：颈内静脉，OM：肩胛舌骨肌，SCM：胸锁乳突肌，△：囊状水瘤）

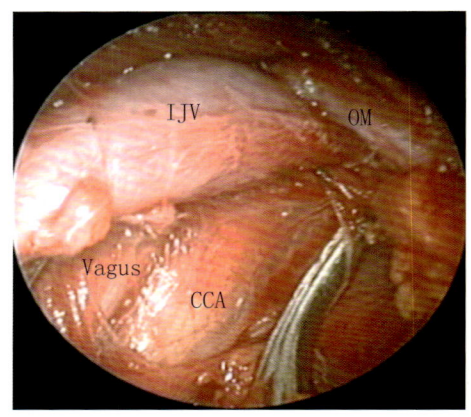

图20-4-6　颈动脉鞘的显露
（OM：肩胛舌骨肌，IJV：颈内静脉，CCA：颈总动脉，Vagus：迷走神经）

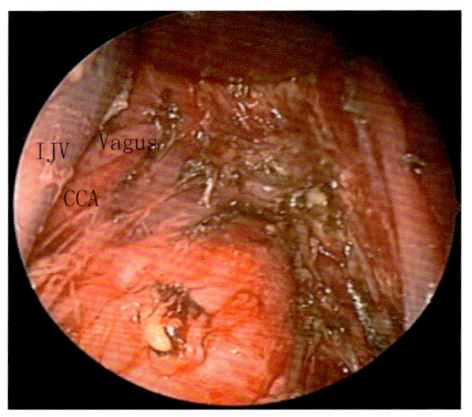

图20-4-7　囊状水瘤切除后术腔
（IJV：颈内静脉，CCA：颈总动脉，Vagus：迷走神经）

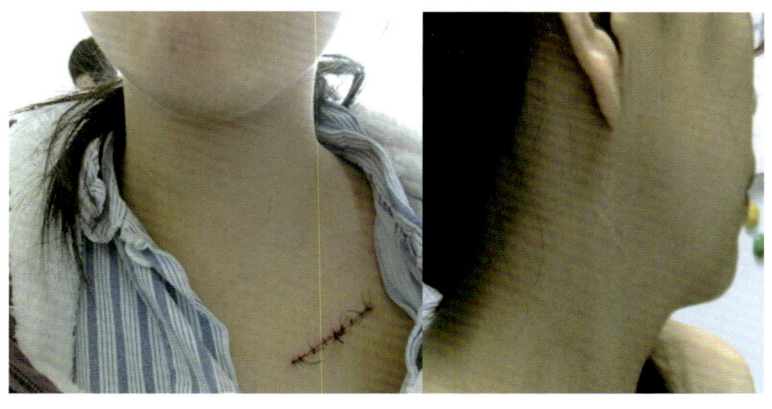

图20-4-8　术后切口外观
A.胸前入路；B.上颈小切口。

四、术后处理

1. 术后24~48h拆除引流管。
2. 术后10~12天拆线。

五、并发症的防治

1. 术后主要并发症为颈部重要解剖结构损伤。在颈深部，病变往往包绕颈部重要解剖结构如颈总动脉、颈内静脉、迷走神经、副神经等，甚至突入臂丛神经与肌腹之间，或向深部达胸膜顶的表面。在上颈部，病变往往包绕颈内、外动脉及舌下神经与二腹肌等重要结构，并可延伸至颅底。因此，必须在直视下，分清并保护好这些重要结构后，再小心仔细剥离病变。剥离病变时，一般应彻底剥净，以防囊壁残留，导致术后复发。但是，勉强剥离有损伤重要解剖结构的危险时，可残留部分囊壁，用2%碘酒、75%乙醇涂搽残留囊壁，或填入含有5%鱼肝油酸钠的纱布，以破坏其内膜，减少术后复发的机会。
2. 注意防止上呼吸道梗阻和肺炎的发生。

六、术式评价

由于颈部囊状水瘤与颈动脉鞘内的血管、神经关系密切，解剖并保护颈动脉鞘内重要结构是决定手术成功的关键。因此，应重视术前影像学检查和评估，充分了解囊肿与颈动脉、静脉的关系，利于术中保护重要的血管、神经。根据影像学检查可判定囊肿的位置和范围，利于选择合适的手术入路。笔者的经验认为选择手术入路应遵循的原则是：囊状水瘤位于上颈部时采用上颈部小切口，位于下颈部时采用胸前或腋下切口，累及全颈部时使用两者联合切口。选择合适手术入路利于建立有效的手术操作空间，清晰的视野可避免损伤血管、神经和胸膜顶等，并能完整切除囊状水瘤。即使内镜手术过程中操作困难，也便于在同一切口延长中转开放手术。维持清晰术野也十分重要，因此术中使用超声刀不但可精确解离组织，还能安全有效处理囊肿的营养血管和充分止血。术中还应注意保护胸锁乳突肌表面的颈丛皮神经和耳大神经，避免被横断及超声刀热灼损伤，以防止术后出现局部皮肤感觉异常；若囊肿下极位于胸廓入口附近时应避免损伤胸膜顶，可将胸锁乳突肌锁骨头和胸骨头游离，注意囊肿和胸膜顶的解剖关系，逐步游离囊肿下极。对于体积较大的囊肿，可抽液减容以利视野暴露。

一般认为，囊状水瘤切除术后复发与初次手术囊肿是否切除完整密切相关。有文献报道对于囊肿完整切除、次全切除、部分切除及穿刺抽液治疗后，囊肿复发率分别为0、56%、86%、100%，其复发原因多为初次手术切除不彻底，遗留囊壁所致，因此初次手术时应力求完整切除囊壁。本组病例手术完整切除囊肿，随访均无复发。

内镜辅助下颈部囊状水瘤切除手术为非完全直视下手术，需要术者有扎实的颈部解剖基础和丰富的内镜下操作经验，对于蔓延至纵隔的囊状水瘤，内镜下手术应慎重。该术式尚处探索阶段，手术时间较传统开放手术时间长，但时长随术者操作日渐娴熟而缩短。

内镜辅助下颈部囊状水瘤切除术相对微创、安全、有效、可行，并可避免颈部遗留明显手术瘢痕，术后美观效果好，可作为手术治疗颈部囊状水瘤患者的术式选择。

（韩 萍 黄晓明）

■ 参考文献

[1] 郭明明, 蔡谦, 黄晓明. 内镜辅助下小切口甲状舌管囊肿切除术［J］. 中国内镜杂志, 2010（1）: 99-101.

[2] 涂朝勇, 张恒, 何春霞, 等. 低位小切口内窥镜下甲状舌管囊肿切除术8例［J］. 临床小儿外科杂志, 2007, 6（1）: 46-47.

[3] 王存川, 胡友主. 腔镜甲状舌管囊肿切除术［J］. 中国内镜杂志, 2007, 13（10）: 1096-1097.

[4] KITAGAWA W, SHIMIZU K, AKASU H, et al. Endoscopic neck surgery with lymph node dissection for papillary carcinoma of the thyroid using a totally gasless anterior neck skin lifting method［J］. J Am Coll Surg, 2003, 196（6）: 990-994.

[5] PRICOLA K L, DUTTA S. Stealth surgery: subcutaneous endoscopic excision of benign lesions of the trunk and lower extremity［J］. J Pediatr Surg, 2010, 45（4）: 840-844.

[6] CHEN W L, FANG S L. Removal of second branchial cleft cysts using a retroauricular approach［J］. Head Neck, 2009, 31（5）: 695-698.

[7] ROH J, YOON Y. Removal of pediatric branchial cleft cyst using a retroauricular hairline incision（RAHI）approach［J］. Int J Pediatr Otorhinolaryngol, 2008, 72（10）: 1503-1507.

[8] CHEN W D M M, YANG Z D M, WANG Y M, et al. Removal of the Submandibular Gland Using a Combined Retroauricular and Transoral Approach［J］. J Oral Maxillofac Surg, 2009, 67（3）: 522-527.

[9] ROH J L. Extracapsular dissection of benign parotid tumors using a retroauricular hairline incision approach［J］. Am J Surg, 2009, 197（5）: e53-e56.

[10] MATSUI Y, IWAI T, TOHNAI I, et al. Endoscopically-assisted resection of a branchial cyst［J］. Br J Oral Maxillofac Surg, 2008, 46（4）: 336-337.

[11] LEI Z M, HUANG X X, SUN Z J, et al. Surgery of lymphatic malformations in oral and cervicofacial regions in children［J］. Oral Surg Oral Med Oral Pathol Oral Radiol Endod, 2007, 104（3）: 338-344.

[12] SHIMIZU K, AKIRA S, JASMI A Y, et al. Video-assisted neck surgery: endoscopic resection of thyroid tumors with a very minimal neck wound［J］. J Am Coll Surg, 1999, 188（6）: 697-703.

[13] HAN P, HUANG X, CAI Q, et al. Endoscope-assisted excision of macrocystic lymphangioma in neck via anterior chest approach in infants and children [J]. Int J Pediatr Otorhinolaryngol, 2011, 75 (10): 1275-1279.

[14] RIECHELMANN H, MUEHLFAY G, KECK T, et al. Total, subtotal, and partial surgical removal of cervicofacial lymphangiomas [J]. Arch Otolaryngol Head Neck Surg, 1999, 125 (6): 643-648.

[15] CHEN L S, SUN W, WU P N, et al. Endoscope-assisted versus conventional second branchial cleft cyst resection [J]. Surg Endosc, 2012, 26 (5): 1397-1402.

[16] HAN P, LIU X, CAI Q, et al. Endoscope-assisted excision of second branchial cleft cysts using a hairline approach in the posterior occipital region [J]. Journal of Oral and Maxillofacial Surgery, 2014, 72 (12): 2547-2555.

第二十一章

无注气内镜下颈淋巴结清扫术

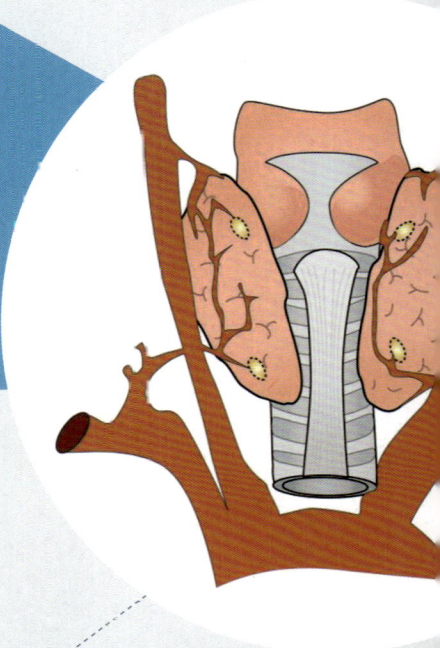

头颈癌占所有恶性肿瘤的5%，早期（Ⅰ期、Ⅱ期）头颈癌占40%。外科治疗是头颈癌（如口腔癌、口咽癌、喉癌、下咽癌、甲状腺癌等）的主要治疗手段。头颈癌容易出现区域淋巴结转移，淋巴结转移是影响预后的重要因素。对就诊时已有区域转移灶（N1-3）患者施行手术意见一致，而对没有区域淋巴结转移（cN0）患者，应如何诊断和处理仍存争议。由于CT、MRI或PET等检查对cN0诊断正确性不足，即使这些头颈癌患者进行现有CT、MRI、B超或PET/CT等检查临床诊断为cN0病例，其隐匿性淋巴结转移灶发生率为20%～30%。显然，临床上不能忽视这20%～30%有潜在转移的患者。目前对头颈癌cN0的处理主要有等待观察、预防性放疗、颈清扫手术等3种模式。等待观察策略显然比较被动，患者也处于定期复查、焦急等待状态。而颈部放疗有较多后遗症，这一方法也不宜常规应用。目前多主张对cN0患者进行选择性全颈清扫术；对这些有较高淋巴结潜在转移概率的cN0早期头颈癌病例主张行择区性颈清扫术（selective neck dissection，SND）。然而，随着微创外科技术的进步，早期头颈癌（T1-2N0M0）的原发灶可以采用微创技术完成根治手术，对其cN0的处理方法仍是传统手术方法或预防性放疗或观察，这相当程度失去了微创的意义，会影响生活质量和颈部局控率。因此，如何最大程度地减少创伤，成为cN0早期头颈癌颈部处理的研究方向。为此，在临床上探讨一种具有微创、安全、有效和简便可行的新技术，使SND手术更加精细和个体化，符合现代外科的发展和患者的利益。

第一节 颈前小切口颈淋巴结清扫术

一、中央区清扫术

1. 适应证

（1）初治甲状腺乳头状腺癌cT1N0M0，部分T2N0M0患者（肿瘤直径≤3cm）。

（2）术前影像学检查未发现肿瘤有腺体外侵犯征象。

（3）无颈部手术史。

2. 禁忌证

（1）全身状况不良者。

（2）原发肿瘤需要采用颈部切口进行手术。

3. 术前准备 全身检查，包括心、肝、肾、肺部等检查；颈部B超、CT检查。

4. 手术步骤

（1）麻醉与体位 采用气管内插管全麻。采取仰卧、头正中位。

（2）原发灶切除手术步骤见第七章，简而言之，采用颈前2~3cm小切口。分离颈阔肌皮瓣，采用拉钩牵拉建立手术空间，切开颈白线暴露甲状腺峡部，沿甲状腺包膜游离甲状腺腺体，切断进入腺体血管，解剖喉返神经，暴露其颈部全长。辨识并原位保留上下甲状旁腺，保护好喉返神经，将腺叶向上向内牵拉，用超声刀切断Berry's韧带，切除一侧腺体。

（3）解离并显露喉返神经颈部全程（图21-1-1）

（4）注意保护喉返神经及上下甲状旁腺，在气管食管沟和气管前将淋巴结连同周围脂肪组织向上牵拉并逐步解离（图21-1-2），清扫范围内侧为气管和食管侧壁，外侧为颈动脉鞘，上至环状软骨，下至胸骨切迹和锁骨上缘，注意保护颈总动脉并避免损伤颈交感干和无名动脉（图21-1-3，图21-1-4）。

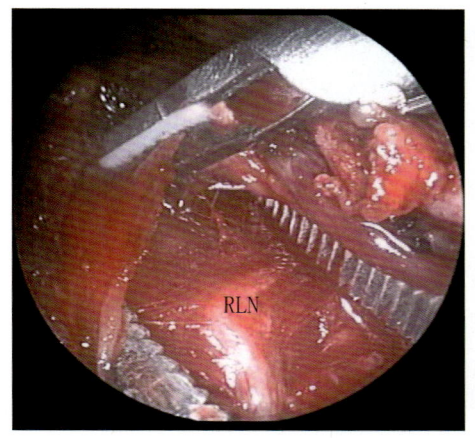

图21-1-1　解离并显露喉返神经颈部全程（RLN：喉返神经）

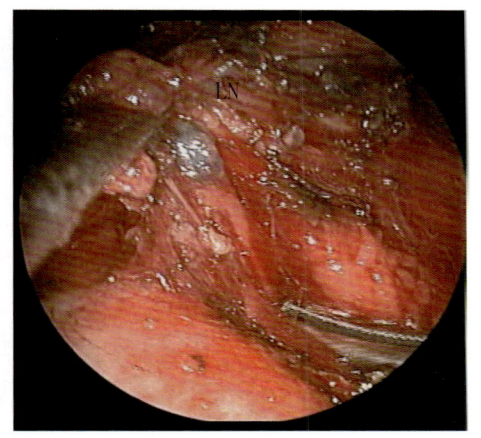

图21-1-2　保护喉返神经及上下甲状旁腺，在气管食管沟和气管前将淋巴结连同周围脂肪组织向上牵拉并逐步解离（LN：淋巴结）

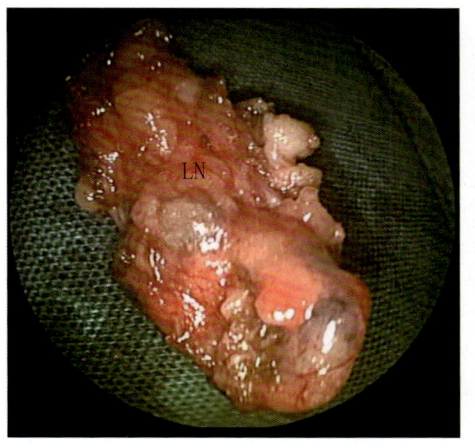

图21-1-3　中央区清扫标本（LN：淋巴结）

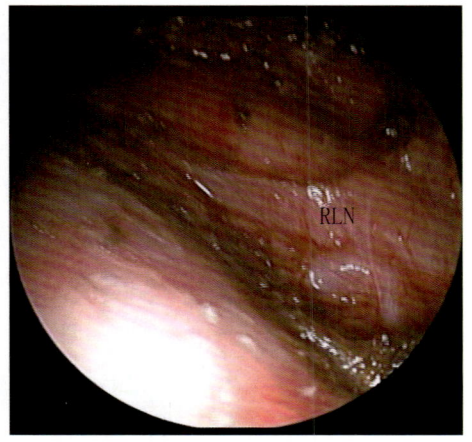

图21-1-4　中央区清扫完成后术腔（RLN：喉返神经）

二、择区性清扫术

1. 适应证　分化型甲状腺癌T1N1aM0。
2. 禁忌证　全身状况不良者；有远处转移；超出Ⅱa、Ⅲ、Ⅳ区淋巴结转移。
3. 术前检查　全身检查，包括心、肝、肾、肺部等检查；颈部影像学检查。
4. 手术步骤

（1）麻醉与体位　采用气管内插管全麻。采取仰卧、肩下垫枕、头偏健侧位。

（2）手术操作　胸骨上切迹2cm处作4~6cm横向切口。分离颈阔肌皮瓣，采用拉钩牵拉建立手术空间，切除一侧腺体并进行中央区颈淋巴结清扫。游离胸锁乳突肌内侧缘，将胸锁乳突肌拉向外侧，暴露肩胛舌骨肌，游离肩胛舌骨肌，显露带状肌（胸骨甲状肌、胸骨舌骨肌）侧缘，动脉鞘内的颈总动脉、颈内静脉可以清楚显露，从颈总动脉分叉处到锁骨下静脉处的动脉鞘旁淋巴结可以被切除，如果需要清除Ⅱa区淋巴结，可在内镜下显露二腹肌后腹和颌下腺。术中要解离并保护副神经。在内镜下将淋巴结和周围的软组织一并切除，注意保护颈丛、膈神经，将标本整块切除并取出。

（梁发雅　黄晓明）

第二节　锁骨下/胸前入路颈淋巴结清扫术

一、中央区清扫术

1. 适应证、禁忌证、术前准备同本章第一节"颈前小切口颈淋巴结清扫术"。
2. 手术步骤

（1）切口　切口取在肿瘤同侧，锁骨下入路切口位于锁骨下缘，胸前入路切口位于锁骨下3cm，距中线5~8cm处，切口长4cm。

（2）建立手术空间　分离颈阔肌皮瓣，形成皮下隧道。分离范围：上近甲状软骨，下至胸骨上，内至中线。采用牵拉方式建立手术空间。

（3）显露腺体并切除腺体　游离胸锁乳突肌前缘，将之向外侧牵拉，暴露带状肌，用超声刀顺着胸骨甲状肌纵向解离，暴露甲状腺，按步骤将腺体切除（详见第八章及第十章）。

（4）解剖喉返神经，暴露其颈部全长，并注意识别下甲状旁腺（图21-2-1）。

（5）辨识甲状旁腺，保护好喉返神经和甲状旁腺，沿气管食管沟和气管前将软组织切除，内侧为气管和食管侧壁，外侧为颈动脉鞘，上至环状软骨，下至胸骨切迹和锁骨上缘，注意保护颈总动脉（图21-2-2）。如不能保留甲状旁腺，可将甲状旁腺解离下来并保留，切成小碎块包埋在胸锁乳突肌内。有时甲状旁腺和周围组织难以辨识，可行术中冰冻病理检查。

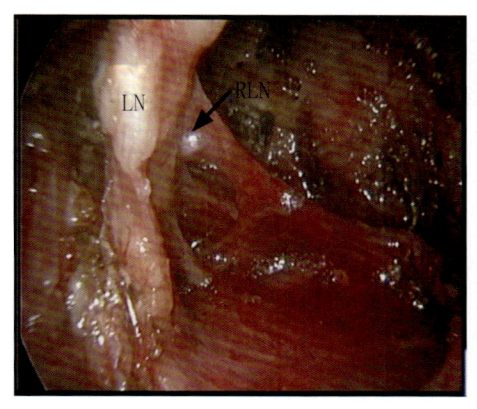

图21-2-1 解剖喉返神经并注意识别下甲状旁腺
（LN：淋巴结；RLN：喉返神经）

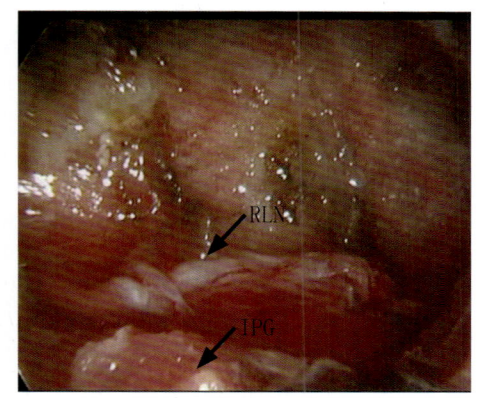

图21-2-2 清扫后术野
（RLN：喉返神经；IPG：下甲状旁腺）

（6）如对侧腺体也有肿瘤存在，需要切除对侧腺叶和清扫对侧淋巴结，可以在对侧采用对称的切口进行相同手术。

二、择区性清扫术

1. 适应证

（1）同侧分化型甲状腺癌cT1-2N1b（颈Ⅱa、Ⅲ、Ⅳ区淋巴结转移）。

（2）淋巴结直径<2cm，无淋巴结外侵犯。

（3）影像无淋巴结融合，无周围组织侵犯。

2. 禁忌证

（1）全身状况不良者。

（2）有远处转移。

（3）转移淋巴结与周围粘连。

（4）原发肿瘤需要采用颈部切口。

3. 术前准备 全身检查，包括心、肝、肾、肺部等检查；颈部影像学检查。

4. 手术步骤

（1）麻醉与体位 采用气管内插管全麻。采取仰卧、肩下垫枕、头偏健侧位。

（2）完成原发灶切除及中央区清扫后，进一步建立手术空间。分离范围：上至二腹肌后腹，下至锁骨上缘，内至中线，外侧为斜方肌前缘。采用牵拉方式建立手术空间。

（3）沿胸骨头和锁骨头剖开胸锁乳突肌至其中点，解剖颈动脉鞘（图21-2-3）。

（4）先于椎前筋膜表面清扫颈鞘后方淋巴结及脂肪组织（图21-2-4），注意保护颈丛、副神经、膈神经、颈横动脉。

（5）再将颈静脉向外侧牵拉，清扫颈动脉鞘内侧淋巴结及脂肪组织（图21-2-5）。

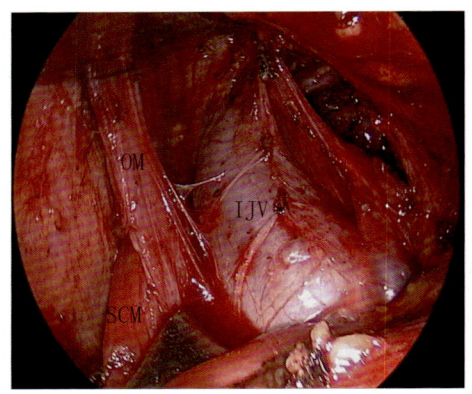

图21-2-3 分离胸锁乳突肌胸骨头及锁骨头，并解剖颈动脉鞘
（OM：肩甲舌骨肌；SCM：胸锁乳突肌；IJV：颈内静脉）

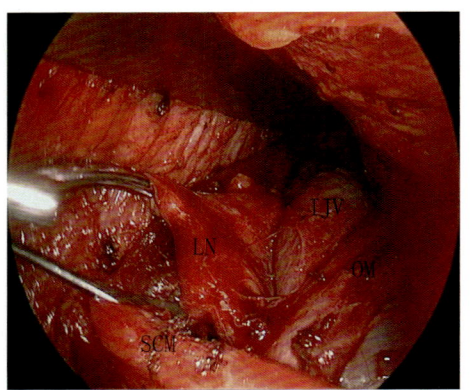

图21-2-4 清扫颈动脉鞘后方淋巴结及脂肪组织
（SCM：胸锁乳突肌；LN：淋巴结；IJV：颈内静脉；OM：肩甲舌骨肌）

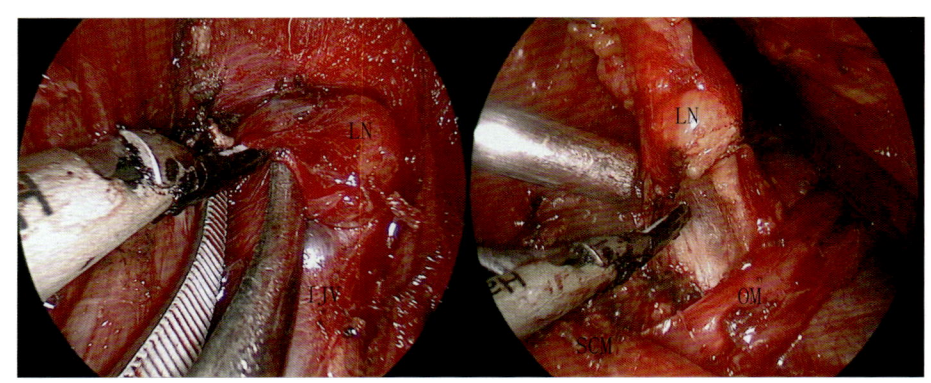

图21-2-5 清扫颈动脉鞘内侧淋巴及脂肪组织
（SCM：胸锁乳突肌；LN：淋巴结；IJV：颈内静脉；OM：肩甲舌骨肌）

（6）在胸锁乳突肌后缘上1/3处寻找副神经，沿副神经走行将副神经游离出来，上方至副神经于颈动脉鞘交汇处，将副神经牵拉开，暴露下方脂肪和淋巴结，如显露困难，必要时可辅助上颈侧3cm皮纹小切口以便处理Ⅱ区或Ⅱb区淋巴结（图21-2-6）。清扫完成后将标本从胸前切口取出（图21-2-7）。

5. 术后处理 负压引流、伤口加压包扎，如手术时间较长要给予抗生素预防感染。

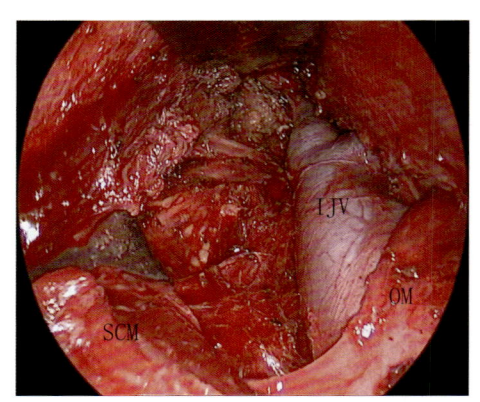

图21-2-6 Ⅱa区及Ⅱb区清扫完成后术野
（SCM：胸锁乳突肌；OM：肩甲舌骨肌；IJV：颈内静脉）

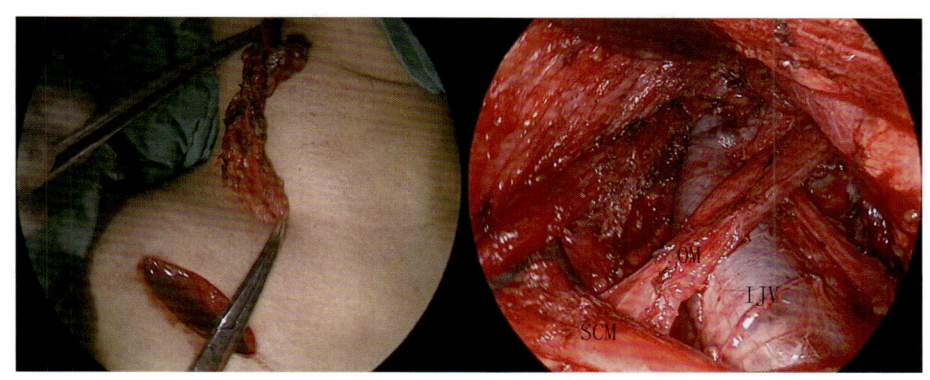

图21-2-7 清扫完成后术野及标本示意图
（OM：肩甲舌骨肌；IJV：颈内静脉；SCM：胸锁乳突肌）

三、内镜辅助下改良性颈淋巴结清扫术

对临床评估怀疑颈部淋巴结转移的分化型甲状腺癌患者，行颈部淋巴结清扫术可降低术后的局部复发率。传统颈侧区淋巴结清扫术常在颈部留下明显的L形或反-L形瘢痕。研究表明伴颈部淋巴结转移的患者术后14年生存率仍高达79%。颈部显眼的手术瘢痕常成为患者术后参与社会活动的心理负担，影响患者术后社会功能的恢复。

随着内镜手术技术的发展，对伴有颈侧可疑淋巴结转移的患者进行微创手术成为可能。目前，内镜下颈侧区淋巴结清扫术入路包括颈前入路、腋下入路、双侧腋下乳晕入路、腋胸联合入路等。笔者也探讨了颈部改良双平行切口（MacFee切口）并应用于改良性颈清扫术中，现将经验介绍如下。

1. 适应证
（1）分化良好的甲状腺乳头状癌。
（2）单侧甲状腺肿瘤最大直径＜3.0cm。
（3）术前影像学检查及术中探查未发现包膜外浸润的N1患者。
（4）颈部同侧Ⅱ～Ⅳ区淋巴结术前触诊或超声、CT检查提示淋巴结肿大，怀疑淋巴结转移。
（5）对外形美观有较高要求。

2. 禁忌证
（1）术前检查怀疑Ⅰ区、Ⅴ区淋巴结转移或对侧淋巴结转移。
（2）术前检查提示肿大淋巴结＞2cm，或伴有淋巴结外浸润征象。
（3）有远处转移的临床证据，如肺、骨等处。
（4）病史及TPOAb、TgAb等检查存在甲状腺炎征象。
（5）有颈部手术或放疗既往史。

3. 术前准备 全身检查，包括心、肝、肾、肺部等检查；颈部影像学检查。

4. 手术步骤
（1）麻醉与体位 采用气管内插管全麻。采取仰卧、肩下垫枕、头偏健侧位。

（2）切口　在甲状腺怀疑恶变病灶同侧的锁骨下3cm左右，距胸前正中线旁开5~8cm处沿皮纹作一长4~5cm手术切口。

（3）原发灶切除及中央区清扫　内镜下甲状腺切除术及中央区淋巴结清扫术手术步骤见第八章及第十章。

（4）扩大手术操作空间，上至舌骨水平，在胸锁乳突肌浅筋膜的表面结扎切断颈外静脉。进一步解剖分离胸锁乳突肌胸骨头和锁骨头，上至颈总动脉分叉处，下至锁骨水平，后至前斜角肌后缘（图21-2-8）。

（5）分别向内侧和外侧牵开胸锁乳突肌胸骨头和锁骨头，暴露肩胛舌骨肌，解剖并切断肩胛舌骨肌，获取更大的颈侧区入路。暴露颈内静脉，沿静脉壁自下而上游离颈内静脉（图21-2-9）。

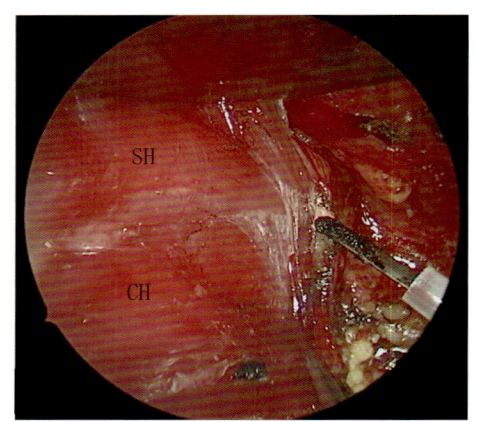 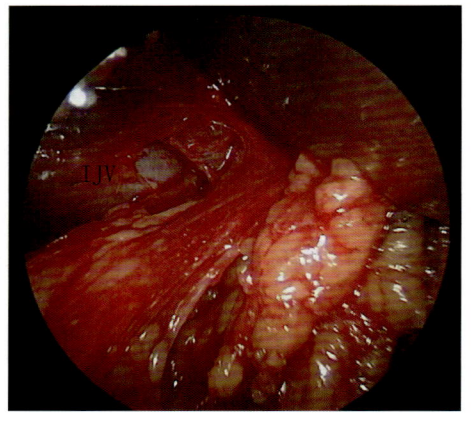

图21-2-8　分离胸锁乳突肌胸骨头和锁骨头（SH：胸锁乳突肌胸骨头；CH：胸锁乳突肌锁骨头）

图21-2-9　经胸前切口清扫颈内静脉后方Ⅲ~Ⅳ区淋巴组织（IJV：颈内静脉）

（6）在锁骨上缘水平解剖切断颈内静脉后外方软组织，保留颈横动脉和膈神经，自下而上将颈内静脉后方软组织自颈内动脉及颈总动脉上剥离，上至舌骨水平，横断脂肪组织，自胸前切口移除。于上颈部胸锁乳突肌前缘附近沿皮纹或皮肤皱褶处行一长3~4cm的辅助小切口，于胸锁乳突肌深面自前向后上解剖分离至胸锁乳突肌后缘及附着处，切口前方分离至二腹肌后腹，向下至舌骨水平，与原术腔相通。在下颌角下方注意保护面神经分支。自上颈部小切口游离Ⅱa区软组织（图21-2-10）。

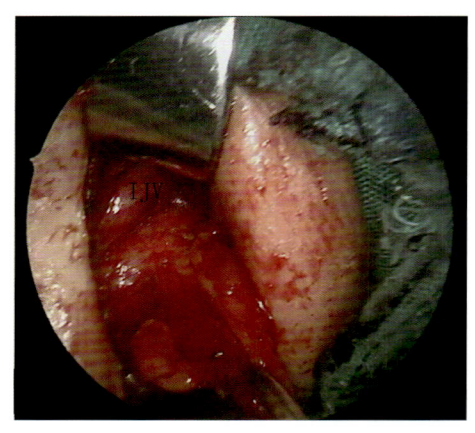

图21-2-10　经上颈部切口清扫颈内静脉后方Ⅱa区淋巴组织

（7）内镜下于副神经、二腹肌后腹水平切断Ⅱa区软组织，自上而下将软组织自颈内静脉上剥离，并向后下分离至舌骨水平，完整移除Ⅱa区脂肪组织。自胸前切口于肩胛舌骨肌上腹后外侧、颈内静脉前内侧，自下而上游离颈内静脉前软组织。结扎面总静脉、面后静脉、甲状腺中静脉等。之后，从颈总动脉表面剥离脂肪组织，至颈总动脉分叉处，自上颈部切口，于颈内静脉前方、二腹肌后腹下方游离脂肪组织至颈总动脉分叉处，完整移除颈内静脉前方三角脂肪组织（图21-2-11）。

（8）由上颈部小切口，在副神经后方清扫Ⅱb区淋巴结（图21-2-12）。

（9）再次检查术野，彻底止血。术区放置2条引流管，一条置于颈侧区，一条置于中央区，引流管自锁骨下切口引出，手术切口采用美容缝合方法缝合。术后切口瘢痕情况如图21-2-13所示。

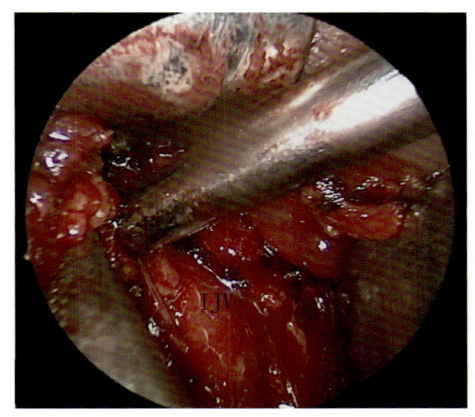

图21-2-11　经上颈部切口清扫颈内静脉前方三角淋巴组织（IJV：颈内静脉）

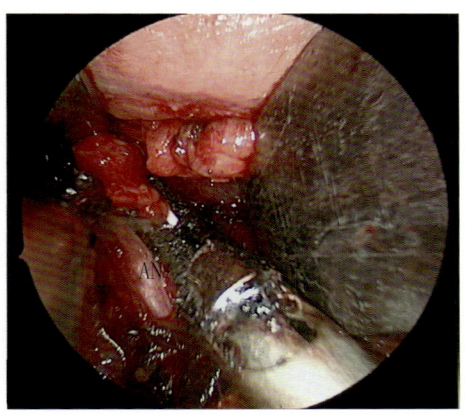

图21-2-12　经上颈部切口清扫副神经三角淋巴组织（AN：副神经）

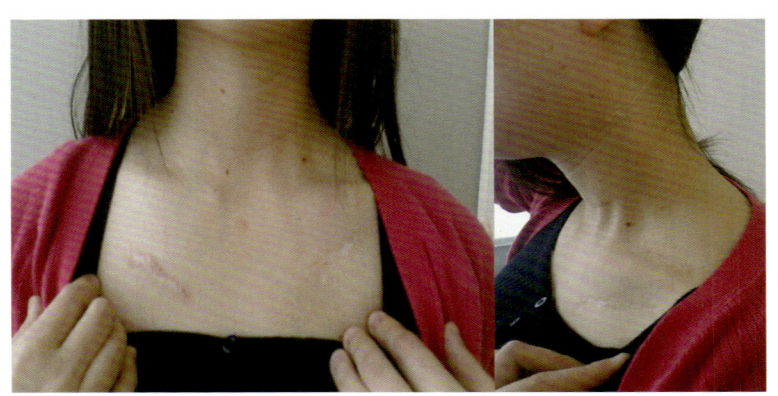

图21-2-13　术后瘢痕情况

（蔡　谦　黄晓明）

第三节　腋下入路颈淋巴结清扫术

一、中央区清扫术

1. 适应证、禁忌证　同本章第一节"颈前小切口颈淋巴结清扫术"。

2. 术前准备　全身检查，包括心、肝、肾、肺部等检查；颈部影像学检查。

3. 手术步骤

（1）体位　采取仰卧位，肩下不垫枕，患侧手伸直上举并固定显露腋窝。

（2）切口　切口取在肿瘤侧腋前线，长5~6cm。

（3）建立手术空间　分离颈阔肌皮瓣，形成皮下隧道。分离范围：上近甲状软骨，下至胸骨上，内至中线。采用牵拉方式建立手术空间。

（4）显露腺体并切除腺体　游离胸锁乳突肌前缘，将之向外侧牵拉，暴露带状肌，用超声刀顺着胸骨甲状肌纵向解离，暴露甲状腺，按步骤将腺体切除（图21-3-1）。

（5）同侧中央区清扫　解剖喉返神经，暴露其颈部全长（图21-3-2）。

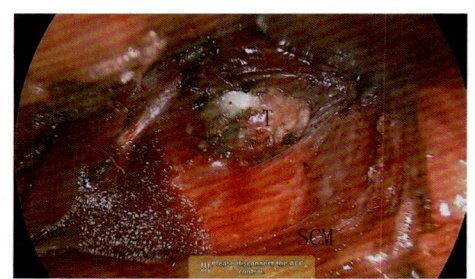

图21-3-1　腺叶及峡部切除后
（T：气管；SCM：胸锁乳突肌）

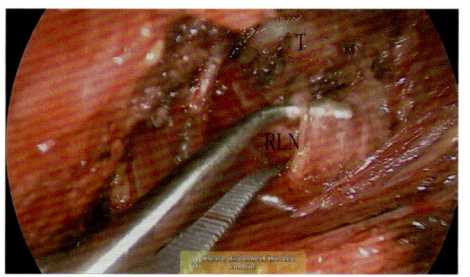

图21-3-2　解剖喉返神经颈部全程
（T：气管；RLN：喉返神经）

（6）辨识甲状旁腺组织，保护好喉返神经和甲状旁腺，沿气管食管沟和气管前将软组织切除（图21-3-3，图21-3-4），内侧为气管和食管侧壁，外侧为颈动脉鞘，上至环状软骨，下至胸骨切迹和锁骨上缘，注意保护颈总动脉。

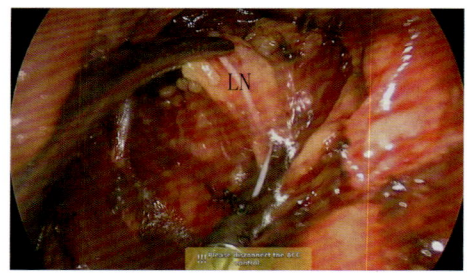

图21-3-3　保护好喉返神经和甲状旁腺，沿气管食管沟和气管前将软组织及淋巴结切除
（LN：淋巴结）

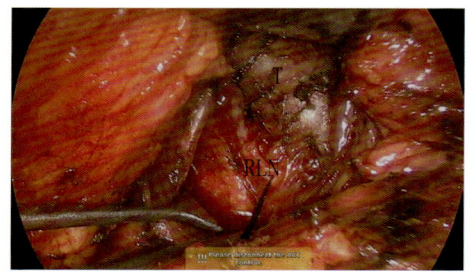

图21-3-4　中央区淋巴结清扫完成后术野
（T：气管；RLN：喉返神经）

（7）如不能保留甲状旁腺，可将甲状旁腺解离下来并保留，切成小碎块包埋在胸锁乳突肌内。有时甲状旁腺和周围组织难以辨识，可行术中冰冻病理检查。

二、择区性清扫术

1. 适应证　同侧分化型甲状腺癌cT1N1b（颈Ⅱa区、Ⅲ区淋巴结转移）。

2. 禁忌证　全身状况不良者；有远处转移；转移淋巴结与周围粘连；原发肿瘤需要采用颈部切口。

3. 术前准备　全身检查，包括心、肝、肾、肺部等检查；颈部影像学检查（超声、CT平扫+增强）；原发肿瘤检查并对其范围、程度做出评价。

4. 手术步骤

（1）体位　同腋下入路手术，头偏健侧位。

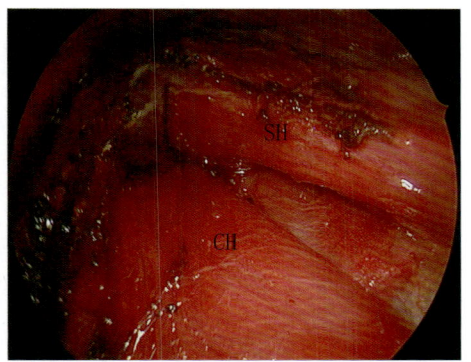

图21-3-5　沿胸骨头和锁骨头剖开胸锁乳突肌

（SH：胸锁乳突肌胸骨头；CH：胸锁乳突肌锁骨头）

（2）切口　采用甲状腺切除的腋下入路，切口取在肿瘤同侧腋前线，切口长5~6cm。

（3）完成原发灶切除及中央区清扫后，进一步建立手术空间。分离范围：上至二腹肌后腹，下至锁骨上缘，内至中线，外侧为斜方肌前缘。采用牵拉方式建立手术空间。

（4）沿胸骨头和锁骨头剖开胸锁乳突肌至其中点（图21-3-5）。

（5）解剖颈动脉鞘，先于椎前筋膜表面清扫颈动脉鞘后方淋巴结及脂肪组织，注意保护颈丛、副神经、膈神经、颈横动脉（图21-3-6，图21-3-7）。

（6）再将颈静脉向下、向外牵拉，清扫颈动脉鞘内侧淋巴结及脂肪组织（图21-3-8）。

（7）在胸锁乳突肌后缘上1/3处寻找副神经，沿神经走行将副神经游离出来，上方至副神经于颈动脉鞘交汇处，先清扫Ⅱa区内容物，再将副神经牵拉开，暴露并清扫下方Ⅱb区脂肪和淋巴结，如显露困难，必要时可辅助上颈侧3cm皮纹小切口（图21-3-9至图21-3-11）。

5. 术后处理　负压引流，伤口加压包扎，如手术时间较长要给予抗生素预防感染。

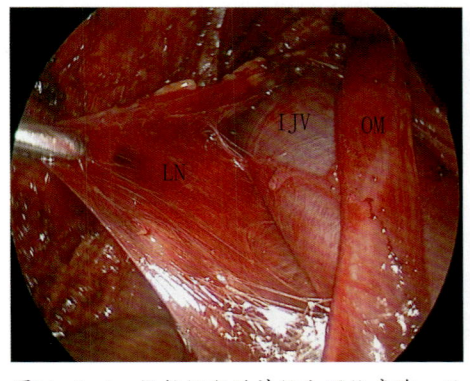

图21-3-6　保护好喉返神经和甲状旁腺，沿气管食管沟和气管前将软组织及淋巴结切除

（LN：淋巴结；IJV：颈内静脉；OM：肩甲舌骨肌）

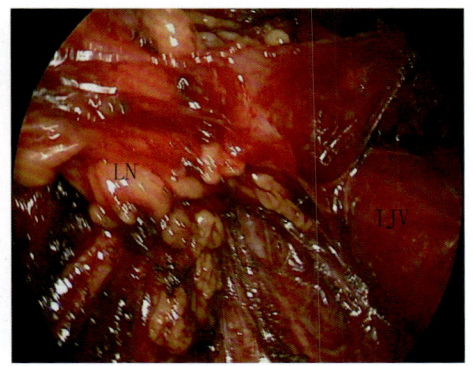

图21-3-7　解剖颈动脉鞘，于椎前筋膜表面清扫颈动脉鞘后方淋巴结及脂肪组织

（LN：淋巴结；IJV：颈内静脉）

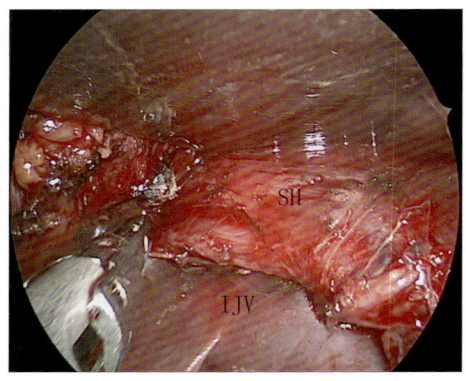

图21-3-8 清扫颈动脉鞘内侧淋巴结及脂肪组织
（SH：胸锁乳突肌胸骨头；IJV：颈内静脉）

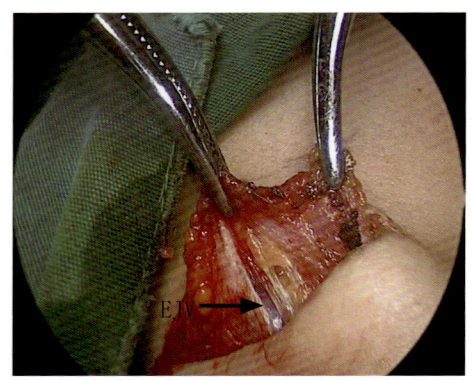

图21-3-9 辅助上颈侧小切口，注意保护颈外静脉及耳大神经
（EJV：颈外静脉）

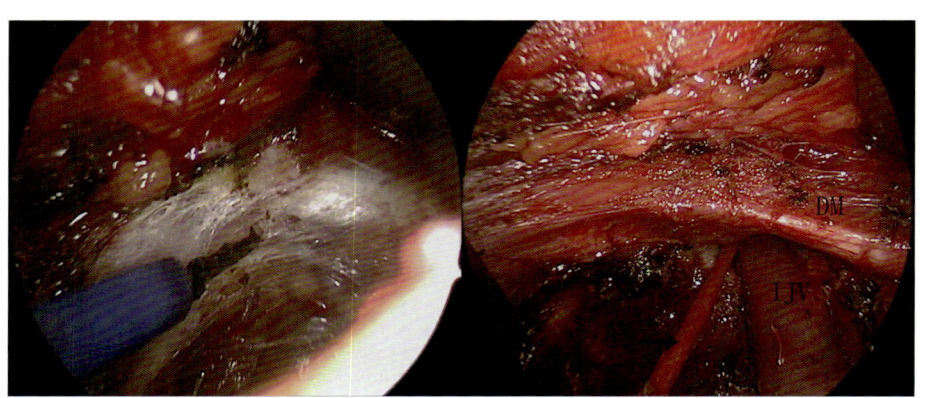

图21-3-10 经上颈小切口清扫Ⅱa及Ⅱb区组织
（DM：二腹肌；AN：副神经；IJV：颈内静脉）

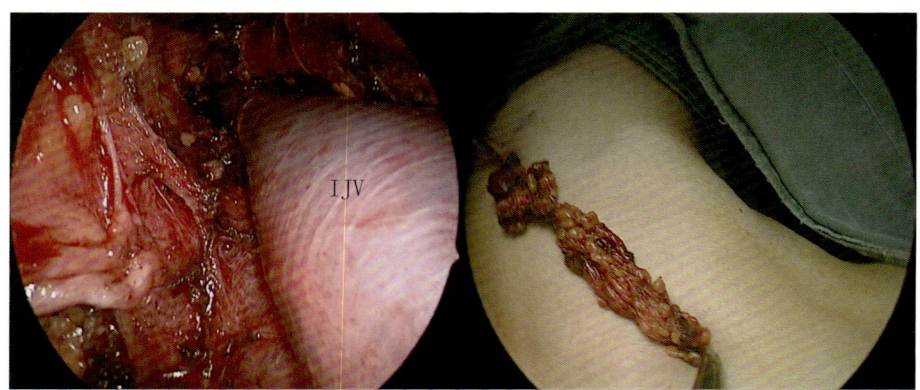

图21-3-11 清扫完成后术腔及标本示意图
（IJV：颈内静脉）

第四节 上颈侧小切口择区性颈清扫术

1. 适应证

（1）进行激光切除的声门上型喉鳞癌（cT1-2N0）。

（2）不需开放颈部的cN0口咽鳞癌和口腔鳞癌。

（3）甲状腺乳头状癌Ⅱ区淋巴结转移（cN1，<2cm，无淋巴结包膜外侵犯及血管侵犯）。

2. 禁忌证　全身状况不良者；有远处转移；转移淋巴结与周围粘连；原发肿瘤需要采用颈部切口。

3. 术前准备　全身检查，包括心、肝、肾、肺部等检查；颈部影像学检查（B超、颈部MR平扫+增强）；原发肿瘤检查并对其范围、程度做出评价。

4. 手术步骤

（1）体位　采取仰卧、肩下垫枕、头偏健侧位。

（2）切口　采用上颈侧皮纹处3~4cm切口。

（3）于颈阔肌深面分离皮瓣建立手术空间，分离过程注意保护耳大神经及颈外静脉。分离范围：上至二腹肌后腹，下至锁骨上缘，内至中线，外侧为斜方肌前缘。采用拉钩提吊方式建立手术空间。

（4）分离胸锁乳突肌前缘，显露并解剖颈动脉鞘，先于椎前筋膜表面清扫颈动脉鞘后方Ⅱ区及Ⅲ区淋巴结及脂肪组织（图21-4-1），注意保护颈丛、副神经、膈神经。

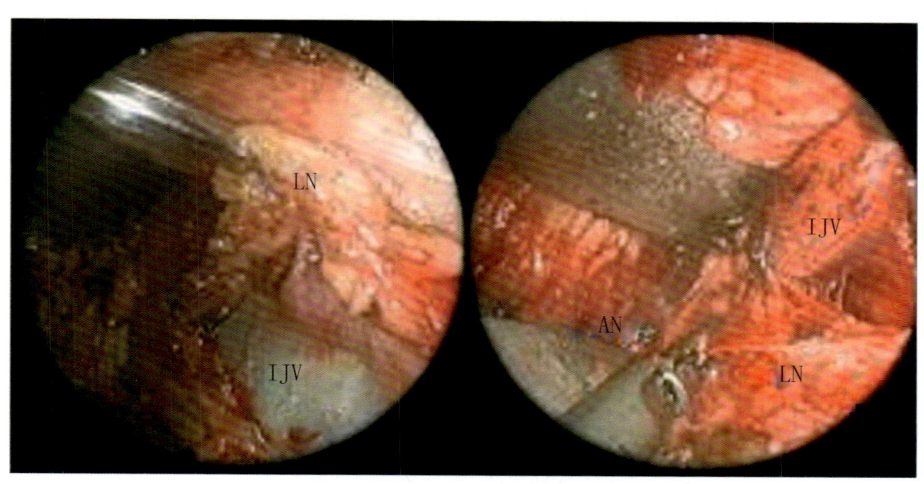

图21-4-1　清扫Ⅱ区、Ⅲ区颈动脉鞘外淋巴结及脂肪组织
（LN：淋巴结；IJV：颈内静脉；AN：副神经）

（5）再将颈静脉向上外侧牵拉，清扫颈动脉鞘内侧淋巴结及脂肪组织，在胸锁乳突肌后缘上1/3处寻找副神经，沿副神经走行将副神经游离出来，上方至副神经于颈动脉鞘交汇处，将副神经牵拉开，暴露下方脂肪和淋巴结并予以清扫（图21-4-2，图21-4-3）。如需清扫Ⅰ区，注意保护颌下腺及面神经下颌缘支。如需清扫Ⅳ区，还需注意保护颈横动脉。

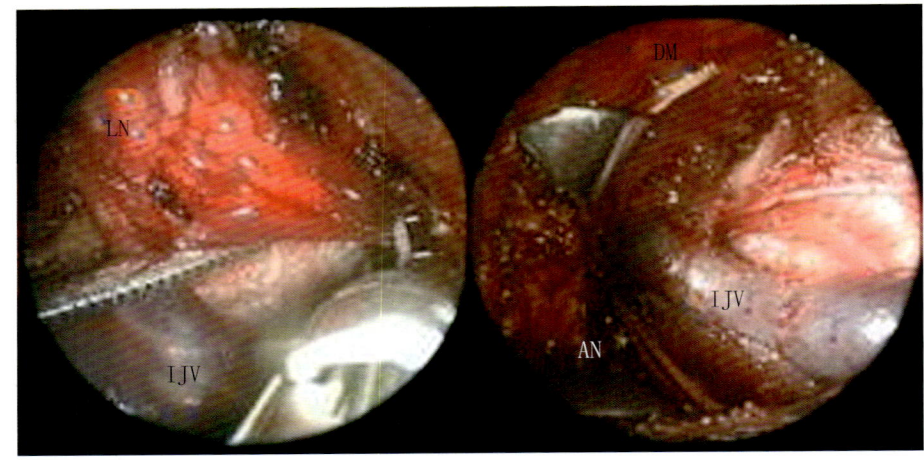

图21-4-2　向下清扫Ⅲ区颈动脉鞘内侧组织
（DM：二腹肌；IJV：颈内静脉；LN：淋巴结；AN：副神经）

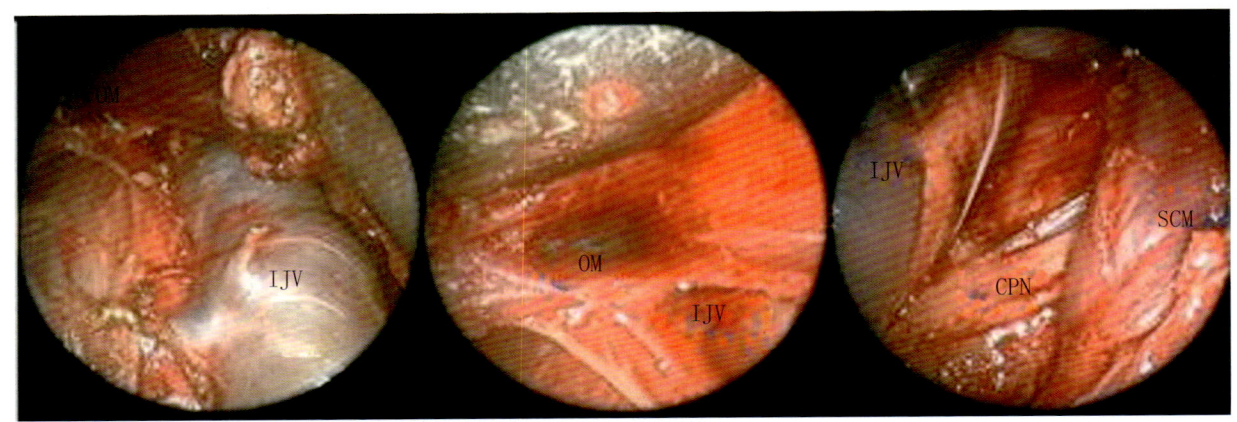

图21-4-3　Ⅲ区、Ⅳ区清扫完成后术野
（OM：肩甲舌骨肌；IJV：颈内静脉；SCM：胸锁乳突肌；CPN：颈丛神经）

5. 术后处理　负压引流，伤口加压包扎，如手术时间较长要给予抗生素预防感染。伤口于术后7~9天拆线（图21-4-4）。

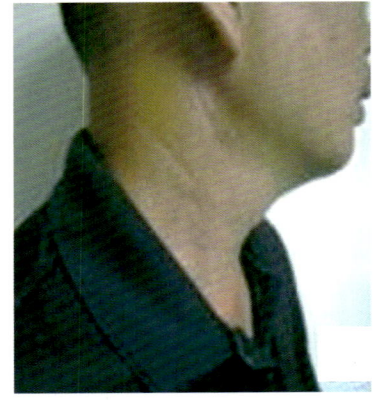

图21-4-4　术后颈部切口愈合后

（梁发雅　黄晓明）

第五节 颈淋巴结清扫术后处理及并发症的防治

一、中央区颈淋巴结清扫术后处理

（1）术后当天使用激素。
（2）术后第一天复查血钙。
（3）使用营养神经药物。
（4）了解说话的声音是否改变，如有改变需要检查声带活动情况。
（5）了解是否有进食呛咳。

二、中央区颈淋巴结清扫并发症的防治

（1）喉返神经断离　立即进行喉返神经端端吻合，术后使用激素1周和营养神经药物1~2周。声带活动无法恢复，但受损的声带形态可维持近正常状态，有声嘶（不进行神经吻合的声带肌肉会萎缩，声嘶更严重）。
（2）喉返神经非断离性损伤　术后使用激素1周和营养神经药物1~2周。大部分为暂时性，经过药物治疗可以恢复正常。小部分为永久性，长期声嘶。
（3）甲状旁腺功能低下　分为暂时性和永久性，暂时性的通过1~4周的补钙处理可逐渐恢复正常，通过血钙监测可以逐步停掉药物。而永久性的则需要永久性服药，一般进行双侧腺叶切除和清扫的病例易出现。

三、择区性颈淋巴结清扫并发症的防治

（1）乳糜漏　大多发生在左侧，少数在右侧。左侧Ⅳ区清扫时易发生，术中在解剖颈静脉角时要仔细，注意辨别胸导管（呈半透明样的导管）。如发现损伤（有清亮液体从静脉角处流出）要立即进行缝扎，封闭导管，避免术后出现乳糜漏。
（2）副神经损伤　如术中能够及时发现，可以将神经的断端进行端端吻合。
（3）颈动脉或颈内静脉损伤　游离颈动脉鞘时要细心，不要采用电刀。如果出现损伤，首先采用手指按住，然后换用无创血管钳进行钳夹。使用4-0或5-0无创血管缝线进行缝合。如无法控制出血，可延长切口转为开放性手术。
（4）膈神经损伤　膈神经来自颈丛3~5支，在前中斜角肌之间走行。避免损伤的方法：手术平面不要超过椎前筋膜，术中遇到出血不要用血管钳大把夹持。
（5）舌下神经损伤　位于二腹肌后腹深面，颈动脉分叉上方，动、静脉之间跨过，处理此处

时要解剖出舌下神经，避免损伤。

（6）臂丛神经损伤　较少发生，术中操作层面过深，超过椎前筋膜。

（7）伤口感染　手术时要严格遵循无菌操作，加强术前和术中抗生素的应用，保持充分的负压引流。

（蔡　谦）

第六节　术式评价

一、中央区清扫术式评价

目前报道的内镜甲状腺癌手术的入路包括颈前小切口、胸前、腋下、胸前乳晕等，而开展内镜甲状腺癌手术，术者必须掌握同期行中央区清扫术的关键技术。

颈前小切口内镜下中央区淋巴结清扫术：Bellantone R等的早期研究，共5例接受内镜下中央区淋巴结清扫，清扫淋巴结个数为2.4个，其中有2例患者出现暂时性低钙血症，无一例出现永久性甲状旁腺功能减退和喉返神经麻痹。而Miccoli等在早期对15例接受内镜下中央区淋巴结清扫的资料进行分析，清扫淋巴结个数为5.1个，其中有1例患者出现暂时性低钙血症，1例患者出现永久性甲状旁腺功能减退。Marci J等回顾性分析了28例接受了颈前小切口内镜下中央区淋巴结清扫的患者资料，其中39%有中央区淋巴结转移，10.7%的患者出现暂时性低钙血症，无永久性甲状旁腺功能低下，中位随访14个月，无1例复发。

腋下入路内镜下中央区淋巴结清扫术：Jeong JJ等对比了275例腋下入路内镜手术与224例传统手术，发现内镜组的淋巴结清扫个数明显低于传统开放组（5.05 vs 5.96），但经过平均18.4个月的随访，内镜组无一例复发，而传统开发组有3例侧颈淋巴结复发，结果表明腋下入路内镜下中央区淋巴结清扫术是安全有效的。

笔者的经验表明胸前入路内镜下中央区清扫的淋巴结个数和并发症发生率与传统开放组无明显差别，而在5年随访中，内镜组1例患者出现侧颈淋巴结转移。因此，从目前的近期结果来看，内镜下中央区淋巴结清扫安全、有效、可行，但由于甲状腺癌的预后良好，还需更长时间的随访来进一步验证。

二、择区性颈淋巴结清扫术式评价

内镜下择区性颈淋巴结清扫术是早期头颈肿瘤微创治疗的关键一环，既可以获得肿瘤的明确分期,又能在最大程度上满足患者对术后美观的需求,避免传统开放手术后遗留的巨大瘢痕所带来的精神和心理上的负担和痛苦。

在甲状腺乳头状癌的微创治疗中,由于内镜入路众多,包括颈前小切口、颌下切口、胸前、腋下、胸前乳晕、耳后发际入路等,其中择区性颈淋巴结清扫多经同一入路完成,其可行性已逐渐得到国内外众多学者的认可。Lombardi CP等首先探索了颈前小切口内镜下择区性颈清扫术(selective neck dissection,SND),认为其安全可行。Wu B等分别对26例直径≤4cm,疑有Ⅲ区、Ⅳ区或Ⅱa区转移的甲状腺乳头状癌(PTC)患者进行颈前小切口内镜下SND探讨,研究结果表明内镜下SND的手术时间为46 min,侧颈清扫淋巴结个数为8.3(4~12个),阳性个数为3(0~6个)。术后疼痛反应轻,无出血、乳糜漏等严重并发症,美观效果好。为避免颈部瘢痕,颈外入路内镜甲状腺癌手术时同期SND也逐渐得到开展。Yan H等对12例疑有Ⅱ区、Ⅲ区或Ⅳ区转移的PTC患者注气胸前乳晕入路下SND,其中侧颈清扫淋巴结个数为21.8(5~42个),5例患者(41.6%)Ⅱ区淋巴结转移。1例患者在清扫Ⅱ区时出现颈内静脉破裂出血,于上颈侧行一4cm切口进行止血。基于上述初步结果,Yan H等认为胸前乳晕入路下SND清扫至Ⅱ区是安全可行的。Kang SW等对13例N1b的PTC患者行无注气腋下入路内镜下SND/MRND,清扫淋巴结个数为18.8±6.4,近期肿瘤学结果令人满意,术后美观效果好,但认为腋下入路切口路径长,操作时存在"筷子效应",必要时可辅助胸前小切口置入内镜或器械避免,有条件的单位亦可采用机器人辅助手术。

而随着手术设备的更新和手术机器人的介入,目前部分早期头颈鳞癌原发灶亦可经口微创处理,为选择与之匹配的颈部处理手段,国内外学者也逐渐开始探讨内镜下择区性淋巴结清扫的可行性。Ravindrasinh等比较了注气内镜下择区性淋巴结清扫术与传统手术,发现两组的清扫范围是相当的,而内镜组具有更好的术后美观效果和颈部功能,因此认为注气内镜下择区性淋巴结清扫术是一项安全可行的手术,为了避免注气相关的并发症,亦有学者推崇无注气术式。Byeon等对6例早期cN0头颈鳞癌患者进行了改良耳后入路择区性清扫术,发现该术式的缺点是手术时间过长,手术器械移动空间受限,而这些缺点在手术机器人介入后可以得到解决。然而手术机器人的使用费用昂贵,尚不具备普及性、经济性和实用性。在肿瘤学结果方面,笔者对早期头颈鳞癌上颈小切口内镜辅助下择区性清扫的研究表明,内镜组与传统组清扫的淋巴结个数差异无统计学意义。而近期随访的结果满意,3年的无瘤生存率及无复发转移生存率均为100%,而长期的疗效还需进一步的随访和多中心随机对照研究来证实。

内镜下择区性清扫术路径较传统手术长,因此需要术者具备传统开放手术的能力并熟悉内镜下颈部的解剖,内镜的放大成像和照明可以提供清晰的视野,确保了副神经、耳大神经、颈丛神经以及颈内静脉等重要组织结构的完整。借助超声刀良好的血管凝闭及切割功能,降低了大出血可能,同时缩短了手术时间。笔者的经验表明,内镜辅助下择区性淋巴结清扫范围可与开放手术一致,相关手术标志均得到有效显露。随着手术经验的积累,手术时间可进一步缩短。

三、内镜辅助功能性颈淋巴结清扫术式评价

目前报道的内镜辅助下颈侧区淋巴结清扫术手术入路大致可分为两类：颈部小切口手术入路和颈外入路，如腋窝、乳晕入路等。两类手术入路各有各的优缺点。内镜辅助下颈部小切口行颈侧择区清扫或改良根治性颈清扫术是目前报道最多的手术方式。其手术技术特点为在传统术式的基础上借由内镜协助暴露术野达到缩短手术切口、缩小术后颈部瘢痕的目的。优势在于入路与传统术式相似，符合行传统开放手术医生手术习惯，学习曲线较短，同一切口可同时处理双侧病变。缺点在于操作空间狭小，术后颈部仍遗留有一道手术瘢痕。而远处入路的手术方式，往往需行颈外皮下广泛解剖分离，手术时间长，创伤大，且手术入路与传统术式相差甚大，需要专用的手术器械，术式学习曲线长。

传统颈淋巴结清扫术，常用的有L形切口、单臂弧形切口、双平行切口、Marrtin切口等。标准双平行切口（又称MacFee切口）有暴露良好、皮瓣血供丰富、皮瓣能覆盖保护颈总动脉、提供局部组织修复皮瓣等优点，但其与传统颈淋巴结清扫术其他手术切口一样，存在类似的美学缺点，术后在患者颈部留下难以掩饰的瘢痕。基于传统双平行切口行颈侧区淋巴结清扫术和内镜行甲状腺切除及中央区淋巴结清扫手术经验，笔者把双平行切口下方切口移至锁骨下胸前位置，形成胸前入路颈侧择区淋巴结清扫新术式。该新术式除了从胸骨头和锁骨头之间纵行分离暴露颈侧区之外，其余步骤与传统颈侧择区淋巴结清扫术手术步骤相似。解剖上，Ⅲ区和Ⅳ区刚好在胸锁乳突肌后面。内镜从胸前切口进入术区可方便暴露颈侧区手术区域。上颈部辅助小切口，在对术后美观不造成明显影响下，最大程度地保障了手术安全及淋巴结清扫的彻底性。从上颈部小切口可方便暴露Ⅱa区、Ⅱb区，术中可清晰辨认副神经、舌下神经、面神经下颌缘支和颈支，最大程度避免耳大神经分支损伤。

笔者目前的经验表明，内镜辅助下改良性颈清扫的手术时间较传统术式偏长，尤其是前期病例。但随着经验的积累，总体上手术时间呈现下降趋势。而由于内镜的放大作用使术野解剖更为清晰，超声刀的使用止血效果良好，术中出血量、术后住院时间与传统术式相当。术后住院及随访期间没有重要的并发症发生。在中山大学孙逸仙纪念医院，择区性颈侧区清扫原则与美国甲状腺协会制定指南及Caron等人制定的标准类似。在临床或影像学提示淋巴结转移时，彻底清扫该区淋巴结。在笔者的病例中，所有患者均行Ⅲ区、Ⅳ区淋巴结清扫术；有7例患者因术前临床或影像学怀疑Ⅱ区淋巴结转移，行Ⅱ区淋巴结清扫；没有患者临床或影像学怀疑Ⅴ区转移，因此本研究入组病例均未行Ⅴ区淋巴结清扫术。手术中笔者采用三角切除原则，分别行副神经三角、颈内静脉前三角、颈内静脉后三角切除。在术后中位随访时间46个月（最长随访时间为92个月），没出现肿瘤残留或复发的情况。由于上颈部手术切口较隐蔽，90.9%患者对术后美观表示满意。

相比内镜辅助下颈部小切口颈侧区淋巴结清扫术，本术式优势在于手术暴露良好，操作空间较颈部小切口入路大，术后仅遗留上颈部小瘢痕，较颈前小切口隐蔽，与远处入路手术方式不同之处，在于手术切口距术区距离短，常规开放手术器械与腔镜器械可配合使用，且视角、手术步骤更符合行传统开放颈清扫手术医生操作习惯，也可方便中转开放术式，与上颈部辅助小切口连成梯

形手术，暴露术野。

该术式美中不足之处在于，若病变近峡部，需行对侧Ⅵ区淋巴结清扫术时，常规手术器械经胸前单切口不易处理对侧气管食管沟淋巴结。鉴于手术安全及肿瘤切除彻底仍是为患者行手术治疗的首要目标，笔者在对侧锁骨下胸前做辅助小切口，长约3cm，显露对侧气管食管沟，并内镜辅助清扫气管食管沟淋巴结。目前，其他中心多篇文献报道，达·芬奇机器人的使用可实现颈外单侧切口完成甲状腺全切除及对侧中央区淋巴结清扫术。随着机器人手术的普及应用，经胸前入路同样可实现通过单切口完成甲状腺全切除并双侧中央区淋巴结清扫术。

总结，在严格把握手术适应证的前提下，笔者的初期经验表明在甲状腺乳头状癌患者中通过胸前入路行无注气内镜下颈侧择区淋巴结清扫术方法可行，安全有效，美观效果满意。但是，此结果仍需大型对照研究以进一步验证治疗的有效性。

（梁发雅 蔡 谦 黄晓明）

参考文献

[1] 林沛亮，梁发雅，韩萍，等．经胸前入路内镜辅助下择区性颈清扫术治疗N1b甲状腺乳头状癌［J］．中华耳鼻咽喉头颈外科杂志，2017，52（12）：915-920．

[2] 韩萍，黄晓明，孙伟，等，胸前入路无注气内镜手术治疗早期甲状腺乳头状癌的初步研究［J］．中华耳鼻咽喉头颈外科杂志，2012，47（7）：571-574．

[3] LIN P, LIANG F, CAI Q, et al. Comparative study of gasless endoscopic selective lateral neck dissection via the anterior chest approach versus conventional open surgery for papillary thyroid carcinoma［J］. Surg Endosc, 2021, 35（2）: 693-701.

[4] HADDADIN K J, SOUTAR D S, OLIVER R J, et al. Improved survival for patients with clinically T1/T2, N0 tongue tumors undergoing a prophylactic neck dissection［J］. Head Neck, 1999, 21（6）: 517-525.

[5] LAYLAND M K, SESSIONS D G, LENOX J. The influence of lymph node metastasis in the treatment of squamous cell carcinoma of the oral cavity, oropharynx, larynx, and hypopharynx: N0 versus N+［J］. Laryngoscope, 2005, 115（4）: 629-639.

[6] MUCKE T, MITCHELL D A, WAGENPFEIL S, et al. Incidence and outcome for patients with occult lymph node involvement in T1 and T2 oral squamous cell carcinoma: a prospective study［J］. BMC Cancer, 2014, 14: 346.

[7] DEGANELLO A, GITTI G, MECCARIELLO G, et al. Effectiveness and pitfalls of elective neck dissection in N0 laryngeal cancer［J］. Acta Otorhinolaryngol Ital, 2011, 31（4）: 216-221.

[8] FAKHRIAN K, THAMM R, KNAPP S, et al. Radio（chemo）therapy in the management of squamous cell carcinoma of cervical lymph nodes from an unknown primary site. a retrospective analysis［J］. Strahlenther

Onkol, 2012, 188 (1): 56-61.

[9] MA H, LIAN M, FENG L, et al. Management of cervical lymph nodes for cN0 advanced glottic laryngeal carcinoma and its long-term results [J]. Acta Otolaryngol, 2014, 134 (9): 952-958.

[10] MIREA D, GRIGORE R, SAFTA D, et al. Elective Neck Dissection in patients with stage T1-T2N0 carcinoma of the anterior tongue [J]. Hippokratia, 2014, 18 (2): 120-124.

[11] ANAND S M, GOLOGAN O, ROCHON L, et al. The role of sentinel lymph node biopsy in differentiated thyroid carcinoma [J]. Arch Otolaryngol Head Neck Surg, 2009, 135 (12): 1199-1204.

[12] PEREIRA J A, JIMENO J, MIQUEL J, et al. Nodal yield, morbidity, and recurrence after central neck dissection for papillary thyroid carcinoma [J]. Surgery, 2005, 138 (6): 1095-1101.

[13] LIM Y C, CHOI E C, YOON Y H, et al. Central lymph node metastases in unilateral papillary thyroid microcarcinoma [J]. Br J Surg, 2009, 96 (3): 253-257.

[14] WADA N, DUH Q Y, SUGINO K, et al. Lymph node metastasis from 259 papillary thyroid microcarcinomas: frequency, pattern of occurrence and recurrence, and optimal strategy for neck dissection [J]. Ann Surg, 2003, 237 (3): 399-407.

[15] MICCOLI P, BELLANTONE R, MOURAD M, et al. Minimally invasive video-assisted thyroidectomy: multiinstitutional experience [J]. World J Surg, 2002, 26 (8): 972-975.

[16] BELLANTONE R, LOMBARDI C P, RAFFAELLI M, et al. Central neck lymph node removal during minimally invasive video-assisted thyroidectomy for thyroid carcinoma: a feasible and safe procedure [J]. J Laparoendosc Adv Surg Tech A, 2002, 12 (3): 181-185.

[17] KITAGAWA W, SHIMIZU K, AKASU H, et al. Endoscopic neck surgery with lymph node dissection for papillary carcinoma of the thyroid using a totally gasless anterior neck skin lifting method [J]. J Am Coll Surg, 2003, 196 (6): 990-994.

[18] BELLANTONE R, LOMBARDI C P, RAFFAELLI M, et al. Central neck lymph node removal during minimally invasive video-assisted thyroidectomy for thyroid carcinoma: a feasible and safe procedure [J]. J Laparoendosc Adv Surg Tech A, 2002, 12 (3): 181-185.

[19] MICCOLI P, ELISEI R, DONATINI G, et al. Video-assisted central compartment lymphadenectomy in a patient with a positive RET oncogene: initial experience [J]. Surg Endosc, 2007, 21 (1): 120-123.

[20] NEIDICH M J, STEWARD D L. Safety and feasibility of elective minimally invasive video-assisted central neck dissection for thyroid carcinoma [J]. Head Neck, 2012, 34 (3): 354-358.

[21] JEONG J J, KANG S, YUN J, et al. Comparative study of endoscopic thyroidectomy versus conventional open thyroidectomy in papillary thyroid microcarcinoma (PTMC) patients [J]. Journal of surgical oncology, 2009, 100 (6): 477-480.

[22] KIM W S, LEE H S, KANG S M, et al. Feasibility of robot-assisted neck dissections via a transaxillary and retroauricular ("TARA") approach in head and neck cancer: preliminary results [J], Ann Surg

Oncol, 2012, 19（3）：1009-1017.

[23] PARK Y M, HOLSINGER F C, KIM W S, et al. Robot-assisted selective neck dissection of levels Ⅱ to Ⅴ via a modified facelift or retroauricular approach [J]. Otolaryngol Head Neck Surg, 2013, 148（5）：778-785.

[24] LOMBARDI C P, RAFFAELLI M, PRINCI P, et al. Minimally invasive video-assisted functional lateral neck dissection for metastatic papillary thyroid carcinoma [J]. Am J Surg, 2007, 193（1）：114-118.

[25] WU B, DING Z, FAN Y, et al. Video-assisted selective lateral neck dissection for papillary thyroid carcinoma [J]. Langenbecks Arch Surg, 2013, 398（3）：395-401.

[26] YAN H, WANG Y, WANG P, et al. "Scarless" (in the neck) endoscopic thyroidectomy (SET) with ipsilateral levels Ⅱ, Ⅲ, and Ⅳ dissection via breast approach for papillary thyroid carcinoma: a preliminary report [J]. Surg Endosc, 2015, 29（8）：2158-2163.

[27] KANG S, JEONG J J, YUN J, et al. Gasless endoscopic thyroidectomy using trans-axillary approach: surgical outcome of 581 patients [J]. Endocrine Journal, 2009, 56（3）：361.

[28] RAJ R, LOTWALA V, ANAJWALA P. Minimally invasive supraomohyoid neck dissection by total endoscopic technique for oral squamous carcinoma [J]. Surg Endosc, 2016, 30（6）：2315-2320.

[29] BYEON H K, HOLSINGER F C, KOH Y W, et al. Endoscopic supraomohyoid neck dissection via a retroauricular or modified facelift approach: preliminary results [J]. Head Neck, 2014, 36（3）：425-430.

[30] LEE H S, KIM W S, HONG H J, et al. Robot-assisted supraomohyoid neck dissection via a modified facelift or retroauricular approach in early-stage cN0 squamous cell carcinoma of the oral cavity: a comparative study with conventional technique [J]. Ann Surg Oncol, 2012, 19（12）：3871-3878.

[31] TAE K, JI Y B, SONG C M, et al. Robotic selective neck dissection using a gasless postauricular facelift approach for early head and neck cancer: technical feasibility and safety [J]. J Laparoendosc Adv Surg Tech A, 2013, 23（3）：240-245.

[32] KIM C H, KOH Y W, KIM D, et al. Robotic-assisted neck dissection in submandibular gland cancer: preliminary report [J]. J Oral Maxillofac Surg, 2013, 71（8）：1450-1457.

[33] KIM C, CHANG J W, CHOI E C, et al. Robotically assisted selective neck dissection in parotid gland cancer: preliminary report [J]. The Laryngoscope, 2013, 123（3）：646-650.

[34] LIANG F, FAN S, HAN P, et al. Endoscopic-assisted selective neck dissection via small lateral neck incision for early-stage (T1-2N0M0) head and neck squamous cell carcinoma: 3-year follow-up results [J]. Surg Endosc, 2017, 31（2）：894-900.

[35] FAN S, LIANG F, CHEN W, et al. Minimally invasive selective neck dissection: a prospective study of endoscopically assisted dissection via a small submandibular approach in cT（1-2）N（0）oral squamous cell carcinoma [J]. Annals of surgical oncology, 2014, 21（12）：3876.

[36] HUANG X, SUN W, ZENG L, et al. Gasless endoscopic thyroidectomy via an anterior chest approach—a review of 219 cases with benign tumor [J]. World J Surg, 2011, 35(6): 1281-1286.

[37] LEBOULLEUX S, RUBINO C, BAUDIN E, et al. Prognostic factors for persistent or recurrent disease of papillary thyroid carcinoma with neck lymph node metastases and/or tumor extension beyond the thyroid capsule at initial diagnosis [J]. J Clin Endocrinol Metab, 2005, 90(10): 5723-5729.

[38] PODNOS Y D, SMITH D, WAGMAN L D, et al. The implication of lymph node metastasis on survival in patients with well-differentiated thyroid cancer [J]. Am Surg, 2005, 71(9): 731.

[39] WHITE K, MOSDELL D M, MORRIS D. MacFee incision: a safe approach to the neck [J]. Southern medical journal, 1993, 86(8): 871-874.

[40] KANG S, LEE S H, PARK J H, et al. A comparative study of the surgical outcomes of robotic and conventional open modified radical neck dissection for papillary thyroid carcinoma with lateral neck node metastasis [J]. Surg Endosc, 2012, 26(11): 3251-3257.

[41] COOPER D S, DOHERTY G M, HAUGEN B R, et al. Revised American Thyroid Association Management Guidelines for patients with thyroid nodules and differentiated thyroid cancer: the American Thyroid Association (ATA) guidelines taskforce on thyroid nodules and differentiated thyroid cancer [J]. Thyroid, 2009, 19(11): 1167-1214.

[42] CARON N R, TAN Y Y, OGILVIE J B, et al. Selective modified radical neck dissection for papillary thyroid cancer—is level Ⅰ, Ⅱ and Ⅴ dissection always necessary? [J]. World J Surg, 2006, 30(5): 833-840.

[43] BAN E J, YOO J Y, KIM W W, et al. Surgical complications after robotic thyroidectomy for thyroid carcinoma: a single center experience with 3 000 patients [J]. Surg Endosc, 2014, 28(9): 2555-2563.

第二十二章

注气式内镜下颈淋巴结清扫术

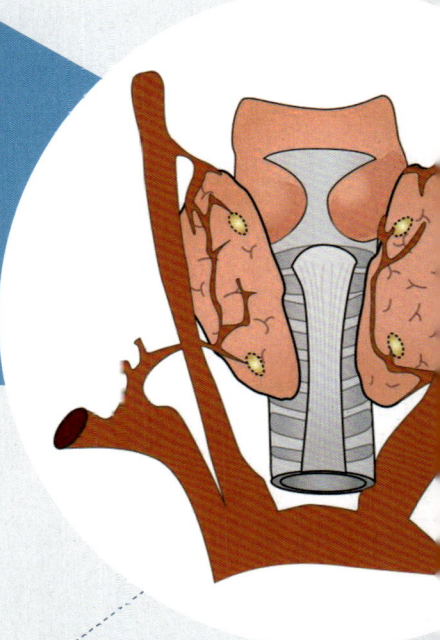

甲状腺癌最常见的是甲状腺乳头状癌，而30%～90%的甲状腺乳头状癌患者都伴有颈部淋巴结转移，传统手术多采用"L"形切口，术后留有较大的瘢痕，且患者术后颈部有不同程度的不适感及皮肤感觉异常等，常给患者带来较严重的心理创伤。随着内镜技术的不断发展完善及内镜操作器械的不断更新，内镜手术技术用于早期分化型甲状腺癌及颈部淋巴结的处理，具有术中出血少、术后疼痛轻、并发症少、美容效果好等优点，但需注意术者必须具备内镜下颈淋巴结清扫的技术方可保证注气内镜下甲状腺癌手术的治疗质量。根据建立手术空间方法的不同，可分为注气和无注气两种，本章将以胸前乳晕入路为例介绍注气式内镜下颈淋巴结清扫术。

第一节 中央区清扫术

一、手术适应证和禁忌证

1. 适应证

（1）初治分化型甲状腺腺癌cT1N0M0，部分T2N0M0患者（肿瘤直径≤3cm）。

（2）术前影像学检查未发现肿瘤有腺体外侵犯征象。

（3）无颈部手术史。

2. 禁忌证

（1）全身状况不良者。

（2）原发肿瘤需要采用颈部切口进行手术。

二、术前准备

全身检查，包括心、肝、肾、肺部等检查；颈部B超、CT检查。

三、手术步骤

（一）左侧中央区淋巴结清扫术

1. 无损伤抓钳抓起胸骨切迹上方淋巴脂肪组织，向上牵拉，超声刀纵行切开中央区近健侧淋巴脂肪组织（内侧界），向下游离至胸腺，并向患侧牵拉，切除部分胸腺舌叶，显露气管下方。此处常有甲状腺最下血管和供养气管、下甲状旁腺和胸腺的血管，需超声刀仔细凝闭，否则如果出血，血管回缩至胸骨柄后方，内镜下止血将极度困难（图22-1-1）。

2. 在患侧颈部下方胸锁关节水平处，紧靠皮瓣的外侧缘放置第二个特殊拉钩，向外侧牵拉带状肌。拉钩将带状肌向外侧牵拉。同时，将第一个拉钩改为向对侧推开气管显露中央区淋巴结（图22-1-2）。

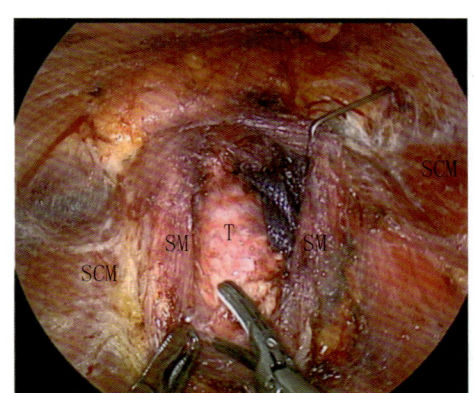

图22-1-1　无损伤抓钳抓起胸骨切迹上方淋巴脂肪组织，向上牵拉
（SCM：胸锁乳突肌；SM：颈前带状肌；T：气管）

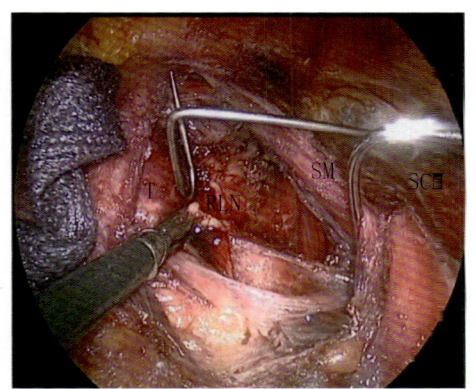

图22-1-2　两个拉钩分别将带状肌向外侧牵拉及向对侧推开气管显露中央区
（SCM：胸锁乳突肌；SM：颈前带状肌；T：气管；RLN：喉返神经）

3. 将淋巴脂肪组织向内侧牵开分离，从喉返神经入喉处向下，仔细分离神经，且开神经前方的疏松组织，将淋巴脂肪组织逐步向下方分离。为更好地显露神经，可以将患者头部转向对侧。此时，如果已发现下甲状旁腺，尽量原位保留，同时保留甲状腺下动脉的主干以及发向下甲状旁腺的分支。但若未发现有甲状旁腺，或者下甲状旁腺已经有苍白等缺血表现，可以连同淋巴结一并清扫，留作自体移植。此时，可以在近颈总动脉处离断甲状腺下动脉主干（若要原位保留下位甲状旁腺，离断其分支），一并向内侧掀起，分离解剖喉返神经并予以保护，自上而下清扫淋巴结，与气管前淋巴结汇合提起后，尽可能整块清扫（En Bloc）（图22-1-3）；由于分化型甲状腺癌淋巴结转移多数是囊内转移，腔镜下可以分块清扫而不影响治疗效果。

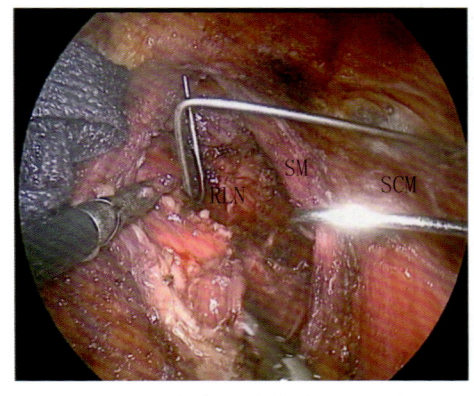

图22-1-3　显露神经并将淋巴脂肪组织逐步向下方分离
（SM：颈前带状肌；SCM：胸锁乳突肌；RLN：喉返神经）

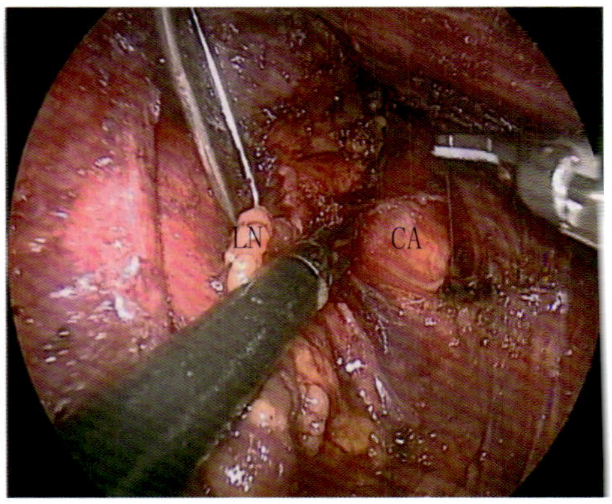

图22-1-4　切开颈总动脉鞘
（LN：淋巴结；CA：颈总动脉）

4. 切开颈总动脉鞘，显露左侧颈总动脉并向内上清除淋巴结（外侧界），向内侧牵开淋巴脂肪组织，在下方分离显露颈总动脉鞘，以超声刀切开鞘膜向上至甲状软骨下缘平面（上界）（图22-1-4）。此时超声刀的功能刀头应远离颈总动脉。

5. 在胸骨上窝气管旁游离下行喉返神经时，可以采用直角小弯钳分离、显露喉返神经（图22-1-5），有助于最大限度清扫掉胸骨上窝（下界）及相对低处的淋巴结；常规切除部分胸腺组织有利于清扫其后方的淋巴结，提起此处淋巴脂肪组织，容易将喉返神经一并提起，造成喉返神经损伤。

6. 应仔细探查上甲状旁腺周围有无淋巴结的存在，如果之前使用淋巴结示踪剂（如纳米碳），可以更好地辨别甲状旁腺和淋巴结。对于此处的淋巴结应予以仔细清除，并确保上甲状旁腺的血供（图22-1-6）。对于缺乏血供的甲状旁腺，应果断予以摘除，经快速病理证实后行自体移植。

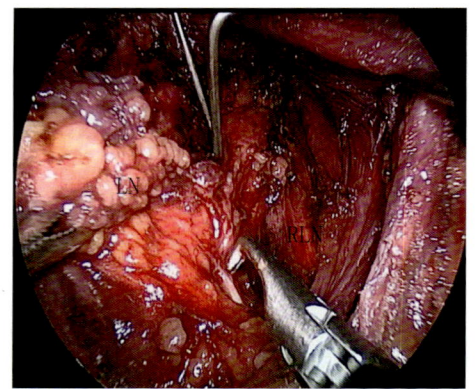

图22-1-5 直角小弯钳分离、显露喉返神经
（LN：淋巴结）

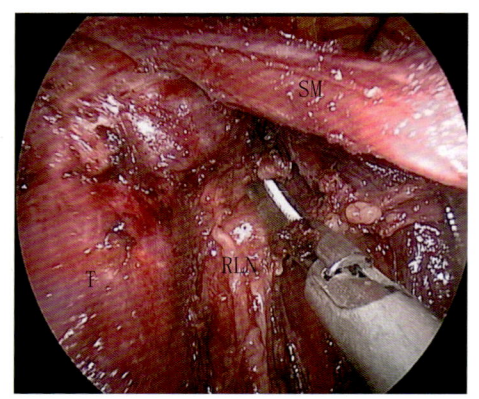

图22-1-6 探查上甲状旁腺周围有无淋巴结
（T：气管；SM：带状肌；RLN：喉返神经）

7. 喉前淋巴结位于甲状软骨前方，部分患者喉前淋巴结被甲状腺锥体叶覆盖，在清扫时沿甲状软骨表面进行。助手将两拉钩向两侧拉开带状肌，显露视野，术者左手持无损伤钳向上牵拉淋巴结及附着的软组织，右手持超声刀紧贴甲状软骨操作，注意避免甲状软骨损伤（图22-1-7）。

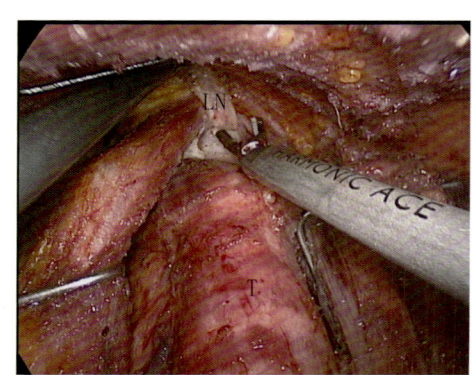

图22-1-7 清扫喉前淋巴结
（LN：淋巴结；T：气管）

（二）右侧中央区淋巴结清扫术

左、右两侧中央区淋巴结解剖略有差异。左侧喉返神经偏深偏内侧，右侧喉返神经偏浅偏外侧，在右侧喉返神经后方存在淋巴脂肪组织。再加上术者右利手的影响，因此，两侧中央区清扫步骤略有不同。

1. 左手持无创抓钳将淋巴脂肪组织向外侧牵拉，从喉返神经入喉附近处，自内向外仔细分离神经，自上而下清扫神经前方淋巴结（图22-1-8），连同气管前方淋巴结一并移除。

2. 左手持无创抓钳提起喉返神经后内侧淋巴脂肪组织，超声刀沿气管右缘切开，分离钳或直角小弯钳向下方分离，显露神经后方淋巴结。将其轻柔上提，外侧仔细与神经分离，于喉返神经后方、食管前方将淋巴结自下而上予以清除。清扫时防止损伤食管，喉返神经食管气管的分支较粗时，尽可能予以保留（图22-1-9）。

3. 清扫淋巴结时深度不要超过椎前筋膜，左手无创抓钳提拉时避免过高，导致清扫过深过外侧，特别是靠近颈总动脉血管鞘时，否则容易将颈总动脉后方的颈交感神经神经干拉起损伤而导致Horner综合征（图22-1-10）。

4. 中央区清扫完毕，取出淋巴结标本，并在清扫的淋巴结内查找甲状旁腺组织（图22-1-11），在使用纳米碳淋巴结示踪情况下，甲状旁腺组织呈负显像不着色，如查找到可疑旁腺，切除少许送病理检查，其余部分放入4℃生理盐水中保存。如果病理报告为甲状旁腺，则切碎甲状旁腺种植回胸锁乳突肌内。

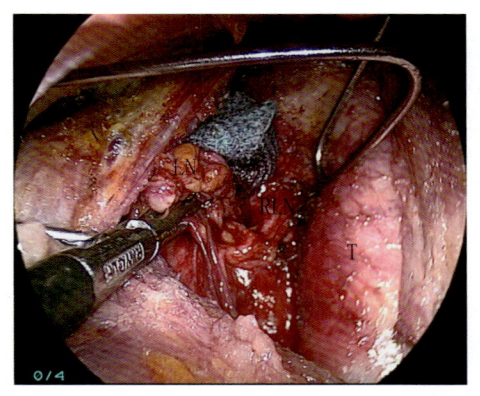

图22-1-8 清扫喉返神经前方淋巴结
（LN：淋巴结，T：气管）

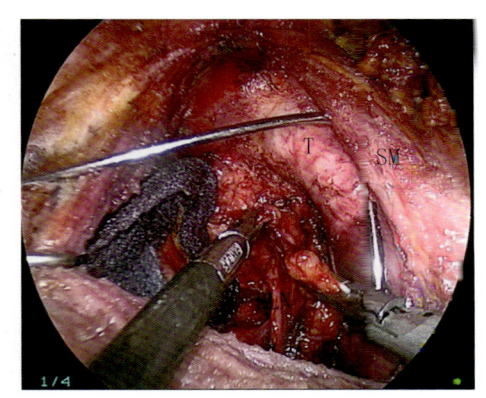

图22-1-9 清扫喉返神经后方、食管前方淋巴结
（T：气管；SM：颈前带状肌）

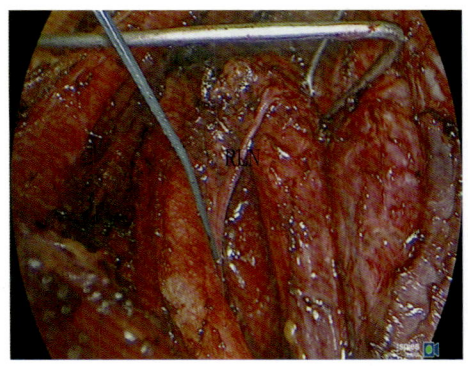

图22-1-10 右侧中央区淋巴结清扫完成后术野
（RLN：喉返神经）

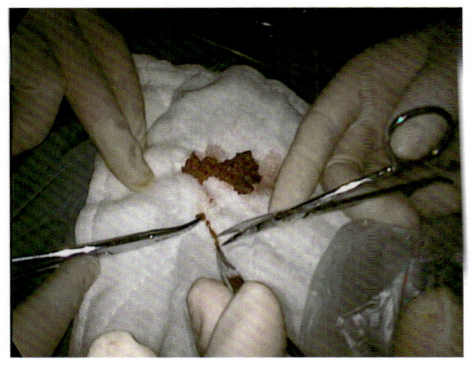

图22-1-11 在清扫的淋巴结内查找甲状旁腺组织

第二节 择区性颈淋巴结清扫

一、手术适应证和禁忌证

1. 适应证　同侧分化型甲状腺癌$cT_{1-2}N_{1b}$（颈Ⅱa区、Ⅲ区、Ⅳ区淋巴结转移）
2. 禁忌证　全身状况不良者；有远处转移；转移淋巴结与周围粘连；原发肿瘤需要采用颈部切口。

二、术前准备

全身检查，包括心、肝、肾、肺部等检查；颈部影像学检查；检查原发肿瘤并对其范围、程度做出评价。

三、手术步骤

1. 麻醉与体位　患者行气管插管全身麻醉，采取仰卧、肩下垫枕、头偏健侧位。
2. 确认胸锁乳突肌胸骨头及锁骨头间隙，超声刀自间隙之间打开胸锁乳突肌，自下而上直至二腹肌后腹及中间腱，拉钩向两侧拉开胸锁乳突肌，显露手术空间（图22-2-1）。
3. 打开颈部血管鞘时，先找到肩胛舌骨肌，显露颈内静脉，离断肌肉打开颈部血管鞘（图22-2-2）。

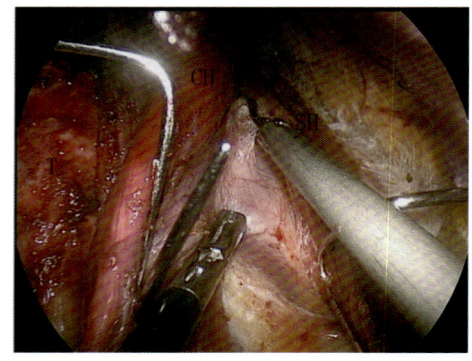

图22-2-1　自胸骨头及锁骨头间隙之间打开胸锁乳突肌
（T：气管；CH：胸锁乳突肌锁骨头；SH：胸锁乳突肌胸骨头）

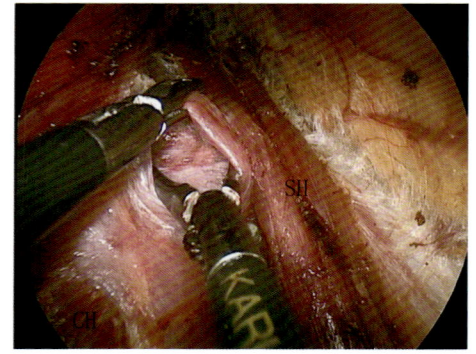

图22-2-2　打开颈部血管鞘
（CH：胸锁乳突肌锁骨头；SH：胸锁乳突肌胸骨头）

4. 游离颈内静脉　在游离过程中注意保护颈内静脉，避免撕裂出血。对于采用纳米碳淋巴结示踪的患者，淋巴结着色后效果如图22-2-3。
5. 分离外侧胸锁乳突肌，左手无损伤钳向内侧牵拉淋巴结组织，外侧拉钩外拉显露空间（图

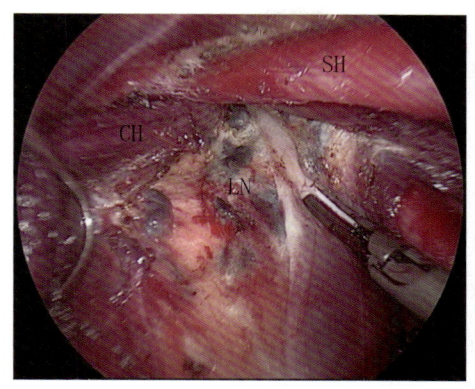

图22-2-3 纳米碳淋巴结示踪的患者，淋巴结着色后效果
（LN：淋巴结；CH：胸锁乳突肌锁骨头；SH：胸锁乳突肌胸骨头）

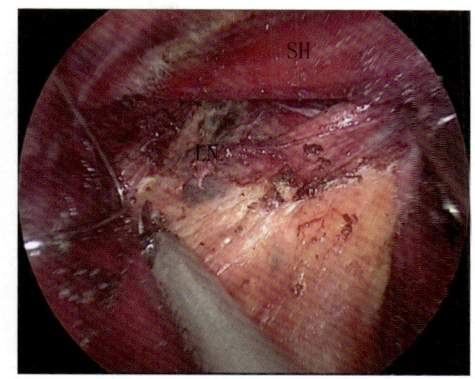

图22-2-4 拉钩外拉胸锁乳突肌显露空间
（LN：淋巴结；SH：胸锁乳突肌胸骨头）

22-2-4）。

6. 游离颈总动脉　将游离的颈内静脉用拉钩向内侧牵拉，显露颈总动脉，沿颈总动脉内侧游离，注意保护迷走神经、膈神经、颈部交感神经（图22-2-5）。

7. 显露椎前筋膜浅面的颈横血管，左侧Ⅳ区注意保护胸导管，如出现胸导管破裂。需及时结扎（图22-2-6）。

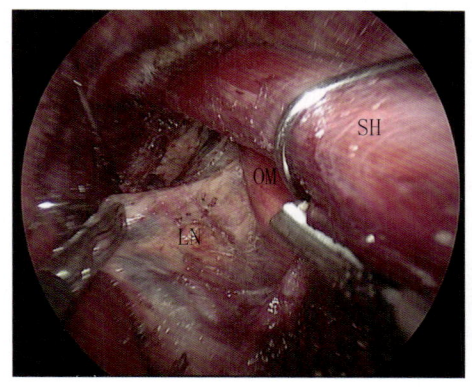

图22-2-5 游离颈总动脉
（LN：淋巴结；SH：胸锁乳突肌胸骨头；OM：肩胛舌骨肌）

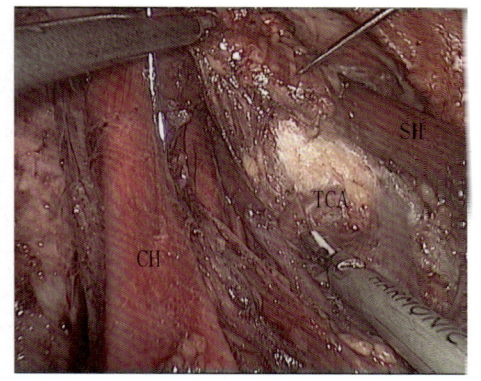

图22-2-6 显露椎前筋膜浅面的颈横血管
（CH：胸锁乳突肌锁骨头；SH：胸锁乳突肌胸骨头；TCA：颈横动脉）

8. 沿椎前筋膜浅面向上清除脂肪及淋巴结组织，直至二腹肌后腹下缘及副神经上段（图22-2-7）。

9. 分离胸锁乳突肌与带状肌间隙，沿二腹肌后腹向后上清扫乳突下Ⅱa区淋巴结及脂肪组织（图22-2-8），注意避免颌下腺、腮腺及面神经的损伤。

10. 标本袋取出淋巴结及脂肪组织，用生理盐水冲洗创面，彻底止血后放置负压引流（图22-2-9）。

11. 缝合乳晕及胸部切口（图22-2-10）。

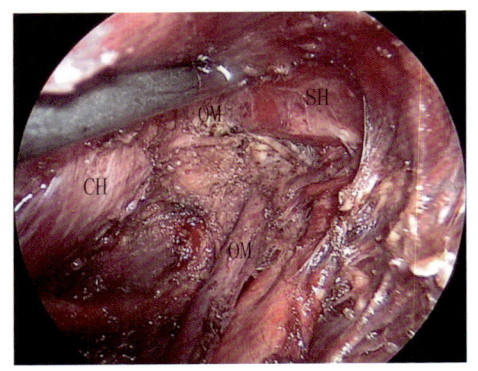

图22-2-7 沿椎前筋膜浅面向上清除脂肪及淋巴结组织
（SH：胸锁乳突肌胸骨头；OM：肩胛舌骨肌；DM：二腹肌）

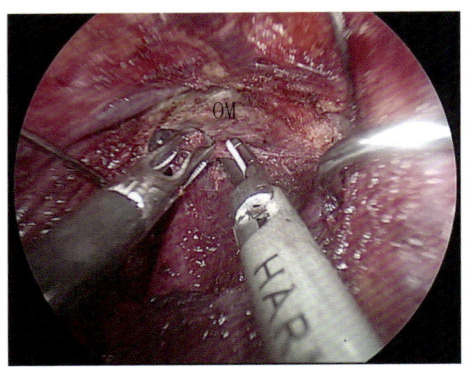

图22-2-8 清扫乳突下Ⅱa区淋巴结及脂肪组织
（DM：二腹肌）

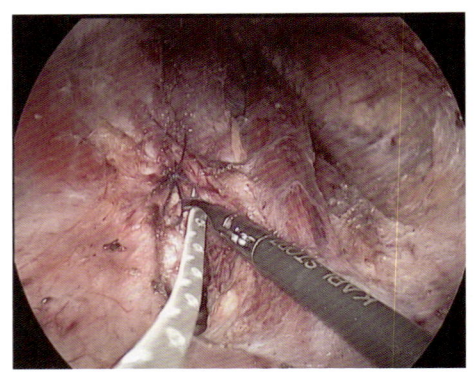

图22-2-9 放置负压引流

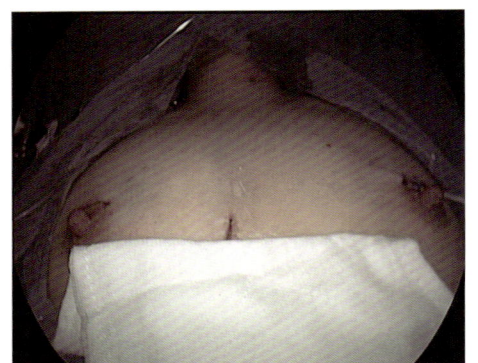

图22-2-10 缝合切口后外观情况

四、术后处理

同第二十一章"无注气内镜下颈淋巴结清扫术"。

五、并发症的防治

同第二十一章"无注气内镜下颈淋巴结清扫术"。

第三节 术式评价

目前，确诊PTC，常规进行Ⅵ区淋巴结清扫已被广泛接受；不过对于临床淋巴结阴性（cN0）

的患者，不主张行预防性颈深淋巴结清扫术的观点基本上是一致的，如果是临床淋巴结阳性（cN1），首选功能性颈部淋巴结清扫术。

腔镜辅助下进行淋巴结清扫的范围及手术方法与开放手术一样。Lombardi 等报道，126 例患者平均清扫中央区淋巴结（6.0±4.1）（1~19）枚，平均耗时17.7min。随访期间无复发。该手术组也在腔镜辅助下完成功能性颈淋巴结清扫，只需在胸骨上窝作3~4cm 的切口，利用腔镜的放大作用，可清楚地显露喉返神经、甲状旁腺、副神经、膈神经等结构，避免了损伤。Miccoli等也曾报道5 例颈侧区淋巴结清扫，认为病例必须经过仔细选择，多发淋巴结转移患者不宜行此术式。但这些研究例数都很少，还需大宗病例长时间的随访来证实其疗效。

完全腔镜下的颈淋巴结清扫报道更少。Hong等对57 例微小乳头状癌患者进行了预防性颈部中央区淋巴结清扫，手术时间和住院时间比传统开放手术要长，平均淋巴结清扫数目、手术并发症发生率与开放手术相似。笔者曾经报道经胸乳入路腔镜下PTMC 手术85 例（其中1 例中转传统开放手术），行患侧腺叶全切加对侧腺叶次全或近全切除术，常规清扫中央区淋巴结，平均清扫6.5（2~14）枚，其中44 例（44/84，52.4%）有转移；术后住院时间为3.7（3~6）天，患者对手术的美容效果均满意；随访1~17 个月，B 超和ECT 检查提示患侧无残留腺体，局部无复发。笔者也曾报道11 例T_1期的低危组患者腔镜下行选择性Ⅲ区、Ⅳ区淋巴结清扫，平均耗时94.3 min，平均清扫18.3（9~26）枚淋巴结，其中10 例患者术后证实有淋巴结转移，未发生并发症。Ⅲ区、Ⅳ区淋巴结清扫采用胸锁乳突肌锁骨头与胸骨头之间入路，以便于清扫。但随访时间短，疗效仍需长期随访观察。由于胸骨柄及锁骨的遮挡，完全腔镜下清扫存在盲区。因此，术前应利用CT 和B 超等检查严格评估有无上纵隔及锁骨后淋巴结肿大，若有肿大，应选择传统手术予以清扫。当然，随着技术的进步，可弯曲的腔镜和器械的开发应用有可能解决上述问题。

（王　平）

■ **参考文献**

[1] 彭雪梅，李雅兰，王存川，等. 不同甲状腺手术方式下围手术期细胞因子及应激指标的改变［J］. 实用医学杂志，2006，22（18）：2119-2121.

[2] 吴东波，王存川，胡友主，等. 乳晕入路腔镜甲状腺手术对机体免疫功能影响的研究［J］. 中国内镜杂志，2006，12（9）：930-932.

[3] 李志宇，王平，林信斌，等. 经胸乳入路内镜手术治疗甲状腺乳头状癌85例临床分析［J］. 中华普通外科杂志，2011，26（6）：485-488.

[4] 王平，李志宇，徐少明. 甲状腺微小乳头状癌的腔镜手术治疗［J］. 中华外科杂志，2008，46（19）：1480-1482.

[5] GAGNER M. Endoscopic subtotal parathyroidectomy in patients with primary hyperparathyroidism［J］. The

British journal of surgery, 1996, 83（6）: 875.

[6] HUSCHER C S, CHIODINI S, NAPOLITANO C, et al. Endoscopic right thyroid lobectomy [J]. Surg Endosc, 1997, 11（8）: 877.

[7] MICCOLI P, BERTI P, RAFFAELLI M, et al. Minimally invasive video-assisted thyroidectomy [J]. Am J Surg, 2001, 181（6）: 567-570.

[8] MICCOLI P, ELISEI R, MATERAZZI G, et al. Minimally invasive video-assisted thyroidectomy for papillary carcinoma: a prospective study of its completeness [J]. Surgery, 2002, 132（6）: 1070-1074.

[9] UJIKI M B, STURGEON C, DENHAM D, et al. Minimally invasive video-assisted thyroidectomy for follicular neoplasm: is there an advantage over conventional thyroidectomy? [J]. Ann Surg Oncol, 2006, 13（2）: 182-186.

[10] TAN C T, CHEAH W K, DELBRIDGE L. "Scarless" (in the neck) endoscopic thyroidectomy (SET): an evidence-based review of published techniques [J]. World J Surg, 2008, 32（7）: 1349-1357.

[11] IKEDA Y, TAKAMI H, SASAKI Y, et al. Clinical benefits in endoscopic thyroidectomy by the axillary approach [J]. J Am Coll Surg, 2003, 196（2）: 189-195.

[12] MICCOLI P, MATERAZZI G, BERTI P. Minimally invasive thyroidectomy in the treatment of well differentiated thyroid cancers: indications and limits [J]. Curr Opin Otolaryngol Head Neck Surg, 2010, 18（2）: 114-118.

[13] MICCOLI P, PINCHERA A, MATERAZZI G, et al. Surgical treatment of low- and intermediate-risk papillary thyroid cancer with minimally invasive video-assisted thyroidectomy [J]. J Clin Endocrinol Metab, 2009, 94（5）: 1618-1622.

[14] CP L, M R, DE CREA C. Video-assisted thyroidectomy for papillary thyroid carcinoma [J]. J Oncol, 2010, 2010: 148542.

[15] UJIKI M B, STURGEON C, DENHAM D, et al. Minimally invasive video-assisted thyroidectomy for follicular neoplasm: is there an advantage over conventional thyroidectomy? [J]. Ann Surg Oncol, 2006, 13（2）: 182-186.

[16] HEGAZY M A F, KHATER A A, SETIT A E, et al. Minimally invasive video-assisted thyroidectomy for small follicular thyroid nodules [J]. World J Surg, 2007, 31（9）: 1743-1750.

[17] MICCOLI P, ELISEI R, DONATINI G, et al. Video-assisted central compartment lymphadenectomy in a patient with a positive RET oncogene: initial experience [J]. Surg Endosc, 2007, 21（1）: 120-123.

[18] KITANO H, FUJIMURA M, KINOSHITA T, et al. Endoscopic thyroid resection using cutaneous elevation in lieu of insufflation [J]. Surg Endosc, 2002, 16（1）: 88-91.

[19] YS C, JH C, KH K. Endoscopic thyroidectomy for thyroid malignancies: comparison with conventional open thyroidectomy [J]. World J Surg, 2007, 31: 2302-2306.

[20] COOPER D S, DOHERTY G M, HAUGEN B R, et al. Management guidelines for patients with

thyroid nodules and differentiated thyroid cancer [J]. Thyroid: official journal of the American Thyroid Association, 2006, 16 (2): 109.

[21] CARON N R, TAN Y Y, OGILVIE J B, et al. Selective modified radical neck dissection for papillary thyroid cancer-is level Ⅰ, Ⅱ and Ⅴ dissection always necessary? [J]. World J Surg, 2006, 30 (5): 833-840.

[22] LOMBARDI C P, RAFFAELLI M, PRINCI P, et al. Minimally invasive video-assisted functional lateral neck dissection for metastatic papillary thyroid carcinoma [J]. Am J Surg, 2007, 193 (1): 114-118.

[23] HONG H J, KIM W S, KOH Y W, et al. Endoscopic thyroidectomy via an axillo-breast approach without gas insufflation for benign thyroid nodules and micropapillary carcinomas: preliminary results [J]. Yonsei Med J, 2011, 52 (4): 643-654.

[24] LI Z Y, WANG P, WANG Y, et al. Endoscopic thyroidectomy via breast approach for patients with Graves' disease [J]. World J Surg, 2010, 34 (9): 2228-2232.

[25] KIM J H, CHOI Y J, KIM J A, et al. Thyroid cancer that developed around the operative bed and subcutaneous tunnel after endoscopic thyroidectomy via a breast approach [J]. Surgical laparoscopy, endoscopy & percutaneous techniques, 2008, 18 (2): 197-201.

[26] S L, HR R, JH P. Excellence in robotic thyroid surgery: a comparative study of robot-assisted versus conventional endoscopic thyroidectomy in papillary thyroid microcarcinoma patients [J]. Ann Surg, 2011, 253 (06): 1060-1066.

[27] WILHELM T, METZIG A. Endoscopic minimally invasive thyroidectomy (eMIT): a prospective proof-of-concept study in humans [J]. World J Surg, 2011, 35 (3): 543-551.

第二十三章

内镜下茎突过长截短术

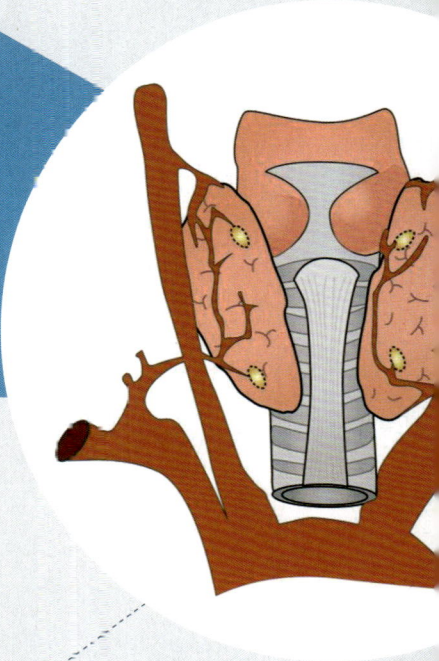

耳后入路内镜辅助下
茎突截短术

茎突综合征（styloid process syndrome），又称为Eagle综合征，1937年由Eagle首先报道。本病并不少见，是因茎突过长或其方位、形态异常，刺激邻近血管神经而引起的咽部异物感、咽痛或反射性耳痛、头颈部痛和眩晕等症状的总称，是在发育过程中，茎突发生异常骨化所致。在正常人群中行茎突片检查可发现1.4%~30%的人有过长的茎突，而其中4%~10.3%有症状。茎突位于颞骨岩部的底面，起自茎乳孔的前内方，呈细长、骨柱状，其远端伸向内侧及前下方。正常茎突长度≤2.5cm，当茎突过长或其方位、形态异常时，其末端伸展到达的区域不同，引起不同的症状。本病多见于成年人，症状大多起始缓慢，病史长短不一，自数日、数月至数年不等，临床表现也各有不同。

治疗茎突综合征的主要方法是手术截短，传统手术方法分为口内与颈外两种径路，这两种径路在不同程度上存在手术创伤大的缺点，而且有时显露茎突不满意还会影响手术质量。由此可见，临床上有必要寻找一种创伤小、显露充分、安全有效且兼顾美观的新技术。

第一节 内镜辅助下颈侧小切口茎突过长截短术

颈侧小切口茎突过长截短术创伤小、兼顾美观、简单方便，是在传统颈部手术基础上缩短切口并使用内镜技术开展的术式。内镜技术的使用，可以较好地克服传统手术的不足，现予以介绍。

一、手术适应证和禁忌证

1. 适应证

（1）根据患者以一侧性咽痛或咽部异物感，于吞咽或头位变动时可诱发或加剧症状的病史，以及茎突三维CT示茎突长度＞2.5cm和（或）于扁桃体窝触及硬性条索状物或突起，表面麻醉或局部注射利多卡因可缓解症状，明确为茎突综合征者。

（2）咽痛症状显著，迫切要求手术者。

（3）此外，对曾行茎突截短术后症状无明显缓解，根据其体征及影像学检查结果再诊断为茎突综合征的，也可作为该手术的适应证。

2. 禁忌证

（1）拒绝行手术的治疗者。

（2）神经心理障碍者。

二、术前准备

采用气管内插管全麻或局麻下施行手术。手术体位以平卧位,头偏向健侧为宜。

三、手术步骤

1. 切口　于下颌角后下方1～1.5cm处沿颈部皮纹作一切口,与下颌骨升支平行,长约2.5cm,依次切开皮肤、皮下组织。

2. 分瓣与建立手术空间　于胸锁乳突肌前缘与腮腺后极包膜间切开颈深筋膜,将两者分离,用小拉钩牵拉建立手术空间,注意分瓣时沿胸锁乳突肌前缘及腮腺包膜纵行分离,避免损伤耳大神经(图23-1-1)。

3. 茎突定位　越过二腹肌后腹浅面找到茎突,用剥离子剥离自茎突尖端附着的茎突舌肌、茎突舌骨肌及茎突咽肌,暴露约3/4茎突(图23-1-2)。

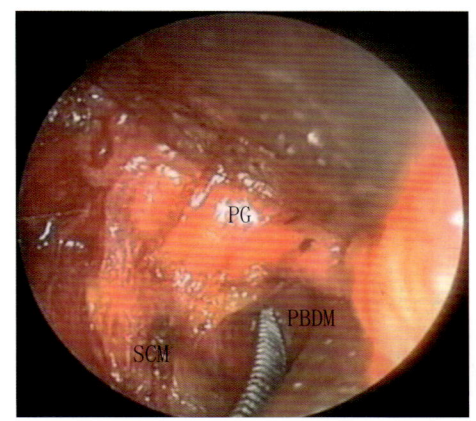 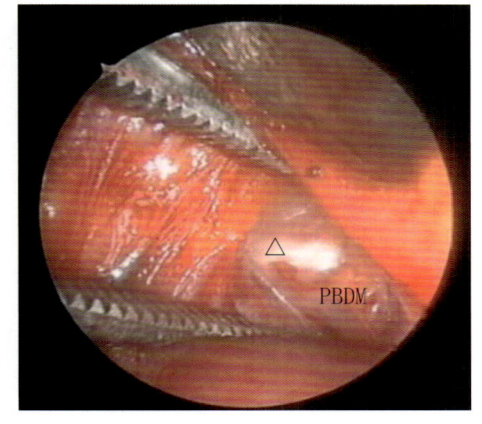

图23-1-1　建立手术空间,前上方为腮腺后极,后下方为胸锁乳突肌(SCM:胸锁乳突肌;PBDM:二腹肌后腹;PG:腮腺)

图23-1-2　二腹肌后腹浅面定位茎突(△:茎突;PBDM:二腹肌后腹)

4. 截短茎突　舌骨钳于茎突根部夹持住茎突,于茎突根部折断或剪除取出大部分茎突(图23-1-3,图23-1-4)。

5. 伤口处理　常规冲洗、止血后,分层缝合伤口,未置引流(图23-1-5)。

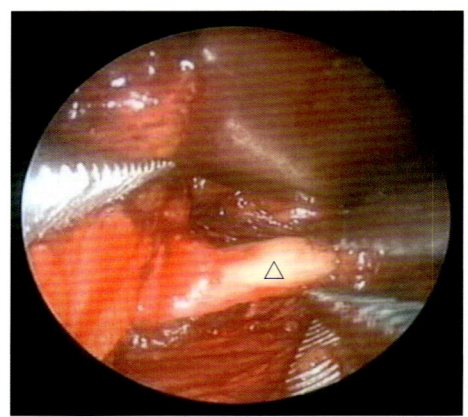
图23-1-3 止血钳用力折断茎突
（△：茎突）

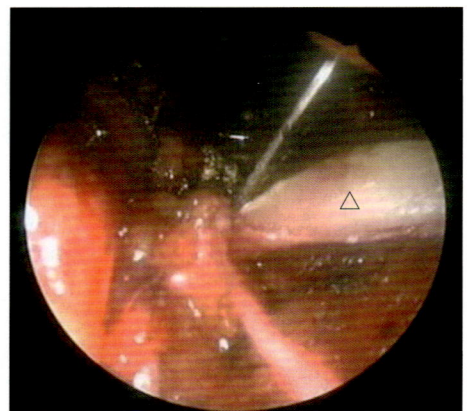
图23-1-4 取出茎突
（△：茎突）

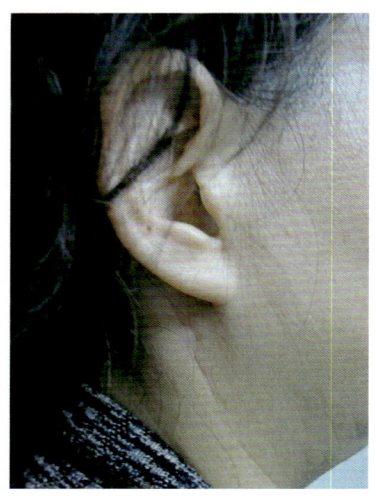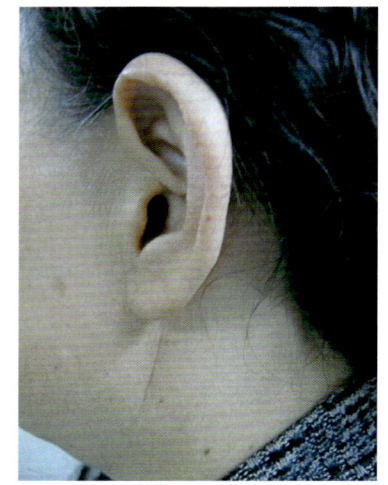
图23-1-5 颈侧小切口术后恢复

四、术中注意事项

1. 作切口及分离皮瓣时注意避免损伤耳大神经，以免导致术后的耳周麻木感。

2. 分离茎突时，术者必须清楚茎突的位置。应紧贴茎突分离周围软组织，切勿过深，以免损伤邻近的颈内动脉、颈外动脉、咽升动脉等血管，造成难以处理的出血。

3. 在截断茎突前，须注意将欲截除的茎突部分夹牢，勿使茎突断端落入软组织内，否则难以寻找。

4. 舌咽神经与茎突极为靠近，操作中要仔细、轻柔，注意不要造成损伤。

五、术后处理

1. 术后7天拆线。

2. 按Ⅰ类切口抗生素应用原则使用抗生素。
3. 注意观察患者有无张口受限、疼痛及耳周麻木等。

第二节 经耳后内镜下茎突过长截短术

在颈侧小切口的基础上,为探索在切口设计上既能更为美观,又能够避免耳大神经损伤,且尽量缩短手术路径的手术方式,笔者在国内外率先提出了经耳后内镜辅助下茎突截短术。

一、手术适应证和禁忌证

同本章第一节"内镜辅助下颈侧小切口茎突过长截短术"。

二、术前准备

同本章第一节"内镜辅助下颈侧小切口茎突过长截短术"。

三、手术步骤

1. 切口 于距离患侧耳后沟约0.5cm处行一弧形切口,切开皮肤及皮下组织,长约2.5cm,避免损伤耳大神经耳后支所在的位置(图23-2-1)。

2. 翻瓣与建立手术空间 于胸锁乳突肌前缘与腮腺后极包膜间切开颈深筋膜,将两者分离,用拉钩牵拉提起腮腺。注意于腮腺包膜外操作,防止损伤耳大神经耳后支,用小拉钩维持手术空间(图23-2-2)。

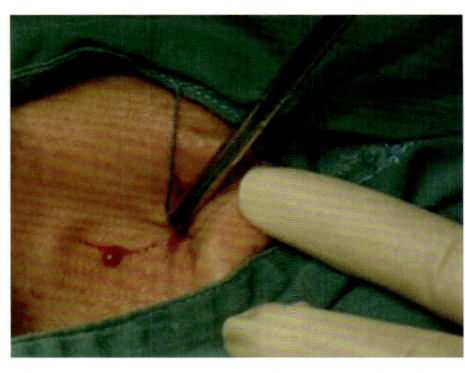

图23-2-1 距离耳后沟约0.5cm做弧形切口

3. 寻找茎突根部 显露二腹肌后腹,在其内上方浅面寻找定位茎突,游离附着茎突的肌肉,使茎突体部和部分根部裸化(图23-2-3)。

4. 截短茎突 用骨剪自茎突根部咬断,再用电刀由根部向尾端剥离附着肌肉,直至将茎突及茎突舌骨韧带一并切除(图23-2-4,图23-2-5)。

5. 伤口处理 常规冲洗、止血后,分层缝合伤口,未置引流。

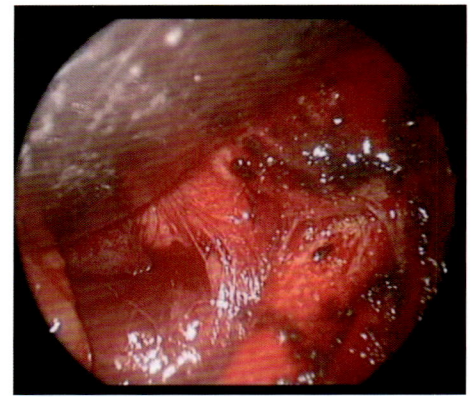
图23-2-2 解离胸锁乳突肌前缘与腮腺后极包膜，建立手术空间

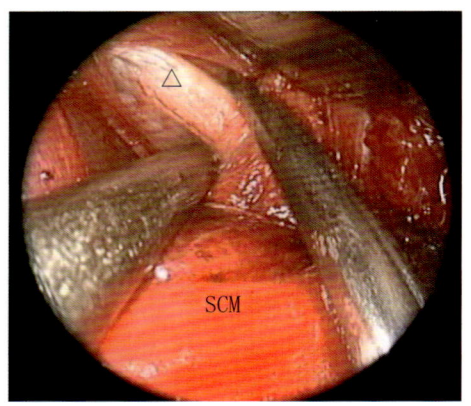
图23-2-3 二腹肌后腹浅面寻找茎突并游离附着肌肉，裸化根部
（△：茎突；SCM：胸锁乳突肌）

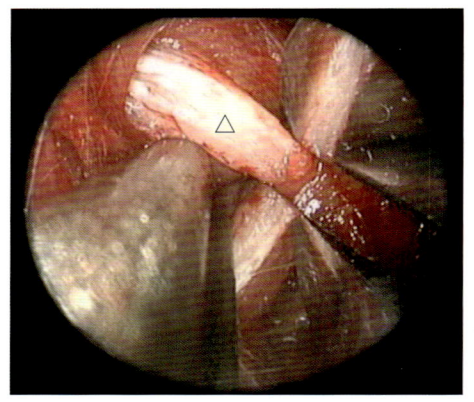
图23-2-4 咬骨钳自茎突根部剪断图
（△：茎突）

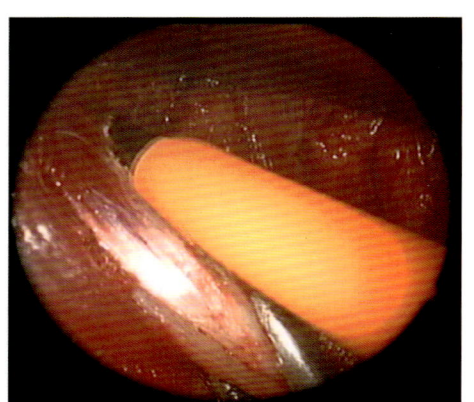
22-2-5 电刀剥离茎突附着肌肉

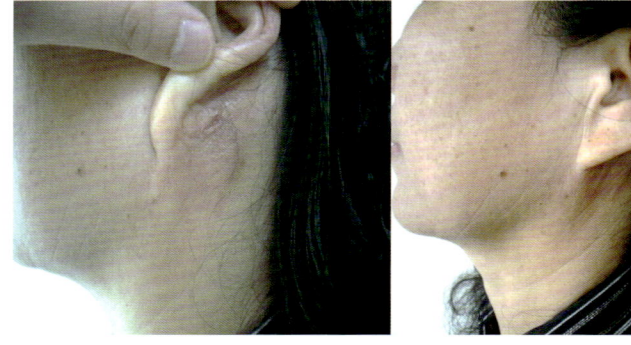
图23-2-6 经耳后切口术后恢复

四、术中注意事项

1. 做切口时注意避开耳大神经主干走行，以免导致术后的耳周麻木感。
2. 定位到茎突根部后，分离时应紧贴茎突，切勿过于靠近外侧及深部，以二腹肌后腹为标志，以免损伤面神经及邻近的上颌动脉、颈内动脉、颈内静脉等血管，造成难以处理的出血。

3. 在截断茎突时，须注意保留0.5~1.0cm长度的茎突，勿太靠近根部，避免损伤出茎乳孔的面神经。

五、术后处理

1. 术后5~7天拆线。
2. 按Ⅰ类切口抗生素应用原则使用抗生素。
3. 注意观察患者有无张口受限、疼痛及耳周麻木等。

第三节 茎突截短手术并发症的防治与术式评价

一、茎突截短手术并发症的防治

1. 面神经麻痹　手术中分离茎突附着肌肉时操作应轻柔，内镜辅助下手术注意建立有效空间，避免楔形空间操作，以避免神经的挫伤。轻微暂时性面神经损伤，一般3~6个月均能恢复正常。术后有面神经麻痹征象者，可予营养神经和扩血管类药。

2. 耳大神经损伤　耳大神经自胸锁乳突肌后缘浅面向前上行，分前后两支：前支在腮腺下缘进入腺体，支配下颌角区域皮肤；后支从腮腺后下进入腺体，在腮腺咀嚼肌筋膜深面腺实质内上行，支配外耳廓下1/2区域。注意切口与耳垂间的距离，手术中注意保护腮腺包膜，避免损伤包膜进入腮腺实质致耳大神经损伤，出现术后耳周麻木感。

3. 涎瘘　发生率低，建立手术空间时注意须在腮腺后极包膜外分离，若不慎进入腮腺实质，则需及时缝扎腺体裸露端，并于术后加压包扎，可以防止涎瘘。若术后在拆线时发现手术区皮下积存唾液，可穿刺抽吸后或在原切口低位做一小切口置一橡皮引流条，继续加压包扎，一般2~3周即愈。

4. 出血　颈外动脉于茎突舌肌及茎突舌骨肌之间走行，位于茎突下段内侧。采用耳后入路由茎突根部向尖端剥离附着肌肉，不易损伤颈外动脉，但其细小分支耳后动脉则越过二腹肌后腹及茎突舌骨肌浅面，分离茎突表面附着肌肉时操作粗暴可致损伤，容易止血。此外，上颌动脉是颈外动脉最大的终支，起始部位于茎突根部前内侧深部，手术或解剖中较难暴露，也很少损伤到，但如损伤可致大出血且位置深在难以止血，手术时应侧重处理茎突前外侧的附着肌肉，内镜辅助监视器下掌握分离深度，一旦损伤，应迅速用超声刀凝闭或钳夹出血点并缝扎。

二、术式评价

传统颈外入路茎突截短手术术野暴露及截短长度有限，同时也有损伤面神经的可能，且遗留较明显手术瘢痕。口内入路茎突截短术虽避免了瘢痕，但一般需要先切除扁桃体，视野较局限，显露茎突有一定困难，影响手术切除的彻底性，此外可能增加出血、神经损伤等并发症的发生率，手术入路为感染伤口。为弥补传统手术的不足，同时兼顾术后的美观，2005年Buono等报道了用耳轮脚前直行切口经耳垂延伸至耳后发际弧形切口对5例患者行茎突截短术，2011年Williams等实施了3例经耳前切口截短茎突手术，这两位学者侧重于解决茎突截短术中的暴露问题，需要分离的组织增多，创伤增大，同时由于切口跨越了耳轮脚前后和入路方式增加了耳大神经、面神经等毗邻神经受损的可能性。

内镜辅助下颈侧小切口及耳后切口茎突截短术具有安全、有效、微创、美观的优点。内镜解决了传统手术无法直视或视野局限的问题，可于内镜直视下首先找到茎突根部，剥离表面附着的肌肉及韧带，使茎突根体部骨骼化，再于根部截断茎突，然后由根部向尾端解离，优点是减少了对组织的牵拉，创伤小，截除彻底。切口位于耳垂后位置较隐蔽，较传统经颈侧入路具有好的美观效果。手术中重要的解剖标志，包括腮腺后极和胸锁乳突肌前缘、二腹肌后腹及茎突舌骨肌，术中定位茎突后先分离其前外侧肌肉，再剥离全周肌肉直至显露茎突，避免面神经及上颌动脉等损伤。为了避免损伤耳大神经耳后支，笔者将切口设计位于耳后，距离耳后沟约0.5cm作弧形切口。此外，手术中解离腮腺与胸锁乳突肌前内缘时注意解剖层次，不要进入腮腺实质以免损伤耳大神经。以往诊断茎突综合征通常采用茎突片，术前常规行茎突三维CT重建以了解茎突长度、角度及形态，用于指导手术，如其显示的茎突形态改变即部分软骨未骨化，如发生于茎突根部或中段，若行传统手术，会增加寻找茎突的难度或影响手术切除的彻底性，这可提示术者内镜下手术由根部向尾端分离时留意中段或根部未骨化或定位茎突时需注意，提高手术的有效性。内镜技术适合几乎全部茎突过长患者，它路径直接、显露满意、创伤小、技术实用，可作为治疗茎突综合征的新术式。

（韩　萍　黄晓明）

参考文献

[1] 牙祖蒙，张纲，王建华，等. 耳大神经及腮腺筋膜解剖的再认识与腮腺切除手术的改良[J]. 中国临床解剖学杂志，2006，24（2）：212-214.

[2] 李菊琴，董明福，胡红蓉，等. 改良颈外径路茎突截短术41例报告[J]. 临床耳鼻咽喉科杂志，2001，15（9）：414-415.

[3] 江晓昱，蔡谦，谢明伟，等. 三维CT重建对茎突综合征的诊断价值[J]. 中国耳鼻咽喉头颈外科，2012，19（11）：597-600.

[4] 黄晓明，蔡谦，江晓昱，等. 经耳后切口内镜辅助下茎突截短术［J］. 中华耳鼻咽喉头颈外科杂志，2013，48（11）：939-941.

[5] TUBBS R S, SALTER E G, WELLONS J C, et al. Landmarks for the identification of the cutaneous nerves of the occiput and nuchal regions［J］. Clin Anat, 2007, 20（3）: 235-238.

[6] CHEN R, LIANG F, HAN P, et al. Endoscope-assisted resection of elongated styloid process through a retroauricular incision: a novel surgical approach to eagle syndrome［J］. J Oral Maxillofac Surg, 2017, 75（7）: 1442-1448.

[7] XM H, W S, X L, et al. Endosope-assisted partial-superficial parotidectomy through a concealed post auricular skin incision［J］. Surg Endosc, 2009, 23: 1614-1619.

[8] CHEN R P, LIANG F, HAN P, et al. Endoscope-assisted resection of elongated styloid process through a retroauricular incision: a novel surgical approach to eagle syndrome［J］. J Oral Maxillofac Surg, 2017, 75（7）: 1442-1448.

[9] BUONO U, MANGONE G M, MICHELOTTI A, et al. Surgical approach to the stylohyoid process in Eagle's syndrome［J］. J Oral Maxillofac Surg, 2005, 63（5）: 714-716.

[10] WILLIAMS J V M R, MCKEARNEY R M B H, REVINGTON P J F E. Eagle's syndrome: a novel surgical approach to the styloid process using a preauricular incision［J］. J Oral Maxillofac Surg, 2011, 69（6）: 1617-1622.

第二十四章

内镜下颈部其他手术

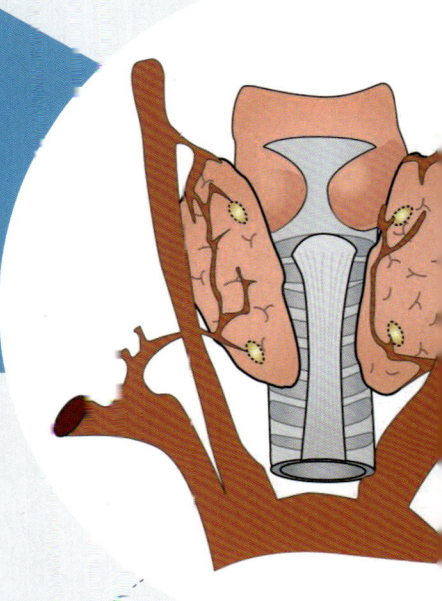

第一节 内镜下先天性肌性斜颈手术

先天性肌性斜颈（congenital muscular torticollis，CMT）是由于一侧胸锁乳突肌挛缩导致头部向患侧偏斜、颈部扭转、面部及下颌偏向健侧的疾病，病理特征是胸锁乳突肌间质增生及纤维化。本病是新生儿及婴幼儿最常见的肌肉骨骼系统先天性疾病之一，若早期未及时治疗，可出现面部、颈椎的发育不对称，影响面部美观并导致头颈部的功能异常。

一、手术适应证和禁忌证

1. 适应证

（1）超过1岁以上发现的CMT。

（2）年龄<1岁，但持续性的胸锁乳突肌挛缩，引起头部旋转活动受限，保守治疗6个月无效。

（3）持续的胸锁乳突肌挛缩伴进行性的颈椎畸形、一侧面部发育不良。

手术时机：由于早期患者胸锁乳突肌纤维化一般不严重，没有合并明显的颈椎侧弯畸形和面部畸形，手术更能取得良好效果，而且大部分不需要矫正康复治疗，因此，大部分学者认为1~4岁是最佳的手术时期。如病史较长，或超过青春期后手术，往往由于已经引起了明显的颈椎侧弯畸形及面部畸形，术后恢复效果变差。

2. 禁忌证　先天性骨性斜颈、眼性斜颈、痉挛性斜颈、凝血功能障碍、心肺功能不全等。

二、术前准备

1. 术前颈部B超及MR检查　了解肌纤维纤维化情况，尤其是成人，了解是否同时合并有肩胛舌骨肌、胸骨舌骨肌等挛缩。

2. 采用气管内插管全麻下施行手术。手术体位采取平卧垫肩头后仰位，头偏向健侧。

三、手术步骤

（一）胸前入路内镜下胸锁乳突肌下极切断术

1. 切口　采用患侧胸前入路，一般选择在锁骨以下3cm处起，向下内与胸锁乳突肌平行做切口，长度3cm（图24-1-1）。

2. 翻瓣与建立手术空间　沿胸大肌肌膜浅面向上内侧分离，至能清晰暴露胸锁乳突肌锁骨头、胸骨头及下1/3胸

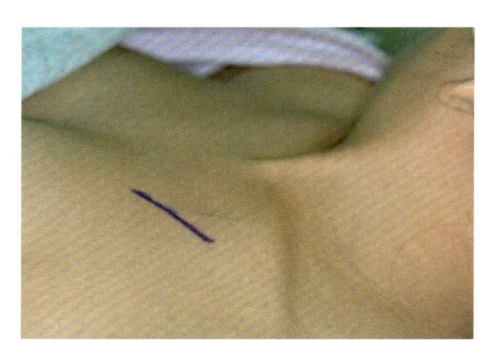

图24-1-1　切口位于患侧锁骨以下3cm

锁乳突肌，小敷贴上下缝合切口以免超声刀损伤皮肤。放入拉钩并固定，建立稳定的手术空间。因切口距离术野较远，尤其是成人，如开始未能暴露充分，也可先放入拉钩及摄像系统，然后在内镜下完成术野的充分暴露（图24-1-2）。

3. 切断挛缩的胸锁乳突肌　助手通过同一切口放入内镜并接入摄像系统，主刀在显示器直视下进行手术。根据患者的具体情况，在胸锁乳突肌的锁骨头及胸骨头上约1cm处用超声刀完全切断挛缩的肌纤维（图24-1-3）。术中注意保护深面的颈总动脉、颈内静脉及迷走神经。

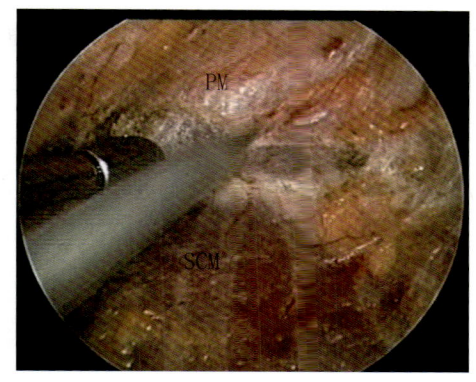

图24-1-2　建立手术空间
（PM：颈阔肌，SCM：胸锁乳突肌）

另外，对于12岁以上的患者，尤其是成人患者，如果术前发现合并肩胛舌骨肌、胸骨舌骨肌挛缩的，也可将术野扩大暴露肩胛舌骨肌、胸骨舌骨肌并将其切断。并注意保护颈横动脉及臂丛神经等。

4. 切口处理　术腔充分止血、冲洗后，放置负压引流管，缝合切口（图24-1-4）。

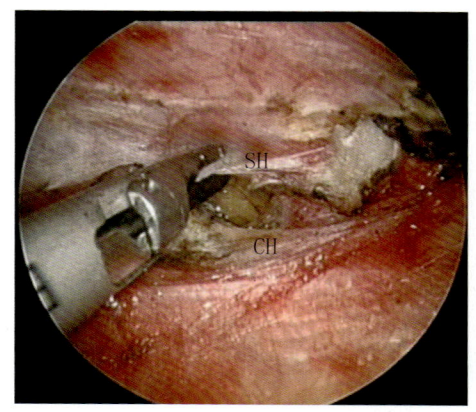

图24-1-3　切断挛缩的胸锁乳突肌
（CH：胸锁乳突肌锁骨头；SH：胸锁乳突肌胸骨头）

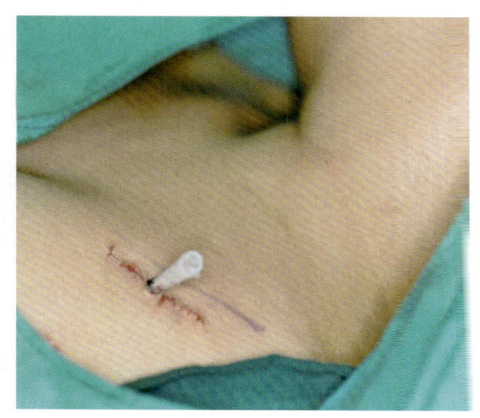

图24-1-4　缝合切口

（二）内镜辅助下胸锁乳突肌上极切断术

1. 切口　沿耳后沟与乳突间做长约2cm的切口（图24-1-5）。

2. 翻瓣及建立手术空间　沿颞肌肌膜浅面向后下分离至暴露乳突下胸锁乳突肌头，注意保护颈外静脉肌、耳大神经，用小拉钩维持手术空间。

3. 切断胸锁乳突肌乳突头　于乳突下1cm处用超声刀切断挛缩的胸锁乳突肌纤维。术中注意保护副神经及面神经主干，尤其是避免超声刀对神经的热损伤。

4. 切口处理　术腔充分止血、冲洗后，放置负压引流管，缝合切口。

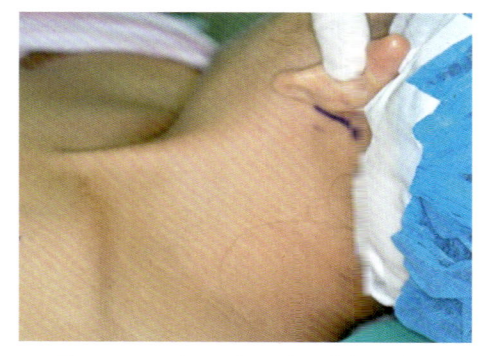

图24-1-5　切口位于耳后沟与乳突间

(三)联合入路

手术切口 下切口采用患侧胸前入路,一般选择在锁骨以下3cm处起,向下内与胸锁乳突肌平行做切口,长度3cm;上切口位于耳后,沿耳后沟与乳突间作长约2cm的切口(图24-1-6,图24-1-7)。

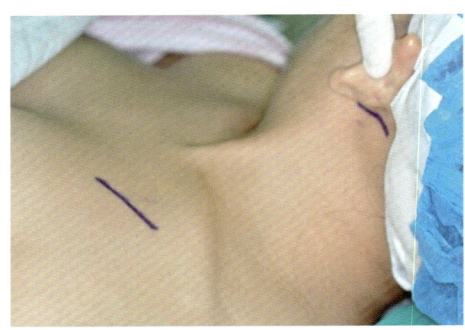
图24-1-6 切口分别位于患侧胸前及耳后

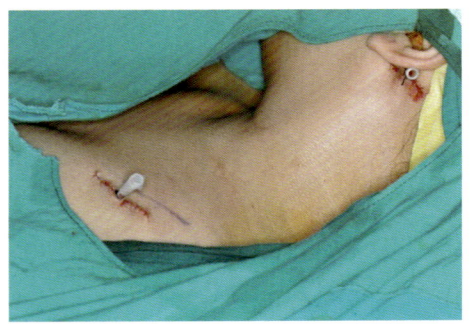
图24-1-7 术后切口情况

(四)术式选择

4岁以下患者由于胸锁乳突肌纤维化程度较轻,还没有形成明显的颈椎和面部畸形,因此一般仅选择胸锁乳突肌的下端切断即可(单极切断)(图24-1-8);5～12岁患者则根据具体情况选择

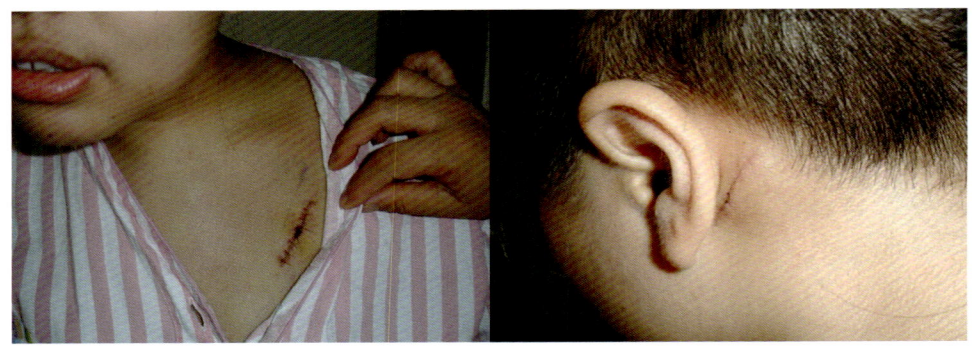
图24-1-8 术后切口愈合情况

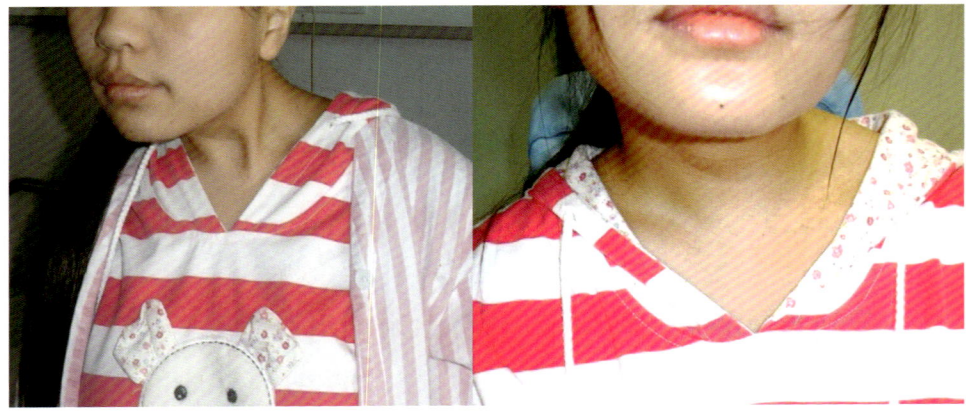
图24-1-9 术前及术后斜颈情况对比

单极切断或双极切断，13岁以上，尤其是成人斜颈患者，则一般认为双极切断效果要比单极切断效果好（图24-1-9）。

四、术后处理

1. 术后24~48h拔除引流管。
2. 术后7天拆线。
3. 为Ⅰ类切口抗生素应用原则使用抗生素。
4. 对于超过4岁或伴较严重斜颈的患者，术后必须进行一定时间相应的矫正康复治疗。

五、并发症的防治

1. 出血或血肿形成　该手术一般出血不多，由于超声刀的使用，甚至可以达到无出血手术，但仍要注意在切断胸锁乳突肌下端时避免损伤颈动脉鞘，术中在靠近颈动脉鞘时，可以先用分离钳分离出肌腱，分次切断。由于内镜的照明和放大作用，视野非常清晰，只要小心操作，一般不会损伤颈动脉鞘。
2. 神经损伤　副神经一般于胸锁乳突肌的中上1/3段进入，因此，只要在乳突下1~2cm操作，一般不会损伤副神经。而面神经在乳突尖的前上方深面，只要不超过此区域，损伤机会极小，但要注意超声刀的热传导损伤，因此，最好将超声刀的工作面放于远离神经一侧。
3. 伤口感染　此手术是Ⅰ类切口，只要做好术野消毒，保持无菌操作，一般可以避免。
4. 锁骨、乳突骨化增生　主要是由于切断肌腱时过于靠近骨膜引起骨膜损伤所致。因此切断肌腱时要远离骨膜1cm以上，也就是要保留少许肌腱附着于骨膜上。
5. 复发　多是由于胸锁乳突肌切断不完全所致。因此，术中要将其纤维化的肌腱充分暴露，完全切断，必要时可以让助手将患者头部向健侧过伸，以使肌腱充分伸展，更方便切除。

六、术式评价

传统胸锁乳突肌下端切除手术主要是选择在胸锁关节及锁骨内侧上方1~1.5cm处做长3~4cm的切口，加上术后的过伸矫正训练等，容易造成瘢痕增生，影响美观。之后有学者采用注气的内镜手术，但仍在颈部遗留2个3mm大的放Trocar的小切口。本术式仅在胸前做单一切口，无需注气，避免了注气手术可能引发的并发症，切口部位也较隐蔽，衣服一般可以遮挡，颈部完全没有瘢痕，美容效果更加理想。另外，由于内镜的照明及放大作用，加上超声刀切割的同时具有止血的作用，使手术更加精确、微创，从而达到更好的治疗效果，并发症也更少。

（陈伟雄）

第二节 内镜下肩胛舌骨肌综合征手术

肩胛舌骨肌综合征是以吞咽时胸锁乳突肌下部出现无痛性肿块并伴吞咽不适或局部压迫感为主要表现的综合征，1969年首次被Zachary等报道，在临床上较为罕见。其主要的临床特征是：吞咽时胸锁乳突肌中下部隆起包块，形似蛙颈，吞咽动作完毕，包块立即消失；同时伴有吞咽不适或吞咽困难；扪诊颈部包块质中等，边界不清，无压痛；食管钡餐造影及颈部B超检查可均无异常发现；病理检查可见肌纤维肿胀萎缩、纤维化或间质炎症，亦可无异常病理改变；易被误诊或漏诊。

该病属于良性病变，如无特殊情况可不予治疗，但颈部包块影响美观。由于肩胛舌骨肌、胸骨舌骨肌及甲状舌骨肌都有下拉舌骨的作用，切除肩胛舌骨肌后对生理功能无任何不良影响，手术处理简单，疗效良好。传统手术需在锁骨上2.0 cm处做4~5cm切口，影响美观，随着内镜技术的发展，肩胛舌骨肌综合征亦是腔镜手术的适应证之一。

一、手术适应证和禁忌证

1. 适应证

（1）根据患者吞咽时于胸锁乳突肌下部出现肿块，同时相当于肩胛舌骨肌走向出现该肌的肌型隆起；吞咽完毕后，肿块立即消失，形同"蛙颈"这一临床表现，影像学检查排除食管憩室、喉囊肿、胸膜疝、颈内静脉扩张症、胸锁乳突肌纤维炎、颈动脉瘤、颈侧囊肿及甲状腺部肿物，确诊为肩胛舌骨肌综合征者。

（2）患者自觉对外观影响明显，迫切要求手术者。

2. 禁忌证　凝血障碍、心肺功能不全者。

二、术前准备

采用气管内插管全麻或局麻下施行手术。手术体位以平卧位为宜。

三、手术步骤

1. 切口　于患侧胸前，锁骨下方约5cm，距正中线8cm处沿皮纹行3~4cm长切口，依次切开皮肤、皮下组织。

2. 分瓣与建立手术空间　于颈阔肌深面分离皮瓣，用拉钩牵拉建立手术空间，注意分瓣时避免损伤颈丛皮支各分支。

3. 定位并切除肩胛舌骨肌　沿胸锁乳突肌后缘解离，在下1/3处定位肩胛舌骨肌中间腱，显露

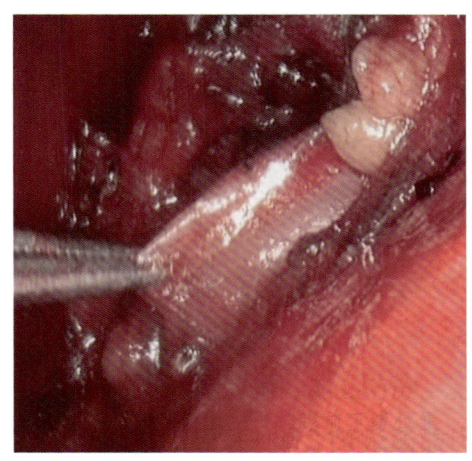
图24-2-1 切断肩胛舌骨肌下腹

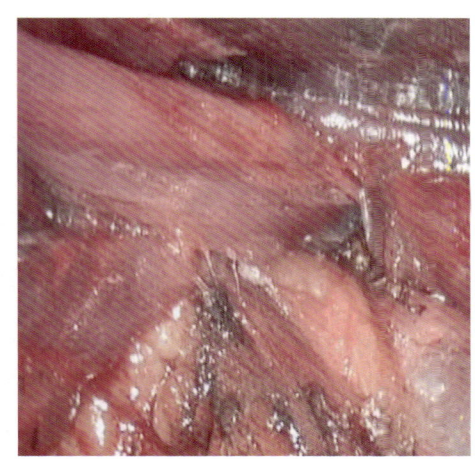
图24-2-2 切断肩胛舌骨肌上腹

颈动脉鞘，游离肩胛舌骨肌下腹（图24-2-1）及上腹（图24-2-2），切断与胸锁乳突肌相交部分的肩胛舌骨肌3~4cm（图24-2-3）。

4．伤口处理 常规冲洗、止血后，放置引流并分层缝合伤口（图24-2-4）。

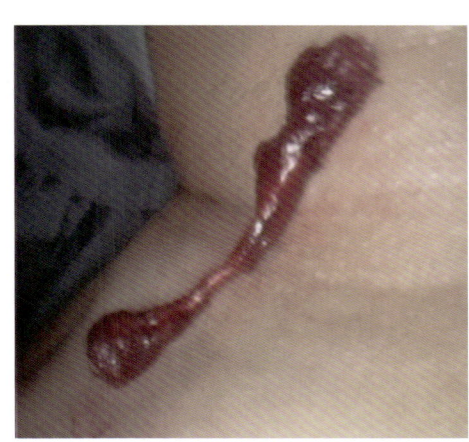
图24-2-3 完整切除肩胛舌骨肌

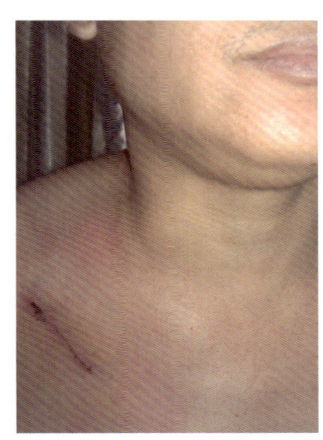
图24-2-4 术后切口情况

四、术中注意事项

1．做切口时注意避开颈丛皮支各分支，以免导致术后的颈胸部麻木感。
2．皮瓣分离时需注意凝闭锁骨上窝脂肪的滋养血管，避免术后出血。
3．分离肩胛舌骨肌时，必须先解离颈动脉鞘，以免损伤邻近的颈总动脉、颈内静脉，造成难以处理的出血。

五、术后处理

1．术后12~14天拆线。
2．按Ⅰ类切口抗生素应用原则使用抗生素。
3．注意观察患者有无张口受限、疼痛及耳周麻木等。

六、并发症的防治

1. 颈丛皮支神经损伤　颈丛皮支在胸锁乳突肌后缘中点分出耳大神经、枕小神经、颈横神经和锁骨上神经，损伤后可导致颈胸部及耳周麻木。为减少此并发症的发生，分离皮瓣时，需注意保护颈横神经和锁骨上神经的各分支。解离胸锁乳突肌后缘时，避免超越胸锁乳突肌后缘中点。

2. 出血　锁骨上区域层次分离不清可导致脂肪滋养血管出血，因此在分离皮瓣时可先从内侧胸锁关节处找到颈阔肌深面层次后再逐步往外侧解离，避免分离层次过深。分离肩胛舌骨肌时需注意先游离颈动脉鞘，避免血管损伤。

七、术式评价

常规肩胛舌骨肌综合征手术切口位于锁骨上2.0m，术后瘢痕对美观有一定影响。目前国内外尚无内镜治疗肩胛舌骨肌综合征的报道。笔者的初步经验表明胸前径路内镜辅助下肩胛舌骨肌切除术可有效解离肩胛舌骨肌与胸锁乳突肌之间的粘连，全程显露肩胛舌骨肌并予以切除，具有安全、有效、微创、美观的优点，可作为治疗肩胛舌骨肌综合征的新术式。

（梁发雅　黄晓明）

参考文献

[1] KIM J S, HONG K H, HONG Y T, et al. Sternohyoid muscle syndrome [J]. Am J Otolaryngol, 2015, 36（2）: 190-194.

[2] KIM L, KWON H, PYUN S B. Pseudodysphagia due to omohyoid muscle syndrome [J]. Dysphagia, 2009, 24（3）: 357-361.

[3] WONG D S, LI J H. The omohyoid sling syndrome [J]. Am J Otolaryngol, 2000, 21（5）: 318-322.